계산 정신의학 입문서

Computational Psychiatry: A Primer

This Korean edition was published by Hana Medical Publishing Co. in 2024
by arrangement with The MIT Press through KCC(Korean Copyright Center Inc.), Seoul.

계산 정신의학 입문서

페기 세리에스 편저 | 대한명상의학회(대표역자 이성근) 옮김

COMPUTATIONAL PSYCHIATRY

A PRIMER

하나醫學社

목차

4장 인지 제어의 계산 모델: 과거와 현재의 접근

5장 거의 모든 것의 가치: 긍정 및 부정적 감정가 체계 모델과 정신의학과의 관련성

11장 계산 정신의학에 대한 관점 및 향후 연구

역자 서문

정신과 의사로서 우울증 환자를 면담하며 우울한 정도를 10점 중 7점이라고 평가할 때마다 환자의 감정을 엄밀하고 객관적으로 수치화하지 못하는 현실의 장벽을 느끼곤 했다. 고혈압과 당뇨병처럼 정량화할 수 있다면 진단과 치료에서 한 단계 더 도약을 이룰 수 있으리라 생각했다. 심혈관이나 췌장과 달리 자의적으로 예측하는 뇌에 접근하기 위해서는 수학적인 기초가 더욱 튼실해야 한다. 그래야 환자의 감정 수치가 3점이나 8점으로 변했을 때 무엇이 어떻게 변화시켰는지 알 수 있고 잘 조절할 수 있기 때문이다.

대한신경정신의학회에서 전통적인 약물치료와 심리치료 외에 디지털 치료에 관한 연구 발표가 늘어나면서 컴퓨터를 사용한 기술을 발전시킬 필요성 또한 증가했다. 이러한 갈증을 해결하기 위해 구글링하다가 MIT 출판사에서 발행한 『Computational psychiatry: a primer』를 만나게 되었다. 비록 이 책은 입문서이지만, 공학적인 생소한 용어와 논리를 정신의학에 접목할 수 있도록 소개하기 위해서는 관점을 혁신적으로 변화시켜야 했다.

이 책에서는 여러 저자 가운데 정신의학 분야와 컴퓨터 분야를 복수 전공한 이들이 계산의 틀을 잡아 주고 있다. 제목인 'Computational Psychiatry'를 '계산 정신의학'으로 번역할 수 있었던 것 역시 한국의 선구자들이 이 분야를 앞서 개척하며 일군 덕분이었다. 책의 전반부에는 기초 이론이, 후반부에는 임상 사례들이 소개된다. 이 책에서는 뇌를 확률적인 베이지안 모델Bayesian model을 작동시키는 기관으로 보면서, 생물물리학적 기반 신경회로biophysically based neural circuit를 근간으로 삼아 생체표지자biomarker와의 연관성을 찾고자 한다. 이후 작업기억, 의사결정, 계층적 인지 제어 모델model of hierarchical cognitive control 그리고 감정가 체계valence system의 유틸리티utility와 가치value로 뻗어 나간다. 후반부에 나오는 조현병, 우울장애, 불안장애 등에 관한 사례 연구를 통해 파라미터parameter로 모델을 만들며 임상적 활용을 높이려는 시도는 상당히 흥미롭다. 편저자인 페기 세리에스Peggy Seriès는 이 분야가 아직은 유아기infancy 상태에 있다고 했지만, 조금씩 조금씩 위대한 걸음을 내딛고 있다. 이 책이 번역되어 나온다면, 환자들의 증상을 더 근본적인 계산적 관점으로 바라보며 논의가 활성화되리라고 기대한다.

본문에서는 불안장애 환자의 학습률이 저하되는 것을 동공 크기pupil size 변화를 통해 알 수 있다고 한다. 일반적으로 낯선 상황에서 노르에피네플린norepinephrine이 작용해 동공을 키우지만, 불안장애가 있는 경우에는 그 반응이 적다는 것이다. 이에 관해 동료 의사들과 담소를 나누다가 주의력결핍 과잉행동장애attention deficiency hyperactivity disorder[ADHD]에 대해 종합주의력검사comprehensive attention test[CAT]를 할 때 모니터 보고 실행한다는 말을 들었다. 그렇다면 스마트폰으로 동공 크기와 변화를 측정하고, 유전자와 설문지, 컴퓨터 스크린 검사, 약물 농도 등을 함께 엮어서 정밀 정신의학precision psychiatry을 시행하면 정신의학을 더 발전시킬 수 있겠다는 생각이 불현듯 들었다.

이 책이 번역되어 나오기까지 많은 분이 도움을 주었다. 주명진 원장님은 진화론이 진화하는 시야를 볼 수 있도록 심신 양면으로 도와주었다. 대한정서인지행동의학회, 대한 맥락행동과학 연구회 분들 그리고 김평호원장님과 뇌의 자유 에너지 원리에 대해 세미나를 진행하면서 수학적 전개에 친숙해지는 데 도움을 받았다. 대한명상의학회 분들께서 나의 초안을 검토하고 공역으로 작업하며 출간하는 데 동의하여 주셨다. 하나의학사에서는 원서를 출간한 출판사 연계뿐 아니라 편집과 교정을 꼼꼼하게 챙겨 주었다. 가족과 환자들에게서 늘 원동력을 얻는다. 환자를 바라보며 커다란

배를 이끄는 선장을 본다. 수많은 어려움을 이겨 내며 매 순간 힘겹게 그리고 멋지게 저마다의 배를 운항하는 모습에서 우주를 본다. 물고기 잡은 어망을 산으로 들고 가지 않는다는 장자의 말이 떠오른다. 부디 이 책이 방편으로 활용되기를 바란다. 번역에 오류가 있다면 대표역자의 책임이다. 많은 사람이 매 순간 즐겁고 보람된 삶을 누리길 바란다.

2024년 매화를 바라보며

대표역자 **이성근**

저자 서문

나는 시각 계산 신경과학visual computational neuroscience 분야에서 일하다가 점차 계산 정신의학computational psychiatry[1]분야로 옮겨갔다. 이러한 전환에는 나의 개인적인 내적 분투도 있었지만, 궁극적으로는 일부 학생의 고통과 심지어 두 학생의 자살을 목격한 것이 동기가 되었다.

이런 일들을 겪으면서 우리가 참으로 그들을 이해하지 못한다고 느꼈고, 우리에게 정말 중요한 것이 무엇인지 깨닫게 되었다. 계산 신경과학 연구 측면에서 가장 중요한 부분에 노력을 기울이지 않고 있다는 생각이 들었고, 조금 더 관심을 기울인다면 장기적으로 훨씬 더 유용한 연구가 될 수 있겠다는 생각이 들었다. 그러면서 점차 정신질환이 어떻게 설명되는지 이해하고 신경생물학, 계산 인지과학, 정신장애의 발전을 연결하는 방법에 관심을 갖게 되었다. 그리고 정신건강과 질병은 누구나 다양한 정도에서 잠재적으로 압도될 수 있는 고통의 위험에 처할 수 있는 만큼 우리 모두와 관련된 연속선상에 있다는 생각에 매료되었다.

다양한 배경을 가진 학생들이 새롭게 떠오르는 이 분야에 접근하는 데 도움이 되는 책을 쓰고 싶었다. 그러나 이 분야에는 아직 확실한 진리가 없다는 것을 잘 알고 있다. 계산 정신의학 분야는 임상적 유용성에 대한 열정과 희망으로 가득 차 있지만,

1) computation은 '계산'이라는 용어로 번역되어 한국계산뇌과학회, 계산 신경과학 등으로 사용하고 있다(역자 주).

아직은 초기 단계에 머물러 있다. 이 책은 질문의 일부만 다루고 있으며, 종종 답변보다 더 많은 질문으로 이어진다는 점에서 매우 불완전하다. 그럼에도 불구하고 이 책은 계산 정신의학이 중요하고도 새로운 통찰력을 제공하고 신경과학과 임상 응용 분야를 연결하는 데 도움이 될 것이다.

이 책의 훌륭한 기고자들, 특히 나보다 저명한 분이 많음에도 불구하고 이 과정에서 나를 신뢰해 준 이 분야의 국제적인 리더들에게 대단히 감사드린다.

나는 Gatsby Computational Neuroscience Unit에서 박사 후 과정을 밟던 당시 Nathaniel Daw, Yael Niv, Quentin Huys, Peter Dayan이 이끄는 연구에서 깊은 영감을 받았다. 또한 과학적 겸손과 연구에 대한 접근성을 높이는 데 있어 우리의 역할이 무엇인지 가르쳐 준 Eero Simoncelli에게도 매우 감사한다. 최근에 Stephen Lawrie, Douglas Steele, Renaud Jardri, Sophie Deneve, Jonathan Roiser, Phil Corlett, Paul Fletcher, Andrew McIntosh, Andy Clark 등 많은 공동작업자와 함께 토론한 것에 대해서도 매우 감사하게 생각한다.

Vincent Valton, James Raymond, Aleks Stolicyn, Aistis Stankevicius, Frank Karvelis, Samuel Rupprechter, Andrea D'Olimpio 등 우리 모두에게 생소한 이 분야의 프로젝트를 선택해 준 재능 있는 학생들에게도 감사의 말을 전하고 싶다.

가까이에서 또는 멀리서 도와주신 모든 분에게 감사드린다. 학계와 정신의학에 영감을 준 어머니, 누이 Emma, 모든 동료와 친구들, 특히 Aaron Seitz, Matthias Hennig, Isabelle Duverne, Laetitia Pichevin, Robert Hamilton 등 언제 어디서나 나를 지지해 준 모든 분에게 감사한다.

마지막으로 Simons Institute for the Theory of Computing과 2018년 'Brain and Computation' 프로그램에도 깊은 감사를 표한다. 그들은 UC Berkeley에서 몇 달간 머물며 이 책을 작업하고 첫 번째 초고를 논의할 수 있는 멋진 환경을 제공해 주었다.

이 책이 새로운 분야의 교과서로 유용하게 사용되고, 변화를 일으킬 다음 세대의 학생들에게 영감을 줄 수 있기를 바란다.

페기 세리에스 Peggy Seriès

1장

소개: 정신의학에 대한 계산적 접근을 향하여

1장 소개: 정신의학에 대한 계산적 접근을 향하여

Janine M. Simmons, Bruce Cuthbert, Joshua A. Gordon, and Michele Ferrante
U.S. National Institute of Mental Health

1.1 정신의학의 간략한 역사: 임상적 도전과 치료 개발

1.1.1 임상적 부담

정신건강 장애는 미국 성인 5명 중 1명에게 영향을 미치며, 전 세계적으로 이환율과 사망률에 크게 영향을 준다. 정신장애가 있는 개인의 수명은 평균 10년가량 단축되었다(Walker, McGee, and Druss 2015). 정신질환은 모든 원인으로 인한 장애 조정 수명 가운데 7~13%를 차지한다. 정신질환은 발병 연령이 낮고, 만성적이며, 치료에 대한 저항이 강하기 때문에 모든 원인의 장애보정생존년수disability adjusted life보다 훨씬 더 큰 비율(21~32%)을 차지한다(Whiteford et al. 2015; Vigo, Thornicroft, and Atun 2016). 한 가지 예를 들면, 주요우울장애는 전 세계적으로 전염되지 않는 질병 장애의 두 번째 주요 원인이 되었다(Mrazek et al. 2014). 이러한 부담을 줄이려면 정신질환을 이해하고 치료할 새로운 방법이 필요하다. 이 목표를 달성하는 것은 상당한 도전이다. 따라서 정신의학 연구의 진전을 이루기 위해 동원할 수 있는 모든 도구를 활용하는 것이 시급하다.

1.1.2 진단 복잡성

정신질환과 관련된 행위behavior[2)]는 수천 년 전부터 기술되어 왔지만(예를 들면, 우울장애와 치매에 관한 설명을 기원전 1550년경 이집트에서 작성된 에베르스 파피루스Ebers Papyrus에서 찾아볼 수 있음), 정신의학이 의학 전문 분야로 인류 역사에 등장한 것은 150년이 채 되지 않았다(Wilson 1993; Fischer 2012). 모든 의료 분야와 마찬가지로 정신의학 임상의와 임상 연구자들은 치료를 안내하고 예후를 알리기 위해 개별적인 진단 범주를 설정하려고 시도해 왔다. 그러나 정신장애의 다면적인 특성으로 인해 이 과제task[3)]는 매우 복잡해졌다. 20세기 초에 진행된 Emil Kraepelin(1856~1926)의 작업은 오늘날에도 여전히 반향을 일으키는 방식으로 도전하고 있다. 중요한 것은 그가 다양하고 비특이적인 임상 증상에 직면하고 자연적인 원인에 대한 명확한 이해가 없는 상황에서 완전한 질병분류학을 만드는 어려움에 주목한 점이다(Kendler and Jablensky 2011). Kraepelin의 접근 방식은 일반적으로 동반되는 증상의 **증후군**에 초점을 맞춘 상세하고도 종단적인 임상 평가를 강조했으며, 이 과정을 통해 정신의학에서 최초의 진단 분류 중 하나를 만들었다. 특히 그는 조울병(양극성 장애)을 '조기 치매dementia praecox'와 구별했다(Fischer 2012). 이후 Bleuler(1857~1939)가 조기 치매를 조현병으로 재특징하고 이름을 변경했다(Maatz, Hoff, and Angst 2015). 이러한 장애의 진단 기준과 하위 유형은 시간이 지남에 따라 발전했지만, 다양한 유형의 정신병에 대한 Kraepelin

2) 일반적으로 act는 '행동', behavior는 행동과 태도를 뜻하는 '행태' 또는 의지를 가진 행동이라는 의미의 '행위'로 번역한다. 그러나 이 책에서는 일부를 관용적 표현에 따라 번역했다(역자 주).

3) work는 '작업', task는 '과제'로 번역했다(역자 주).

과 Bleuler의 근본적 임상 특성은 오늘날에도 여전히 사용되고 있다.

1970년 Robins와 Guze는 정신의학에서 한층 더 엄격한 분류와 개선된 진단 타당성을 달성하기 위한 방법을 수립함으로써 Kraepelin과 Bleuler의 작업을 업데이트하고자 했다. 그들은 정신의학적 진단을 다섯 가지 구성요소에 기반할 것을 권장했다(Robins and Guze 1970). 바로 ① 증상, 인구 통계와 촉진 요인, ② 종단적 경과, ③ 가족력, ④ 실험실 연구와 심리검사, ⑤ 제외 기준이다. 이 중 처음 세 가지(①~③)는 철저한 임상 평가의 특성을 재차 강조하며, 두 가지 추가 요소(④~⑤)는 동종 진단 하위 집단을 만드는 데 도움이 된다. 네 번째 구성요소는 실제로 사용할 수 없었음에도 불구하고 이 연구는 큰 영향을 미쳤다. 저자들이 언급했듯이 "불행히도 일관되고 신뢰할 수 있는 실험실 결과는 더 일반적인 정신질환에서 아직 입증되지 않았다"(Robins and Guze 1970). 21세기에도 정신의학은 여전히 객관적이고 강력한 연구실 시험이 부족한 상황이다.

이러한 초기 노력에 이어 1980년 **정신장애의 진단 및 통계 편람**Diagnostic and Statistical Manual of Mental Disorders의 세 번째 판[DSM-III]이 발간되면서 현대 정신의학이 시작되었다(American Psychiatric Asso-ciation 1980, Spitzer, Williams, and Skodol 1980; Wilson 1993; Hyman 2010; Fischer 2012). 객관적인 진단 시험 분야의 도전에 직면한 Spitzer와 미국정신의학협회American Psychiatric Association[APA]는 진단 타당성을 확보하는 데 한계가 있음을 인식했다. 그들은 지식 격차의 정도를 고려해 정신장애의 경계를 정의하고, 연구와 치료 개발을 촉진하며, 연구 및 치료 환경 전반에 걸쳐 진단 신뢰도를 높이고자 했다. **DSM-Ⅲ**는 의도적이고 명시적으로 오늘날 정신의학 진단의 근간이 되고 있는 **이론적**이고 설명적인 접근 방식을 채택했다(DSM-5; American Psychiatric Association 2013)[4]. DSM에서는 각 장애가 발생 가능한 증상 목록으로 특징지어지며, 이러한 증상 중 최소 개수가 있어야 장애를 진단받을 수 있다. 예를 들어 주요우울장

4) DSM-5가 공식적인 표기다. 이전에는 DSM-III 그리고 DSM-IV로 표기했는데 5판부터는 아라비안 숫자인 DSM-5로 표기한다. 이 책에서도 본문을 수정하였다(역자 주).

애 기준을 충족하려면 가능한 아홉 가지 증상 중 다섯 가지 이상이 동시에 나타나야 한다. 사실상 DSM은 임상 정신의학 및 정신의학 연구의 지침이 되었다. 최신 버전의 DSM은 임상의에게 공통된 임상 언어를 제공하고, 진단 신뢰성을 높이며, 치료를 위한 환자의 대략적인 분류를 허용한다는 APA의 목표를 대부분 달성했다(Hyman 2010).

DSM은 임상 정신의학 의사가 활동할 수 있는 공통의 프레임워크를 확립했다. 그러나 현재의 진단 체계는 여러 문제를 안고 있다. DSM은 더 긴 체크리스트에서 선택한 증상의 하위 집합을 기반으로 환자를 진단 범주로 분류한다. 하나의 범주로 집단화된 개인이 서로 다르거나 때로는 겹치지 않는 증상을 나타낼 수 있기 때문에 환자 집단은 이질적이 된다(〈표 1.1〉 참고). 또한 많은 증상이 두 개 이상의 증후군에서 공유되기 때문에 동반 질환은 예외가 아닌 규칙이 된다. 그 결과 환자들은 종종 여러 가지 진단을 받는다. 이러한 명백한 동반 질환이 근본적인 생물학에서 비롯된 것인지, 아니면 단순히 인간 행위와 뇌의 전체 복잡성을 포착하는 데 부적합한 분류 체계를 반영하는 것인지는 아직 불분명하다(Lilienfeld, Waldman, and Israel 1994; Maj 2005; Kaplan et al. 2001; Sanislow et al. 2010). 또한 유전체학 및 신경생물학의 발전으로 여러 DSM 진단 범주가 위험 유전자를 공유하는 경우가 많으며, 아직 신경영상으로 구분할 수 없다는 사실이 밝혀졌다(Farah and Gillihan 2012; Cross-Disorder Group of the Psychiatric Genomics Consortium 2013; Mayberg 2014; Simmons and Quinn 2014). 이상적으로는 병태생리학에 대한 더 깊은 이해를 바탕으로 진단하는 것이 바람직하다. 미국에서는 국립정신보건원National Institute of Mental Health[NIMH]이 2010년에 시작한 연구 영역 진단 편람Research Domain Criteria[RDoC] 이니셔티브를 통해 이러한 문제를 해결하고자 노력해 왔다(1.4 참고).

1.1.3 치료 개발

다른 의학 분야에서는 임상 발전이 객관적인 진단 실험의 가용성, 병태생리학적 기전에 대한 이해 증가, 잠재적 치료법을 엄격하게 실험할 수 있는 적절한 동물 및 컴퓨터 모델 개발로 이어졌다. 이 과정의 대표적인 예로 심장 이온 채널의 식별 및 모델링을 통해 개선된 심장 부정맥 치료법을 들 수 있다(Bartos, Grandi, and Ripplinger 2015; Gomez, Cardona, and Trenor 2015). 그러나 정신의학에서는 치료법 개발이 아직 이러한 경로를 따르지 않고 있다. 현대의 치료 옵션은 50년 전에 개발되거나 발견된 심리

〈표 1.1〉 STAR*D 연구에서 DSM-5 우울 증상 패턴[5)]

	Sad	Ene	con	Ins	Int	App	Bla	Wei	Agi	Ret	Sui	Hyp	Ref (%)	Profile description
A													1.78	No symptoms
B	x	x	x	x	x	x	x	x	x	x			1.24	all but Sui and Hyp
C	x	x	x	x	x	x		x					1.19	Mixed profile
D	x	x	x	x	x	x	x	x					1.19	Mixed profile
E	x	x	x	x	x								1.13	Mixed profile
F	x	x	x	x	x		x						1.13	Mixed profile
G				x									1.08	Only Ins
H	x	x	x	x	x	x	x	x	x				1.00	All but Ret, Sui, and Hyp
I	x	x	x	x									0.92	Mixed profile
J	x	x	x	x	x	x		x	x	x			0.89	All but Hyp, Bla, and Sui

* 〈표 1.1〉은 주요우울장애로 진단받은 환자 3,703명에게서 발견된 1,030개의 고유한 증상 프로필 중 가장 빈번한 증상을 보여 준다. 'x' 표시는 증상이 있음을 나타낸다.

** Sad: sadness(슬픔), Ene: energy loss(활력 상실), Con: concentration problems(집중력 문제), Ins: insomnia(불면), Int: interest loss(흥미 상실), App: appetite porblems(식욕 문제), Bla: self-blame(자기 비난), Wei: weight problems(체중 문제), Agi: psychomotor agitation(정신 운동 동요), Ret: psychomotor retardation(정신 운동 지연), Sui: suicidal ideation(자살 생각), Hyp: hypersomnia(과수면), Freq: frequency of profile(프로파일 빈도).

*** 출처: Fried and Nesse(2015).

5) STAR*D는 우울 증상의 완화를 위한 순차적 대안 치료(Sequenced Treatment alternatives to Relieve Depression)의 약어이다(역자 주).

치료 및 약리학적 접근 방식과 밀접하게 연결되어 있다.

심리치료에는 다양한 하위 유형이 있지만, 세 가지 기본적인 심리 모델이 지배적이다. 첫째, 무의식적 마음의 중요성을 강조하는 Sigmund Freud(1856~1939)의 정신분석 이론이다([그림 1.1] 참고). Freud와 그의 추종자들은 정신의 내적 갈등이 정신질환으로 이어진다고 제안했다. 따라서 정신역동 심리치료는 무의식을 의식으로 끌어오고, 표현되지 않은 감정을 드러내며, 과거 경험을 해결하려고 한다(Freud 1966; Blagys and Hilsenroth 2002; Rawson 2005).

둘째, 20세기 초 행동주의자behaviorism의 심리적 전통에서 성장한 행동치료behavior therapy다(Watson 1913; Skinner 1938). 내적 상태에 초점을 맞추는 정신역동적 초점과 달리 행동주의는 관찰 가능한 행동을 우선시하며, 모든 행동은 근본적으로 환경 자극에 대한 학습된 반응이라고 제안한다. 어떤 행동은 환경적 우발 상황에 대한 이전 경험에 따라 표현되며, 정신질환은 부적응적인 학습 반응으로 구성된다(Mowrer 1947; Foa and Kozak 1986; Foa 2011). 행동치료는 부적응 행동을 환경적 유발 요인으

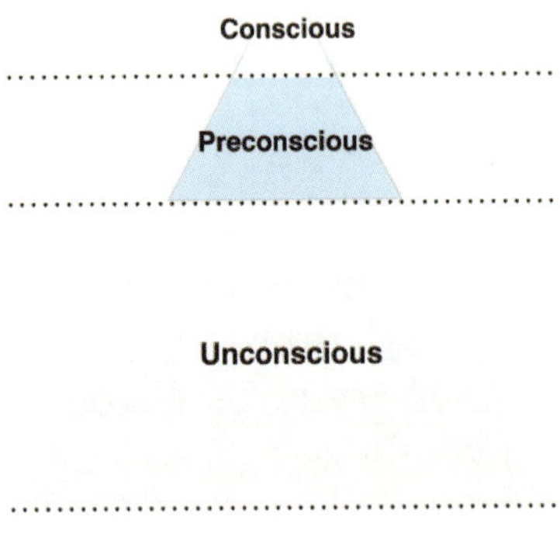

[그림 1.1] 의식의 세 가지 단계

의식은 우리가 인식하는 모든 생각, 느낌, 행동을 포함한다. 전의식에는 현재 활성화되어 있지 않지만 저장되어 있다가 필요할 때 불러올 수 있는 모든 정신 활동이 포함된다. 무의식에는 우리가 인식하지 못하는 정신 활동이 포함된다. 프로이트(Freud)에 따르면 무의식 속에 적극적으로 묻혀 있는 느낌, 생각, 충동, 감정 중 일부는 설명할 수 없는 행위에 영향을 미친다.

로부터 분리하거나, 새롭고 더 적응적인 반응을 형성함으로써 정신의학적 증상을 제거하려고 한다. 예를 들면, 행동치료사는 일반적으로 공포증, 강박장애, 외상후스트레스장애post traumatic stress disorder[PTSD]와 같은 불안장애를 치료하기 위해 노출 요법을 사용한다(Foa and Kozak 1986; Foa 2011).

셋째, 1950년대와 1960년대에 Albert Ellis와 Aaron Beck은 정보 처리와 인지심리학을 통합한 새로운 심리치료 모델을 제안했다(Ellis 1957; Beck 1991). 이 모델에서는 자동적 사고와 핵심 믿음이 감정과 행위의 근간이 된다([그림 1.2] 참고). 우울한 기분과 불안장애는 비합리적인 믿음, 왜곡된 인식, 자동으로 떠오르는 부정적인 생각으로 인해 발생한다. 따라서 이러한 유형의 치료 목표는 인지 왜곡을 확인하고 교정하는 것이다. 인지 및 행동치료 기술은 종종 인지행동치료cognitive and behavioral therapy[CBT]로 부르기도 한다(Blagys and Hilsenroth 2002).

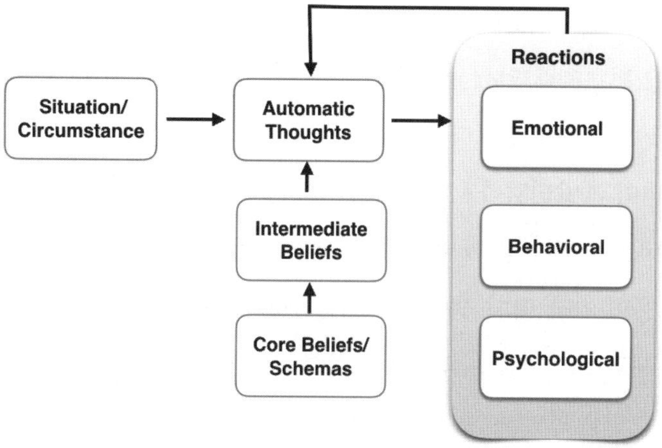

[그림 1.2] Beck의 인지 모델

Beck이 개발한 인지 모델은 상황과 그에 대한 개인의 감정적 · 생리적 · 행위적 반응을 자동적 사고에 의해 매개되는 것으로 설명한다(Beck 1991 참고). 자동적 사고는 시간의 경과와 경험을 통해 형성된 근본적인 믿음의 영향을 받는다. 스트레스를 받을 때 개인의 지각은 종종 왜곡되고 기능 장애를 일으켜 자동으로 부정적인 생각을 하게 한다. 인지 치료를 통해 개인은 자신의 자동적인 부정적 생각을 식별, 평가, 수정하는 방법을 학습할 수 있다. 그렇게 하면 일반적으로 고통이 감소하고 심리적 기능이 향상된다.

어떤 방법을 사용하든 심리치료는 정신의학적 증상을 크게 줄이고 장기적으로 정신건강을 개선하는 것으로 나타났으며, 여러 메타분석에서 효과가 입증되었다.[1] 정신역동 심리치료의 경우, 표적 증상과 치료 기간에 따라 효과 크기의 평균값이 0.69에서 1.8까지 다양하게 나타났다(Shedler 2010). 장기 노출요법에 대한 메타분석 검토에서는 치료의 평균 효과 크기가 PTSD 특정 증상에 대해서는 1.08, 일반적인 고통 증상에 대해서는 0.77로 나타났다(Powers et al. 2010). CBT는 표준화되었기 때문에 우울장애와 불안에 대한 효과가 엄격하게 연구되었다. 효과 크기는 0.58에서 1.0 사이로 평균보다 큰 편이다(Sheller 2010). 그러나 연구 환경에서도 심리치료의 질과 충실도를 적절히 평가한 심리치료 결과 연구가 거의 없다는 점에 유의해야 한다(Perepletchikova, Treat, and Kazdin 2007; Cox, Martinez, Southam-Gerow 2019). 2015년에 의학 연구소에서는 연구 환경에서 효과가 입증된 심리 사회적 개입이 임상 실무에 일상적으로 통합되지 않았다는 사실을 발견했다.

심리치료 기법은 정신 및 행위 과정의 역사적 이론에 뿌리를 두고 있지만, 정신의학 약물의 획기적인 발전은 대부분 우연히 발생했다(Preskorn 2010a). 1920~1960년대에 우연한 발견으로 인해 클로르프로마진chlorpromazine과 기타 전형적인 항정신병 약물, 양극성 장애에 대한 리튬 · 삼환계 항우울제 등 정신장애에 대한 초기 약리학적인 치료법이 개발되었다. 20세기 후반에는 지식의 축적에 따라 신경전달물질과 관련된 합리적인 의약품 개발이 이루어졌다. 특정 신경전달물질 체계를 표적으로 하는 화합물이 가장 많이 생산된 시기는 1960~1990년대다(Preskorn 2010b). 최초의 선택적 세로토닌 재흡수 억제제인 플루옥세틴Fluoxetine은 1987년 우울장애 치료제로 FDA 승인을 받았다. 초기 '비정형' 또는 2세대 항정신병 약물인 리스페리돈Risperidone은 1993년에 출시되었다. 가장 최근에는 25년이 넘는 공백을 깨고 글루타메이트 수용체에 작용하는 약물이 우울장애 및 자살의 급성 치료 가능성을 보여 주었다(Zanos et al. 2016; Lener et al. 2017).

이러한 발전에도 불구하고 정신의학 분야에서 근본적인 약리학적 치료의 발전은 정체되어 있다(Hyman 2012; Insel 2015). 일차 약물치료는 전체 환자의 약 절반에서 실패하며, 정신 약리학적 에이전트agent[6]또한 치료의 중간 효과 크기가 0.4에 불과하다. 더욱이 지난 25~30년 동안 등장한 거의 모든 새로운 정신의학 약물은 오리지널 화학적 복합물과 밀접한 관련이 있으며 같은 작용 기전을 통해 작용하는 '나 또한me too' 약물이었다(Fibiger 2012; Harrison et al. 2016). 새로운 약물은 관련 부작용을 크게 줄이고 내약성을 높이지만, 더 효과적이지는 않다. 예를 들어 최근의 메타분석에 따르면, 최신 항정신병 약물은 1세대 약물보다 더 효과적이지 않다(Geddes et al. 2000; Crossley et al. 2010). 항우울제 효능은 위약 효과와 구별하기 어렵고(Khin et al. 2011), 리튬은 내약성이 제한적이고 작용 기전이 불분명함에도 불구하고 양극성 장애에 가장 효과적인 옵션으로 남아 있다(Harrison et al. 2016). 100년이 넘는 심리학 이론, 정신 약리학 연구, 임상 경험에도 불구하고 정신질환을 이해하고 치료하는 문제는 여전히 해결되지 않고 있다. 의료 분야로서 정신의학은 서로 관련된 두 가지 난관에 직면해 있다. 첫 번째는 진단 복잡성이다. DSM은 제한된 치료 옵션에 직면한 임상 치료의 토대를 제공하지만, 이질적인 범주와 개인적 차이와 동반 질환은 정신장애에 대한 원칙적인 병태생리학적 이해 발달을 방해한다. 두 번째는 치료법 개발의 정체다. 심리치료와 약물치료 모두 효능이 입증되었지만, 심각한 정신질환을 앓는 사람들의 이환율과 사망률은 여전히 높은 수준이다(Insel 2012; Walker, McGee, and Druss 2015; Whiteford et al. 2015; Vigo, Thornicroft, and Atun 2016). 이러한 문제를 해결하려면 신경과학 연구 결과와 계산 모델링의 통합을 포함한 일련의 새로운 개념적 접근 방식이 필요하다.

1.1.4 정신의학 연구의 미래를 향해

2010년 NIMH에서는 임상 정신의학 연구를 안내하는 새로운 개념 모델을 제안했다

6) 특정 목적에 대해 사용자를 대신해 작업을 수행한다는 뜻이다(역자 주).

(Insel et al. 2010; Morris and Cuthbert 2012; Simmons and Quinn 2014). RDoC는 DSM과 근본적으로 다른 접근 방식을 취하며, 다른 일련의 질문을 다룬다. RDoC 프레임워크는 행동 및 신경생물학 분야의 지속적인 발전을 바탕으로 병태생리학을 통해 정신병리학에 대한 이해를 증진하고자 한다. RDoC 모델은 인간의 행위를 기본적인 기능 영역(현재의 부정적 감정가negative valence, 긍정적 감정가positive valence, 인지 체계, 사회적 과정, 각성 및 조절 과정, 감각 운동 체계)으로 분석할 수 있다고 제안한다([그림 1.3] 참고). 이러한 영역은 핵심 심리 수준의 구성으로 더 세분화할 수 있다(MacCorquodale and

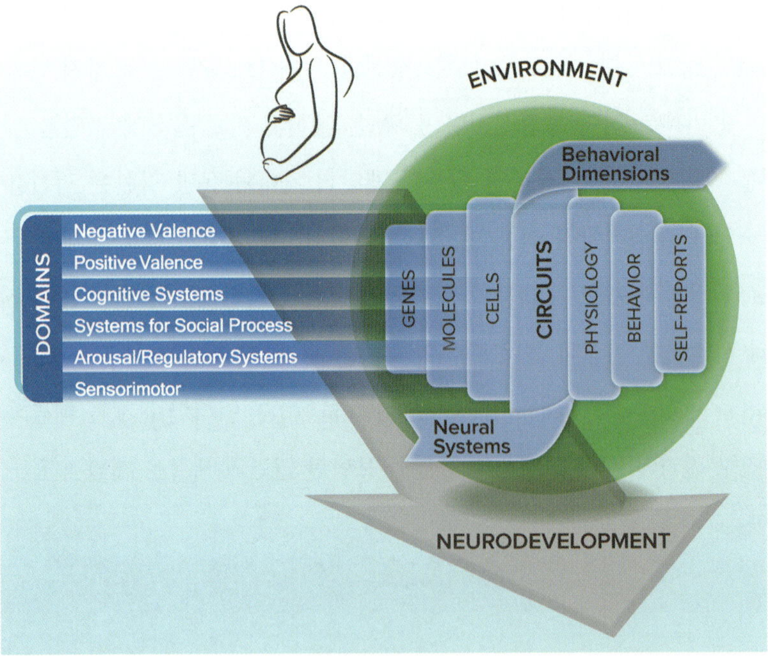

[그림 1.3] RDoC 매트릭스

RDoC는 정신장애에 대한 새로운 접근 방식을 위해 NIMH에서 제안한 연구 프레임워크다. 이 프레임워크는 정상에서 비정상까지 인간 행위의 전 범위에 걸쳐 있는 기능의 기본 차원을 탐구하기 위해 유전체학과 회로에서부터 행위 및 자기 보고에 이르기까지 다양한 수준의 정보를 통합한다. RDoC는 진단 가이드 역할을 하는 것이 아니며, 현재의 진단 체계를 대체하는 것도 아니다. 일반적인 심리적 · 생물학적 체계의 다양한 기능 장애 측면에서 정신건강 및 질병의 본질을 이해하는 것을 목표로 한다.

Meehl 1948 참고). RDoC는 구성 수준의 행위가 특정 신경회로 및 기타 생물학적 과정의 기능과 연결될 수 있다는 가설을 세우고, 행위에 대한 발달 궤적과 환경적 영향의 중요성을 강조한다. 구조는 특정 임상 중단점 없이 질병에서 건강으로 이어지는 전체 연속체를 포함하는 차원으로 개념화된다. RDoC 매트릭스는 여러 단위의 생물학적 및 행위 분석의 조사를 위한 프레임워크를 제공한다.

RDoC는 정신의학적 진단과 치료 개발의 정체를 극복하기 위해 만들어졌다. 의도는 규범적 기능의 조절 장애 기전을 기반으로 하는 프레임워크를 제공함으로써 정신병리학 연구를 신경 체계와 행위에 대해 빠르게 진화하는 지식과 더 잘 일치시키는 것이다. 따라서 프레임워크의 특정 요소는 새로운 지식이 누적됨에 따라 변경될 것으로 기대된다. 가장 중요한 질문은 이 프레임워크가 정신의학적 기능 장애를 더욱더 강력하게 특성화하는 데 도움이 될 수 있는지 여부다. 장기적인 목표는 치료의 표적이 될 기저 기전과 특정 기능을 식별하는 것이다.

휴리스틱heuristic[7]으로서 RDoC는 새롭게 떠오르는 계산 정신의학 분야의 기반이 될 수 있다. RDoC는 특정 이론을 적용하고 정량적 모델을 시험할 수 있는 개념적 프레임워크를 제공한다. 정신의학적 진단을 증상의 군집으로 간주하는 대신, 상호 작용하는 신경회로에서 발생하는 일련의 기본 계산의 결과로 RDoC 기능 영역과 구성을 개념화할 수 있다. 이론적으로 이러한 신경 과정은 체계에서 정보 처리를 설명하는 알고리즘 표현으로 설명할 수 있다(Marr 1982; Hofstadter 2007, 2008; Churchland and Sejnowski 1994; Damasio 2010; Redish 2013). 그런 다음 이러한 계산을 수행하는 기본 신경회로에 관해 질문할 수 있다. 다르게 말하면, RDoC 구조는 신경물리학적 과정과 행위 관찰을 연결하는 잠재적 구조로 간주할 수 있다(Huys, Moutsoussis, and Williams 2011; Maia and Frank 2011; Wang and Krystal 2014; Redish and Gordon 2016). 환경적 요인과 신경 발달 상태도 이러한 알고리즘에 공식적으로 포함될 수 있다. 현재 진행 중인 RDoC 실험은 임상 실습에 더 나은 정보를 제공하는 모델을 공식화하

7) 스스로 발견한다는 뜻으로, 논리적 추론보다는 경험적 사고 체계로 단순하고 빠르게 의사결정을 하는 방법이다(역자 주).

는 데 기초로 사용할 수 있는 결과를 산출하기 시작했다. 따라서 RDoC와 유사한 프레임워크에 계산적 접근 방식을 적용하는 것은 정신의학을 초월해 모든 종류의 중개 신경과학 연구(컴퓨터 신경학, 컴퓨터 비전, 약물 중독의 계산 신경과학 등)를 발전시키는 데 사용될 수 있다(Sanislow et al. 2019). 계산 정신의학의 목표와 행동 신경과학 및 정신의학의 질문에 계산 모델을 가장 잘 적용할 수 있는 방법에 관해서는 다음 섹션에서 설명한다.

1.2 신경과학 및 정신의학의 계산적 접근

1.2.1 계산 신경과학

계산 신경과학은 신경계의 생물학적 구조와 기전을 정보 처리 관점에서 공식화한다. 계산 신경과학은 신경과학, 인지과학, 심리학, 공학, 컴퓨터 과학, 수학, 생물물리학 등의 분야가 교차하는 지점에 있는 고도로 학제적인 분야다. 이 분야는 지난 25년간 크게 성장했는데, 1991년부터 2016년까지 매년 동료 심사를 거친 과학 논문 2편이 발표되던 것이 연간 400편 이상의 논문이 발표되는 등 200배 이상 성장했다. 이러한 급성장의 원인으로 1980년대 중반에 등장한 두 가지 주요 요인을 꼽을 수 있다(Abbott 2008). 첫 번째 요인은 인공신경망에서 역전파 알고리즘back-propagation algorithm이 구현되고 광범위하게 채택된 것과 관련이 있다(Rumelhart, Hinton, and Williams 1986; 2.1 참고). 역전파를 채택함으로써 인공신경망 모델이 처리할 수 있는 과제 수가 크게 증가했고, 결과적으로 이러한 기법으로 답을 구할 수 있는 질문에 관심을 갖는 과학자의 수가 증가했다. 두 번째 요인은 물리학의 핵심 개념과 수학적 접근 방식을 신경과학으로 옮겨온 것과 관련이 있다(2장 참고). 예를 들어, 1980년대에 John Hopfield와 Daniel Amit 같은 물리학자들은 원래 무질서한 자석과 관련된 이론적 문제를 해결하기 위해 개발된 통계 기법을 사용해 기억 모델을 어떻게 더 분석할 수 있는지 보여 주었다(Amit, Gutfreund, and Sompolinsky 1985; Hopfield 1982).

물리학에서 채택한 것과 같은 수학적 모델은 더 추상적인 도식이나 단어 기술자 word descriptor[8]와 비교해 분명한 이점이 있다. 모델 제작자는 모델의 함의를 도출할 때 최대한 정확하고 일관성 있게, 그리고 최대한 완전하게 모델을 만들어야 한다. 이러한 모델은 다양한 용도로 사용할 수 있다.

- 사용 가능한 데이터를 간결하고 종합적인 방식으로 기술하고, 서로 다른 데이터 세트를 동일한 형식주의로 통합할 수 있다("연구하는 현상의 근본적인 속성은 무엇인가?"라는 질문에 대답할 수 있음).
- 관찰된 데이터를 가능한 기본 기전과 연결한다("어떤 현상에 대한 필요 조건과 충분 조건이 '**어떻게**' 나타나는가?"라는 질문에 대답할 수 있음).
- 관찰된 행동이 이론적으로 정당화될 수 있는 원칙의 결과로 나타나는 '**이유**'를 이해한다(생물학적, 환경적 또는 발달적 제약 조건 아래 개인의 최적화 과정을 이해함).

모델이 대답할 수 있는 질문을 설명할 때 Marr의 분석 수준을 참고하는 것도 일반적이다(Marr 1982; [그림 1.4] 참고). Marr는 정보 처리 체계를 계산적, 알고리즘적, 구현적 분석 등 세 가지 상호 보완적인 분석 수준에서 이해할 수 있다고 제안했다. '계산 수준'은 일반적인 입출력 사상mapping[9] 측면(목록 정렬 등)에서 해결해야 할 문제를 지정한다. '알고리즘'은 문제를 해결하는 방법, 사용하는 표현, 표현을 구축하고 조작하는 데 사용하는 과정(빠른 정렬, 버블 정렬 등)을 지정한다. 마지막으로 '구현'은 물리적 부분과 그 조직(특정 프로그래밍 언어 등)의 수준으로, 알고리즘을 실행하는 물리적 기전을 설명한다. 이러한 수준은 대부분 독립적으로 작동하며 종종 다른 수학적 모델을 사용해 설명할 수 있다. 문제는 이러한 설명 수준을 연결하고 서로를 어떻게

---

8) 문서의 각 부분을 분류하는 데 사용하는 주요 단어로 '기술어'로도 번역한다(역자 주).

9) 컴퓨터 분야에서 가상 주소와 물리 주소의 대응 관계, 또는 가상 주소로부터 물리 주소를 찾아내는 일을 말한다(역자 주).

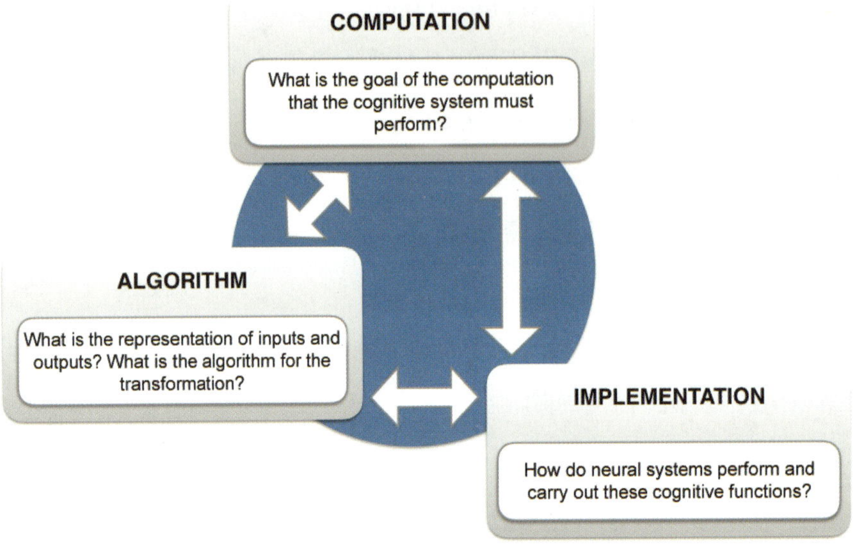

[그림 1.4] Marr의 세 가지 분석 수준

원래 시각에 대한 이해를 높이기 위해 도입된 Marrs의 접근 방식은 신경과학의 맥락에서 정보 처리를 고려하는 세 가지 방법(계산적, 알고리즘적, 구현적)을 가정했다. 이러한 구분은 이후 다른 인지 영역(기억력, 주의력, 학습)의 연구에도 사용되었지만, 많은 연구에서 Marr가 제안하는 계층 구조를 엄격하게 채택하지는 않았다. 대신 일반적으로 계층 구조는 다양한 수준의 분석에서 뚜렷한 개념적 질문을 강조하기 위한 구성 원칙으로 사용된다.

* 출처: Debbie Yee and Todd Braver.

제한할 수 있는지 이해하는 것이다.

계산적 접근 방식은 기본적인 신경생물학적 현상을 설명하는 방식을 극적으로 변화시켰다. 성공적이고 영향력 있는 이론적 모델의 예로 전압과 활동의 신경 세포 변화에 관해 간단한 모델을 제공하는 Lapicque의 축적 및 발화 모델integrate-and-frie model(Lapicque 1907; Lapicque 1926)을 들 수 있다(2.1.5 참고). 활동 전위의 생성 및 전파에 대한 Hodgkin-Huxley 모델(Hodgkin and Huxley, 1952)은 활동 전위의 시작에서 나트륨 및 칼륨 채널의 동역학dynamics에 관해 상세하게 기술하고, Rale의 케이블 이론cable theory(Rall et al. 1977)은 뉴런 전압이 뉴런 과정(축삭, 수상돌기 등)의 다양한 형태학적 특성과 어떻게 관련되는지 기술한다. 그리고 Hebb의 가소성 규칙(Hebb

1949)은 인공신경망 안에서 신경 연결의 강도(학습의 연속으로서 시냅스 가소성)를 업데이트하는 알고리즘을 보여 준다.

신경과학의 근본적인 이론적 발전은 뇌의 정보 인코딩과 계산을 바라보는 관점에도 변화를 가져왔다. 예를 들면, Barlow의 예측 코딩predictive coding 가설에 정보 이론을 적용함으로써 이를 확인할 수 있다(2.4.6 참고). 이론적 신경과학 분야의 저명한 인물인 Horace Barlow(1985)는 감각 체계의 계층적 조직화가 두 가지 명령을 반영한다고 제안했다. 첫째, 환경의 통계적 규칙성을 감지하기 위해 최대한 새로운 정보를 가져오고, 둘째, 학습된 규칙성을 활용해 환경에 대한 예측을 구성하는 것이다. 이러한 예측은 적응형 행위를 안내하는 데 사용된다. 즉, Horace Barlow는 뇌가 지각 환경의 통계에 최적화된 정보 처리 전략을 사용해 감각 정보를 효율적으로 부호화하도록 진화했다고 제안했다(Olshausen and Field 1997). 이 프레임워크는 뇌가 단순히 반응만 하는 감각 기관이 아니라 예측 엔진으로 기능하며, 세계 통계에 대한 내부 모델을 사용해 어떤 환경에 있는지 어떤 행동을 취해야 하는지 계속해서 자동으로 추론한다고 제안한다.

최근에는 인지 기능의 계산 모델이 정신병리를 설명하는 데 사용될 수 있다는 제안이 있었다. 예를 들어, 예측 코딩과 관련된 과정의 손상은 자폐증에서 나타나는 정신 이론의 빈곤부터 조현병에서 나타나는 매끈눈따라보기smooth pursuit eye movement[10)]의 이상에 이르기까지 다양한 관찰을 설명할 수 있다(2.4.6 및 6장 참고). 이러한 아이디어의 발전은 계산 정신의학 분야의 탄생을 알렸다.

1.2.2 계산 정신의학

간단히 정의하자면, 계산 정신의학은 정신의학이 던지는 질문에 계산 모델링과 이론

10) 안구 운동의 한 유형으로, 눈을 고정한 상태로 움직이는 물체를 보는 운동이다. '홱보기눈운동'을 참고하라(역자 주).

적 접근 방식을 적용하는 것으로 구성된다. 아직 초기 단계이지만 계산 정신의학은 이미 정신의학, 심리학, 컴퓨터 과학, 신경과학, 전기 및 화학 공학, 수학, 생물물리학의 개념을 활용하는 매우 다양한 분야다. 계산 정신의학은 신경계가 어떻게 그리고 왜 조절되지 않는 방식으로 정보를 처리해 정신병리학적 상태와 행동을 유발하는지 연구한다. 그리고 이를 통해 정신의학적 기능 장애가 어떻게 기계적으로 나타나고, 분류되고 예측되며 임상적으로 해결될 수 있는지 설명하고자 한다. 또한 계산 정신의학 모델은 생물학에 근거한 이론과 엄격한 분석 방법을 통해 서로 다른 수준의 분석을 연결하는 데도 사용될 수 있다.

정신의학에 컴퓨터 모델링을 통합하면 몇 가지 재미있는 방식으로 연구에 도움이 된다. 먼저 공식화된 계산 모델에서는 임상적 특성, 중재 요인, 실험 가설의 기초가 되는 모든 가정을 명시해야 한다. 조작된(독립) 변수와 측정된(종속) 변수 모두 수학 공식의 요소로 포함될 수 있다. 실험 결과가 모델 예측과 일치하는 정도는 우리의 기계론적 이해에 질적 · 양적으로 정보를 제공하고 향후 실험 방향을 안내할 수 있다. 이러한 방식으로 계산 모델을 개발하고 시험하면 정신병리학적 복잡성에 대한 이해를 높이는 명확하고 반복적인 접근 방식을 찾을 수 있다. 또한 계산 모델은 시간을 명시적으로 통합해 기능적 신경 인지 아키텍처가 어떻게 발전하는지 이해하고 비정상적인 발달 궤적과 관련된 중요한 시간 창을 식별하는 능력을 강화하는 데도 도움을 준다.

컴퓨터 모델은 정신병리학을 특징짓는 신경 정보 처리의 차이에 관한 세 가지 근본적인 질문에 답하는 데도 도움이 된다.

- 정신병리학과 관련된 주요 생물학적 구성요소는 **무엇**(what)이며, 이러한 구성요소 사이의 수학적 관계는 **무엇**(what)인가? 계산적 접근을 위해서는 인지 기능과 그 손상의 기본 구성요소에 대한 명확하고 정확한 정의가 필요하다.
- 개별 생물학적 단위 또는 그 상호 작용의 기능 장애가 정신질환에서 보이는 행위 변화로 **어떻게**(how) 이어지는가? 이 질문에 대한 답은 정신장애와 관련된 감정적, 인지적, 행위적 문제를 치료하기 위해 체계를 표적화해 동역학적으로 조작하게 해 준다.

- 이러한 변화가 **왜**(why) 발생했는가? 초기 변화가 여러 노드에 영향을 미칠 수 있는 만큼 동역학적 체계에서 원인을 이해하는 것은 가장 어려운 일이다. 따라서 완전한 조사를 위해서는 시간을 계산 모델에 통합하고, 다양한 신경 발달 궤적에 걸쳐 종단적 설계를 사용해 예측값을 시험해야 한다.

신경과학과 정신병리학 사이의 간극을 줄이려는 이 접근 방식은 특정 신경회로와 관련해 정신병리학을 개념화하고(무엇을), 심리적 구조와 신경생물학적 기능 사이의 관계를 이해하고자 하며(어떻게), 신경 발달 궤적에 대한 생물학적 · 환경적 요인의 영향을 명시적으로 고려한다는 점에서(왜) RDoC 연구 프레임워크와 일치한다. 이러한 질문에 대한 진전은 정신질환에 대한 다양한 잠재적 예방 접근 방식을 열어 줄 것이다.

1.2.3 데이터 주도 접근

계산 접근 방식은 매우 다양하지만, 정신의학에서 계산 모델은 크게 데이터 주도 모델과 이론 주도 접근 방식 두 가지로 나눌 수 있다(Huys, Maia, and Frank 2016b). 이 책은 그중에서 이론 주도 모델에 중점을 둔다. 그러나 두 가지 접근 방식은 상호 보완적이고, 동일하게 유망하며, 서로 결합할 수 있다.

계산 정신의학에 대한 데이터 주도 접근 방식은 현재의 심리학 또는 신경생물학 이론을 명시적으로 참조하지 않고 정신의학 환자와 관련된 방대한 분량의 데이터에 기계학습 기법을 적용하는 것으로 설명할 수 있다. 목표는 분류, 치료 선택 또는 치료 결과 예측에 의미 있는 고차원 데이터 세트(유전학, 신경영상 결과, 행위 실행, 자가보고 설문지, 치료에 대한 반응 등) 사이의 새로운 통계적 관계를 찾는 것이다. 여기서는 주로 데이터 품질, 양, 분석의 개선을 통해 정신질환에 대한 이해가 향상될 것이라는 가정을 전제한다. 이러한 접근 방식을 통해 연구자들은 잠재적으로 시대에 뒤떨어진 역사적 관점이 아닌 다각적인 임상 데이터에 기반한 새로운 이론을 생성할 수 있다(Huys et al. 2016b).

[그림 1.5]는 데이터 주도 접근 방식이 기존의 증상 기반 정신장애 범주를 넘어 새로운 설명과 분류로 이어지는 방법을 보여 준다. 다양한 기분장애(주요우울장애, 기분저하증, 양극성 장애 등)가 있는 환자 집단을 생각해 보자. 다양한 유전, 생리, 뇌 활동, 행위 데이터와 환자의 사회적, 문화적, 환경적 요인에 기계학습 기술을 적용하면 편향 없이 도출된 새로운 생체 행동 군집을 발견할 수 있다. 이러한 군집은 원래의 DSM 분류보다 더 동질적인 집단을 형성할 수 있으며, 질병의 근본적인 원인과 더 직접적으로 연결될 수 있다.

1.2.4 이론 주도 접근

이론 주도 모델은 이 책의 초점이며, 정신의학 질문에 대한 고전적인 계산 신경과학 접근 방식을 응용하는 것이라 할 수 있다. 일반적으로 이러한 모델은 관찰 가능한 변수(행위 등)와 이론적으로 관련이 있지만 잠재적으로 관찰할 수 없는 생물학적 기전 사이의 관계를 수학적으로 기술한다. 이론 주도 모델은 일반적으로 뇌 해부학 및 생리학에 대한 실험 지식 또는 기본 이론이 개발된 상위 기능(인식, 학습, 의사결정 등)을 통합한다. 이러한 모델은 신경생물학적 신경망의 인지/행동 기능을 알고 있거나 모델을 통제할 수 있는 정확하고 상세한 실험 데이터를 사용할 수 있는 경우에 특히 유용하다. 이론 주도 모델은 분자에서 복잡한 행동에 이르기까지 여러 수준의 분석과 추상적 개념을 포괄할 수 있다. 또한 기존 데이터가 회로에서 측정된 생리적 행동을 설명하기에 충분한지 아닌지를 보여 줄 수 있으며, 설명되지 않은 생물학적 기전이 데이터를 더 잘 설명할 수 있는지 강조하고, 지식의 격차를 지적할 수도 있다.

이론 주도 모델의 대표적인 세 가지는 생물물리학적으로 현실적인 인공신경망 모델, 강화학습 모델, 베이지안Bayesian 모델이다(Huys et al. 2016b).

생물물리학 모델은 일반적으로 정신장애에서 발견되는 생물학적 이상이 신경

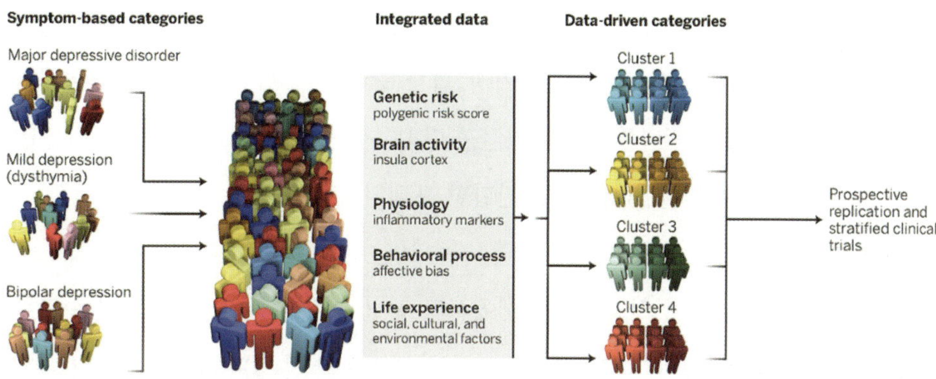

[그림 1.5] 데이터 주도 계산 정신의학

그림 속 가상의 예는 데이터 주도 접근 방식이 기존의 증상 기반 정신장애 범주를 넘어 새로운 기술과 분류로 이어지는 방법을 보여 준다. 다양한 유형의 기분장애를 앓고 있으며 다양한 데이터(유전, 뇌, 생리학적 데이터 등)가 수집된 환자 집단이 있다고 할 때, 데이터에서 증상의 기저에 있는 기전과 더 직접적으로 연결될 수 있는 새로운 군집을 발견할 수 있다. 이러한 군집은 원래 분류보다 더 동질적이고 가능한 치료 측면에서 훨씬 더 관련성 높은 집단을 형성할 수 있다.

* 출처: Insel and Cuthbert(2015).

행위 동역학에 어떻게 영향을 미치는지 설명하는 데 사용된다. 생물물리학 모델은 단일 뉴런과 시냅스의 필수 계산이 Hodgkin and Huxley(1952)가 제안한 유형의 일차 미분 방정식 집합으로 포착될 수 있다는 이론적 가정에 의존한다. **합성**Synthetic 계산 모델은 뉴런의 생물물리학적으로 현실적인 특성을 재현하며, 행위 맥락에서 신경물리학적 체계의 제안된 입출력 특성을 시험하는 데 사용할 수 있다(Wang and Krystal 2014; Ferrante et al. 2016; Huys et at 2016b; Shay et al. 2016). 생물학적 모델은 생물학적 지식 기반이 잘 확립되어 있고 환자 집단의 자연적 차이를 가장 잘 설명하는 생물학적 기전을 식별하는 데 도움이 되는 경우에 가장 적합하다. 생물학적으로 현실적인 모델은 복잡성이 다양하며, 생물학적 세부 사항의 최적 정도는 제기되는 과학적 질문에 따라 달라진다. 단순한 모델은 더 일반화할 수 있는 반면, 복잡한 모델은 생물학적 사실성을 높일수록 환원주의적 매력을 잃을 수 있다. 생물학적 사실주의는 계산 비용이 많이 드는 경향이 있으므로 이러한 모델은 신경망이 상대적으로 작거나 관련 생물학적 파라미터가 상대적으로 적을 때 가장 쉽게 구현된다. 복잡한 체계의 근본적인 생물학적 특징을 통합하는 환원주의적 접근 방식은 생물학적 기전, 신경 계산 및 기능적 출력 간의 관계를 설명하는 가장 간단한 프레임워크가 될 수 있다. 예를 들면 보상 예측 오차와 연결된 도파민 신호 모델, 지속적인 신경 활동에 따라 내부적으로 표현되는 작업기억, 상황별 의사결정 과제에서의 신경 통합자 등이 있으며, 이는 모두 정신의학에서 관찰된 일부 인지 손상에 대한 이해와 관련이 있다(2~4장 참고). 반면에 생물학적으로 현실적인 모델을 사용하는 것은 세포 및 체계 수준에서 명확한 신경물리학적 특성이 부족한 정신병과 같은 다른 정신적 증상을 설명하는 데는 시기상조일 수 있다(Wang and Krystal 2014; 6장 참고).

강화학습은 수리심리학mathematcial psychology, 인공지능, 제어 이론의 교차점에 있는 연구 분야다. 강화학습은 인공적이든 자연적이든 모든 종류의 체계가 상태(미로의 위치 등)와 상태 간 전이transition[11)]를 포함하는 매우 복잡한 환경에서 보상을 얻고 처벌을 피하는 방법을 어떻게 학습할 수 있는지를 다룬다. 이는 에이전트가 최적화하려는 목표에 대한 명시적인 개념에 따라 에이전트가 어떻게 행동해야 하는지를 설명한다. 그런 의미에서 행위를 이해하기 위한 규범적 프레임워크를 제공한다.

강화학습은 이전에 독립적으로 진행되던 두 가지 오랜 연구 전통의 조합에서 탄생했다(Sutton and Barto 2018). 첫 번째는 가치 함수와 동역학적 프로그래밍을 사용한 최적 제어 및 해결에 관한 것이다. 최적 제어는 특정한 최적 기준에 도달할 수 있도록 주어진 체계에 대한 제어 법칙을 찾는 문제를 다루는 수학적 기법과 관련이 있다. 두 번째는 시행착오를 통한 학습에 관한 것이다. 이는 동물 학습의 심리학, 특히 파블로비안Pavlovian(고전적)[12)]및 도구적(조작적) 조건화에 대한 과학적 탐험에서 그 기원을 찾을 수 있다. 고전적 조건화는 중립적 자극(**조건 자극**)이 관련 없는 보상 또는 처벌 자극

11) 다른 상태나 조건으로의 이행을 말한다(역자 주).

12) 고전적 조건반응을 일컫는다(역자 주).

(**무조건 자극**)과 연과되어 행위 반응(**조건 반응**)을 일으키는 학습의 한 형태다. Pavlov가 연구한 유명한 사례에서 종(조건 자극)과 음식(무조건 자극)을 반복적으로 짝지어 주면 개는 종만 제시되었을 때 침을 흘린다(조건 반응). 도구적 조건화는 행위와 결과 사이의 연관성을 학습하는 것과 관련이 있다. B. F. Skinner는 긍정적인 강화가 뒤따르는 행위는 반복될 가능성이 큰 반면, 부정적인 강화가 뒤따르는 행위는 소멸될 가능성이 크다는 것을 보여 주었다. 파블로비안 조건화, 도구 조건화 및 후속 연구에 따르면 동물과 인간은 환경에서 사물, 행동, 강화 조건 사이의 연관성을 자연스럽게 학습하고 이 학습을 사용해 미래 결과를 예측한다. 이러한 예측을 최적화하거나 예측 오차를 줄이기 위해 학습이 이루어진다. 흥미롭게도 조작적 조건 형성에 관한 연구는 일부 현대 심리치료, 특히 원하는 행동을 강화하고 원하지 않는 행동을 제거하기 위해 고안된 방법을 제공하는 행동 심리치료의 기초를 형성한다. 따라서 이러한 모델은 정신의학과 자연스럽게 연관된다.

병변 연구, 약리학적 조작, 행동하는 동물의 전기 생리학적 기록, 인간의 fMRI 신호에서 얻은 통합적인 증거는 강화학습 모델과 신경 구조 사이의 연결 고리를 제공한다. 특히, 많은 문헌에 따르면 신경조절 물질인 도파민이 핵심 강화 신호인 시간차 보상 예측 오차를 제공한다(2.3 및 5.3 참고). 도파민 의존적 시간차 모델은 신경조절(종종 정신질환에서 조절장애가 있다고 가정), 약물치료, 남용 물질, 학습 체계 사이의 핵심 연결 고리를 제공한다.

마지막으로, 현대 계산 신경과학에서 눈에 띄는 아이디어는 환경을 해석하고 인간 행동을 안내하는 역할을 하는 세계의 내부 확률 모델을 뇌가 유지하고 업데이트한다는 것이다. 이 과정에서 베이지안 추론의 통계적 방법과 유사한 계산을 사용한다(2.4 참고). 베이지안 추론 방법은 더 많은 증거나 정보를 사용하는 것이 가능해질 때 가설의 확률을 업데이트하는 데 사용된다. 이 접근 방식을 정신의학에 적용하면, 정신질환을 뇌가 왜곡된 내부 확률 모델을 통해 세계를 해석하려고 하거나 그러한 내부 모델이 감각 정보와 잘못 결합해 부적응적인 믿음을 생성하는 것으로 개념화할 수 있다.

베이지안 모델은 예상 행동(주어진 과제에서 최적의 행동이 무엇인지)을 예측하고, 기능 장애 행위의 심각성을 최적 상태의 '거리'로 정량화하며, 부적응적 믿음이 어떻게 발생할 수 있는지 이해하는 데 특히 유용하다. 전통적으로 베이지안 추론은 주로 행동 데이터에 적용되었지만, 최근에는 행동 데이터를 신경 또는 fMRI 데이터와 통합하려는 노력이 있다(Fischer and Peña 2011; Turner et al. 2013).

이러한 이론 주도 모델의 주요 유형인 생물물리학 모델, 강화학습, 코딩 예측, 베이지안 모델에 관해서는 2장에서 자세히 설명한다.

물론 이론 주도 모델과 데이터 주도 모델은 상호 배타적이지 않다. 이론 주도 모델은 종종 실험 데이터에 근거하고 실험 데이터에 의해 검증된다. 마찬가지로 완전히 편향되지 않은 데이터 수집 및 분석 방법은 존재하지 않으며, 이론으로 공식화할 수 있는 가설을 통합하는 경우가 많다. 두 가지 접근 방식은 상호 보완적이다. 궁극적으로 두 가지 모델을 결합해 정확한 진단 분류, 예측, 기계론적 신경 행동 궤적에 대한 설명을 제공해야 한다.

두 가지 유형의 접근 방식 개발을 장려하는 여러 이니셔티브가 만들어졌다. 앞에서 설명한 바와 같이, NIMH의 RDoC 이니셔티브는 정신의학 연구자들이 현재의 진단 범주를 넘나들며 다양한 수준의 생물학적 분석에 걸쳐 기계론적 설명을 연결할 수 있는 기능 장애의 집중적인 측면을 연구하도록 장려한다. 미국 뇌 연구Brain Reserach through Advancing Innovates[BRAIN] 이니셔티브는 많은 수의 세포에서 동시에 기록하고 높은 시공간 정밀도로 뇌 활동을 자극하는 혁신적인 신경 기술 개발을 촉진해 왔다. 이러한 이니셔티브를 통해 대규모의 복잡한 다중 모드 데이터 세트가 생성되고 있으며, 이는 첨단 계산 모델링을 위한 비옥한 토대가 될 것이다.

계산 정신의학은 의심할 여지 없이 떠오르고 있다. 계산 정신의학이라는 용어를 사용한 최초의 논문은 2007년에 발표되었다(Montague 2007). 그후 10년 동안 이 분야는 220개의 출판물과 다양한 기술 서적 발행을 통해 빠르게 확장되었다(Parks, Levine, and Long 1998; Sun 2008; Redish and Gordon 2016; Anticevic and Murray 2017; Heinz 2017; Wallace 2017). 이 분야에 관심 있는 집단과 써머 스쿨 및 워크숍도 최근에 생겨났다. 그러나 계산 정신의학 분야는 아직 초기 단계에 있으며, 개인 수준에서 정신병리학을 설명할 수 있는 포괄적인 모델이 구현되어야 한다. 그런 점에서 이 책이 새로운 과학자 집단에 영감을 주고 정신질환에 대한 새로운 이해와 치료법을 발전시키는 데 도움이 되기를 바란다.

1.3 이 책의 구조

다음 섹션에서는 이론 주도 계산 정신의학의 주요 방법을 살펴볼 것이다. 인공신경망과 연결주의 방법, 표동 확산 모델, 강화학습 모델, 예측 코딩, 베이지안 모델을 비롯해 행동 데이터에 계산적 모델을 맞추는 방법을 다룬다.

3~5장에서는 RDoC의 제안([그림 1.3] 참고)에 따라 행동 기능의 차원과 관련된 모델을 설명하면서, 인지 체계와 긍정적 · 부정적 감정가 체계에 중점을 둔 건강한 기능 모델에 초점을 맞춘다. 먼저 3장에서는 작업기억과 의사결정에 대한 생물학적 세부 모델을 설명하며, 4장에서는 인지 제어 모델을 설명한다. 5장에서는 보강 체계에 중점을 둔다. 그런 다음 조현병(6장), 우울장애(7장), 불안(8장), 중독(9장), 뚜렛증후군(10장)에 대한 계산적 접근 방식의 적용 사례를 다룬다. 11장에서는 5~10장에서 다루지 않은 장애에 대한 추가 정보를 제공하고, 향후 연구를 위한 몇 가지 지침을 제시한다.

1.4 요약

- 정신건강 질환이 주는 부담은 고통, 기대 수명, 경제적 비용 측면에서 막대하다.
- 최근 수십 년간 새로운 약리학적 약물 및 치료법 발견이 정체되었다.
- 정신질환의 정의와 진단은 수 세기 동안 문제가 되어 왔다. 대부분 장애에서 하나의 원인, 하나의 유기적 기질 또는 시간 경과를 찾아내는 것이 불가능하기 때문이다. 현재 정신장애의 범주적 분류인 DSM은 임상적으로 매우 유용하지만, DSM 기반

진단과 관련된 이질적인 표현형과 매뉴얼의 이론적 구조로 인해 좀 더 효과적인 치료로 이어질 수 있는 생물학적 기전을 고려하기 어렵다.

- 새로운 접근 방식은 정신질환을 증상의 집합으로 설명하는 것에서 벗어나 신경과학과 인지 모델링을 정신병리학과 연결하는 방법으로 나아가는 것을 목표로 한다. NIMH RDoC 이니셔티브는 이러한 접근 방식을 장려하며, 계산 모델링은 RDoC에서 강조하는 몇 가지 과제(고유한 분석 유닛 연결, 시간 궤적 모델링, 신경 발달 전반에 걸친 특정 구성 사이의 동역학적 상호 작용 등)를 해결하는 데 유용한 접근 방식을 제공할 수 있다.
- 계산적 접근 방식은 신경과학 발전의 핵심으로 간주된다. 이러한 접근 방식은 정신의학 분야에도 도움이 될 수 있다.

1.5 향후 연구

정신의학 분야에 대한 역사적 관점은 Fischer(2012)의 연구에서 찾아볼 수 있다. 새롭게 떠오르는 계산 정신의학 분야를 설명하는 리뷰는 Montague et al.(2012), Friston et al.(2014) 그리고 Stephan and Mathys(2014)를 참고할 수 있다. NIMIT의 RDoC 이니셔티브에 관한 자세한 내용은 Kozak and Cuthbert(2016)에서 확인할 수 있다.

2장

계산 정신의학 방법: 간단한 조사

2장 계산 정신의학 방법: 간단한 조사

Peggy Seriès
University of Edinburgh

"내가 인생에서 배운 것이 한 가지 있다. 모든 과학은 현실과 달리 원시적이고 어린아이 같다는 것이다. 그러나 그것은 우리가 가진 가장 소중한 것이다."

- Albert Einstein, Creator and Rebel, 1972

현재 계산 정신의학에서 사용되는 방법은 매우 다양하다. 그리고 초기 연결주의 연구부터 강화학습, 확률론적 방법, 기계학습에 이르기까지 계산 신경과학과 인지과학의 진보를 광범위하게 반영하고 있다. 이 장에서는 이러한 방법을 간단하게 소개하고, 향후 연구를 위한 추가 자료를 제공한다.

2.1 인공신경망과 회로 접근

정신 계산과 장애를 설명하기 위한 초기 모델은 '연결주의자$_{\text{connectionist}}$' 모델로 알려져 있다. 1940년대 Donald Hebb은 '연결주의$_{\text{connectionism}}$'라는 용어를 도입해 정신 또는 행위 현상을 **단순한 유닛의 상호 연결된 신경망**([그림 2.1] 참고), 즉 '인공신경망'에서 발생하는 과정으로 모델링하는 일련의 접근 방식을 설명했다.

뇌에 비유해 종종 '뉴런'이라고 불리는 이 단순한 유닛은 이진수(1/0) 또는 실제 값이 될 수 있는 값 또는 '출력'으로 설명된다. 각 유닛의 값은 입력의 합과 같으며, '활성화 함수activation function'라고 부르는 비선형 함수를 거친다. 신경망 연결에는 일반적으로 각 유닛이 서로에게 영향을 미치는 정도를 결정하는 '가중치weight'가 있다. 가중치는 양수 또는 음수일 수 있으며, 학습 절차에 따라 달라질 수 있다. 또한 임곗

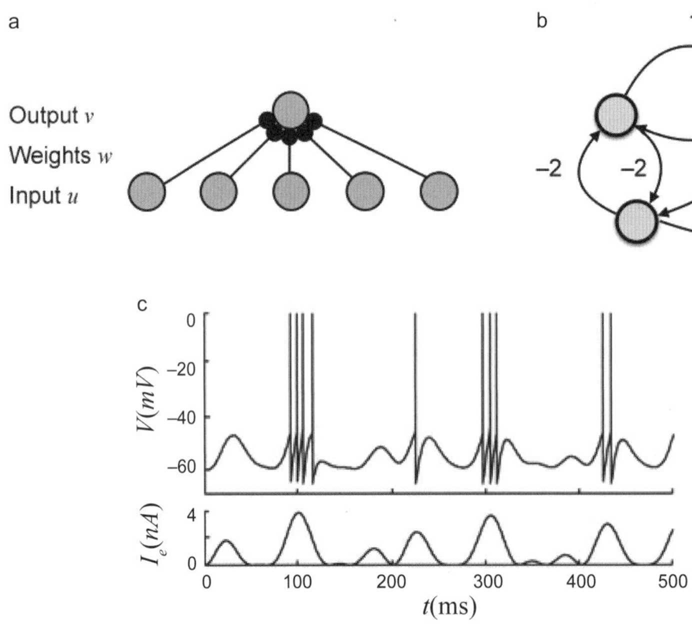

[그림 2.1] 인공신경망 모델의 예시

(a) 퍼셉트론은 피드포워드 인공신경망이다. 여기서 출력 유닛 v는 모든 입력 유닛 u로부터 가중치 w에 따라 가중치가 부여된 입력을 받는다.[13] (b) 홉필드 신경망은 순환 연결된 이진 유닛의 신경망이다. (c) 뉴런을 축적하고 발화한다. 이 모델은 뉴런이 입력 전류 I_e를 수신할 때 관찰되는 전압의 변화를 설명한다. 전압이 임곗값을 초과하면 전압이 갑자기 0으로 상승하고 재설정된다. 이는 스파이크 또는 활동 전위를 모델링한다.

13) 원본에는 모든 입력 유닛이 'v'로 되어 있으나, 이는 오기이므로, 입력 유닛을 'u'로 수정했다(역자 주).

값을 가지므로 수신하는 신호의 합이 임곗값을 초과하는 경우에만 해당 유닛이 활성화된다.

예를 들어 McCulloch and Pitts(1943)는 인공 뉴런의 계산 모델로 이진 임곗값 유닛을 제안했다. 이 뉴런은 n개의 입력 신호 x_j의 가중치 합을 계산한다.

$$y = f\left(\sum_{j=1}^{n} w_j x_j - u\right) \qquad \text{〈수식 2.1〉}$$

만약 합이 특정 임곗값 u보다 크면 출력 y는 1을 생성하고, 그렇지 않으면 0을 출력한다. 여기서 f는 유닛 단계 함수로 선택되며, 그 값은 음의 증강augment에 대해 0이고 양의 증강에 대해 1이다. w_j는 j번째 입력과 관련된 시냅스 가중치로, 양의 가중치는 흥분성 시냅스에 해당하고 음의 가중치는 억제성 시냅스를 모델링한다. McCulloch와 Pitts는 이 모델을 사용해 AND, OR, XOR[1](AND, NOT, OR 유닛을 결합한 것)과 같은 불 논리 함수Boolean logic function를 구현할 수 있음을 입증했다. 이러한 논리 게이트는 최신 디지털 컴퓨터가 구축되는 디지털 논리 전자 회로의 구성요소다. 따라서 원칙적으로 이러한 회로는 모든 유형의 계산을 수행할 수 있다. McCulloch와 Pitts 뉴런은 여러 가지 방법으로 일반화되었다. 예를 들면 유닛 단계 함수 대신 다른 유형의 활성화 함수를 사용할 수 있는데, 로지스틱 함수와 같은 시그모이드 함수를 사용할 수 있다: $f(x) = 1/(1 + \exp(-bx))$. 여기서 b는 기울기 파라미터다.

2.1.1 인공신경망 아키텍처

일반적으로 인공신경망은 층으로 구성된다. 인공신경망은 피드포워드 또는 순환이 일어나는 신경망일 수 있다. 피드포워드 신경망에서는 정보가 오직 한 방향으로만 이동하는데, 입력 노드에서 '숨겨진' 노드라고 하는 중간 노드를 통과해 출력 노드까지 한 방향으로 나아간다. 예를 들어, 다층 퍼셉트론은 뉴런이 단방향으로 연결되어 여러 층을 이룬 뉴런으로 구성되어 있다. 이 신경망에는 사이클이나 루프가 없다. 이와 반대로 순환 신경망recurrent networks에서는 동일한 층에 있는 유닛이 서로 연결된다. 피드포워드 신경망은 주어진 입력으로부터 한 세트의 출력값만 생성한다는 점에서 정적static이거나 '기억이 적은memory-less' 반면에, 순환 신경망은 일련의 값과 풍부한 시간적 동역학을 생성할 수 있으며, 뇌의 뉴런도 루프가 존재하는 회로에 더 밀접하게 연결되어 진동과 같은 풍부한 동역학을 생성할 수 있다는 점에서 좀 더 생물학적으로 타당한 것으로 간주된다.

2.1.2 피드포워드 신경망에서 학습

인공신경망에서의 학습은 신경망 아키텍처와 연결 가중치를 업데이트해 신경망이 원하는 출력을 주어진 입력에 사상mapping하는 것으로 정의되는 특정 작업을 더 효율적으로 실행하게 하는 문제로 간주된다. 이는 이론적 수준에서 지도 학습, 강화학습, 비지도 학습 등 세 가지 주요 학습 패러다임으로 구분할 수 있다. 지도 학습에서는 학습 데이터 세트의 모든 입력 패턴에 대해 올바른 출력을 신경망에 제공한다. 가중치는 동역학적으로 업데이트되어 신경망으로 하여금 알려진 정답에 최대한 가까운 답을 생성하게 한다. 이는 오차 교정 규칙으로 알려진 학습 규칙을 사용해 실행된다. 강화학습은 지도 학습의 변형으로, 신경망에 정답 자체가 아닌 신경망 출력의 정밀도(정답/오답 또는 보상/처벌)에 대한 비평만 제공한다. 반면, 비지도 학습은 학습 데이터 세트의 각 입력 패턴과 관련된 정답이 필요하지 않다. 데이터의 기본 구조 또는 데이터 패턴 사이의 상관관계를 탐색하고 이러한 상관관계를 통해 패턴을 범주로 구성한다.

오차 교정 규칙의 기본 원리는 신경망의 실제 출력과 원하는 출력 사이의 오차 $(y_{\text{desired}} - y)$를 사용해 경사 하강이라는 방법으로 연결 가중치를 수정하며 오차를 점진적으로 줄이는 것이다. 예를 들면, 퍼셉트론 학습 규칙이 이 오차 교정 원리를 기반으로 한다. 퍼셉트론은 조정 가능한 가중치 w_i와 임곗값 u가 있는 연결을 통해 공급되는 다수의 입력 $x = \{x_1, x_2, \cdots, x_n\}$을 수신하는 단일 뉴런으로 구성된다([그림 2.1]의 a 참고). 뉴런의 순입력 v는 다음과 같다.

$$v = \sum_{i}^{n} w_i x_i - u \qquad \text{〈수식 2.2〉}$$

출력은 $v > 0$이면 +1, 그렇지 않으면 0으로 설정된다. 퍼셉트론은 두 가지 입력을 분류하는 데 사용할 수 있는데, 한 입력 세트는 1의 출력으로 이어지고 다른 세트는 0의 출력으로 이어지도록 훈련된다. Rosenblatt(1958)는 다음 단계를 통해 이를 달성할 수 있음을 보여 주었다.

(1) 가중치와 임곗값을 작은 난수random number로 초기화한다.
(2) 패턴 j에 대한 입력 벡터 $x_j = \{x_{j,1}, x_{j,2}, \ldots, x_{j,n}\}$을 제시하고 뉴런 y_j의 출력을 추정한다.
(3) 다음에 수식에 따라 가중치를 업데이트한다.

$$w_i(t+1) = w_i(t) + \eta\left(d_j - y_j(t)\right)x_{j,i} \qquad \text{〈수식 2.3〉}$$

여기서 d_j는 패턴 j에 대한 원하는 출력이고, t는 반복 횟수이며, η는 손실 기울기와 관련해 각 시행에서 가중치를 조정하는 정도를 결정하는 학습률이다(기울기가 낮아질수록 경사면을 따라 더 느리게 이동).

대부분 인공지능 연구자들과 마찬가지로 Rosenblatt은 인공신경망의 힘에 대해 매우 낙관적이었다. 그는 "퍼셉트론이 언젠가는 학습하고 의사결정을 하고 언어를 번역할 수 있을 것"이라고 예측했다. 그러나 Minsky and Papert(1969)는 일반적으로 단일층 퍼셉트론이 할 수 있는 작업은 매우 제한적이어서 선형으로 분리 가능한 패턴만 분리할 수 있다는 결과를 보여 주었다. 예를 들어 XOR 기능을 구현하지 못하는 것처럼 말이다. 이는 인공신경망으로 달성할 수 있는 것에 대한 파괴적인 결과로 인식되었고, 결국 인공지능 연구에 대한 자금과 관심의 감소로 이어지며 1970년대와 1980년대에 '인공지능 겨울'을 보내는 데 영향을 미쳤다.

인공지능의 겨울은 1980년대 중반 John Hopfield와 David Rumelhart의 연구가 인공신경망에 대한 관심을 되살리면서 끝났다. Rumelhart, Hinton, and Williams(1986)는 오차 교정 규칙이 다층 신경망에 적용될 수 있음을 보여 주었고, 인공신경망이 모든 비선형 함수에 근사치를 구하는 방법을 제공했다. 바로 역전파 알고리즘이다. 이러한 신경망 및 그에 따르는 변형은 문자 인식이나 음성 인식과 같은 정교한 분류 또는 최적화 과제를 수행하도록 훈련할 수 있다. 이 같은 새로운 결과는 이 분야의 새로운 성장으로 이어졌고, 인공신경망은 1990년대에 상업적으로 성공을 거두었다. 초기 컴퓨터의 계산 능력에 제한을 받기도 했던 이 연구는 오늘날 유사한 원리를 기반으로 하는 딥러닝 신경망의 성공으로 이어졌다.

2.1.3 순환 신경망과 끌개 동역학

역전파 알고리즘이 도입될 무렵, 물리학자 John Hopfield는 홉필드 신경망hopfield net이라고 불리는 또 다른 형태의 인공신경망이 완전히 새로운 방식으로 정보를 학습하고 처리할 수 있음을 증명했다. 홉필드 신경망의 유닛은 퍼셉트론에서와 같이 이진법 임곗값 유닛이므로 유닛의 합산 입력이 임곗값을 초과하는지 여부에 따라 일반적으로 1과 -1이라는 두 가지 값만 취한다([그림 2.1]의 b 참고). 홉필드 신경망의 연결에는 전형적으로 다음과 같은 제한이 있다. 첫째, 자신과 연결된 유닛이 없다($w_{ii} \neq 0$). 둘째, 연결이 대칭적이다($w_{ij} = w_{ji}$).

홉필드 신경망에서 하나의 유닛을 업데이트하는 작업은 다음과 같은 규칙에 따라 실행된다.

$$x_i = \mathrm{Sgn}\left(\sum_{j=1}^{n} w_{ij}x_j - b_i\right) \qquad \langle\text{수식 2.4}\rangle$$

여기서 $Sgn(x)$는 출력이 1 또는 -1인 부호 함수sign function이고, w_{ij}는 유닛 j에서 유닛 i로 연결되는 가중치이며, x_j는 유닛 j의 상태다. 그리고 b_i는 유닛 i의 임곗값이다.

홉필드 신경망의 업데이트는 두 가지 방법으로 실행할 수 있다. 첫째, 비동기 업데이트에서는 한 번에 하나의 유닛만 업데이트된다. 이 유닛은 무작위로 선택되거나 처음부터 사전에 정의된 순서에 따라 업데이트될 수 있다. 둘째, 동기 업데이트에서는 모든 유닛이 동시에 업데이트된다. 이때 동기화를 유지하기 위해 체계에 중앙 시계central clock가 필요하다. 중요한 것은 신경망을 에너지 E(스핀 유리spin glass[14]의 위치 에너지에서 유추)라고 부르는 양으로 설명할 수 있다는 사실을 홉필드가 발견했다는 점이다. 이는 아래와 같이 정의할 수 있다.

$$E = -\frac{1}{2}\sum_{i,\,j=1}^{n} w_{ij}x_i x_j - \sum_{i=1}^{n} b_i x_i \qquad \langle\text{수식 2.5}\rangle$$

E는 신경망 상태가 동역학적으로 변함에 따라 계속 감소하다가 결국 에너지가 일정하게 유지되는 끌개attractor라는 국소적 최소 지점에 도달한다. 홉필드는 이러한 에너지의 최솟값이 특정 n차원 패턴 $\{\varepsilon_1, \varepsilon_2, \ldots, \varepsilon_n\}$에 대응하도록 설정할 수 있음을 보여 주었다. 이는 각 패턴의 i^{th}와 j^{th} 요소element의 평균(모든 패턴에 대한) 산물에 해당하도록 유닛 j에서 유닛 i로 가중치를 설정함으로써 실행된다.

$$w_{ij} = \frac{1}{n}\sum_{k=1}^{n} \varepsilon_i^k \varepsilon_j^k \qquad \langle\text{수식 2.6}\rangle$$

여기서 $\varepsilon^k\{\varepsilon_1^k, \varepsilon_2^k, \ldots, \varepsilon_n^k\}$는 부호화할 패턴 숫자 k를 나타내며, 이를 저장 단계라고 한다. 그런 다음 신경망을 연상 기억장치associative memory로 사용할 수 있다. 소위

14) 자성 물질의 한 종류로, 강자성 결합과 반강자성 결합을 동시에 가진 물질이다(역자 주).

검색 단계에서는 신경망의 초기 상태로 사용할 입력이 신경망에 주어지고, 신경망은 동역학에 따라 변화해 최종적으로 입력과 가장 유사하게 저장된 패턴에 해당하는 평형에 도달하게 된다. 예를 들어, 5개의 유닛으로 구성된 홉필드 신경망을 훈련해 '1, -1, 1, -1, 1' 상태가 에너지 최솟값이 되게 하고 신경망에 '1, -1, -1, -1, 1' 상태를 부여하면 '1, -1, 1, -1, 1'로 수렴한다.

2.1.4 정신의학에 적용

역전파 알고리즘과 홉필드 신경망의 발견은 인공신경망에 대한 관심이 다시금 부흥하는 계기가 되었다. 인지과학에서 지적 능력을 인공신경망 측면에서 설명하려는 연결주의는 1986년 『병렬분산처리Parallel Distributed Processing』[PDP]의 출간으로 더 힘을 얻게 되었다. 특히 Davie E. Rumelhart와 심리학자 James L. McClelland 그리고 PDP 그룹이 편집한 두 권의 논문집(Rumelhart, McClelland, and PDP Group 1987)이 매우 큰 영향을 미쳤다. 연결주의는 인지, 지식, 학습 그리고 그 장애에 대한 새로운 이론을 제공했다. 이론적으로 인공신경망은 모든 작업(패턴 분류, 범주화, 함수 근사화, 예측, 최적화, 콘텐츠 처리 가능 메모리, 제어)을 인간 참가자 수준으로 수행하도록 훈련할 수 있다. PDP 접근 방식은 예를 들어 정신질환에서 관찰되는 것과 같은 인지 기능의 손상이 기본 인공신경망의 구조 또는 요소의 손상(일부 연결의 파괴 또는 일부 유닛의 잡음noise 증가 등)으로 설명될 수 있다는 아이디어로 이어졌다.

연결주의 모델은 조현병에 두드러지게 적용되었다. 조현병이나 조증 환자는 환각과 망상뿐 아니라 말이 빠르게 변하고 사고가 이완되는 특징이 있는데, 초기 연구에서 홉필트 신경망의 동역학을 지배하는 파라미터가 이를 어떻게 재현할 수 있는지 조사했다. 그 결과 잡음이 증가하면 기억의 구체성이 떨어지고, 기억의 안정성이 줄어들어 끊임없이 변함으로써 특정 기억이 줄어드는 것을 확인할 수 있었다. 마찬가지로 연결의 삭제, 과도한 가지치기 모방, 용량을 초과하는 기억을 가진 신경망의 과부하는 환각이나 망상을 연상시키는 국소적인 기생 끌개parasitic attractors의 출현을 야기했다(Hoffman and McGlashan 2001 참고).

2.1.5 생물학적 신경망

최근에는 이러한 가설이 생물학적으로 훨씬 더 현실적인 인공신경망 맥락에서 연구되고 있다. 이러한 신경망은 실제 뉴런을 모방한 소위 '스파이킹' 뉴런으로 구성되는데, 생물학적 뉴런은 정보를 전달하기 위해 활동 전위 또는 '스파이크'로 알려진 짧고 갑작스러운 전압 증가를 사용한다([그림 2.1]의 c 참고). 누수 축적 및 발화 뉴런leaky integrate-and-fire neuron[LIF]은 스파이킹 뉴런 모델의 간단한 예시이지만, 분석 및 시뮬레이션이 용이하기 때문에 매우 널리 사용된다.

시간 t에서 뉴런의 상태는 신경체 막 전위membrane potential $v(t)$로 설명되며, 뉴런은 입력 $I(t)$의 '누수 축적leaky integrator'으로 모델링된다.

$$\tau_m \frac{dv(t)}{dt} - v(t) + RI(t) \qquad \langle \text{수식 } 2.7 \rangle$$

여기서 $\tau(m)$은 막 시간 상수membrane time constant이고, R은 막 저항membrane resitance이다. 전자공학 용어로 이 방정식은 간단한 저항-축전지resistror-capacitor[RC] 회로를 설명한다. 뉴런의 막은 전하를 저장하고 분리하는 능력으로 인해 축전기로 설명할 수 있다. 이온 채널은 전류가 세포 안팎으로 흐르게 하며, 이온 채널이 많이 열릴수록 더 많은 이온이 흐를 수 있다. 이는 저항이 감소함에 따라 전도율conductance이 증가함을 나타낸다.

스파이크의 동역학은 LIF 모델에서 명시적으로 모델링되지 않는다. 대신 막 전위 $v(t)$가 특정 임곗값 $v(\text{th})$(스파이킹 임곗값)에 도달하면 즉시 더 낮은 값 $v(r)$(리셋 전위reset potential)로 리셋되고, 〈방정식 2.7〉에 기술된 누수 축적 과정은 초깃값 v_r로 새로 시작된다. 현실성을 더하기 위해 $v(t)$가 임곗값 $v_{(th)}$를 넘은 직후에 절대 불응기absolute refractory period Δabs를 추가할 수 있다. 절대 불응기 동안 $v(t)$는 $v_{(r)}$로 고정되고, 스파이크 후 Δabs지연이 지나간 다음에 누수 축적 과정이 다시 시작된다.

입력 전류는 일정하거나 동역학적일 수 있다. 뉴런이 신경망의 일부로 모델링된 경우 입력 전류는 다른 뉴런에서 오는 시냅스 입력을 반영한다. 이러한 입력은 각 연결에 가중치(흥분성 뉴런의 경우 양수, 억제성 뉴런의 경우 음수)를 부여하는 가중치 입력으로 모델링하거나, 실제 시냅스 입력(흥분성 시냅스 후 전위excitatory post-synaptic potentials[EPSPs] 및 억제성 시냅스 후 전위inhibitatory post-synaptic potentials[IPSPs])의 동역학을 모델링하는 좀 더 현실적인 방식으로 시냅스 전도율synaptic conductance을 모델링할 수 있다.

개별 뉴런 및 생물학적으로 현실적인 뉴런 신경망 모델에 관한 더 자세한 정보는 Dayan and Abbott(2000)에서 확인할 수 있다.

이후 3장에서는 건강한 사람과 조현병 환자의 의사결정 및 작업기억 결함을 이해하기 위한 스파이크 인공신경망의 적용에 관해 설명한다. 조현병 환자는 또한 인지 유연성과 사전 가능성 반응pre-potent response[15]을 통제해야 하는 제어 과제에 장애를 보이는데, 4장에서는 이러한 과제와 관련된 회로를 수정함으로써 정신질환의 인지 제어 결함을 더 잘 이해하는 방법을 보여 준다.

2.2 표동 확산 모델[2]

표동 확산 모델drift-diffusion models[DDM](Ratcliff 1978)은 물리학에서 영감을 얻은 또 다른 모델이다. 이 모델의 목표는 특정 심리적 과정, 즉 동물이나 인간이 두 가지 선택 사이에서 간단한 결정을 내릴 때 잠재적인 생물학적 기질에 대한 걱정 없이 수행하는

15) 자동화를 위해 이전에 강화된 우세한 반응이다(역자 주).

행동에 관해 현상학적으로 설명하는 것이다. 이 모델은 처음에는 심리적 과정의 현상학적 설명으로만 제안되었지만, 지금은 최적의 결정 이론과 실제 생물학적 뉴런에서 관찰되는 동역학적 과정과도 연결된다는 점이 분명해졌다.

DDM은 비교적 빠른 결정(일반적으로 2초 미만)에 적용되며, 추론 작업과 같은 다단계 과정과는 달리 단일 단계 결정 과정인 의사결정에만 적용된다. 이러한 과제에는 지각적 식별(이 두 개체가 같은가 혹은 다른가?), 인식 기억(이 이미지가 새로운가 혹은 이전에 제시되었는가?), 어휘 결정(이것은 단어인가 혹은 비단어인가?) 등이 포함된다. 그리고 실행은 반응 시간과 정확도accuracy 측면에서 설명된다. 이러한 과제는 일반적으로 다양한 집단에서 정보가 처리되는 방식을 평가하기 위해 사용되는데, 예를 들면 불안하거나 우울한 참가자가 위협적이거나 부정적인 정보를 처리하는 방식이 대조군과 비교해 어떻게 다른지 확인하는 데 사용할 수 있다.

표동 결정 모델은 결정에 관여하는 다양한 요소, 특히 결정에 입력되는 증거의 품질을 결정 기준이나 자극 인코딩 및 반응 집행과 같은 기타 비결정 과정과 분리해 분석하는 것을 목표로 한다.

이러한 모델에서는 임곗값에 도달할 때까지 잡음이 있는 증거를 누적해 결정을 내리고, 이 시점에서 반응이 시작된다([그림 2.2] 참고).

DDM에 대한 몇 가지 수학적 표현식이 있다. 전형적인 방정식은 Wiener 과정(일차원 브라운 운동Brownian motion)[16]의 형태이며, 확산 과정 $x(t)$는 다음에 따라 동역학적으로 변한다.

$$\frac{dx(t)}{dt} = \nu + \sigma\eta(t) \qquad \text{〈수식 2.8〉}$$

- 여기서 ν는 표동율drift rate이며, 자극에서 얻은 정보 증거의 질을 나타낸다. 자극이 쉽게 분류되면 표동율이 높고 정확한 경계에 빠르게 접근해 정확한 반응을 유도한다.

16) 액체 혹은 기체 안에 떠다니는 작은 입자의 불규칙한 운동이다(역자 주).

- $\eta(t)$는 백색 잡음 항white noise term[18]이다.
- σ^2은 과정의 분산이다.

모델에서 잡음의 증거는 시작점 z에서 두 경계인 a 또는 0 중 하나까지 누적된다. 두 경계는 예/아니오, 단어/비단어 등과 같은 가능한 두 가지 결정을 나타낸다. 과정 $x(t)$가 경계에 도달하면 해당 반응이 시작된다.

모델의 각 구성요소인 경계 분리(a), 표동율(v), 시작점(z), 비결정 과정nondecision processing(T_{er})은 간단한 심리적 상호 작용을 한다. 시작점 z의 위치는 반응 편향을 나타낸다. 각 옵션의 다른 빈도 또는 보상 등을 통해 개인이 반응에 편향되어 있는 경우 시작점이 해당 경계에 가까워져 해당 반응을 실행하는 데 필요한 증거가

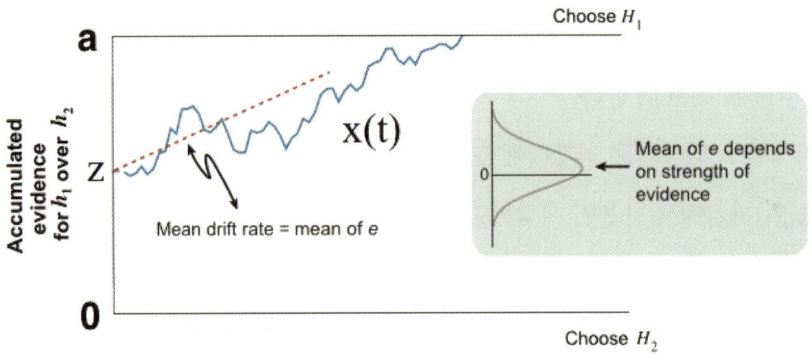

[그림 2.2] 표동 확산 모델

결정 변수는 [0, a]의 중간에 시작점이 있는 증거(e)로 구성된 잡음 누적 과정(파란색)이다(시작 편향 없음). 증거는 평균 μ가 증거의 강도에 따라 달라지는 가우스 분포에서 표본이 만들어진다. 경계는 중지 규칙(stopping rule)[17]을 나타내며, 이들의 경계는 정확도와 속도의 트레이드오프를 설명한다.

* 출처: Gold and Shadlen(2007).

17) 레벨 이하로 내려가지 않도록 최소 관측치를 설정하는 것이다(역자 주).

18) 랜덤하고 예측할 수 없는 신호로, 증거를 축적하는 과정에 영향을 준다(역자 주).

줄어든다. 따라서 해당 경계에서 다른 경계보다 더 빠르고 가능성 있는 반응을 도출할 수 있다. 두 경계 사이의 간격 a는 반응 주의response caution 또는 속도/정확도 설정을 나타낸다. 그리고 경계 간격이 넓을수록 신중한 반응 스타일을 반영한다. 이 경우 누적 과정이 경계에 도달하기까지 시간이 더 오래 걸리지만, 실수로 잘못된 경계에 도달할 가능성이 적은 만큼 정확한 반응을 생성한다. 또한 시작점, 표동 속도 및 비결정 시간에서 시행 간 변동성을 포착하는 파라미터를 추가할 수도 있다. 이러한 가변성은 모델이 정답과 오차 반응의 상대적인 속도를 정확하게 설명하는 데 필요하다. 또한 이 모델은 데이터의 비정상적인 반응이나 특잇값을 설명하기 위한 확산 결정 과정 이외의 과정 이외의 다른 과정(주의력 결핍lapses in attention 등)에서 발생하는 반응, 즉 오염물질contaminants을 포함하도록 확장할 수 있다.

이 모델은 경험적 RT 분포RT distribution[19]에서 특징적인 오른쪽 왜곡skew을 생성하기 때문에 선택 과정을 만족스럽게 설명하는 것으로 나타났다. 확산 모델에 대한 수학적 세부 사항에 관심이 있는 독자라면 Ratcliff and Tuerlinckx(2002) 또는 Smith and Ratcliff(2004)를 참고하길 바란다.

확산 모델은 RT 및 정확도에 대한 기존 분석에 비해 몇 가지 장점이 있다. 첫째, 행위 데이터를 과정 구성요소로 분해할 수 있다. 이를 통해 연구자는 반응 주의, 반응 편향, 비결정 시간, 자극 증거의 값을 비교할 수 있다. 이러한 접근 방식을 통해 연구자들은 참가자 집단 사이에 차이가 생기는 원인을 더 잘 파악할 수 있다.

예를 들어, White et al.(2010b)은 확산 모델을 사용해 불안감이 높은 개인이 위협적인 정보를 처리하는 방식이 각기 어떻게 다른지 연구했다. 어휘 결정 실험에서 참가자에게 일련의 문자를 보여 주고, 그 문자열이 단어인지 비단어인지 결정하게 했다. 일부 단어는 위협적인 단어였고, 다른 단어는 중립적인 단어였다. 연구 결과, 불안감이 높은 참가자는 서로 다른 입력 사이에 경쟁이 없는 상황에서도 위협적인 단어에 대해 일관된 처리 우위를 보였지만, 기존 비교에서는 유의미한 차이가 나타나지

19) 원문에는 표기되어 있지 않으나, RT는 'reaction time'의 약어다(역자 주).

않았다. 특히 불안감이 높은 참가자는 위협적이지 않은 단어보다 위협적인 단어에 표동율이 더 크게 나타난 반면, 불안감이 낮은 참가자는 그렇지 않았다.

이 모델의 또 다른 장점은 RT와 정확도를 함께 적합시켜, 변별력(자극에 대한 증거의 질적 변화)과 반응 편향(결정 기준의 변화)을 분리하는 것처럼 식별하기 어려운 다양한 유형의 편향을 식별하는 데 도움이 된다는 것이다. 마지막으로 RT 또는 백분율 교정을 개별적으로 살펴보는 기존 분석과 달리 모든 데이터를 한 번에 사용하기 때문에 잠재적으로 차이를 감지하는 데 더 민감하다.

2.2.1 최적성 및 모델 확장

DDM의 여러 가지 확장 및 변형이 제안되었다. 한편으로는 최적성 이론optimality theory[20]과 의사결정에 대한 신경 연구와의 연계로 인해 시간이 지남에 따라 의사결정 경계가 붕괴되는 모델이 등장했다. 이 모델에서는 시간이 지날수록 결정을 내리는 데 필요한 증거가 줄어든다. 유사한 효과를 내는 또 다른 변형은 경계가 고정되어 있지만 누적된 증거에 '긴급 신호'를 추가하는 방식이다.

최근 연구에 따르면 DDM을 강화학습 모델과 통합해 학습 효과를 설명할 수 있는 것으로 나타났다(Pedersen, Frank, and Biele 2017). 이러한 모델은 강화학습 체계를 사용해 각 옵션에 대한 보상 기대를 계산하고 동역학적으로 업데이트하는 반면, DDM은 두 가지 옵션에 대한 보상 기대의 차이에 따라 표동율이 달라지는 선택 기전이다.

또한 DDM의 무작위 걸음random walk[21]은 증거가 시간에 따라 누적될 때 통계적으로 최적의 결정을 내리는 절차, 즉 순차적 확률비 검증sequential probability ratio test과 쉽게 연관된다는 사실이 오래전부터 알려져 왔다(Bogacz et al. 2006). 한편, DDM과

20) 결정을 내리는 주체가 주어진 상황에서 가능한 최선의 선택을 한다고 가정하는 이론이다(역자 주).

21) 임의 방향으로 향하는 연속적인 걸음에 대한 수학적 표현이다(역자 주).

베이지안 모델 사이의 엄격한 수학적 동등성은 최근에 명시적으로 도출되었다(Bitzer et al. 2014). 두 가지 이상의 옵션 사이에서 더 길고 복잡한 결정을 설명하기 위해 다른 확장이 제안되었다(Roe, Busemeyer, and Townsend 2001).

임상 장애 및 개인별 차이 조사에 적용되는 DDM 모델에 대한 검토는 White et al.(2010b)과 White, Curl, and Sloane(2016)을 참고하길 바란다.

2.2.2 생물학적 뉴런에서 증거 누적

뇌가 확산과 유사한 알고리즘을 사용하는지 여부는 중요한 관심이자 논쟁의 대상이다. 선구적인 일련의 연구에서 Michael Shadlen, Bill Newsome 그리고 공동 연구자들은 마카크 원숭이의 가쪽 두정엽속고랑lateral intraparietal sulcus에 있는 뉴런이 확산 과정을 구현할 때 예상되는 것과 매우 유사하게 행동하는 것을 관찰했다(Shadlen and Newsome 2001). 연구진은 원숭이에게 움직이는 자극을 보여 주고, 그 자극이 왼쪽에서 일어나는지 혹은 오른쪽에서 일어나는지 표시하게 하는 확률적 동작 식별 과제stochastic motion-discrimination task를 사용했다. 그 결과 대상자는 단일 시행에서 움직임의 양('증거')을 제어할 수 있었다. 연구진은 가쪽 두정엽 속 뉴런의 평균 스파이크 속도가 반응 영역으로 안구 운동을 유발하는 선택에 대해 증가하고, 반응 영역을 벗어난 선택에 대해서는 감소한다는 사실을 발견했다. 뉴런 활동이 증가하는 수준은 홱보기 반응saccadic response[22]으로 이어지기 전에 고정된 것처럼 보였으며, 이는 확산 과정의 경계를 반영하는 것으로 나타났다. 또한 경사로ramp의 기울기slope는 모델의 표동 속도를 반영하여 더 쉬운 시행을 위해 더 가파르게 설정되었다. 이후 다른 피질 및 피질하 영역regions에서도 확산 과정과 상관관계가 있을 수 있다는 사실이 밝혀졌다. 그러나 실제 신경회로에서 증거 누적이 어떻게 구현되는지는 여전히 논쟁의 여지가 있다. 이

22) 홱보기눈운동으로 한 물체에서 다른 물체로 눈을 한 번에 옮기는 과정을 말한다(역자 주).

문제는 3장에 설명하는 것과 같은 이론적 발전으로 이어졌다.

2.3 강화학습 모델[3]

기계학습에서 강화학습은 주로 다단계(시퀀스) 의사결정 문제에서 학습된 최적 제어에 관한 연구와 관련이 있다. 이 주제에 대한 가장 고전적인 연구는 마르코프 의사결정 과정Markov decision processes[MDPs]으로 알려진 과제 클래스에 관한 것이다. MDPs는 미로 탐색이나 테트리스 게임과 같은 다단계 결정 과제의 공식 모델이다([그림 2.3] 참고). 강화학습의 목표는 일반적으로 시행착오를 통해 최적의 선택을 하는 방법을 학습하는 것이다.

공식적으로 MDPs는 이산 상태 s, 행동 a, 숫자 보상 r로 표현된다. 비공식적으로 상태는 과제의 상황(공간 미로의 위치 등)과 같으며, 행동은 행동 선택(좌회전 또는 우회전)과 같다. 보상은 일부 상태에서 획득한 유틸리티utility[23]의 척도(배가 고플 때 특정 위치에서 얻은 음식의 높은 가치 또는 돈 등)다.

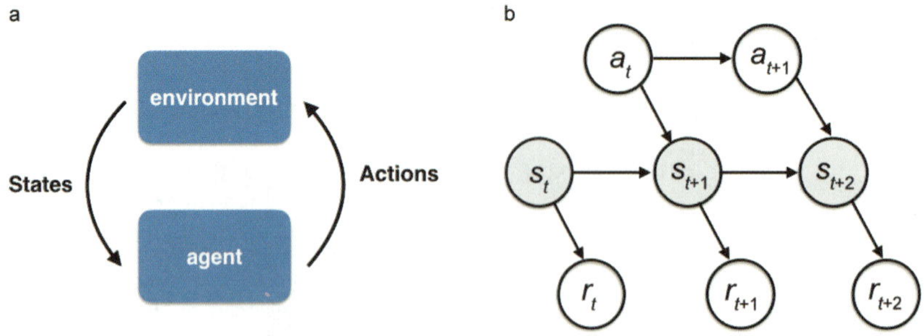

[그림 2.3] 마르코프 결정 문제

(a) 설정: 에이전트는 현재 상태에 영향을 주는 행동을 선택해 환경과 상호 작용한다. (b) 각 시간 단계에서 에이전트는 일부 상태 s에 있으며, 해당 상태 a에서 가능한 모든 행동을 선택할 수 있다. 그러면 에이전트는 새로운 상태로 이동하고, 의사결정자에게는 상응하는 보상 r이 주어진다.

MDPs는 에이전트가 환경의 어떤 상태 s_t를 관찰하고, 어떤 보상 r_t를 받으며, 어떤 행동 a_t를 선택하는 일련의 이산적 시간discrete time으로 구성된다. 에이전트의 목표는 각 단계에서 예상되는 미래 누적 보상을 최대화할 수 있도록 행동을 선택하는 것이다. 미래 보상은 일반적으로 얼마나 먼 미래에 보상받을지에 따라 불이익을 받는데, 이는 가까운 미래에 얻을 보상이 먼 미래에 받을 보상보다 더 매력적이라는 직관적인 생각을 설명하기 위해서다. 이러한 지연 할인delay discounting은 일반적으로 감쇄율decay fator $\gamma < 1$을 적용해 구현되며, 기대되는 누적 미래 보상은 미래 보상의 합계 '$r_t + \gamma r_{t+1} + \gamma^2 r_{t+2} + \dots$'로 정의된다. 따라서 목표는 행동의 즉각적인 보상이 아니라 미래의 모든 시간 단계에 걸쳐 합산되는 누적 보상('반환return'이라고도 함)을 최대화하는 것이다. 각 행동은 현재 보상에 영향을 미칠 뿐 아니라, 다음 상태에도 영향을 주어 후속 보상에 대한 단계를 설정한다. 결과적으로 최적의 선택을 하는 것은 매우 복잡할 수 있다. 그럼에도 불구하고 이러한 문제를 해결할 수 있는 것은 MDPs의 특징적 속성인 마르코프 조건부 독립성Markov conditional independence property 때문이다. 어떤 시간 단계 t에서든지 미래의 모든 상태와 보상은 현재 상태와 행동에만 의존한다. 이는 현재 상태와 행동에 따라 미래의 모든 사건은 이전의 모든 사건과 독립적임을 의미한다.

이러한 문제를 해결하기 위해 각 상태의 '가치value'를 계산할 수 있다. 상태 가치는 미래 기대 보상future expected reward의 합으로 표현할 수 있으며, 마르코프 속성 덕분에 재귀적인recursive 수학식으로 표현된다.

$$V(s_t) = E\left[r_t + \gamma r_{t+1} + \gamma^2 r_{t+1} + \dots \middle| s_t\right] = P(r|s_t) + \gamma \sum_{s_{(t+1)}} P(s_{t+1}|s_t)\ V(s_{t+1}) \quad \text{〈수식 2.9〉}$$

〈수식 2.9〉는 벨만 방정식Bellman equation[24]의 한 형태로, 대부분 고전적 강화학

23) 효용으로, 경제학에서는 재화와 용역의 사용에서 얻을 수 있는 주관적인 만족의 정도를 의미한다. 여기에서는 작업에서 얻은 상태의 가치를 나타낸다(역자 주).

24) 가치 함수를 즉각 보상과 뒤따르는 보상의 합으로 풀어 쓴 식으로, 최적의 의사결정을 할 수 있다(역자 주).

습 알고리즘의 기초가 되는 방정식이다. 여기서 상태 s_t에서 기대되는 미래 보상은 현재 보상과 나머지 모든 보상을 의미하는 두 번째 항의 합($r_t + \gamma r_{t+1} + \gamma^2 r_{t+2} + \cdots$)으로 주어진다. 여기서 중요한 점은 이 합계 자체가 확률에 따라 가능한 후속 상태를 평균 낸 후속 상태의 가치 V라는 것이다. 환경의 모든 상태의 가치를 파악할 수 있다면, 가장 유망한 상태로 이동하도록 행동을 선택할 수 있다. 에이전트는 가치 함수를 사용해 각 단계에서 선택할 상태를 선택하고 가치가 가장 높은 단계를 선택한다. 이를 가치 기반 강화학습이라고 한다.

정책policy 기반 강화학습이라는 일반적인 대안은 각 상태(s_t)에서 어떤 행동을 취하는 값(a_t)을 직접 계산하는 것이다. 이를 상태 행동 가치 함수 $Q_\pi(s_t a_t)$라 하며, 최적화하고자 하는 수량이다. 이 방정식은 이전과 같은 형식이다.

$$Q_\pi(s_t, a_t) = r_t + \gamma \sum_{s_{\{t+1\}}} P(s_{t+1} | s_t, a_t)\ Q_\pi(s_{t+1}, \pi(s_{t+1})) \quad \text{〈수식 2.10〉}$$

함수 $\pi(s_{t+1})$를 정책이라고 하며, 에이전트가 주어진 상태에서 어떤 행동을 실행할지 선택하는 방식을 나타낸다. 이 함수는 현재 환경 상태를 사용해 행동을 반환하며, 이는 결정적이거나 확률적일 수 있다.

2.3.1 V 값 또는 Q 값 학습

V 값에 대한 좋은 추정치를 얻을 수 있다면, 가장 높은 값을 가진 상태로 이동하는 단계를 수행해 최상의 행동을 선택할 수 있다. 마찬가지로 Q 값 함수에 대한 추정치가 있는 경우, 후보 행동의 Q 값을 비교해 최적의 행동을 선택할 수 있다. 많은 강화학습 알고리즘이 이 기본 논리의 변형에 의존한다.

그렇다면 이러한 값을 어떻게 학습할 수 있는가? 〈수식 2.9〉에 기반한 강화학습 알고리즘에는 크게 두 가지 주요 클래스가 있다. 이는 해당 방정식에서 등호의 왼쪽 또는 오른쪽에 초점을 맞춘다(Gershman and Daw 2017).

첫 번째 접근 방식인(〈수식 2.9〉의 오른쪽에 집중) 확률적 내부 모델은 1단계 보상 및 상태 전이 분포 $P(r_t|s_t)$와 $P(s_{t+1}|s_t,a_t)$에 의존하기 때문에 모델 기반 강화학습으로 알려져 있다. 이러한 전이는 오직 즉각적 사건, 곧 보상이나 상태가 다른 상태를 바로 따르는 경우에만 해당하므로 기본적으로 계산을 통해 국소적 경험으로 쉽게 학습할 수 있다. 이러한 확률이 주어지면 〈수식 2.9〉의 오른쪽을 반복적으로 확장해 모든 상태와 가능한 행동에 대한 상태 행동 가치를 계산할 수 있다. 이를 실행하기 위한 가치 반복과 같은 알고리즘은 기본적으로 시뮬레이션을 통해 작동한다. 시작 상태와 행동에 뒤따를 수 있는 가능한 상태 시퀀스를 나열하고, 이러한 시퀀스에 따라 기대되는 보상을 합산하고, 학습된 모델을 사용해 확률을 추적하는 방식이다. 모델 기반 학습의 가장 큰 장점은 단순성에 있다. 그러나 이러한 단순성에는 계산 복잡성이라는 대가가 따른다. 상태 행동 값을 생성하려면 여러 가지 분기 가능한 경로에 대한 광범위한 계산이 필요하기 때문이다.

두 번째 알고리즘 클래스는 모델 없는 강화학습이다. 이 알고리즘은 내부 모델(전이 및 보상 확률)을 학습하지 않는다. 대신 경험과 환경 샘플링을 통해 직접 상태 행동 값 Q의 테이블(〈수식 2.9〉의 왼쪽)을 학습한다.

이러한 알고리즘, 특히 시간차 학습 알고리즘temporal-difference learning algorithms (Sutton, 1988)의 발견은 기계학습의 주요 발전이었으며, 현대적 적용을 위한 기반을 제공하고 있다.

간단히 말해, 이러한 알고리즘은 경험한 상태, 행동, 보상을 사용해 〈수식 2.9〉의 오른쪽에 근접하고, 이를 평균해 장기적인 보상 예측 테이블을 업데이트한다. 더 정확하게 말하면, 많은 알고리즘이 보상 예측 오차 δ_t라는 수량을 기반으로 한다. 이 수량은 가치 $V(s_t)$(예측된 보상)와 실제 보상에 한 단계 후에 계산된 예측을 더한 값이다.

$$\delta_t = r_t + \gamma V(s_{t+1}) - V(s_t) \quad \text{〈수식 2.11〉}$$

Q 값을 학습하는 경우에도 수식이 비슷하다: $\delta_t = r_t + \gamma Q(s_{t+1}, a_{t+1}) - Q(s_t, a_t)$. 가치 함수가 잘 추정되면 이 차이는 평균적으로 0이 되어야 한다. 그러나 가치가 정확하지 않으면 방정식의 양쪽 변 사이에 불일치가 발생한다. 이 경우 불일치를 줄이기 위해 저장된 가치가 반복적으로 업데이트된다.

$$V_{t+1}(s_t) = V_t(s_t) + \alpha\delta_t = V_t(s_t) + \alpha\left(r_t + \gamma V(s_{t+1}) - V(s_t)\right) \quad \text{〈수식 2.12〉}$$

여기서 α는 0과 1 사이의 학습률이며, 이를 시간차 알고리즘이라고 한다.

모델이 없는 모델에서의 결정은 모델 기반 알고리즘을 사용하는 것보다 훨씬 간단하다. 장기 가치가 미리 계산되어 있고 최상의 행동을 찾기 위해 비교하기만 하면 되기 때문이다. 그러나 이러한 계산의 단순성에는 유연성이 없고 효율이 떨어진다는 대가가 따른다.

일반적으로 사용되는 강화학습 모델의 프레젠테이션, 특히 학습과 행동자 비평가 모델을 비교하는 내용은 10장의 [상자 10.1]을 참고할 수 있다.

2.3.2 뇌에서 강화학습

이론과 신경과학을 연결하는 가장 유명한 성공 사례는 원숭이가 보상학습 과제에 참여할 때 중뇌에서 일어나는 도파민 뉴런의 발화가 〈수식 2.11〉의 보상 예측 오차와 유사하다는 것을 관찰한 점이다. 이는 뇌가 강화학습을 위해 이 신호를 사용한다는 것을 시사한다(Montague, Dayan, and Sejnowski 1996). 이 신호의 시행별 변동trial-trial fluctuations은 모델을 매우 정확하게 추적하며, 생리학 및 전압 전류법을 사용해 설치류에서 측정할 수도 있다. 인간의 배쪽 선조체(도파민 뉴런의 중요한 표적)에서도 fMRI를 사용해 유사한 신호를 측정할 수 있다. 많은 연구자가 도파민이 선조체와 같은 표적에서 가소성을 조절함으로써 행동에 대한 학습을 주도한다고 믿는다. 도파민 반응의 유도 및 억제는 오차 주도 학습을 분리하기 위해 특별히 설계된 과제에서 학습을 조절하는 것으로 나타났다.

도파민과 예측 오차 사이의 연관성은 정신질환이나 중독과 같은 부적응 행위를 이해하는 데 중요한 결과를 가져온다. 예를 들어 9장에서 살펴볼 내용처럼 남용 약물은 항상 도파민 뉴런을 괴롭힌다. 이는 약물 남용과 중독의 일부 측면이 약물 예측 오차 신호를 방해해 약물을 유발하는 행동에 점점 더 높은 가치를 부여함으로써 강화학습 과정을 탈취하는 측면에서 이해할 수 있음을 시사한다.

10장의 [상자 10.1]과 [상자 10.2]에서는 강직성tonic 및 위상성phasic 선조체 도파민이 행동 선택과 학습에 기여하는 바를 자세히 설명한다.

2.3.3 모델 기반 및 모델 없는 체계에 대한 증거

뇌가 모델 기반model-based 학습을 사용하는지, 아니면 모델 없는model-free learning 학습을 사용하는지 어떻게 평가할 수 있는가?

모델 없는 알고리즘과 모델 기반 알고리즘은 모두 궁극적으로 다양한 기술적 가정 아래 최적의 값 예측에 수렴하지만, 해결 방법에 접근하는 시행별 동역학에는 차이가 있다. 하나 또는 다른 모델에 대한 증거는 모델 없는 학습자를 물리치는 방식으로 시퀀스가 지정된 단계적 경험 순서를 사용하는 실험 과제에서 나타난다. 예를 들어, 잠재 학습 또는 감각 선행 조건화sensory preconditioning[25] 과제에서 동물은 먼저 보상이 없는 환경(미로 탐험 등)에 노출되며, 보상은 나중에 특정 위치에서 도입된다. 모델 기반 학습자의 경우, 이 경험을 통해 먼저 전이 함수 $P(s_{t+1}|s_t,a_t)$, 즉 미로의 사상map[26]을 학습한 다음 보상 함수 $P(r_t|s_t)$를 학습하고 이를 모델에 통합한다. 그러나 모

25) 감각 선행 조건화란 두 개의 중립 자극이 반복적으로 함께 제시되고, 그중 하나가 강화 자극과 연결되면, 다른 하나도 강화 자극과 관련된 반응을 일으키는 현상이다(역자 주).

델 없는 학습자의 경우 노출 전 단계에서 유용한 정보를 학습하지 않는다(오직 Q 값이 모든 곳에서 0이라는 사실만 알 수 있음). 그들은 미로의 사상 표현representation of map(상태 전이 분포)을 학습하지 않기 때문에, 보상이 주어지면 탐색 과제를 처음부터 다시 학습해야 한다.

동물 행동에서 모델 없는 학습에 관한 몇 가지 증거가 있다. 이 이론에 따르면, 특정한 상황에서 동물은 두 가지 유형의 정보를 개별적으로 학습한 경우 조건과 보상에 대한 정보를 통합하는 데 실패한다. 예를 들어, 레버를 눌러 먹이를 얻는 훈련을 과다하게 받은 설치류는 결과의 평가절하에 해당하는 포만감을 느낀 후에도 레버를 누른다. 그러나 덜 훈련된 동물은 성공적으로 적응할 수 있다. 일반적으로 보상 가치의 변화(결과 평가절하 등)나 과제 우발 상황에 따라 동물이 어떻게 결정을 조정하는지 살펴보는 실험에 따르면, 모델 없는 강화학습으로는 동물의 행위를 완전히 설명할 수 없다.

심리학에서는 이러한 두 가지 종류의 행위(각각 통합할 수 없는 행위 및 통합 가능한 행위)를 습관적 행위와 목표 지향적 행위라고 한다. 모델 없는 학습에 대한 예측과 도파민의 예측 오차 이론은 습관적 행위와 잘 일치하지만, 목표 지향적 행위와 유기체가 경험을 통합하는 능력은 설명하지 못한다. 모델 기반 학습은 모델 없는 체계와 함께 작동하며, 두 체계가 행위 출력을 제어하기 위해 경쟁하는 것으로 보인다(Daw, Niv, and Dayan 2005). 그러나 뇌에서 이러한 체계 중 어느 것이 한순간에 행위를 제어하는지 결정하는 방법에 대해서는 알려진 바가 거의 없다. 상대적 확신(학습 및 계산 비효율성의 정도에 따라 달라짐; Daw et al. 2005) 또는 모델 기반 계산을 실행하는 데 걸리는 시간의 기회비용(Keramati, Dezfouli, and Piray 2011; Pezzulo, Rigoli, and Chersi 2013)에 따라 모델 기반 가치와 모델 없는 가치 사이의 중재를 관리하는 다양한 모델이 제안되었다. 예를 들어 Lee, Shimojo, and O'Doherty(2014)는 모델 기반 및 모델 없는 체계에 의한 행위 제어 정도를 각각의 예측에 대한 신뢰성 함수로 할당하는

26) 수학에서 '사상(map)'은 수학적 구조를 보존하는 함수의 개념을 추상화한 것이다. 이 단어가 나오는 곳에 로마자 표기를 함께 넣었다(역자 주).

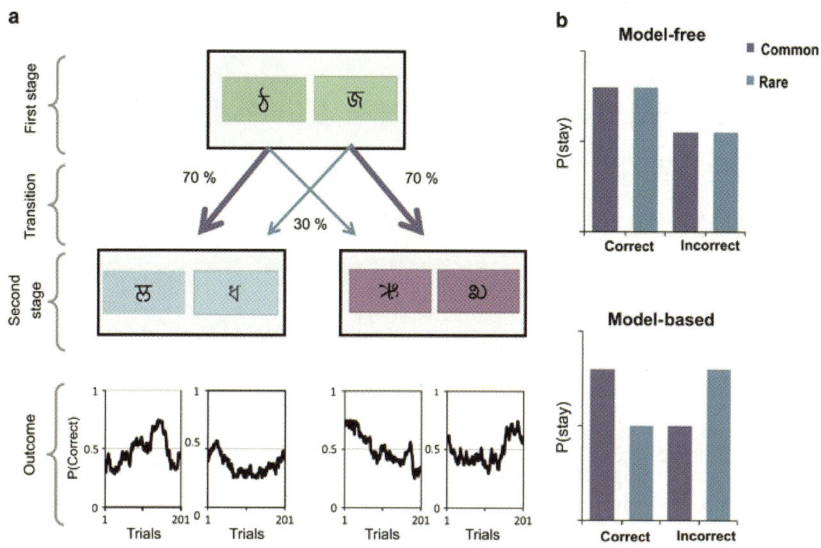

[그림 2.4] 2단계 의사결정 과제

(a) 각 시행에서 두 자극 중 하나를 선택하면 고정된 확률(전이)로 2단계의 자극 두 쌍 중 하나로 이어진다. 네 가지 2단계 자극은 각각 확률적 결과(금전적 보상)와 연관된다. 이러한 확률은 시행 전반에 걸쳐 천천히 그리고 독립적으로 변한다. (b) 모델 기반 및 모델 없는 전략은 2단계 이후에 얻은 결과가 후속 1단계 선택에 미치는 영향을 서로 다르게 예측한다. 따라서 두 전략은 서로 다른 선택 패턴을 예측한다. 모델 없는 체계에서는 보상을 받으면 전이 유형이 드문지 혹은 흔하게 일어나는지와 관계없이 다음 시행에서 동일한 자극을 선택할 가능성이 커진다(위쪽). 반대로 모델 기반 체계에서는 다음 시행에서 자극을 선택할 때 전이 유형이 통합된다(아래쪽).

* 출처: Worbe et al.(2015c).

중재 기전을 제안했다([그림 2.4] 및 5.2.2 참고).

추정적인 모델 기반 행위를 지원하는 신경회로는 잘 알려져 있지 않다. 인간의 신경영상은 모델 기반 학습 및 모델 없는 학습과 관련된 신경 신호가 처음에 예상했던 것보다 더 많이 중복될 수 있음을 시사한다.

2.3.4 정신의학을 위한 함의

모델 기반 학습과 모델 없는 학습의 차이는 특히 정신의학과 관련이 있는 것으로 보인다. 특히 중독성 및 강박장애는 모델 기반 의사결정에서 모델 없는 의사결정으로의 전환을 포함할 수 있으며, 이는 환자의 융통성 없는 행위를 설명할 수 있다.

Daw et al.(2011)은 개인 안에서 두 가지 유형의 학습 사이의 균형을 측정하기 위한 과제를 설계했다([그림 2.5] 참고). 이후 이 과제는 광범위하게 연구되었으며, 목표

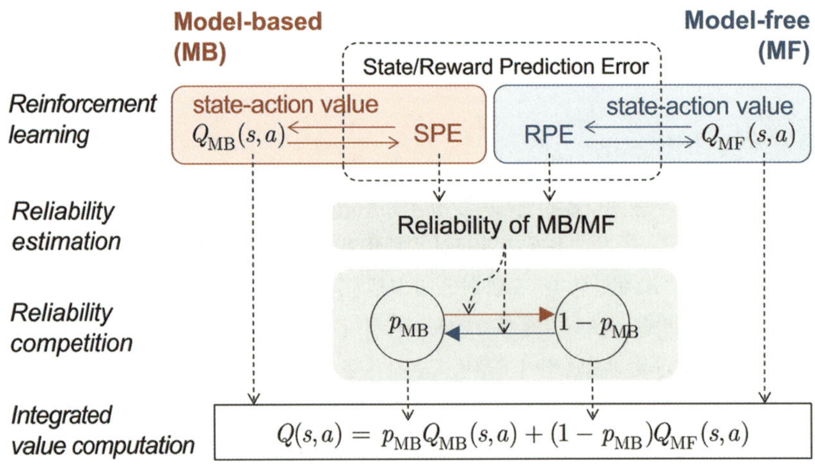

[그림 2.5] 모델 기반 학습 전략과 모델 없는 학습 전략 사이의 가능한 중재 예시

누적된 신경 증거는 행동 선택을 유도하는 두 가지 체계, 즉 숙고적인 '모델 기반' 체계와 반사적인 '모델 없는' 체계의 존재를 뒷받침한다. 그러나 뇌가 이러한 체계 중 어느 것이 한순간에 행동을 제어하는지를 결정하는 방법에 대해서는 알려진 바가 거의 없다. Lee et al.(2014)은 모델 기반 체계 및 모델 없는 체계의 행위 제어 정도를 각 예측의 신뢰도 함수에 따라 할당하는 중재 기전을 제안한다. 신뢰도는 모델 기반 학습 체계의 상태 예측 오차(state prediction error)[SPE]를 기반으로, 모델 없는 학습 체계에서는 보상 예측 오차(reward-prediction error)[RPE]를 기반으로 계산된다. 계산된 신뢰도는 두 상태 전이 모델의 전이 속도로 기능하며, 각 상태는 각각 모델 기반 학습 전략(p_{MB})과 모델 없는 전략($1 - p_{MB}$)을 선택할 확률을 나타낸다. 실제 선택 행위를 조절하는 상태 행동 가치는 두 강화학습 체계에서 나온 가치의 가중 평균으로 제공된다.

* 출처: Lee et al.(2014).

지향적 통제 결함과 강박적 행위 사이의 연관성을 뒷받침하는 증거가 일부 발견되었다(Gillan et al. 2016).

일반적으로 학습 결함은 정신질환에서 관찰되는 문제의 핵심일 수 있다. 학습과 의사결정은 매우 밀접하게 얽혀 있는 과정이다. 학습 기전이 손상되면 부적응적인 결정을 내리게 되고, 이는 다시 학습에 영향을 미친다.

정신질환을 앓는 환자가 세계에 대한 '잘못된' 내부 모델로 작동한다는 생각은 다음에 설명할 베이지안 접근 방식의 핵심이기도 하다.

2.4 베이지안 모델과 예측 코딩[4]

2.4.1 불확실성과 베이지안 접근법

베이지안 접근법Bayesian approaches[27)]은 우리가 불확실성의 세계에 살고 있다는 생각에 초점을 맞춘다. 우리 주변 환경은 종종 모호하거나 잡음이 있고, 감각 수용체는 제한적이다. 따라서 여러 가지 해석이 가능하다. 이러한 상황에서 우리 뇌가 할 수 있는 최선은 세상에 무슨 일이 일어나고 있는지, 어떤 행동을 취하는 것이 가장 좋은지 추측하는 것이다.

뇌를 '추측 기계guessing machine'로 보는 이러한 개념은 최근 몇 년 동안 기계학습과 통계학 분야에서 아이디어를 얻어 공식화되었다. 뇌는 세상에 존재하는 것과 취해야 할 행동에 대한 가설 또는 '믿음'을 지속적으로 형성하고, 현재의 증거와 사전 지식을 바탕으로 이러한 가설을 추정함으로써 작동한다고 제안된다. 이러한 가설은 수학적으로 조건부 확률로 설명할 수 있다. $P(\text{hypothesis}|\text{data})$는 데이터가 주어졌을 때 가설이 성립될 확률이며, 여기서 '데이터'는 우리 감각이 감지할 수 있는 신

27) 확률적 추론으로, 사전에 일어난 사건의 지식을 이용해 미래 사건을 예측한다(역자 주).

호를 나타낸다. 통계학자들은 이러한 확률을 계산하는 가장 좋은 방법은 Thomas Bayes(1701~1761)의 이름을 딴 베이즈 정리를 사용하는 것임을 밝혀냈다.

$$P(\text{hypothesis}|\text{data}) = \frac{P(\text{data}|\text{hypothesis})\,P(\text{hypothesis})}{P(\text{data})} \quad \langle\text{수식 2.13}\rangle$$

베이즈 정리는 통계학에서 근본적으로 중요하며, 베이즈 정리를 사용해 믿음을 업데이트하는 것을 베이지안 추론이라고 한다. 예를 들어, 오늘 비가 올지 알아내려 한다고 가정해 보자. 사용 가능한 데이터는 창문 너머로 관찰할 수 있는 먹구름일 수 있다. 베이즈 정리에 따르면 두 가지 다른 확률을 곱해 우리의 믿음, 곧 **사후 확률**이라고 부르는 확률 $P(\text{hypothesis}|\text{data})$를 업데이트할 수 있다.

- $P(\text{data}|\text{hypothesis})$: 가설이 주어진 데이터의 확률에 대한 지식('비가 올 것을 실제로 알고 있을 때 구름이 지금과 같은 모습일 가능성이 얼마나 되는가?' 등)으로, **가능도**likelihood라고 한다.
- $P(\text{hypothesis})$: 사전확률이라고 하며, 새로운 정보를 수집하기 전에 가설에 대한 지식을 나타낸다. 예를 들면, 구름의 모양과 상관없이 하루에 비가 올 확률을 예측하는 능력은 에든버러에 살든 로스앤젤레스에 살든 매우 다를 수 있다.

분모 $P(\text{data})$는 결과 확률이 0과 1 사이가 되게 한다. 이 사후는 새로운 사전 믿음이 되며, 새로운 감각 입력에 따라 추가로 업데이트될 수 있다. 지각적 맥락에서 가설은 잡음이 있거나 사용 가능한 입력으로 데이터가 구성될지라도 주어진 객체나 주어진 자극의 값에 관한 것일 수 있다.

뇌가 작동하는 방식에 관한 모델로서 베이지안 추론에 중요한 가정은 다음과 같다.

- 환경의 불확실성을 고려하고, 뇌에서 다르게 해석할 다양한 가능성을 항상 추적해

조작한다.

- 뇌는 발달과 경험을 통해 새로운 상황을 예측하고 해석하기 위해 참고할 수 있는 사전 믿음과 가능도의 형태로 세계에 대한 내부 모델을 개발했다.
- 뇌는 베이즈 법칙(또는 근사치)을 적용해 원칙적인 방식으로 새로운 증거와 사전 믿음을 결합한다.
- 현재 개발된 지능형 기계도 잡음이 있거나 모호한 입력을 이해하기 위해 데이터를 통해 학습하고 믿음을 업데이트하기 때문에, 기계 학습 알고리즘에서 영감을 얻어 이것이 뇌에서 어떻게 구현되는지 이해할 수 있다.

2.4.2 실험적 베이지안 예측 검사

인지 모델로서 베이지안 추론은 행위 실험을 통해 검사할 수 있는 예측을 한다. 지난 20년 동안 이루어진 많은 연구에서 이를 목표로 삼았다. 첫 번째 연구 분야는 감각적 통합, 즉 뇌가 시각과 소리 등 다양한 감각 양식에서 오는 정보를 결합하는 방법에 초점을 맞춘다. 베이지안 추론은 통합할 개별 정보의 신뢰도에 따라 가중치를 부여해야 한다는 명확한 예측을 제시한다. 또한 통합된 추정치가 감각 단서 중 하나에 기반한 추정치보다 더 신뢰할 만한 것으로 예측한다. 예를 들어 시각 정보가 청각 정보보다 훨씬 더 명확하다면 시각 정보가 경험에 훨씬 더 많은 영향을 미칠 것이다. 이는 복화술 환상ventriloquism[28]이나 맥거크 효과McGurk effect[29]에서 볼 수 있듯이, 두 가지 방식이 충돌하고 하나의 방식이 다른 방식보다 훨씬 더 신뢰할 수 있는 상황에서 감각적 환상으로 이어질 수 있다. 베이지안 모델 예측을 실험 데이터와 비교했을 때, 일반적으로 인간의 행동은 베이지안 통합을 통해 잘 근사된다는 사실을 알 수 있다.

---

28) 소리를 들으며 화자의 얼굴이나 입을 보면 마치 그 사람 입에서 소리가 나오는 것처럼 느끼는 효과를 말한다(역자 주).

29) 말하는 소리를 듣고 보면서 얻는 시각 정보가 세 번째 지각으로 발생한다(역자 주).

베이지안 모델은 동시 신호simultaneous signals를 최적으로 결합하는 방법뿐 아니라 사전 지식을 포함하는 방법도 예측한다. 베이즈 정리에 따르면 이러한 지식은 이전의 모든 경험을 요약하는 사전확률로 표현할 수 있으며, 이 확률에 들어오는 정보(가능도)를 곱해야 한다. 중요한 연구 분야는 뇌가 사용하는 사전확률과 그러한 사전확률이 인식, 행동, 인지에 미치는 영향을 이해하는 데 목표를 둔다(Seriès and Seitz 2013 참고). 뇌의 기대나 가정을 발견하는 좋은 방법은 불확실성이나 모호함이 확실한 상황, 즉 현재의 감각 입력 및 '증거'가 매우 제한적인 상황에서의 지각이나 인지를 연구하는 것이다. 이러한 상황을 연구하면 우리의 뇌가 항상 자동적으로 가정한다는 사실을 알 수 있다. 이를 통해 감각적 환상이 이 분야에서 특히 중요한 것으로 입증되었다. 예를 들어, 뇌가 음영 처리된 물체를 해석하는 방식을 살펴보면 뇌는 빛이 '위에서' 나온다고 가정한다. 물론 빛은 보통 하늘에 있는 태양에서 나오기 때문에 이치에 맞다. 마찬가지로 우리는 물체가 대칭적이고, 시공간에서 부드럽게 변하며, 방향은 수평 또는 수직이거나, 각도는 수직 모서리처럼 보이기를 기대한다. 또한 물체의 안쪽보다 바깥쪽이 더 부풀어 오르고(풍선이나 배처럼 볼록한 모양), 배경 이미지의 색상이 균일하며, 물체가 천천히 움직이거나 전혀 움직이지 않고, 다른 사람의 시선이 우리 쪽으로 향하길 기대한다. 이러한 가정은 베이지안 사전확률 프레임워크를 통해 성공적으로 설명되었다.

베이지안 모델의 성능에 따라 실험 측정과 실행 편향을 기반으로 개별 참가자의 사전확률을 측정하는 기술이 개발되었다(Stocker and Simoncelli 2006). 감각 영역에서 인간 참가자는 지각 환경의 통계를 빠르고 쉽고 무의식적으로 학습해 가장 가능성이 큰 지각 입력을 기대하게 되는 것이 일반적이다. 이로 인해 감각적 특성을 추정하는 데 편향이 생겨 세상이 실제보다 기대하는 모습과 더 유사하다고 인식하거나, 때로는 기대 입력이 없을 때도 '환각'을 일으킬 수 있다(Chalk, Seitz, and Seriès 2010). 또한 빛이 아래에서 오는 환경이나 물체가 빠르게 움직이는 환경에 놓이면 뇌는 빛이 위에서 온다거나 물체가 느리게 움직인다는 것과 같은 '장기적인' 사전 믿음을 업데이트한다는 사실도 밝혀졌다(Seriès and Seitz 2013). 이는 뇌가 지속적으로 가정을 수정하고 환경에 대한 내부 모델을 업데이트한다는 것을 보여 준다.

언어 습득 및 처리, 행동 선택, 예측, 추론, 감각 추론 등 인간 인지의 여러 측면이 통계적 추론 과정의 최적 판독값으로 모델링되었다.

2.4.3 결정이론

베이즈 정리Bayes' rule는 잡음이 있거나 모호한 감각 입력 D, $P(s|D)$가 주어지면 세계 상태 s에 대한 믿음을 계산한다. 그러나 이러한 믿음이 결정과 행동을 생성하는 데 어떻게 사용되는지는 명시하지 않는다. 결정이론은 베이지안 추론을 확장해 우리의 현재 믿음을 기반으로 최상의 결정 또는 행동을 선택하는 문제를 다룬다. 따라서 앞에서 설명한 강화학습 방법을 포함한다. 물론 여기서는 강화학습 형식주의에서 일반적으로 가정하는 것처럼 상태가 주어지는 것이 아니라 추론해야 한다는 점에서 차이가 있다. 그러므로 최선의 결정을 내리는 핵심은 우리의 믿음에 따라 기대되는 손실을 최소화하거나 예상되는 보상/유틸리티를 극대화하는 것이다. 그러기 위해서는 주어진 행동에 대한 기대 손실, 즉 상태에 대한 믿음 정도에 따라 가중치를 부여한 가능한 상태의 평균 손실을 계산하면 된다. $\sum_s L(a,s)P(s|D)$를 구한 다음, 기대 손실이 가장 작은 행동을 선택한다.

여기서 $L(a,s)$는 상태 s에서 행동 a를 수행할 때 발생하는 이익 또는 손실이다. 그리고 Σ는 가능한 모든 상태에 대한 합을 나타낸다.

또한 시간적 동역학이 있는 도메인도 고려할 수 있는데, 시간이 지남에 따라 $s(t)$가 변하고 각 작업이 고유한 확률적 전이를 불러오는 경우다. 여기에서는 개별적인 최적 행동이 아니라 가능한 전이에 비추어 일련의 행동을 결정해야 한다.

따라서 베이지안 결정이론Bayesian decision theory[BDT]에는 두 가지 종류의 추론이 필요하다. 하나는 베이지안 추론을 사용하여 가능한 한 상태를 잘 추정하기 위해 사후를 계산하는 것이고, 다른 하나는 최상의 행동을 계산하는 것이다. 둘 다 계산적으로 어렵지만 특히 후자는 미래 행동의 긴 궤적을 최적화해야 할 때 더 어려우며, 첫 번째 문제에 직면하게 되면 훨씬 더 어려워진다. 상태 s를 알면 BDT는 강화학습에 대한 일반적인 설명으로 축소된다(2.3 참고).

2.4.4 휴리스틱과 근사치: 뇌에서 구현

정확한 베이지안 추론은 뇌가 직면하는 대부분의 일상적인 문제에서 다루기 어려운 것으로 알려져 있다. 중요한 연구 분야에서는 복잡한 계산 없이도 베이지안 추론에 근접할 수 있는 간단한 휴리스틱을 사용해 인간 행위를 설명할 수 있는지 이해하려고 한다.

이론상으로는 신경회로가 베이지안 계산의 근사치를 구현하는 것이 가능해 보이지만, 이러한 계산이 실제로 뇌에서 어떻게 구현되고 신경 활동과 어떤 관련이 있는지는 여전히 미해결 과제이며 연구가 활발히 이루어지고 있는 분야다. 베이지안 접근법이 실제로 신경생물학에 대해 검사 가능한 예측을 할 수 있는지(뇌의 어느 부분이 관여하는지, 신경 활동이 확률을 어떻게 나타내는지 등)도 논쟁의 여지가 있다. 베이지안 접근 방식이 뇌가 전체적으로 실행하는 계산을 설명하는 '계산 수준'에서만 유용한지, 아니면 이러한 알고리즘이 신경 조직에서 어떻게 제한하고 예측할 수 있는지를 설명하는 데 유용한 '구현 수준'에서도 유용한지는 아직 명확하지 않다.

2.4.5 정신의학에 적용

많은 연구자가 베이지안 접근법이 정신의학 분야에 유망하게 적용될 수 있다고 믿는다. 베이지안 모델은 잠재적으로 서로 다른 집단(건강한 사람, 아픈 사람) 사이의 차이를 정량화하고, 그러한 차이가 다른 내부 모델(다른 사전 믿음 등)을 사용했기 때문인지 아니면 다른 학습이나 의사결정 전략에서 비롯된 것인지 식별하는 데 도움이 된다.

정신의학에서는 일반적으로 환자가 사용하는 내부 모델, 특히 사전 믿음이 건강한 참가자의 내부 모델과 다를 수 있다고 본다. 예를 들어, 조현병 연구에서 '양성증상'(환각 및 망상)은 감각에서 오는 정보와 사전 믿음 또는 기대 사이의 불균형과 관련이 있을 수 있다고 제안되었다(6장 참고). 자폐증에서도 마찬가지로 사전 기대의 영향이 감각 입력의 영향에 비해 약할 수 있으며, 이는 환자가 '너무 현실적'으로 인식되는 세계에 압도당하는 이유를 설명할 수 있다고 제안되었다(11.1 참고).

더 일반적으로 세 가지 유형의 실패 모드가 정신질환의 근원이 될 수 있다고 제안되었다. ① 뇌가 해결하려는 문제나 과제의 틀에 이상이 있거나(사전확률, 가능도 또는 유틸리티의 이상), ② 과제를 해결하는 데 사용되는 인지 기전에 이상이 있거나, ③ 환경으로부터 얻은 과거 데이터(트라우마 같은 비정상적 경험; Huys et al. 2015b)에서 비롯될 수 있다는 것이다.

2.4.6 정신의학에서 사용되는 예측 코딩 및 베이지안 모델

이러한 아이디어의 인기에도 불구하고 실제로 참가자의 행위를 정량적 모델과 비교하거나 맞추려고 시도한 연구는 극히 소수에 불과하다. 여기에서는 문헌에서 찾을 수 있는 몇 가지 모델을 소개한다.

a) 예측 코딩 모델 예측 코딩은 세기가 바뀌면서 시각적 처리 모델로 인기를 얻었다(Rao and Ballard 1999). 일반적인 아이디어는 시각 처리를 피드포워드 및 피드백 연결로 연결된 여러 수준으로 구성된 계층적 체계로 보는 것이다. 이 체계에서 한 수준에서 하위 수준으로의 피드백 투사는 대상 뉴런의 활동을 예측하려고 한다. 피드백 연결은 하위 수준의 신경 활동에 대한 예측을 전달하는 반면, 피드포워드 연결은 예측과 실제 하위 수준 활동 사이의 잔여 오차를 전달한다. 이 모델은 시각 피질의 실제

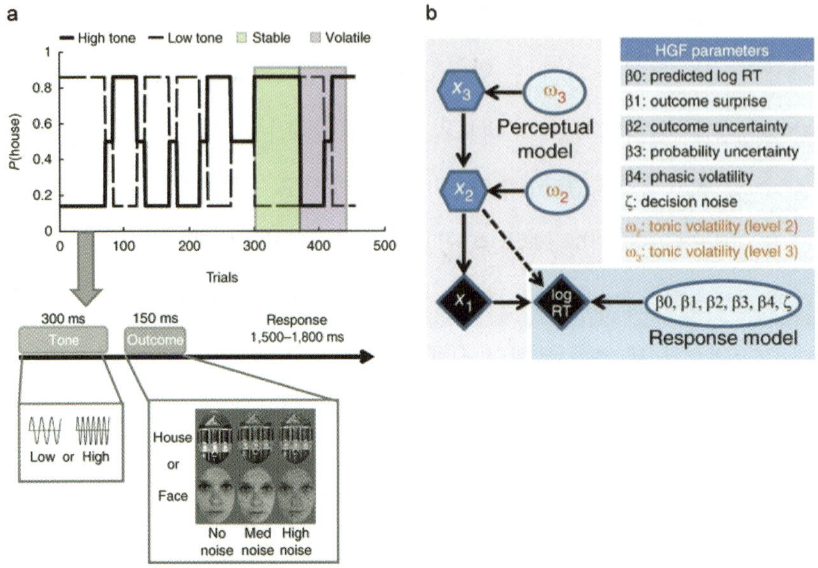

[그림 2.6] 자폐증에 대한 계산 모델 작업과 설명

(a) Lawson, Mathys, and Rees(2017)가 사용한 과제 예시. 변동이 심한 환경 구조(위쪽)를 보여 주는 과제의 개략도로, 예를 들면 여러 번의 시행을 통해 집을 볼 확률이다(앞서 높은 톤이나 낮은 톤이 주어짐). 녹색 영역은 확률이 고정된 상태로 유지된 72차례의 '안정적(stable)' 시도를, 보라색 영역은 결과 확률이 세 번 전환된 72차례의 '변동적(volatile)' 시도를 표시한다. 예시 자극을 보여 주는 단일 시행(아래쪽)도 볼 수 있다. (b) 계층적 가우스 모델(hierarchical Gasussian model)[HGM]. 이 과제를 모델링하는 데 사용된 세 단계 계층적 가우시안 필터의 개략도이며, 지각 모델은 세 가지 계층적 상태(x_1, x_2, and x_3)로 구성된다. 가장 낮은 수준의 변수(x_1)는 결과에 대한 불확실성, 즉 집이나 얼굴의 존재를 설명한다. 수준 2(x_2)는 단서-결과 우연성에 대한 불확실성을 다룬다. 수준 3(x_3)은 환경 변화에 대한 불확실성, 즉 단서-결과 우연성의 변동성을 다룬다. 참가자별 자유 파라미터(타원)는 개별 반응 시간(log RT) 데이터에서 추정된다. 빨간색 파라미터는 지각 모델과 관련이 있고, 검은색 파라미터는 반응 모델과 관련이 있다. 다이아몬드는 시간이 지남에 따라 변하는 수량(시행)이다. 육각형은 시간이 지남에 따라 변하며, 마르코프 방식으로 이전 상태에 추가로 의존하는 양을 나타낸다.

* 출처: Lawson et al.(2017).

신경 활동에서 관찰된 여러 현상을 설명할 수 있음을 보여 주었다. 뇌가 특정한 형태의 예측 코딩을 사용한다는 생각은 상당히 널리 퍼져 있다. 그러나 이러한 방식이 신경 활동에서 어떻게 구현되는지, 특히 시각 피질의 신경 활동이 실제로 예측 오차 측면에서 해석되어야 하는지(Rao and Ballard 1999), 아니면 예측 입력 자체의 관점에서 더 잘 이해될 것인지, 아니면 예측 오차나 예측 입력을 나타내는 다른 범주의 뉴런이 있는지에 대한 논쟁이 있다.

예측 코딩과 베이지안 추론은 종종 혼동되는 개념이다. 예측 코딩과 베이지안 추론이 반드시 서로를 암시하는 것은 아니지만(Aitchison and Lengyel 2017), 예측 코딩은 종종 베이지안 추론이 뇌에서 구현되는 효과적인 방법으로 제안된다. 베이지안 추론은 뇌가 수행하려는 일반적인 계산을 설명하지만, 예측 코딩은 실행 중인 알고리즘을 설명한다.

두 개념이 서로 연관된 이유는 다음과 같이 이해할 수 있다. 앞에서 설명한 바와 같이 베이지안 추론은 새로운 정보(가능도 분포)로 기존의 믿음(사전 분포)을 업데이트해 새로운 믿음(사후 분포)을 업데이트하는 것을 수반한다. 이러한 분포를 가우스 분포라고 가정하면, 각각 평균 μ와 분산 또는 정밀도precision[30] π로 나타낼 수 있다(여기서 π는 역분산inverse variance을 나타냄). 베이지안 시퀀스 믿음 업데이트는 다음과 같이 표현할 수 있다(Mathys et al. 2011; Palmer, Lawson, and Hohwy 2017). 여기서 x는 새로운 측정값, $\mu_{\text{posterior}}$는 새로운 사후 평균, $\pi_{\text{posterior}}$는 사후 정밀도다.

$$\mu_{\text{posterior}} = \mu_{\text{prior}} + \frac{\pi_{\text{likelihood}}}{\pi_{\text{posterior}}}\left(x - \mu_{\text{prior}}\right) \qquad \text{〈수식 2.14〉}$$

어디에:

$$\pi_{\text{posterior}} = \pi_{\text{prior}} + \pi_{\text{likelihood}} \qquad \text{〈수식 2.15〉}$$

〈수식 2.14〉의 마지막 항($x - \mu_{\text{prior}}$)은 예측 오차로 해석할 수 있다. 사전 믿음의 평균 μ_{prior}는 새로운 측정값 x가 무엇인지에 대한 예측으로 간주할 수 있다. 즉, 베이

30) 어떤 대상을 반복해서 측정할 때 그 결과가 일정한 정도를 의미한다(역자 주).

지안 추론은 각각의 새로운 측정으로 생성된 예측 오차로 예측을 반복적으로 업데이트해 구현할 수 있다.

사전 분포 기호 π_{prior}의 정밀도는 기존 예측에 대한 신뢰 정도를 나타내는 반면, 가능도 분포 기호 $\pi_{likelihood}$의 정밀도는 측정에 내재된 모호성(수신 데이터의 잡음 noisiness)을 나타낸다. 이 두 파라미터는 세계의 실제(숨겨진) 상태에 대한 예측 오차가 얼마나 신뢰할 수 있는지, 그리고 유익한 정보를 제공할 것으로 기대되는지를 나타낸다. 따라서 예측 오차는 기존 믿음의 추정 정밀도와 비교해 새로운 정보의 추정 정밀도에 따라 가중치가 부여된다.

가중치 항($\pi_{likelihood}/\pi_{posterior}$)은 학습률 역할을 한다. 학습률이 높으면 예측 오차가 세계 상태에 대한 추론을 더 많이 주도한다는 것을 의미하며, 반대로 학습률이 낮으면 추론할 내용을 결정할 때 사전 정보에 더 많은 가중치를 부여한다는 의미다. 학습률이 비율 $\pi_{likelihood}/(\pi_{prior}+\pi_{likelihood})$에 의존한다는 사실은 환경에 대해 거의 알지 못하는 경우(π_{prior}가 작음)에는 믿음이 새로운 측정에 더 민감하고, 이미 많은 정보를 수집한 경우(π_{prior}가 큼)에는 덜 민감하다는 것을 의미한다.

중요한 것은 예측 코딩과 베이지안 추론을 연결하는 이 업데이트 표현이 단변량 가우스 경우에만 국한되지 않고 훨씬 더 일반적으로 유효하다는 점이다.[5]

b) 계층적 가우시안 필터 모델 실제 환경에서의 추론은 상호 작용하는 무작위 변수로 설명되는 다양한 수준의 예측을 포함하는 계층적 구조라 할 수 있다. 이러한 무작위 변수의 값을 생성하기 위해 따를 수 있는 확률적 단계의 집합을 생성 모델generative model이라고 한다. 이러한 단계는 종종 그래프로 표현한다. 그래프에서 노드는 무작위 변수를 나타내고 가장자리edges는 조건 종속성을 나타낸다([그림 2.6]의 b 참고).

이러한 생성 모델에서 베이지안 믿음을 업데이트하는 것은 확률 이론의 관점에서는 최적이지만 실제로는 달성하기 어렵다. 분석적으로 다루기 어렵고, 실시간으로 추정하기 어려우며, 복잡한 적분을 계산해야 하기 때문이다. 이러한 이유로 뇌는 베이지안 추론의 근사치만 얻을 수 있다. 일반적으로는 기계학습 연구에서 영감을 얻은 다양한 유형의 근사치가 고려되며, 최근에 개발된 인기 있는 모델은 계층적 가우시안 필터 모델이다.

계층적 가우시안 필터 모델(Mathys et al. 2011; Mathys et al. 2014)은 환경의 계층적 생성 모델과 그 (비)안정성을 기술한다. 이 모델에서는 가장 낮은 수준을 제외한 모든 상태가 결합된 가우시안 무작위 걸음으로[6] 진화하며, 각 상태가 다음 하위 상태의 진화 단계 크기를 결정한다.

예를 들어, 참가자가 얼굴 또는 집 이미지를 이진 분류해야 하는 과제를 상상해 보자. 참가자에게는 잡음 정도가 높거나, 중간이거나, 전혀 추가되지 않은 이미지가 제공된다([그림 2.6]의 a 참고). 각 이미지 앞의 톤은 주어진 결과를 확실하게 예측할 수 있거나, 약하거나, 예측할 수 없으며, 이미지와 톤 사이의 연관성은 시간이 지남에 따라 변한다. 이러한 작업은 [그림 2.6]의 b에 표시된 그래픽 모델로 표현할 수 있다. 여기서 가장 낮은 수준의 변수(x_1)는 결과에 대한 불확실성(집 또는 얼굴의 존재)을, 레벨 2(x_2)는 단서 결과 우연성에 대한 불확실성을 설명한다. 그리고 레벨 3(x_3)은 환경 변화에 대한 불확실성(단서 결과 우발 사건의 변동성)을 설명한다.

Chris Mathys와 연구진은 소위 '평균 장mean field' 근사를 사용해 각 수준의 믿음에 대한 분석적 업데이트 방정식을 도출했는데, 그 형태는 강화학습 업데이트 및 〈수식 2.4〉와 유사하며 동역학적 학습률과 정밀도 가중치 예측 오차를 포함한다. 업데이트 방정식은 필터링 목적, 즉 특정 지점까지 획득한 모든 정보를 기반으로 숨겨진 수량 및 이동 수량의 가치와 불확실성을 예측하는 데 사용할 수 있는 모델에 매우 적합하다. 중요한 것은 레벨 간의 결합이 과제를 실행하는 개별 참가자에 맞게 값을 조정하는 파라미터에 의해 제어된다는 점이다.

예를 들어, 계층적 가우시안 필터 모델은 자폐증이 있는 참가자가 변화하는 환경을 어떻게 학습하는지 조사하는 데 사용되었다(Lawson et al. 2017). 이 연구에서 참가자들은 앞서 설명한 과제, 곧 주어진 이미지를 얼굴 또는 집으로 분류하는 작업을 수행했다. Lawson과 연구진은 데이터에 모델을 적용함으로써 자폐증 참가자들의 경우 이상 결과가 발생할 때 안정적인 기대치를 구축하는 대신 감각 환경의 변동성을 과대 추정하는 경향이 있음을 밝혀냈다.

조현병 연구에서 계층적 가우시안 필터를 사용하는 또 다른 예는 6장에서 살펴볼 것이다.

c) 믿음 신경망과 순환 추론[7] 생성 모델에서 추론을 실행하는 매우 일반적이고 강력하며 효율적인 알고리즘의 대안은 믿음 전파belief propagation로 알려져 있다. 예를 들어, 세 개의 노드가 있는 계층적 생성 모델이 있다고 하자. '잎leaf'은 '나무tree'에 의해 발생하고, '나무'는 '숲forest'에 의해 발생한다고 가정한다. 신뢰도 전달에서 감각 정보 S(이미지에 나뭇이 존재할 확률)는 피드포워드 방식으로 계층 구조를 오르는 동시에 사전 정보는 아래쪽으로 이동한다. 각 노드는 사후에 해당하는 기본 변수에 대한 믿음을 계산한다. 예를 들면, 후방에 해당하는 $P(X_{\text{tree}}|S)$를 계산하고, 국소적 메시지 $M_{\text{tree}\to\text{leaf}} = P(X_{\text{leaf}}|X_{\text{tree}})$를 모든 인접 노드에 전송한다. 결과적으로 정보는 믿음의 형태로 체계 전체에 전파된다. 이진 변수를 가정하고 확률의 로그 비율을 사용하면 믿음belief과 메시지message를 다음과 같은 형식의 재귀 방정식으로 계산할 수 있다.

$$M_{ij}^{t+1} = W_{ij}\left(B_i^t - M_{ij}^t\right) \quad \langle\text{수식 2.16}\rangle$$

$$B_i^{t+1} = \sum_j M_{ji}^{t+1} \quad \langle\text{수식 2.17}\rangle$$

여기서 M_{ij}^t는 t 시점에 노드 i가 노드 j로 보내는 메시지이고, B_i^t는 t 시점에 노드 i의 믿음이며, $W_{ij}(B)$는 B의 시그모이드 함수다.

두 번째 방정식은 단순히 각 노드가 연결된 모든 이웃 노드에서 오는 메시지를 합산해 믿음을 계산한다는 것을 의미한다(나무의 존재에 대한 믿음은 숲과 잎 노드에서 오는 메시지 합계와 같음). 반면에 첫 번째 방정식은 노드 i(여기서는 숲)에서 노드 j(나무)로 이동하는 메시지에서 수신 노드 j가 발신 노드 i에 미치는 영향(나무에서 숲으로 보내는 메시지)을 뺀 후 발신 노드 i의 믿음의 함수를 의미한다. 여기서 후자의 교정이 중요하다. 이 교정이 없으면 알고리즘은 루프, 즉 상향식 또는 하향식 정보의 반향reverberation을 생성한다. 이러한 '반복loopy' 믿음 전파에서는 결과가 원인으로 취급되거나 원인이 결과로 취급될 수 있으며, 상향 및 하향 스트림의 정보가 혼합되어 과도하게 계산될 수도 있다. Jardri와 Denève는 그러한 '원형 추론circular inference'이 조현병 증상의 기초가 될 수 있으며, 일반인에게서도 어느 정도 나타날 수 있다고 제안했다(Jardri and Denève 2013; Jardri et al. 2017).

2.5 모델 적합 및 모델 비교

앞서 살펴본 다양한 모델링 기술에 대한 개요를 바탕으로, 이러한 기술을 사용해 행위를 조사하고 실제 데이터에 맞추는 방법을 살펴보고자 한다. 여기서는 주로 생성 프레임워크, 즉 강화학습 모델과 베이지안 모델을 사용하는 계산 방법에 중점을 두며, Huys (2018)의 자료를 사용한다(Wilson and Collins 2019 참고).

2.5.1 적합한 모델 선택

주어진 모델이 현재 데이터를 적절하게 설명하는지 평가하는 것은 까다로운 일이다. 이론적으로 다른 유형의 모델이 적합할 수도 있다. 그렇다면 특정 모델을 어떻게 선택하고 검증할 수 있는가? 모범 사례 경험상 모델링에는 세 가지 단계가 포함되어야 한다. 첫째, 모델을 구축한다. 둘째, 이 모델을 인공 데이터로 검증한다. 셋째, 모델을 실제 데이터에 적용한다. 이러한 사항을 좀 더 자세히 기술하면 다음과 같다.

(1) 검증할 가설을 명확히 한다. 모델을 처음 선택할 때는 일반적으로 검사하려는 가설에 따라 동기가 부여된다. 일반적으로 ① 데이터를 설명할 수 있을 만큼 유연하

고 해당 분야의 이전 문헌과 관련이 있는 모델, ② 가설과 직접적으로 관련된 파라미터를 포함하는 모델, ③ 이러한 제약 조건을 고려할 때 가능한 한 단순한 모델을 만들기 위해 노력한다. 일반적으로 모델에는 여러 가지 가능한 변형이 있다. 합리적인 접근 방식은 매우 단순한 '귀무null' 가설(중요도를 표시하려는 원소를 포함하지 않는 '이익 없음no-interest' 모델)에서 시작해 일련의 모델을 구축한 다음, 관심 있는 다양한 특성을 추가함으로써 데이터를 설명하는 데 어느 정도 기여하는지 검토하는 것이다. 이때 각 개인의 실행에 내재된 변동성을 설명하기 위해 확률적 구성요소를 포함해야 한다. 모델 비교를 사용해 서로 다른 변형을 검사할 수 있다(아래 내용 참고).

(2) 인공 데이터에 대한 유효성 검사는 모델을 사용해 직접 파라미터를 설정하고 모델이 나타내는 다양한 행위를 탐색해 인공 데이터를 생성하는 것을 의미한다. 첫째, 모델이 생성하는 데이터가 실험에서 얻은 데이터와 실제로 유사한지 확인하는 방법이다. 둘째, 적합 절차를 검사하는 데 이 방법을 사용할 수 있다. 파라미터를 직접 선택하고 인공 데이터를 생성한 후에는 적합 절차(즉, 모델 반전)를 사용해 파라미터를 복구할 수 있다. 파라미터 복구는 모델의 실행만 보고 어떤 파라미터가 모델에 사용되었는지 알 수 있는 단계를 말하는데, 이는 파라미터를 해석하기 전에 수행해야 하는 중요한 단계다. 또한 다른 모델에서 생성된 행위를 구별할 수 있는지, 특정 모델을 안정적으로 복구할 수 있는지를 묻는 데도 사용할 수 있다. 이를 모델 복구라 한다. 실험 데이터를 수집하기 전에 이러한 단계를 실행하는 것이 좋은데, 이 과정에서 시행 횟수 또는 실행할 대상 수와 같은 실험 파라미터의 변경을 제안할 수 있기 때문이다.

(3) 모델은 관심 있는 실제 데이터에서 검증되어야 한다. 한 가지 가능성은 모델에서 생성된 데이터(적합한 파라미터 포함)를 실제 데이터와 비교하는 것이다. 예를 들어 학습 실험의 경우, 학습 곡선을 구상하고 모델이 이러한 곡선 모양을 잘 포착하는지 확인하는 것이 유용하다. 이러한 방식으로 모델을 검증한 후에는 어떤 모델이 데이터를 가장 잘 설명하는지 질문하는 것이 유의미하다. 이것이 바로 모델 비교

영역으로, 서로 다른 모델의 실행에 자유 파라미터 수에 따라 가중치를 부여한다. 모델 비교는 항상 상대적이므로, 여러 모델 중 가장 우수한 모델이라도 여전히 너무 열악해서 의미 있는 정보를 제공하지 못할 수도 있다. 모델의 파라미터 해석은 데이터의 만족스러운 특성화로 하나의 모델이 선택된 후 마지막에 따라야 한다.

2.5.2 장난감 예시

이 과정을 설명하기 위해 매우 간단한 학습 실험을 예로 들 수 있다(Huys 2018). 각 실험에서 참가자는 두 개의 사각형 중 하나를 선택해야 한다. 파란색 사각형은 80%의 시행에서 작은 보상을, 빨간색 사각형은 20%의 시행에서 작은 보상을 산출한다. 참가자는 연속적인 선택에 따라 두 사각형 중 어느 것이 가장 좋은지 찾아내야 한다. 각 시행 t에서 단일 선택 a_t를 실행해 즉각적인 보상 r_t를 산출하며, 이 선택은 향후 옵션에 영향을 미치지 않는다.

두 가지 다른 모델을 고려할 수 있다. 첫 번째 모델은 매우 간단한 이 시나리오에서 개인이 두 자극의 값을 계산하기 위해 시간차 학습을 실행한다고 가정한다. 〈수식 2.12〉를 취해 다음 상태가 없고 즉각적인 보상만 있다는 것을 관찰하면, 시간차 예측 오차 학습은 더 간단한 레스콜라-바그너 학습Rescorla-Wagner learning[31] 형태를 취한다(Rescorla and Wagner 1972).

$$V_{t+1}^{TD}(s_t) = V_t^{TD}(s_t) + \alpha\left(r_t - V_t^{TD}(s_t)\right) \qquad \text{〈수식 2.18〉}$$

두 번째 모델은 개인이 각각의 두 자극에서 얻은 보상에 대해 단순히 평균을 실

31) 고전적 조건화를 설명하는 모델로, 학습이 조건화된 자극(CS)과 무조건적 자극(US) 사이의 연관성으로 개념화된다. 강한 CS-US 연관성은 CS 신호가 US를 예측한다는 것을 의미한다(역자 주).

행한다고 가정한다. 이 모델은 결과가 생성되는 방식을 고려할 때 실제로 실행해야 하는 올바른 추론이다.

$$V_{t+1}^{av}(s_t) = \frac{1}{t}\sum_{t}^{1} r_t \qquad \langle\text{수식 } 2.19\rangle$$

이 방정식은 다음과 같은 순환 형식으로도 표현된다.

$$V_{t+1}^{av}(s_t) = V_t^{av}(s_t) + \frac{1}{t}\left(r_t - V_t^{av}(s_t)\right) \qquad \langle\text{수식 } 2.20\rangle$$

이 방정식을 비교해 보면 시간차 학습 규칙은 고정 학습율 α를 사용하지만, 평균은 $1/t$ 감소하는 항을 가진다. 또한 시간차 규칙에는 하나의 자유 파라미터 α가 있지만, 평균화 규칙에는 자유 파라미터가 없다는 것을 알 수 있다. 그렇다면 참가자의 실행을 가장 잘 설명하는 모델을 어떻게 결정할 수 있는가?

a) 데이터 생성 먼저 두 모델에서 인공 데이터를 생성한다. 이를 위해서는 가치 V를 하나의 행동 또는 다른 행동을 선택할 확률(여기서는 하나의 사각형 또는 다른 하나를 선택)에 사상map하는 함수에 대한 모델을 결정해야 한다. 자주 선택되는 것은 소프트맥스 함수softmax function[32]를 사용하는 것인데, 이 경우 시행 t에서 자극 s(파란색 사각형)를 선택할 확률은 다음과 같다.

$$p(a_t = s|V_t) = \frac{e^{\beta V_t(s)}}{e^{\beta V_t(s)} + e^{\beta V_t(\bar{s})}} \qquad \langle\text{수식 } 2.21\rangle$$

여기서 $\bar{s}$는 대체 자극(녹색 사각형)을 나타내며, β는 선택 항목이 가치를 얼마나 정확하게 따르는지, 즉 선택 과정에 얼마나 잡음이 있는지를 결정한다. 이 파라미터는 탐험 대 활용exploration versus exploitation[33]을 제어하는 것으로 해석할 수도 있다.

b) 모델 적합하기 모델을 구축하고 인공 데이터를 생성한 후에는 생성된 데이터에 모델을 맞춰 모델의 파라미터를 얼마나 잘 복구할 수 있는지 평가한다. 데이터와 가장 잘 호환되는 파라미터 집합을 찾기 위해 최대 가능도maximum likelihood[ML]를 사용할 수 있다. ML 파라미터를 찾기 위해 각 대상에 대해 모든 T 행동 $a_1, \dots, a_T$의 가능도를 최대화하는 파라미터 θ(여기서는 $\theta = \{\alpha, \beta\}$)를 찾는다.

$$\hat{\theta}_{ML} = \text{argmax}_\theta \log p\left(a_1, a_2, \dots, a_T|\theta\right) \qquad \langle 수식\ 2.22\rangle$$

언뜻 보기에는 선택 a_t가 이전 선택에 따라 달라지기 때문에 계산이 어려워 보일 수 있다. 그러나 모든 선택은 선택 t 시점의 V_t 가치에만 의존하기 때문에 일련의 자극 선택 $a_1, \dots, a_T$를 관찰할 확률은 간단하다.

$$\log p\left(a_1, a_2, \dots, a_T|\theta\right) = \log\prod_{t=1}^{T} p\left(a_t|V_t\right) = \sum_{t=1}^{T} \log p\left(a_t|V_t\right) \qquad \langle 수식\ 2.23\rangle$$

즉, 가치를 조건으로 지정하면 선택은 이전 선택과 무관하게 된다.

각 선택의 가능도를 계산하기 전에 값을 반복적으로 업데이트해 다음과 같은 일반적이고 매우 간단한 형식의 알고리즘을 만들 수 있다.

- 각 자극에 대한 가치 V를 초기화한다.
- foreach trial t do:

  주어진 파라미터에 t를 시행해 선택의 로그 가능도를 계산한다: $l_t = \log p\left(a_t|V_t, \theta\right)$.

  시행 t에 대한 결과를 주고 가치 V_{t+1}을 업데이트한다.

32) 세 개 이상으로 분류하는 다중 클래스 분류에 사용되는 활성화 함수다(역자 주).

33) 탐험은 새로운 시도이며, 활용은 현재까지의 경험 중 현 상태에서 최대의 보상을 얻을 수 있는 행동의 수행이다(역자 주).

end[34)]

- 총 로그 가능도 $l_T = \sum_{1}^{T} l_t$를 계산한다.

이제 총 가능도(α와 β의 함수)를 여러 최적화 도구에 전달해 〈수식 2.22〉를 풀 수 있다.

그러나 ML을 사용한 파라미터 복구는 종종 불완전하다. 특히 파라미터 간에 효과가 중복되어 서로 영향을 주고받을 수 있는 상황에서 더욱 그렇다. 이를 해결할 매우 간단하고도 강력한 방법은 파라미터에 소프트 프라이오리soft priori를 적용하고 ML이 아닌 최대 사후 확률maximum a posteriori[MAP][35)]을 추론하는 것이다. 이는 〈수식 2.22〉를 다음과 같이 대체하면 간단하게 수행할 수 있다.

$$\hat{\theta}_{MAP} = \text{argmax}_{\theta} \; \log p(a_1, a_2, \ldots, a_T|\theta)\, p(\theta) \qquad \text{〈수식 2.24〉}$$

사후 가능도 계산은 이전과 동일하지만, 이제는 선택 항목의 전체 로그 가능도 이전의 로그 가능도도 추가한다. 사전확률 $p(\theta)$의 선택이 항상 간단한 것은 아니다. 많은 경우 데이터 자체에서 사전확률을 추론하는 것이 합리적일 수 있다. 이를 경험적 베이즈라고 한다. 이를 위해 사용할 수 있는 여러 가지 기법이 있으며, 이는 점점 일반적인 접근 방식이 되고 있다. 이 장난감 예시에서는 기본 MAP 접근 방식에 비해 얻을 수 있는 것이 거의 없지만, 더 큰 모델에서는 달라질 수 있다(Huys 2018).

c) 모델 비교 모델을 데이터에 맞췄다면, 다음 단계는 모델이 실제로 데이터를 얼마나 잘 설명할 수 있는지 평가하는 것이다. 모델이 데이터에 얼마나 잘 맞는지 살펴

34) foreach trial t do와 end를 영어로 표기한 이유는 슈도코드(pseudocode)이기 때문이다. 슈도코드는 프로그래밍을 전문 언어가 아닌 일반 언어로 흉내 내어 알고리즘을 써놓은 코드이다(역자 주).

35) 베이즈 확률에서 사후 확률의 최빈값을 가리킨다(역자 주).

보는 것만으로는 충분하지 않다. 너무 유연한(자유 파라미터가 많은) 모델은 데이터에 완벽하게 맞을 수 있지만, 새로운 데이터에 대한 예측이 제대로 이루어지지 않을 수 있다. 이러한 문제를 과잉 적합이라고 한다.

베이지안 모델 비교는 최상의 가능도가 아니라 가능한 모든 파라미터 설정에 대한 평균 가능도를 적합성의 척도로 사용해 모델의 유연성과 데이터에 대한 적합성 사이의 균형을 고려한다.

$$P(A|M) = \int d\theta P(A|\theta, M)\, p(\theta) \quad \text{〈수식 2.25〉}$$

여기서 A는 모든 행위 데이터를, M은 모델을 나타낸다.

모델 M_1이 모델 M_2보다 고려 중인 데이터에 의해 더 강력하게 지원되는지를 측정하는 베이즈 요인Bayes factor은 다음과 같이 정의된다.

$$BF = \frac{P(A|M_1)}{P(A|M_2)} \quad \text{〈수식 2.26〉}$$

결과가 3보다 크면 상당한 것으로 간주하고, 5보다 크면 결정적인 것으로 간주한다. 안타깝게도 〈수식 2.25〉의 적분은 추정하기가 간단하지 않으며, 이에 대한 근사치 역시 많다. 일반적으로 사용되는 측정값은 다음과 같이 정의되는 베이지안 정보 기준Bayesian information criterion이다.

$$BIC = -2 \log p\left(A|\hat{\theta}_{ML}\right) + d \log(n) \quad \text{〈수식 2.27〉}$$

여기서 d는 모델의 파라미터 수이고, n은 데이터 포인트data points[36] 수다. $P(A|M)$

36) 도표나 그래프 등의 그래픽 좌표에서 하나의 점을 표시하는 정보다(역자 주).

에 대한 다른 측정으로는 아이카게 정보 기준Aikake infromation criterion, 관련된 기법으로는 라플라스 근사법Laplace approximation이 있다. 즉, 가우시안으로 적분되는 함수를 근사화해 적분을 분석적으로 계산할 수 있다.

d) 집단 연구 지금까지의 방법은 개별 참가자를 대상으로 고려했다. 그러나 대부분의 연구, 특히 임상 환경에서는 집단 데이터를 다룬다. 이 경우 모델 적합을 위한 두 가지 간단한 접근 방식이 있다. 첫째, 한 집단의 모든 개인이 동일한 파라미터를 사용하는 것으로 취급할 수 있는데, 이를 고정 효과 처치fixed-effects treatments라고 한다. 또는 완전히 별개의 파라미터를 갖는 것으로 처리할 수 있으며, 이를 무작위 효과 처치random-effects treatments라고 한다. 고정 효과 처치는 개인 간 및 개인 내 변동성을 혼동하므로 권장되지 않는다. 반면에 무작위 효과 처리는 파라미터를 추정하는 방법에 따라서 잡음이 부풀려질 수 있다. 이에 대한 한 가지 해결책은 집단에 속한 개인은 유사한 경향이 있으므로 유사한 파라미터를 가져야 한다는 점을 고려하는 것이다. 예를 들어, 집단에 속한 개인의 파라미터는 특정 값을 중심으로 군집될 수 있다. 이 아이디어를 구현하기 위해 계층적 접근 방식을 따르고 모집단에 따라 파라미터가 어떻게 달라지는지에 대한 모델을 공식화할 수 있다.

또 다른 질문은 모든 개인이 과제를 실행하기 위해 동일한 생성 모델을 사용하는지 여부인데, 항상 그런 것은 아니다. 여기서도 집단의 일부 개인은 모델 1에 따라 행동하고, 다른 개인은 모델 2에 따라, 또 다른 개인은 모델 3에 따라 행동한다는 점을 고려해 모델에 대한 무작위 효과 처리를 적용할 수 있다. 이는 주어진 과제를 실행하기 위해 호출하는 내부 과정이 개인마다 다를 수 있음을 의미한다. 또는 더 복잡한 모델에 여러 모델을 중첩할 수도 있다. 이 방법은 개인이 여러 가지 전략을 혼합해 사용하지만 전체 집단에 적용된다고 가정하는 것에 해당한다. Daw(2011)는 이러한 문제를 매우 심도 있게 다룬다.

2.6 요약

행위를 설명하거나 관찰된 행위를 근본적인 신경생물학적 차이와 연관시키기 위해 정신의학에 적용할 수 있는 다양한 계산 도구가 개발되었다. 어떤 모델을 선택하느냐는 모델링할 데이터, 검사할 가설 그리고 해결해야 할 질문에 따라 달라진다.

- 연결성 모델 또는 인공신경망을 사용해 연결성, 역학, 기능 사이의 관계를 탐색할 수 있다. 예를 들어, 정신의학에서는 정신질환에서 끌개 동역학이 어떻게 손상될 수 있는지 탐구하는 데 사용되었다(3장 참고).
- 표동 확산 모델은 두 가지 대안 중 하나를 선택해야 하는 과제에서 집단 사이의 실행과 반응 시간차의 원인을 분석하는 데 사용할 수 있다.
- 강화학습 모델은 개별 상태(또는 객체)가 보상 또는 처벌과 연관된 환경의 학습 동역학을 모델링하는 데 사용된다. 예측 오차 신호와 도파민 사이의 연관성 때문에 강화학습 모델은 정신질환의 학습 및 의사결정 손상을 이해하는 데 매우 유망한 도구로 입증되었다(5~10장 참고).
- 베이지안 모델은 통계적 추론 측면에서 학습과 의사결정을 설명한다. 주어진 실행이 얼마나 '최적'인지 평가하고, 참가자가 특정 환경에서 학습하거나 사용하는 내부 모델을 발견하는 데 사용할 수 있다. 믿음을 명시적으로 모델링하기 때문에 부적응이나 깨어진 믿음, 잘못된 추론의 관점에서 정신질환을 기술하는 데 사용할 수 있다.
- 특정 모델을 데이터에 적합시키는 것은 일반적으로 최대 가능도 또는 최대 사후 확율maximum a posteriori을 사용해 실행된다. 그런 다음 모델이 데이터를 잘 설명할 수 있는지 확인해야 한다. 모델 비교는 각 모델의 자유 파라미터 수를 고려해 어떤 모델이 데이터를 가장 잘 기술하는지 평가하는 데 사용된다. 실제 데이터에 사용하기 전에 각 모델에서 생성된 인공 데이터에 대해 모델 적합 및 비교 기술을 검사하는 것, 즉 파라미터 및 모델 복구를 실행하는 것이 좋다.

2.7 향후 연구

이 장에서는 정신의학에 적용할 수 있는 계산 신경과학과 계산인지 신경과학 방법을 매우 간략하게 소개했다. 인공신경망에 관한 훌륭한 참고문헌으로는 Hertz, Krogh, and Palmer(1991)가 있으며, Dayan and Abbott(2000)은 생물학적 뉴런과 인공신경망에 대한 향후 연구에 추천할 만한 참고 자료다.

표동 결정 모델은 Ratcliff et al.(2016)의 리뷰를 추천한다. 정신의학에서 표동 결정 모델의 사용은 White, Curl, and Sloane(2016)에서 다루었다.

강화학습 기법에 관한 고전적인 참고문헌은 Sutton and Barto(1998)다. 그리고 최근의 발전과 신경과학과의 관계는 Daw and Tobler(2013), Gold and Shadlen(2007)에서 다루었다.

Bogacz(2017)는 K. Friston과 공동 연구자들이 개발한 인식 모델링을 위한 자유 에너지 프레임워크에 대한 튜토리얼을 제공하는데, 이는 Rao and Ballard(1999)의 예측 코딩 모델을 확장한 것이다.

Wilson and Collins(2019)는 행위 데이터의 계산 모델링에 관한 훌륭한 조언을 아끼지 않으며, 모델링이 신중하게 사용되고 이를 통해 의미 있는 통찰력을 얻을 수 있도록 따라야 할 열 가지 규칙을 제시한다.

fMRI 데이터 모델링에 관심이 있는 독자라면 Cohen et al.(2017)을 참고하길 바란다.

3장

작업기억과 의사결정 및 정신의학적 결함에 대한 생물물리학적 기반 신경회로 모델링

3장 작업기억과 의사결정 및 정신의학적 결함에 대한 생물물리학적 기반 신경회로 모델링

Xiao-Jing Wang
New York University Center for Neural Science, New York University

John D. Murray
Department of Psychiatry, Yale University School of Medicine

3.1 소개

뇌는 동일한 부분으로 구성된 균일한 체계가 아니다. 고유한 속성과 연결 패턴, 특수 기능을 가진 영역으로 구성된 모듈식 조직이라는 특징이 있다. 영장류 대뇌 피질에서는 전두피질과 같은 특정 영역이 초기 감각 정보 처리나 운동 생성과 달리 더 높은 인지 기능에서 중심적인 역할을 한다. 이러한 '인지 유형' 영역은 일반적으로 다양한 정신장애에 관여하므로 이러한 체계를 이해하는 것은 특히 계산 정신의학 분야와 관련이 있다.

인지 유형 신경회로의 주요 특성은 반향 신경망reverberatory network 동역학의 기저에 강력한 순환 연결이 있다는 점이다. 풍부한 피드백 연결 루프가 부여된 비선형 체계의 행위는 직관만으로는 예측하기 어렵다. 요점을 설명하기 위해 두 개의 동일한 상호 억제 뉴런을 떠올려 보자(Kristan and Katz 2006; [그림 3.1]의 a 참고). 이 '커넥톰connectome'이 주어지면 신경망은 어떻게 작동하겠는가? 실험과 이론을 통해 여러 가지 동역학적 시나리오를 발견했다. 첫째, 두 뉴런은 단순히 침묵을 유지할 수 있다. 둘째, 입력에 의해 주도될 때 체계는 하나의 뉴런이 활성화된 상태에서 다른 뉴런을 억제하는 '스위치'로 작동하거나 그 반대로 작동하며, 간단한 입력으로 두 상태 사이의 체계를 전환할 수 있다([그림 3.1]의 b 참고). 셋째, 뉴런이 느리게 적응하는 경우 두

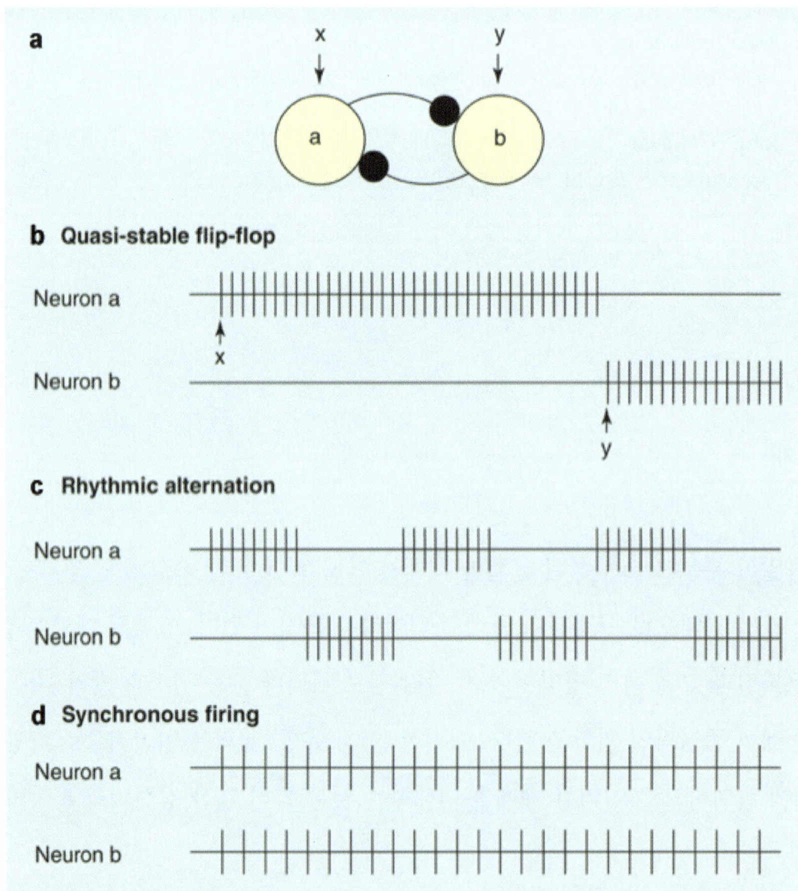

[그림 3.1] 상호 연결된 두 개의 억제 뉴런으로 구성된 회로에서 뚜렷하게 나타나는 동역학 체계

(a) 뉴런 a와 b는 각각 흥분성 입력 x와 y를 받는다. (b~d) 신경 및 시냅스 특성의 다양한 조건에서 이 회로는 준안정적 플립플롭(quasi-stable flip-flop)(b), 반 중심(half-center) 오실레이터로서 리듬 교환(c), 스파이크별 동시성(d)을 포함해 질적으로 구별되는 동역학적 체계를 나타낸다.

* 출처: Kristan and Katz(2006).

뉴런은 교대로 활성화되며, 시간이 지남에 따라 다른 뉴런이 인계할 때 '피로'로 인해 결국 발화가 중지되고 리드미컬한 중앙 패턴 생성기의 핵심인 '반 중심half-center' 오실레이터oscillator가 발생할 수 있다([그림 3.1]의 c 참고). 넷째, 특정 조건에서 두 개의 뉴런은 스파이크에 의해 완벽하게 동기화될 수 있다. 즉, 두 개의 뉴런이 동시에 발화해 잠시 지연된 후 상호 억제가 이루어지고, 이 억제가 사라지면 다시 함께 발화한다(Wang 2010; [그림 3.1]의 d 참고). 이 간단한 예는 이러한 행위가 해부학에서 간단한 방식으로 추론될 수 없으며, 생리학 및 모델링은 신경회로의 동역학적 작동을 발견하는 데 중요하다는 것을 보여 준다.

계산 정신의학 분야의 일부 연구자는 행위 실행과 수학적 모델링에 관심을 둔다. 예를 들면, 이 책의 뒷부분에서 설명하는 것과 같이 강화학습 모델이 중독, 불안, 우울장애에 적용되었다(7~9장 참고). 이러한 모델은 영향을 받는 참가자의 동기 및 보상에 대한 비정상적인 민감도를 정량화하는 데 사용할 수 있다. 그러나 이러한 모델은 일반적으로 추상적이라는 점에서 구체적인 방식으로 특정 뇌 회로와 연관시키기 어렵다. 이 장의 초점인 또 다른 접근 방식은 관찰된 행위 특성의 원인이 되는 신경 활동 패턴을 생성하는 생물학적 기전에 특정 행위를 연결하는 신경회로 모델을 개발하는 것이다.

이것은 상당히 어려운 일이며, 현재로서는 신경계가 정신질환의 복잡한 증상을 어떻게 생성하는지 아직 충분히 이해하지 못하고 있다고 주장할 수도 있다. 하지만 그렇기 때문에 생물학적으로 현실적인 신경회로 모델링이 우리 분야에서 우선순위가 되어야 한다. 신경정신의학 연구의 궁극적인 핵심 목표는 신경생물학적 병리에서 증상과 인지적 결함이 어떻게 발생하는지 설명하는 것이다. 이를 위해서는 정신질환의 기저 기전이 뉴런과 시냅스 수준에서 발생하는 반면, 증상은 뇌 회로에서 집단 계산을 포함하는 인지 및 행위 수준에서 나타나고 진단되는 등 분석 수준 사이의 극명한 설명 격차를 해소해야 한다. 이러한 수준을 연결하는 것은 정신질환에 대한 기계적 통찰력을 얻고 분자 수준과 시냅스 수준에서 생리학적 영향을 미치는 약물치료 방법을 합리적으로 개발하는 데 필수적이다. 생물물리학에 기반한 신경회로 모델링은 시냅스 수준의 장애를 새로운 뇌 기능 장애와 연결하는 데 특히 적합한 프레임워크다.

다음에서는 시냅스 장애가 조현병과 특히 관련 있는 인지 결함을 어떻게 유도하는지 이해하기 위해 생물물리학적 기반 신경회로 모델을 사용하는 일련의 연구를 검토할 것이다(Murray et al. 2014; Starc et al. 2017; Lam et al. 2017).

3.2 생물물리학적 기반 신경회로 모델링이란?

생물물리학 기반 신경회로 모델링은 뉴런 및 시냅스의 주요 생리학적 특성과 회로 연결성을 통합한다. 동역학적 신경 활동은 뉴런과 시냅스의 생물물리학적 특성을 관리하는 미분 방정식 체계를 통해 시뮬레이션된다(2.1 참고). 모델에서 발생하는 활동 패턴은 신경 활동의 경험적 측정과 검사를 통해 정보를 얻을 수 있으며, 특정 회로 모델에서 발생하는 신경 활동은 행위적 반응으로 사상될mapped 수 있다. 이를 통해 과제 패러다임에 상응하는 행위적 자료를 검사함으로써 모델 생성을 예측할 수 있다.

생물학적 사실주의는 모델에 생물학적 세부 사항이 많이 포함될수록 더 좋다는 뜻이 아니라는 점을 강조하는 것이 중요하다. 일반적으로 '작업기억 중 자극 선택적 지속 활동의 미세 회로 기전은 무엇인가?'와 같이 잘 정의된 질문을 먼저 공식화한다. 그런 다음 해당 질문을 조사하는 데 적합한 단일 뉴런과 시냅스, 신경망 연결에 대한 모델의 복잡성 수준을 신중하게 결정한다. 예를 들어, 단일 뉴런은 형태학적으로 재구성된 수상돌기와 축삭을 사용해 세부적으로 모델링하거나, 몇 개의 구획을 사용해 수지상 구획이 세포체에서 분리되게 하거나, 호지킨-헉슬리 모델Hodgkin-Huxley model[37] 또는 축적 및 발화 모델integrate-and-fire model[38]로 기술되는 단일 구획으로 모델

37) 신호가 막전위 시간적 이동에 의해 다른 신경으로 전달된다는 모델이다(역자 주).

38) 뉴런이 시냅스로 받는 신호를 통해 전하를 통합하고, 막 전위값이 임곗값을 넘을 때 활동전위를 발현한다는 모델이다(역자 주).

링할 수 있다(2.1.5 참고). 어떤 것을 선택할지는 연구 중인 질문('뚜렷한 수지상 구획이 필요한가? 필요하지 않은가?' 등)에 따라 달라진다.

신경망의 뉴런은 시냅스 연결을 통해 상호 작용하는데, 시냅스 전 뉴런의 스파이크가 수용체(시냅스 후 뉴런)의 막전위를 증가(또는 감소)시키는 경우 흥분성(또는 억제성) 뉴런이 된다. 시냅스 흥분성은 신경전달물질 글루타메이트와 결합하고, 시간 상수가 다른 AMPA[39]와 NMDA[40] 수용체에 의해 매개되며, NMDA는 AMPA보다 훨씬 느리다. 시냅스 억제는 주로 신경전달물질 GABA와 결합하는 GABAA 수용체에 의해 매개된다. 단일 뉴런 모델과 마찬가지로 시냅스 상호 작용은 다양한 수준의 복잡성으로 수학적으로 기술할 수 있다. 단순화를 위해 오늘날까지도 많은 순환 인공 신경망 모델이 '킥 시냅스kick synapse', 즉 시냅스 후 전위의 순간적인 점프를 유도하는 시냅스 전 스파이크(흥분은 양수, 억제는 음수)를 사용한다. 따라서 시간적 측면(지연 시간, 상승 및 하강 시간, 합산)은 고려되지 않는다. 그러나 시냅스 전달의 기본 동역학적 특성은 순환하는 신경회로의 집합적 행동을 형성하는 데 중요한 역할을 할 수 있다. 예를 들면, 아래에서 설명하는 바와 같이 순환적인 흥분성 시냅스의 느린 NMDA 수용체는 니모닉mnemonic[41] 지속 활동을 유지하는 데 중요한 것으로 밝혀졌으며(Wang 1999), 이러한 이론적 예측은 몇 년 후 원숭이 실험을 통해 뒷받침되었다(Wang et al. 2013). 이 같은 발견은 생물학적 기반 모델링이 신경회로 동역학에 대한 이해를 바탕으로 인지 기능과 연결되는 수용체 수준에서 예측할 수 있는 잠재력이 있음을 시사한다. 이는 시냅스 수준의 장애가 어떻게 비정상적인 신경 활동과 인지 및 행동의 결함을 일으키는지 기계적으로 이해할 기회를 제공한다.

연구 중인 특정 과학적 질문은 특정 모델에 포함된 생물물리학적 세부 사항의 수준을 결정한다. 예를 들어, 도파민 조절 장애와 관련된 질문(조현병에서 발견되

---

39) 'α-amino-3-hydroxy-5-methyl-4-isoxazolepropionic acid'의 약자다(역자 주).

40) 'N-methyl-D-aspartate'의 약자다(역자 주).

41) 어떤 것을 쉽게 기억하도록 도움을 주는 것, 또는 쉽게 기억되는 성질이다(역자 주).

는 것 등; 6장, 10장 참고)은 세포 아래subcellular 신호 전달 경로를 포함하는 개별 시냅스의 생물물리학적 기반 모델에서 다룰 수 있다(Qi, Miller, and Voit 2010). 반대로 진동oscillations이나 지속적인 활동과 같은 새로운 회로 수준 동역학은 순환적으로 연결된 수천 개의 스파이킹 뉴런에서 시뮬레이션할 수 있으며, 개별 동역학은 특정 채널과 수용체만 포함하도록 단순화된다(Wang 2010, 2008). 조현병에서 대규모 연결 변화와 같은 모델링 체계 수준의 장애를 모델링할 때는 대규모 신경망으로 구성된 국소적 노드의 대략적인 평균 필드 모델을 수반할 수 있다. 이러한 모델에는 여전히 신경물리학적으로 해석 가능한 파라미터가 포함되며, 흥분/억제excitatory/inhibitory[E/I] 균형과 관련된 문제를 연구할 수 있다(Yang et al. 2014; Yang, Murray, and Wang 2016).

임상 신경과학에서 중요한 연구 분야는 정신장애에 대한 예측 신경물리학적 생체표지자, 즉 병원성 생물학적 과정의 지표를 사용해 객관적으로 측정 및 추정할 수 있는 특성을 발견하고 특성화하는 것이다.

생체표지자와 관련된 모델링 발전의 한 영역으로, 순환적인 피질 회로의 신경망 수준에서 나타나는 신경 진동에 관한 많은 연구가 진행되고 있다(Wang 2010). 피질 진동 활동은 여러 신경정신질환에서 비정상적인 것으로 밝혀졌다. 특히 조현병은 감마(30~80Hz) 범위의 진동 활동의 변화와 관련이 있다(Gonzalez-Burgos and Lewis 2012; Uhlhaas 2013). 계산 모델은 생리학적 연구 결과와 더불어 신피질 감마 진동이 주변 표적화, 파르브알부민 발현 인터뉴런parvalbumin-expressing interneuron과 상호 연결된 피라미드 세포의 미세 회로 피드백 루프에서 발생한다는 아이디어를 뒷받침한다(Buzsáki and Wang 2012). 이러한 감마 진동 모델은 억제성 인터뉴런에서 GABA 및 파르브알부민[1]의 생산 감소를 포함해 조현병과 관련해 추정되는 시냅스 섭동synptic pertubation의 동역학적 효과를 탐구하는 데 사용할 수 있다(Vierling-Claassen et al. 2008; Spencer 2009; Volman, Behrens, and Sejnowski 2011; Rotaru et al. 2011). 각각의 경우 이 모델은 뇌파 검사 또는 자기 뇌파 검사와 같은 기술을 통해 인간에게서 측정할 수 있는 체계 수준 동역학이 시냅스 또는 세포 수준 변화에 따라 어떻게 변경될 수 있는지에 대한 구체적인 가설을 제공한다.

다음에서는 조현병과 관련된 시냅스 장애로 인한 인지 결함을 이해하기 위해 인지 기능의 회로 모델을 적용하는 방법에 중점을 둔다. 일부 핵심 인지 계산의 경우, 우리는 일반적으로 이러한 과정의 기본이 되는 신경회로 기반에 대한 지식을 가지고 있다. 그럴 때 시냅스 장애와 행위(인지 결함)의 연결 고리를 제공하기 위해 세부적인 회로 모델을 개발할 수 있다. 한편으로 정신의학적 증상은 근본적인 신경 세포 재현이나 회로 기전에 대한 이해가 부족한 복잡한 인지 기능과 관련이 있다. 현재 이러한 회로 모델은 제한적이며 상관관계에 대한 이해가 부족한 복잡한 행위 과제에는 적용할 수 없다. 이제 회로 모델이 정신장애의 인지 결함을 연구하는 데 가장 적합한 조건을 살펴볼 것이다.

3.3 인지 과정을 위한 명제 연결

계산 정신의학 연구의 주요 목표는 생물물리학에 기반한 신경회로 모델을 통해 시냅스 수준의 장애가 인지 수준의 결함을 유발하는 방식을 기계적으로 설명하는 것이다. 이 접근법이 가장 효과적인 방법이 되려면 회로 모델이 신경 활동과 특정 인지 과정 사이의 잘 뒷받침된 관계에 기반을 두어야 한다. 이러한 관계는 주어진 신경 상태와 인지 상태 사이의 통계적 대응 성격을 나타내는 **명제 연결**linking proposition[42] 개념으로 공식화되었다. 명제 연결의 개념과 관련된 개념으로는 이 명제 연결이 성립하는 뉴런의 집합인 **가교 부위**bridge locus가 있다(Teller 1984). 연결 비율을 뒷받침하는 수렴 증거는 동물 모델, 특히 인간과 비인간 영장류 뇌 영역의 강력한 상동성을 고려할 때 행동하는 비인간 영장류에 적용된 여러 실험 방법론에서 나온다(Schall 2004). 단일 뉴런 기록은 뉴런 활동을 심리적 과정에서 가정된 계산과 연관시킬 수 있다. 더불어 미세

42) 연결 제안으로도 번역하는데, 신경 상태와 인지 상태 사이의 통계적 상응성을 명시한다. Teller는 이 용어를 사용해 동일, 유사, 상호 배제, 단순 그리고 유추에 대해 논의를 했다(역자 주).

자극이나 비활성화 같은 섭동 기술을 통해 추가적인 증거를 얻을 수 있다.

이러한 관점을 비감각 기능nonsensory function에 적용한 예시로 Schall(2004)은 홱보기눈운동saccadic eye movement 준비의 신경 토대를 고려했다. 홱보기 준비saccade preparation에서 가교 부위의 후보로 전두안와fronal eye 영역과 위둔덕superior colliculus 영역을 포함하는 피질 및 피질하 영역의 분산 신경망이 있다. 홱보기를 준비하는 동안 이 영역의 소위 '이동' 뉴런은 위치 선택적 발화의 속도 증가를 나타내며, 발화 속도가 임곗값 수준에 도달하면 홱보기가 시작된다. 정신적 과정 수준에서 반응을 준비하기 위한 대표적인 심리적 모델은 반응을 유발하는 고정된 임계 수준에 도달할 때까지 신호를 누적하는 것이다. 이러한 누산기 모델accumulator model[43]에서 확률적 신호의 순차적 샘플링은 고정 임곗값까지의 증가 속도에 변동성을 발생시키며, 이는 관찰된 홱보기 반응 시간의 변동성을 설명할 수 있다. 신경 상태(운동 세포 발화 속도)와 심리적 상태(누산기 수준) 사이의 명제 연결은 심리 모델에 대한 상세한 가설 생성 및 실험적 조사를 위한 프레임워크를 제공한다.

핵심 인지 기능, 특히 작업기억과 의사결정을 위한 명제 연결은 무엇인가? 작업기억의 신경 상관관계는 미래의 반응을 안내하기 위해 일시적인 감각 자극이 몇 초 길이의 니모닉 지연에 걸쳐 작업기억에서 유지되어야 하는 작업을 실행하는 원숭이의 단일 뉴런 기록을 통해 광범위하게 연구되었다. 예를 들어, 잘 연구된 실험 패러다임 중 하나인 안구 운동 지연-반응 과제에서는 대상자에게 8개의 가능한 위치 중 하나에 나타나는 시각적 신호를 보여 준다. 신호는 몇 초의 지연 기간 동안 사라지고 대상자는 신호의 위치를 작업기억에 유지해야 한다. 그런 다음 대상자는 보상을 받기 위해 단서가 있는 위치로 홱보기눈운동을 실행하도록 훈련받는다(Funahashi, Bruce, and Goldman-Rakic 1989). 이러한 연구에 따르면 작업기억의 주요 신경 상관관계는 자극-선택적 지속 활동, 즉 니모닉 지연에 걸친 뉴런의 하위 집합에서 안정되게 상승된 발화율이다(Goldman-Raldc 1995; Wang 2001). 이러한 뉴런 활동 패턴은 전두피질

43) 누산기는 중앙 처리 장치 안에서 연산의 결과나 중간값을 일시적으로 보관해 두기 위한 기억장치다(역자 주).

을 핵심 위치로 상호 연결된 뇌 영역의 분산된 신경망에서 관찰된다. 예를 들어, 안구 운동 지연-반응 과제에서 니모닉 지연 동안 전두엽 뉴런의 하위 집합은 선호하는 공간 위치에 대해 단일 뉴런이 높은 속도로 발화되는 조정된 지속적 활동 패턴을 나타낸다([그림 3.2] 참고). 이러한 신경물리학적 발견은 작업기억이 자극과 반응 시기epoch 사이의 시간적 간격을 메우는 전두피질의 안정적이고 지속적인 활동 패턴에 의해 지원된다는 주요 가설의 근거가 되었다.

의사결정의 기초가 되는 신경 계산은 시간 경과에 따른 지각 증거의 누적을 기반으로 범주적 선택을 하는 과제 패러다임에서 가장 많이 연구되었다. 매우 영향력 있는 과제 패러다임에서는 대상자가 무작위 점 운동random dot motion 자극의 순방향을 결정해야 하는데, 이는 순간적인 지각 증거의 시간적 통합에 기반한 의사결정을 장려한다(Roitman and Shadlen 2002). 행위는 임곗값에 대한 증거 누적의 심리적 과정 모델로 잘 포착할 수 있다. 예를 들면, 섹션 2.2에서 기술한 표동 확산 모델이 바로 이러한 모델에 기반한 아이디어다. 단일 뉴런 기록은 가쪽 두정엽 속 영역lateral intraparietal area[LIP]과 같은 연합피질에서 이러한 증거 누적 과정의 상관관계를 발견했다. 신경 세포 발화 속도의 선별-선택적 경사로 만들기choice-selecitve ramping는 누적된 지각 증거를 반영하며, 임곗값 수준을 넘어서는 활동은 결정 의지를 반영한다(Gold and Shadlen 2007). 이는 [그림 3.3]에 설명되어 있다. 이러한 신경 상관관계는 지각적 의사결정에 필요한 두 가지 핵심 계산, 즉 증거 누적과 범주 선택의 형성을 반영한다.

개념적으로 신경회로 모델은 인지 과정을 위한 명제 연결을 예시하고, 계산의 기본이 되는 회로 기전을 제안할 수 있다. 만일 가설된 교량 영역과 관련이 있는 경우, 이러한 회로 기전에 대한 모델 예측은 단일 뉴런 기록 등을 통해 실험적으로 검사할 수 있다. 예를 들면, 작업기억의 경우 특정 시냅스 수용체의 초점 길항 작용이 지속적 활동에 어떤 영향을 미치는지 검사해 계산을 지원하는 신경 및 시냅스 기전에 알려 준다(Wang et al. 2013; Rao, Williams, and Goldman-Rakic 2000). 이러한 연결은 회로 기전의 시냅스 및 신경 과정, 신경 활동, 인지 기능 사이에 연결 고리가 있을수록 모델의 유효성이 더 잘 검증된다. 일단 모델이 확립되면 해당 회로 기전의 변경에 따른 결과를 엄격하게 예측할 수 있다. 이러한 방식으로 회로 모델은 분석 수준 전반에 걸쳐 연결 고리를 반복적으로 이해하고 신경정신의학 장애의 기능 장애를 연구하는 데 활용할 수 있다.

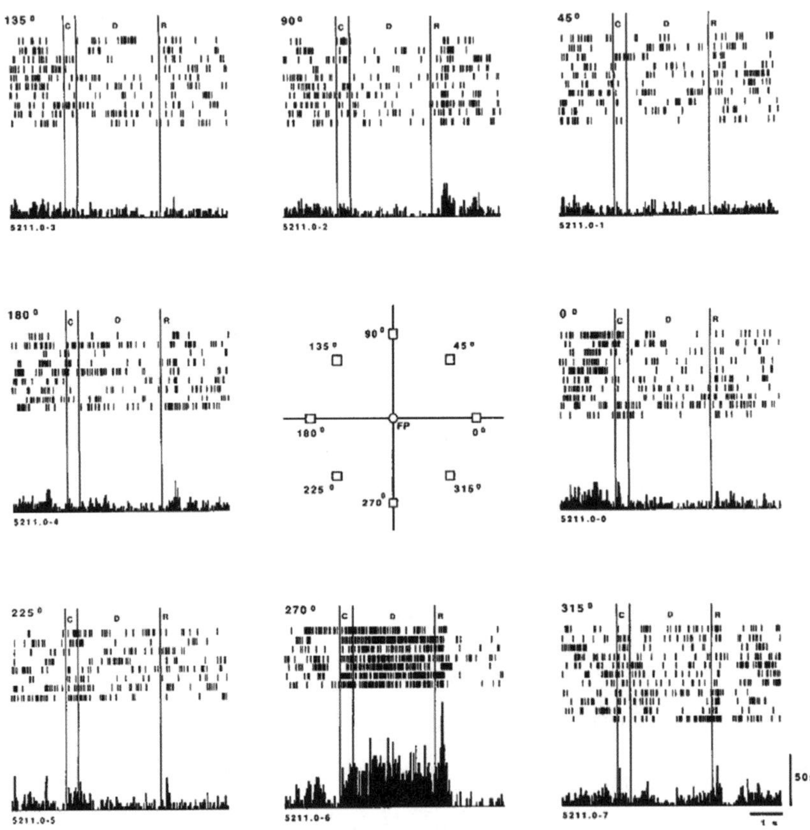

[그림 3.2] 안구 운동 지연-반응 과제에서 주요 고랑 뉴런의 방향성 지연 기간 활동 예시

Funahashi et al.(1989)의 실험에서 원숭이는 단서를 짧게 제시하는 동안 중앙 지점을 고정하고 이후 지연 기간(3초)을 거친 다음, 고정 대상이 사라지면 단서를 제시했던 위치로 홱보기눈운동을 하도록 훈련받았다. 시각적 단서는 중앙 다이어그램에 표시된 8개 위치 중 하나에서 무작위로 제시되었다. 이 예시에 표시된 뉴런은 단서가 아래쪽에 표시되었을 때만 강한 방향성 지연 기간 활동을 보였다. 한편, 단서가 위쪽에 표시되었을 때는 지연 기간 동안 억제되었다.

* 출처: Funahashi et al.(1989).

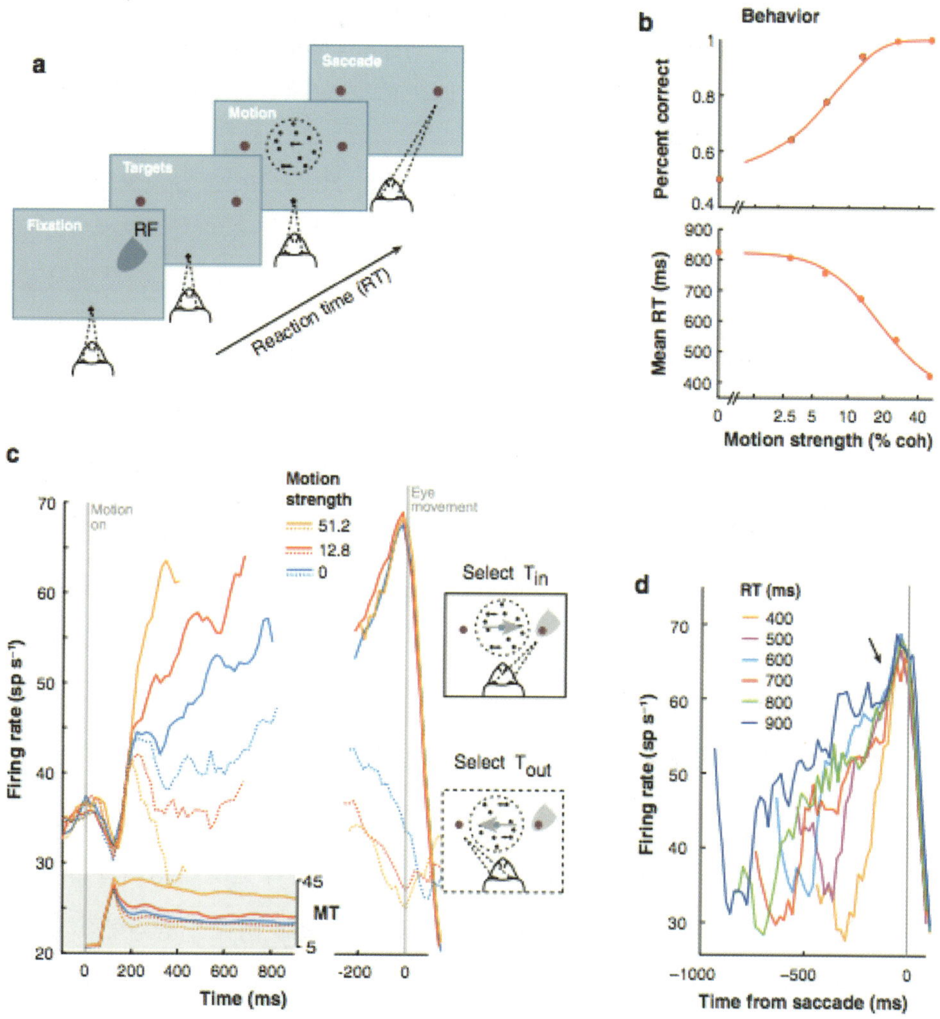

[그림 3.3] 운동 방향에 대한 결정의 신경 기전

(a) 대상자는 동역학적 무작위 점으로 이루어진 패치를 보고 준비가 될 때마다 움직임의 순방향(왼쪽 또는 오른쪽)을 표시하는데, 이때 주변 표적을 향해 눈을 움직여 결정한 사항을 표시해야 한다. 회색 패치는 LIP 뉴런의 반응 필드(response filed)[RF] 위치를 나타낸다. 선택 대상 중 하나(T_{in})는 LIP 뉴런의 RF 안에 있고, 다른 대상(T_{out})과 동작 자극 자체는 뉴런의 RF 밖에 있다. (b) 자극 난이도가 정확도와 결정 시간에 미치는 영향. (c) 의사결정 형성 중 LIP 뉴런의 반응. 세 가지 난이도에 대한 LIP 뉴런 54개의 평균 발화 속도를 보여 준다. 반응은 표시된 대로 행동 강도와 선택 방향에 따라 집단화되어 있다. 왼쪽: 반응이 무작위 점 운동의 시작에 맞춰 정렬된다. 음영 처리된 삽입물은 MT(역자 주: MT는 middle temporal visual area로 V5로도 불리며 대상이 이동하는 방향과 속도를 탐지하는 역할을 한다) 영역의 방향 선택 뉴런이 선호하는 방향과 선호하지 않는 방향의 움직임에 대한 평균 반응을 보여 준다. 일시적 기간이 지

나면 MT는 거의 일정한 속도로 반응한다. 오른쪽: 반응이 안구 운동에 맞춰 정렬된다. LIP 발화 속도는 증가하거나 감소함으로써 선호도가 반대인 MT 뉴런 간의 발화 속도 차이의 적분과 가까워진다. (d) 반응 시간별로 집단화된 반응. T_{in} 선택만 표시된다. 모든 시험은 핵보기눈운동을 시작하기 약 70밀리초(ms) 전에 정형화된 발화율에 도달했다(화살표 참고).
* 출처: Gold and Shadlen(2007).

3.4 순환 피질 회로의 핵심 인지 계산을 위한 끌개 신경망 모델

생물물리학에 기반한 신경회로 모델링은 순환 피질 회로에서 작업기억과 의사결정 계산이 어떻게 실행되는지에 대한 기계론적 가설을 제시했다. 앞에서 언급한 바와 같이, 작업기억의 주요 신경물리학적 상관관계는 연합피질 영역에서 니모닉 지연에 걸친 자극 선택적이고 지속적인 신경 활동이다. 작업기억 과제의 지연(몇 초)은 뉴런 또는 시냅스 반응의 일반적인 시간 척도(10~100밀리초)보다 길다. 마찬가지로 지각적 의사결정은 범주적 선택을 요구하며, 장기간(수백 밀리초)에 걸친 시간적 통합에 따른 이점을 얻을 수 있다. 따라서 이 두 가지 계산은 모두 회로 기전을 내포한다.

단일 뉴런의 안정적이고 지속적인 활동에 대한 실험적 관찰에 동기를 부여한 주요 이론적 프레임워크는 작업기억과 관련된 지속적 활동 상태가 동역학적 끌개, 즉 신경망 활동의 안정적인 상태라고 제안한다. 동역학적 체계의 수학적 형식주의에서 끌개 상태는 시간상 안정적인 활동 패턴이므로, 이 상태에서 벗어나는 작은 일시적 섭동에 따라 신경망은 끌개 상태로 다시 수렴된다. '끌개 신경망attractor networks'이라고 하는 신경회로 모델은 스파이킹 뉴런의 순환 신경망이 작업기억 동안 지속적인 활동을 유지하게 하는 기전을 설명하기 위해 적용되었다(Amit 1995; Wang 2001). 끌개 신경망은 일반적으로 여러 끌개 상태를 가지고 있는, 즉 낮은 발화 기준 상태와 자극 선택적인 뉴런 하위 집합이 지속적으로 활성화되는 여러 기억 상태다. 기억 상태는 끌개 상태이기 때문에 자체 강화되고 방해 자극에 의한 잡음이나 섭동에 강하며, 따라서 시간이 지남에 따라 자극 선택 기억이 안정적으로 유지된다(Brunel and Wang

2001; Compte et at 2000).

일반적인 끌개 신경망에서 흥분성 뉴런의 하위 집단은 서로 다른 자극에 선택적으로 반응한다. 순환되는 흥분성 시냅스 연결은 유사한 선택성을 가진 뉴런들이 더 강하게 연결되는 '헤비안Hebbian' 패턴을 나타낸다([그림 3.4]의 a 참고). 순환되는 흥분성 연결의 강도가 충분히 강하면 회로는 작업기억을 보존할 수 있는 자극 선택 끌개 상태를 지원할 수 있다([그림 3.4]의 b 참고). 따라서 강한 순환적 흥분은 지속적인 활동을 유지하는 긍정적 피드백을 제공한다. Wang(1999)은 생리학적으로 현실적인 시냅스 동역학을 통합하면 이러한 긍정적인 피드백을 지원하는 시냅스 기전에 제약이 생긴다는 사실을 발견했다. 강한 긍정적 피드백은 진폭이 큰 진동을 생성해 지속적인 상태를 불안정하게 만들고 생리학적으로 그럴듯한 범위를 넘어서는 발화 속도를 유발할 수 있다. 반복적인 흥분이 주로 느린 NMDA 수용체에 의해 매개되는 경우 이러한 두 가지 문제가 모두 해결될 수 있다는 사실이 밝혀졌다.

순환적 흥분은 GABA 인터뉴런에 의해 매개되는 강력한 피드백[2] 억제에 따라 균형을 이루어야 한다. 피드백 억제는 낮은 활성 기준 상태를 안정화시킨다(Amit and Brunel 1997; Wang 1999). 또한 지속적인 활동 기억 상태에서 반복적인 억제는 작업기억 표현의 선택성을 강화해 전체 뉴런 집단으로 흥분이 확산되는 것을 방지한다(Murray et al. 2014). 즉, 작업기억을 지원하는 끌개 동역학은 강력하고 균형 잡힌 순환적인 흥분과 억제에 의해 뒷받침된다.

이러한 회로 모델은 시냅스 기전과 작업기억 활동 사이의 관계를 예측한다. 이러한 예측은 전전두피질에서 단일 뉴런을 동시에 기록하고 약리학적으로 조작하는 실험을 통해 확인되었다. NMDA 수용체에 의해 매개되는 흥분의 국소적 차단은 선호하는 자극에 대한 지속적인 활동을 약화시킨다(Wang et al. 2013). 마찬가지로 GABA 수용체에 의해 매개되는 억제의 국소적 차단은 선호되지 않는 자극에 대한 반응을 증가시킴으로써 지연 활동의 자극 선택성을 감소시킨다(Rao et al. 2000).

작업기억 계산 외에도 피질 끌개 신경망의 강력한 순환 흥분 및 억제 연결은 의사결정을 위한 회로 기전을 제공해 증거와 범주 선택의 시간적 통합을 지원한다

(Wang 2002; Wong and Wang 2006; Wang 2008). 이 모델에서 선택 선정적choice selective 신경 세포 집단은 감각 정보에 해당하는 외부 입력을 받는다([그림 3.4]의 c 참고). 반향 흥분은 시간이 지남에 따라 신경 활동의 느린 경사로 만들기를 통해 증거의 시간적 누적을 가능하게 한다([그림 3.4]의 d 참고). 이 속성은 끌개 신경망이 여러 안정 상태(범주적 선택)를 지원할 뿐 아니라 시간적 축적temporal integration과 같은 계산을 예시할 수 있는 느린 일시적 동역학을 지원한다는 점을 강조한다. 이러한 모델에서 순환 흥분을 통한 시간적 축적은 NMDA 수용체의 느린 생물물리학적 시간 척도에서 이익을 얻는다(Wang 2002). GABA성 인터뉴런에 의해 매개되는 피드백 및 측면 억제는 범주적 선택의 형성에 기초가 되는 신경 집단 간의 경쟁을 매개한다. 피질의 보편적인 특성인 불규칙한 뉴런 발화는 동일한 자극 입력이 제공되는 경우에도 시험 전반에 걸쳐 확률적 선택 행위에 기여한다.

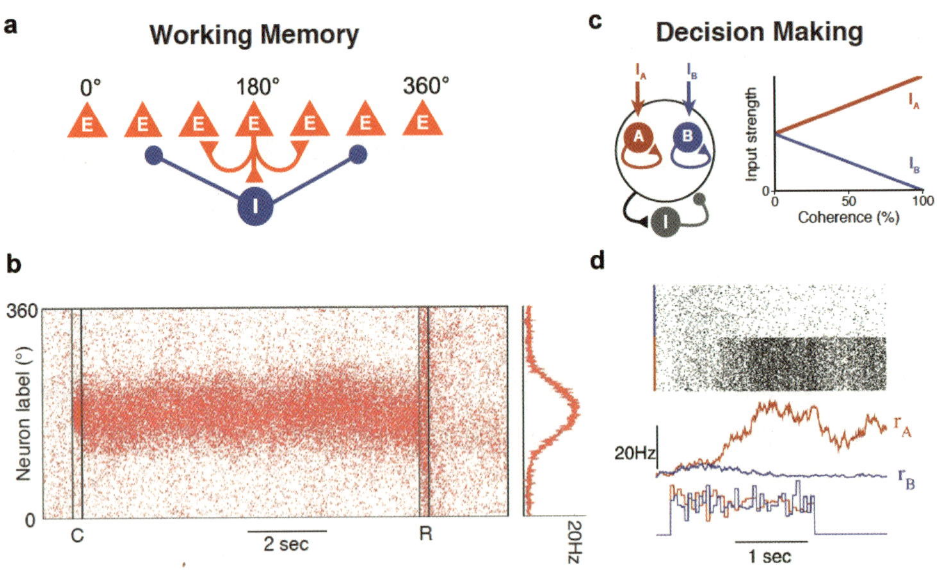

[그림 3.4] 생물물리학에 기반한 작업기억 및 의사결정 계산의 피질 회로 모델

(a) 공간 작업기억 모델에 대한 신경망 구조 개략도. 이 모델은 순환적으로 연결된 흥분성 피라미드 세포(*E*)와 억제성 인터뉴런(*I*)으로 구성된다. 피라미드 세포는 인코딩하는 각도 위치(0~360°)에 따라 표시된

다. 흥분성 대 흥분성 연결은 선호 각도가 비슷한 뉴런이 더 강하게 연결되도록 구조화되어 있다. 피라미드 세포와 인터뉴런 사이의 연결은 구조화되지 않고 피드백 억제를 매개한다. (b) 예시 실험에서 범프-끌개(bump-attractor)[44] 상태를 보여 주는 시공간 래스터 플롯(raster plot)[45]. 자극은 짧은 단서 에포크(epoch)(*C*로 표시)와 후속 지연 동안 180°로 제시되며, 자극 위치는 반응 에포크(*R*로 표시)까지 작업기억이 지연되는 동안 지속적인 활동으로 인코딩된다. 오른쪽에 작업기억 범프-끌개 상태의 발화율 프로파일이 있다. (c) 지각적 의사결정 모델을 위한 신경망 구조 개략도. 이 회로에는 두 개의 피라미드 뉴런 집단이 포함되어 있으며, 각 피라미드 뉴런은 두 가지 자극(*A*와 *B*) 중 하나에 선택적으로 반응한다. 각 피라미드 뉴런 집단 내에는 강한 순환 흥분이 존재하며, 두 집단은 인터뉴런(*I*)에 의해 매개되는 피드백 억제를 통해 경쟁한다. 오른쪽: 선택적 집단은 자극 일관성에 따라 결정되는 감각 관련 입력을 받는다. (d) 제로 일관성 자극(zero coherence stimulus)에 대한 단일 시행에서의 뉴런 활동 예시. 위쪽: 두 개의 선택적 집단에 대한 시공간 래스터 플롯(raster plot). 가운데: 집단 발화 속도. 아래쪽: 확률적 감각 관련 입력. 의사결정 중에 회로는 증거의 시간적 축적과 관련된 초기 느린 경사로 만들기를 나타내며, 이는 범주 선택으로 이어진다(이 실험에서 A의 경우).

* 출처: Compte et al.(2000); Wang(2002).

이러한 계산 모델링 연구는 연합피질 미세 회로 모델이 끌개 역학을 통해 작업기억과 의사결정 계산을 지원할 수 있음을 보여 준다. 이는 이러한 기능에 대한 공유된 '인지 유형cognitive-type' 회로 기전을 시사하며, 더 나아가 복잡한 인지 과정을 구축할 수 있는 구성요소를 제공한다(Wang 2013). 이러한 기능은 강한 순환 흥분과 억제에 의존하는 만큼 신경정신질환과 관련이 있는 시냅스 기능의 변화로 인해 인지 결함이 어떻게 발생할 수 있는지 연구하는 데 특히 적합하다.

3.5 인지 결함의 모델로서 변경된 흥분-억제 균형

작업기억과 의사결정 기능의 피질 끌개 신경망 모델을 적용해 연합피질에서 변경된 E/I 균형의 영향을 특성화할 수 있다. 피질 E/I 균형의 변화는 조현병, 자폐스펙트럼

44) 범프는 펄스 윗부분에서 기준 파형값보다 큰 값이 되는 기준 파형에서 발생하는 파형 편차다(역자 주).

45) raster는 화상 정보의 표현으로 한 줄에서 연속된 픽셀들의 집합이다. plot은 구성이다(역자 주).

장애, 주요우울장애 등 여러 신경정신적 장애와 관련이 있다. 이러한 회로 모델의 핵심 강점은 신경 활동뿐 아니라 행위에 대해서도 명시적으로 예측할 수 있다는 점이다. 이는 임상 집단에서 또는 인과적 섭동 후에 실험적으로 검사할 수 있다.

조현병에서 피질 미세 회로의 변화는 복잡하며, 글루타마테르성 흥분glutamatergic excitation과 GABA성 억제GABAergic inhibition에서 모두 기능 장애가 관찰된다. 조현병의 전두피질에 대한 사후 조사에서 잠재적으로 감소된 순환 흥분을 반영하는 3층 피라미드 세포의 스파인spine[46] 감소를 발견했다. 더불어 이러한 연구는 잠재적으로 감소된 피드백 억제를 반영하는 억제성 인터뉴런의 다중 손상을 밝혀냈다. 조현병의 약리학적 모델은 보완적인 증거를 제공한다. 이러한 접근 방법 중 하나는 케타민과 같은 NMDA 수용체 길항제를 사용하는 것인데, 이는 건강한 참가자에게서 조현병의 주요 증상을 일시적이고 안전하며 가역적으로 유도한다(Krystal et al. 2003). 케타민이 신경 기능에 미치는 영향에 관한 주요 가설은 약물이 GABA성 인터뉴런에 대한 NMDA 수용체의 우선적인 차단을 통해 잠재적으로 피질 탈억제disinhibition 상태를 유발한다는 것이다(Greene 2001; Homayoun and Moghaddam 2007; Kotermanski and Johnson 2009). 그러나 케타민의 신경 효과와 관련해 어떤 NMDA 수용체 서브 유닛과 신경 세포 유형이 우선적으로 작용하는 부위인지 등 많은 의문이 남아 있다(Khlestova et al. 2016; Zorumski, Izumi, and Mennerick 2016).

그러나 변경된 E/I 비율과 인지 손상 사이의 기계적 연관성은 여전히 미미하다. 이 문제를 해결하기 위해 다음에서 설명하는 모델링 연구의 목적은 시냅스 섭동의 개별 영역에 대한 해리 가능한 행위 예측을 공식화하는 것이다. 이 연구에서는 특히 두 개의 순환 시냅스 부위에서 NMDA 수용체의 기능 저하를 통한 E/I 비율의 섭동을 살펴보는데, 그 결과 ① 억제성 인터뉴런에서는 탈억제를 통해 E/I 비율이 상승하고, ② 흥분성 피라미드 뉴런에서는 E/I 비율이 낮아졌다([그림 3.5]의 a 참고).

46) 수상돌기에서 흥분성 신호 입력을 받아들이는 아주 작은 돌출부를 말한다(역자 주).

3.5.1 작업기억 모델

작업기억 기능은 임상 신경과학에서 내표현형endophenotype, 즉 유전적 위험 요인과 정신장애 사이를 매개하며 정량적으로 측정할 수 있는 핵심 특성이다(Insel and Cuthebert 2009). 작업기억 기능에는 기억의 인코딩, 유지, 주의산만에 대한 견고성, 정밀도 및 용량 등 다양한 구성요소 과정이 포함된다. 임상 인지 신경과학에서 진행되는 연구는 이러한 과정이 어떻게 손상되는지를 밝히고 해결하는 것을 목표로 삼는다. 많은 연구에서 조현병 환자의 작업기억 인코딩에 결함이 있음을 발견했다. 즉, 지연 시간을 0초로 설정해도 결함이 관찰된 것이다(Lee and Park 2005). 시각 공간 작업기억의 경우, 조현병 환자는 인코딩뿐 아니라 유지에도 결함을 나타내며, 그 결과 정밀도가 점진적으로 저하된다(Badcock et al. 2008; Starc et al. 2017). 다른 시각적 패러다임에서는 작업기억 능력이 감소하지만, 반드시 정밀도가 감소하는 것은 아니다(Gold et al. 2010).

Murray et al.(2014)은 시공간 작업기억의 피질 회로 모델에서 변경된 E/I 균형의 효과를 조사했다. E/I 비율을 증가시키는 탈억제는 우선적으로 인터뉴런에 대한 NMDA 수용체의 길항 작용을 통해 구현되었다. 이 모델에서 탈억제는 니모닉mnemonic 끌개 상태([그림 3.5]의 b 참고)에서 신경 활동 패턴의 확장으로 이어지며, 이러한 신경 변화는 특정 인지 장애를 유발했다. 유지되는 동안 니모닉 활동 패턴은 무작위 표동을 겪으면서 반응의 정밀도가 감소한다. 탈억제는 이 표동의 속도를 증가시킴으로써 작업기억을 유지하는 동안 니모닉 정밀도에 특정 결함을 유발한다.

또한 Murray et al.(2014)은 신경 표현이 확장되면 작업기억이 방해 자극에 더 취약해진다는 것을 발견했다. 이 모델에서 방해 자극은 초기 신호와 동일하게 모델링된 추가 산만 입력에 해당하며, 강도와 지속 시간은 동일하지만 자극 위치는 다르다. 두 자기 표현이 겹치는 경우에는 방해 작업이 작업기억 활동을 '유인'할 가능성이 크다. 따라서 주의산만성은 기억 표적의 표현과 방해 자극 개입 사이의 유사성에 따라 달라진다. 이 모델 행위와 일관되게 시공간 작업기억에서 방해 자극은 기억 보고서를

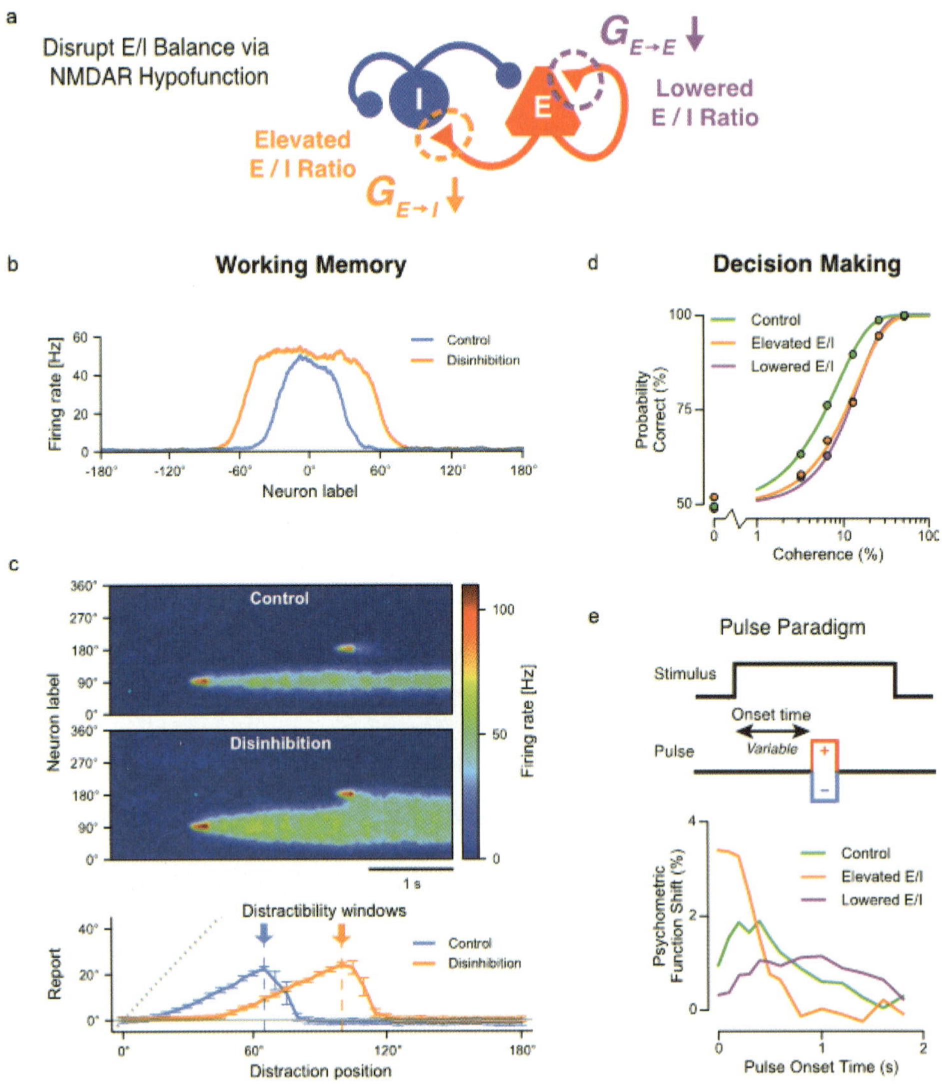

[그림 3.5] 작업기억과 의사결정의 피질 회로 모델에서 변경된 흥분/억제(E/I) 효과

(a) 두 개의 순환 시냅스 부위에서 NMDA 수용체의 기능 저하를 통해 E/I 비율이 양방향으로 섭동되었다. 억제성 인터뉴런에서 탈억제를 통해 E/I 비율이 높아지고, 흥분성 피라미드 뉴런에서는 E/I 비율이 낮아진다. (b) 작업기억 회로의 경우, '범프' 끌개 활동의 발화 속도 프로파일은 작업기억 유지 활동 동안 패턴을 보이는데, 탈억제를 통해 E/I 비율이 높아지면 작업기억 재현이 넓어진다. (c) 탈억제는 방해 요소를 걸러내는 신경망의 기능을 손상시킨다. 위쪽: 표적으로부터 90° 떨어진 거리에서 지연되는 동안 제시된 방해 자극에 반응하는 신경망 활동의 시공간 플롯. 아래쪽: 방해 자극과 대상 사이의 각도 거리에 따른 판독 보고서의 편차. '주의산만성 창'은 탈억제에 의해 넓어진다. (d) 의사결정 회로에서 심리 측정 기

능에 의해 정량화된 실행, 즉 자극 일관성의 함수로서 올바른 선택의 비율이다. 두 섭동(E/I 비율 증가 및 감소)은 모두 대조군 회로에 비해 상대적으로 성능이 저하된 실행이다. (e) 증거 누적의 시간 과정을 특징짓는 지각적 의사결정 과제 패러다임은 E/I 비율 증가와 감소에 따른 분리 가능한 행위 예측을 검사할 수 있다. 위쪽: 펄스 패러다임은 다양한 시작 시간에 추가적인 지각 증거의 짧은 펄스를 사용한다. 이 펄스는 심리 측정 함수의 변화를 유도하고, 해당 시점에 제시된 증거에 대한 선택의 민감도를 정량화한다. 아래쪽: 세 가지 E/I 체제에 대한 펄스 시작 시간에 따른 심리 측정 함수의 변화. 대조군과 비교해 증가된 E/I 회로에서 펄스는 초기 시작 시간에 더 강한 영향을 주지만, 시간이 조금 지난 후기에는 영향을 덜 미친다. 감소된 E/I 회로는 편평한 이동 프로파일을 보여 주며, 후기에 더 큰 영향을 미친다.

그 위치로 끌어들일 수 있지만, 방해 자극이 대상 위치 주변의 '주의산만성(공간) 창 distractability(spatial) window' 내에 나타나는 경우에만 가능하다는 사실이 경험적으로 발견되었다(Herwig, Beisert, and Schneider 2010). 탈억제가 니모닉 활동 패턴을 넓힌다는 점에서 이 모델은 조현병 환자의 작업기억을 방해하는 방해 자극의 범위가 증가할 것으로 예측한다.

탈억제 상태에서 확장된 작업기억 표현의 모델 예측을 검사하기 위해 Murray et al.(2014)은 공간 지연된 표본과 일치match to sample 과제 동안 케타민을 투여한 건강한 사람의 행동을 분석했다(Anticevic et al. 2012). 이 과제에서 참가자는 작업기억에 단서의 위치를 유지해야 한다. 그런 다음 참가자에게 다른 위치에 해당하는 탐침probe 자극을 제시하면, 참가자는 이러한 탐침이 초기 신호와 '일치'하는지 여부를 표시해야 한다. 이 모델은 탐침이 작업기억에 보관된 대상(일명 '기억memorandum')과 유사한지에 따라 달라지는 오차 패턴을 예측했다. 케타민 투여 조건과 제어 조건에서의 행동 데이터를 분석한 결과, 계산 모델에서 예측한 것과 유사한 특정 오차 패턴이 나타났다. 모델 예측과 일관되게 케타민은 특히 확장된 니모닉 표현과 겹치는 탐침의 오차 비율을 높였다. 조현병에서도 비슷한 패턴의 오차가 관찰되었는데, '근접' 비표적non-target 탐침에 대해서는 잘못된 경보가 선택적으로 증가하지만 '원거리' 비표적 탐침에 대해서는 증가하지 않았다(Mayer and Park 2012). 탈억제에서 발생하는 모델 예측과 달리 모델에서 불충분한 순환 흥분은 지속적인 활동의 붕괴로 이어지며, 이는 누락 및 공간적으로 무작위 오차의 오차 패턴을 유발한다.

조현병 환자의 모델 예측을 더 직접적으로 검사하기 위해 Starc et al.(2017)은 모델 및 모델이 개발된 영장류 전기 생리학 과제 패러다임과 명시적으로 일치하도록 작업기억 과제를 설계했다. 임상 연구, 기본 신경생리학 연구 결과, 계산 모델링 사이의 이러한 연계는 가설을 더 강력하게 추론하고 검증하게 한다. Starc et al.(2017)의 작업기억 과제에서 메모랜덤memorandum은 단일 시공간 위치이며, 반응은 기억된 위치에 대한 직접 보고로 니모닉 코딩의 지속적인 측정을 제공한다. 작업기억 유지 중 증가된 표동의 모델 예측을 검사하기 위해 니모닉 지연 기간을 변경한다. 표적 방해 자극 유사성에 의존하는 주의산만성 증가의 모델 예측을 검사하기 위한 일련의 시험에는 대상과의 거리가 가변적인 지연 동안 방해 자극을 포함했다. Starc et al.(2017)은 실험 결과가 대체로 모델 예측을 따르며, 환자는 지연 기간이 길어짐에 따라 건강한 대조군에 비해 분산이 증가하고 작업기억 정밀도가 낮아진다는 것을 발견했다. 또한 조현병 환자는 특정 공간 위치에서 주의가 산만해지는 편향된 보고를 통해 작업기억 주의산만성이 증가하는 것으로 나타났다. 이 연구는 생물물리학에 기반한 인지 신경회로 모델의 예측을 임상 집단의 실험으로 전환할 수 있는 생산적인 계산 정신의학 접근법을 보여 준다.

3.5.2 의사결정 모델

일반적으로 의사결정 기능은 여러 정신질환에서 손상된다(Lee 2013). 신경회로 모델의 기능 장애를 연구하기 위해 우리는 인간이 아닌 영장류의 전기 생리학을 통해 연구된 것과 유사한 과제 패러다임에서 지각적 의사결정에 초점을 맞춘다. 앞에서 검토한 바와 같이, 무작위 점 운동 패러다임 동안 연합피질에서 행위와 신경 활동을 포착하기 위해 피질 끌개 신경망 모델이 개발되었다(Wang 2002; Furman and Wang 2008). 이러한 두 가지 대안이 있는 강제 선택 과제에서는 무작위 점 운동 자극이 제공되고, 참가자는 동작의 순방향(왼쪽 또는 오른쪽)을 보고해야 한다. 무작위 점 패턴의 일관성은 지각 증거의 강도와 과제 난이도를 제어하기 위해 파라미터 방식으로 변경할 수 있다. 일관성의 함수로 정확한 백분율을 제공하는 심리 측정 기능은 특정 수준의 정확도를 이끌어 내는 일관성으로 식별 임곗값discrimination threshold을 정의한다.

무작위 점 운동 패러다임은 임상 집단에 적용되어 더 높은 식별 임곗값으로 측정된 조현병에서 손상된 지각 식별을 밝혀냈다(Chen et al. 2003, 2004; Chen, Bidwell, and Holzman 2005). 자폐스펙트럼장애 환자에서도 유사한 식별 임곗값 손상이 관찰되었다(Milne et al. 2002; Koldewyn, Whitney, and Rivera 2010). 이러한 손상은 일반적으로 감각 표현에서 신경 기능 장애의 증거로 해석된다(Butler, Silverstein, and Dakin 2008). 그러나 이러한 손상은 초기 감각 영역의 아래downstream에 있는 연합피질 회로 안의 증거 누적 기능 장애로 인해 발생할 수도 있다.

이 문제를 탐구하기 위해 Lam et al.(2017)은 Wang(2002)이 개발한 의사결정의 연합피질 회로 모델에서 변경된 E/I 균형의 효과를 연구했다. 연구에서는 E/I 비율을 양방향으로 섭동함으로써 NMDA 수용체 기능 저하를 통한 E/I 비율 증가와 감소가 각각 억제성 뉴런과 흥분성 뉴런에 미치는 영향을 비교했다. 흥미롭게도 Lam et al.(2017)은 어느 방향에서든 E/I 균형이 깨지면 심리검사 측정으로 평가된 것과 유사하게 의사결정을 손상시킬 수 있음을 발견했다. 즉, E/I 비율에 대한 실행의 의존성은 U자형이며, E/I 비율이 감소하거나 증가할 때 모두 저하된다는 것이다([그림 3.5]의 d 참고). 따라서 임상 집단의 표준 정신물리학적 측정은 E/I 비율 증가, E/I 비율 감소 또는 위로upstream 감각 코딩 결함과 같은 뚜렷한 회로 수준 변경을 구분할 수 없다.

그럼에도 불구하고 Lam et al.(2017)은 이러한 체제가 증거 누적의 시간 경과에 대해 분리 가능한 예측을 한다는 사실을 발견했다. 무작위 점 운동 과제는 자극 제시 기간 동안 증거 누적 전략을 촉진한다. 이러한 환경에서는 일반적으로 참가자가 자극이 제시되는 동안 지속적으로 정보를 누적하고 자극 흐름이 끝날 때만 선택한다고 가정한다. 그러나 이러한 가정과 달리 정보가 통합되는 방식은 시간적으로 균일하지 않으며, 때로는 자극 제시가 끝나기 훨씬 전에 결정이 내려지는 경우도 있다. 증거 누적의 시간 과정을 특성화하기 위해 여러 과제 패러다임이 개발되었다. 예를 들면, 펄스

pulse 과제 패러다임(Huk and Shadlen 2005; Wong et al. 2007)에서는 일정한 일관성 자극이 제시되는 동안 가변적인 시작 시간에 짧은 추가 일관성 펄스가 삽입된다([그림 3.5]의 e 참고). 이 펄스는 펄스 일관성에 따라 심리 측정 기능의 변화를 유도한다. 펄스 시작 시간에 대한 이러한 변화의 의존성은 선택 시점에 대한 가중치를 반영한다.

펄스 패러다임은 다른 패러다임과 마찬가지로 변경된 E/I 비율 아래에서 뚜렷한 의사결정 손상을 분리한다([그림 3.5]의 e 참고). E/I 비율이 높을 때는 충동적인 의사결정이 이루어지며, 초기에 제시된 지각적 증거가 후기 증거보다 훨씬 더 높은 가중치를 받는다. 반대로 E/I 비율이 낮으면 의사결정이 우유부단해져서 증거 통합과 옵션 사이의 승자 독식 경쟁이 약화된다. 이러한 효과는 수학적 심리학의 의사결정에 널리 사용되는 추상 모델인 표동 확산 모델을 수정함으로써 정성적으로 포착할 수 있다(2.2 참고). 표준 표동 확산 모델은 기억에 대해 무한한 시간 상수를 사용하는 완전 통합을 가정한다. 회로 모델에서 감소된 E/I 비율은 기억에 대한 유한 시간 상수와 '누수' 통합으로 포착할 수 있다. 반대로 증가된 E/I 비율은 결정 임곗값으로 발산하는 본질적인 경향을 가진 '불안정한' 통합으로 포착할 수 있다. 이 연구는 신경회로 모델의 시냅스 수준 섭동을 측정 가능한 인지 행위와 수학적 심리학의 더 추상적인 모델에 연결할 가능성을 보여 준다.

3.5.3 인지 기능에서 흥분-억제 균형의 역할에 대한 상태 다이어그램

인지 기능의 신경회로 모델은 다양한 과제 패러다임에서 시냅스 섭동이 행위에 미치는 영향에 대한 분리 가능한 예측을 생성할 수 있다. 생물물리학적 기반 모델은 또한 신경 활동이나 행위의 어떤 측면이 병리학, 보상 또는 치료에 의한 특정 조작에 차별적으로 민감하거나 강한지 제안할 수 있다. 특정 신경망 파라미터 또는 파라미터 조합의 변경은 다른 파라미터 조합의 변경보다 모델 행위에 훨씬 더 강력한 영향을 미칠 수 있다. 파라미터 공간에서 '완만한sloppy' 축은 모델 반응이 해당 파라미터 조합의 섭동에 상대적으로 둔감한 축이며, '가파른stiff' 축은 모델 반응이 섭동에 매우 민감한 축이다(Gutenkunst et al. 2007).

Murray et al.(2014)과 Lam et al.(2017)은 E/I 비율의 파라미터 변화 아래에서 이러한 신경회로 모델의 기능을 특성화했다. 특히, 그들은 파라미터 공간에서 억제성 인터뉴런(E/I 비율 증가)과 흥분성 피라미드 뉴런(E/I 비율 감소)에 대한 NMDA 수용체 전도율의 감소를 확인했다([그림 3.6] 참고). 작업기억 모델의 경우, 회로 기능은 니모닉 지속 활동 패턴의 폭에 따라 결정된다. 의사결정 모델의 경우에는 식별 민감도(식별 임곗값의 역)를 통해 회로 기능을 측정할 수 있다. 두 회로 모델에서 모두 E/I 비율이 최적의 신경망 기능을 위한 핵심 파라미터인 것으로 밝혀졌다. 상대적으로 작은 섭동 이후에도 E/I 균형이 유지되는 한 회로 기능은 견고하게 유지된다. 따라서 보존된 E/I 비율은 이 파라미터 공간에서 '완만한' 축에 해당한다. 반대로 E/I 비율의 미묘한 변화('가파른' 축을 따르는)도 모델 기능에 큰 영향을 미친다.

불균형이 높아지거나 낮아지면 회로의 다중 안정성이 떨어질 수 있다. 탈억제가 너무 강하면(E/I 비율이 높아지면) 자발적 상태가 더는 안정적이지 않으며, 반대로 순환 흥분이 너무 약하면(E/I 비율 낮아지면) 회로가 지속적인 활동을 지원할 수 없다. 이러한 분석 결과를 종합하면, 대뇌 피질 회로 모델에서 최적의 인지 실행을 위해서는 E/I 균형이 중요하다는 것을 알 수 있다. 이는 조현병과 같은 장애에서 시냅스 변경의 복잡성에도 불구하고, 신경회로의 인지 기능에 미치는 영향은 회로가 우선적으로 반응하는 E/I 비율과 같은 효과적인 파라미터에 대한 '순효과' 측면에서 이해할 수 있음을 시사한다.

3.6 향후 방향

이 장에서는 생물물리학적 기반 신경회로 모델을 활용해 E/I 균형의 변화가 작업기억과 의사결정의 핵심 인지 기능에 미치는 영향을 탐구한 두 가지 연구를 검토했다.

이 연구는 E/I 비율이 피질 회로의 적절한 인지 기능을 위한 중요한 속성이라는 것을 밝혀냈다. 또한 신경회로 모델이 기초 신경생리학 및 임상 응용 분야에서 중개 역할을 할 수 있음을 보여 주는 계산 정신의학을 위한 검사 베드test bed를 제공한다. 이제 향후 모델링 연구에서 다뤄야 할 몇 가지 영역을 살펴본다.

3.6.1 인지 기능과 신경물리학적 생체표지자의 통합

생물물리학에 기반한 회로 모델은 시냅스 수준의 섭동이 신경역동적 생체표지자와 연관될 수 있는 기전을 탐구하는 데 유리한 위치에 있다. 예를 들어, 조현병 맥락에서 회로 모델은 파괴된 감마 대역 진동 장애의 기전을 연구하는 데 적용되었다(Vierling-Claassen et al. 2008; Spencer 2009; Volman et al. 2011; Rotaru et al. 2011). 이는 환자의 뇌파/자기 뇌파 검사 데이터와 관련이 있을 수 있다(Uhlhaas and Singer 2010). 또한 매우 다른 시공간적 규모에서 대규모 단절의 회로 모델은 휴지기 상태의 BOLD 데이터와 관련될 수 있다(Yang et al. 2014, 2015). 현재 이러한 생체표지자 관련 모델은 인지 기능이나 행위와 직접적인 관련이 없다. 향후 다양한 규모의 분석에서 인지 기능과 신경물리학적 생체표지자를 통합하려는 모델링 작업이 필요하다.

3.6.2 신경생물학적 세부 사항 추가 및 통합

신경회로 기능 장애에 대한 점점 더 복잡하고 상세한 질문을 해결하기 위해 미래의 모델은 실험을 통해 제한하고 검사할 수 있는 신경생물학 추가 요소를 통합해야 한다. 현재 모델에서 주목할 만한 한 가지 한계는 일반적으로 단일 유형의 억제성 인터뉴런을 포함하므로 특정 인터뉴런 세포 유형의 우선적 중단에 관한 중요한 질문에 대답할 수 없다는 것이다. 파르브알부민을 발현하는 인터뉴런과 소마토스타틴을 발현

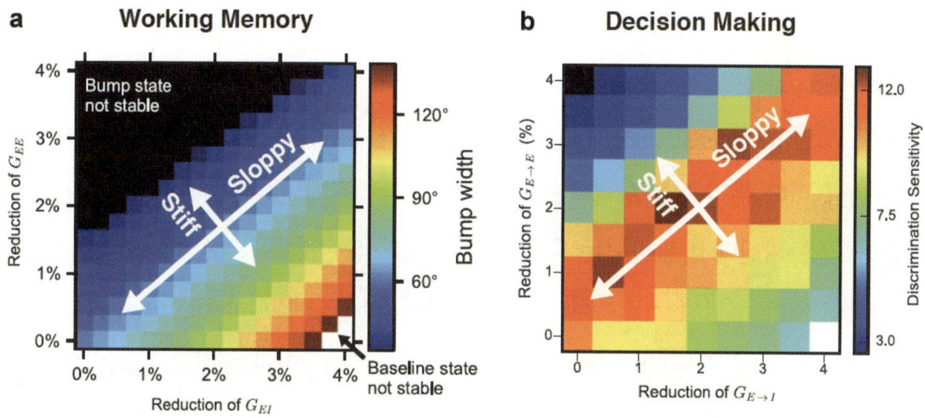

[그림 3.6] 시냅스 파라미터에 대한 회로 기능의 의존성

작업기억과 의사결정에서 모두 흥분 억제(E/I) 균형이 중요한 역할을 한다. 그림은 억제성 인터뉴런(G_{EI}) 또는 흥분성 피라미드 뉴런(G_{EE})으로의 두 가지 순환 NMDA 수용체 전도율 강도의 감소를 나타내는 파라미터 공간을 보여 준다. 이 분석은 이 두 가지 파라미터의 섭동 연결에 대한 모델 기능의 민감도를 특성화한다. (a) 작업기억 회로의 경우, 작업기억 범프 끌개 상태의 폭을 측정했다. 범프 폭은 작업기억 유지 중 니모닉 정밀도와 주의산만성에 영향을 준다. (b) 의사결정 회로의 경우, 식별 임곗값의 역으로 정의되는 식별 민감도[81.6%의 정확한 일관성(coherence)[47]]를 측정했다. 민감도가 높을수록 실행이 향상된다. 작업기억과 의사결정 회로에서 모두 이 섭동 범위 내에서 G_{EI}와 G_{EE}가 일정한 비율로 함께 감소하면 E/I 균형이 유지되므로, 회로 실행은 본질적으로 변경되지 않는다. E/I 균형은 파라미터 공간에서 기능이 민감하지 않은 '완만한' 축을 정의한다. 반면 이 기능은 '가파른' 축을 따라 작은 직교 섭동에는 매우 민감하게 반응한다(Gutenkunst et al. 2007). G_{EI}의 감소는 E/I 비율을 높이고 실행을 저하시킬 수 있다. 작업기억의 경우 니모닉 표현 확장을 위해, 그리고 의사결정의 경우 매우 불안정한 통합으로 인해 충동적 선택이 발생하기 때문이다. 반대로 G_{EE}의 감소는 더 큰 비율로 E/I 비율을 낮추고 실행을 저하시킨다. 작업기억의 경우 범프 끌개의 손실로 인해, 의사결정의 경우 우유부단한 선택으로 인해서다. 이러한 연구 결과는 E/I 비율이 이러한 회로에서 인지 기능에 중요한 효과적인 파라미터이며, E/I 비율에 대한 '역U자' 의존성이 있음을 나타낸다.

* 출처: Murray et al.(2014); Lam et al.(2017).

47) 두 시계열(time series) 간의 연관성의 강함 정도에 대한 측정이다(역자 주).

하는 인터뉴런 사이에는 시냅스 연결성과 기능적 반응에 차이가 있다는 주요 차이점이 있다(Gonzalez-Burgos and Lewis 2008). 인터뉴런 계층 사이의 분업을 제안하는 미세 회로 모델(Wang et al. 2004; Yang et al. 2016)은 서로 다른 별개의 세포 유형에서 기능 장애에 대해 분리 가능한 예측을 할 수 있는 잠재력이 있다. 모델 확장을 위한 또 다른 방법은 피질에서 관찰되는 층위 구조를 고려하는 것으로(Mejias et al. 2016), 이는 손상된 예측 코딩의 기계론적 가설과 관련이 있을 수 있다(Bastos et al. 2012). 국소 미세 회로의 수준을 넘어 뇌 영역 전반에 걸친 분산 인지 계산distributed cognititive computation에 대한 추가 연구가 필요하며(Chaudhuri et al. al. 2015; Murray et al. 2017), 정신장애에서 대규모 신경망 동역학의 변경 모델에 대한 통합 또한 필요하다(Yang et al. 2014, 2015).

3.6.3 과제 설계 정보

이러한 모델링 연구는 계산 정신의학에 적용되는 인지 과제를 설계할 때 고려해야 할 중요한 사항을 제공한다. 각 모델에서 여러 가지 뚜렷한 피질 장애(E/I 비율 증가, E/I 비율 감소, 위로의 감각 코딩 결함 등)가 실행을 손상시킬 수 있다. 일반적인 과제 패러다임의 표준 실행 분석(작업기억의 오차율, 의사결정의 심리 측정 임곗값 등)은 분리 가능한 예측을 해결하기에 충분하지 않을 수 있다. 과제 행위에 대한 세밀한 분석은 단순히 전반적인 실행 장애를 측정하는 것보다 서로 다른 유형의 오차 또는 결함을 구별해야 한다. 이는 단일 하위 과정에서 별개의 인지 하위 과정(작업기억을 위한 인코딩 대 유지)의 결함 또는 대립되는 결함(의사결정에서 누수 대 불안정한 통합)으로 인한 것일 수 있기 때문이다. 회로 모델링은 인지 기능의 잠재적인 다양한 '실패 모드'에 대해, 그리고 어떤 과제 설계에서 이를 드러낼 수 있는지에 대해 통찰력을 제공할 수 있다. 결과적으로 과제 설계를 회로 모델과 연계하면 행위 측정에서 기계적인 신경물리학적 가설을 생성할 수 있다.

3.6.4 보상 및 치료 연구

마지막으로, 정신의학과 가장 관련성이 높은 생물물리학적 기반 회로 모델링은 이온 채널과 수용체 수준에서 작용하는 치료의 가능한 효과를 시뮬레이션하는 방법을 제공할 잠재력을 가지고 있다. 이러한 원리를 증명하는 예로 Murray et al.(2014)은 작업기억 회로 모델에서 여러 파라미터에 작용하는 보상을 통해 E/I 균형을 복원할 방법을 조사했다. 예를 들어, 탈억제로 인해 증가된 E/I 비율은 억제를 강화하는 치료 또는 흥분을 약화시키는 치료로 보상될 수 있다. 결과적으로 E/I 균형이 회복되면서 작업기억 행위의 관련 결함이 개선되었다. 그러나 원리 증명을 넘어서려면 생물물리학적 기반 모델의 추가 개발과 개선이 필요하다. 이 분야의 향후 개발은 앞에서 언급한 다른 방향의 도움을 받을 수 있을 것이다. 약리학적 효과를 더 잘 포착하기 위해서는 더 세밀한 미세 회로와 수용체의 통합이 필요하다. 모델에 생체표지자와 행위를 통합하면 동물 모델과 인간의 약리학적 조작에서 얻은 경험적 데이터를 활용한 더 직접적인 검사를 통해 개선할 수 있다.

3.6.5 대규모 뇌 체계에서 분산 인지 과정

이 장에서는 국소 회로 모델링에 초점을 두었지만, 인지 과정에는 여러 개의 피질 및 피질하 영역이 관여한다. 연구자들은 정신질환에서 전반적인 뇌 연결과 동역학에 이상이 있는지 고려하기 시작했지만(Rubinov and Bullmore 2013; Yang et al. 2015) 이 분야는 아직 초기 단계에 머물러 있다. 특히 작업기억 중 지속적인 활동이 여러 뇌 영역에서 관찰되었다(Christophel et al. 2017). 이러한 분산된 지속적 활동 패턴의 일반적인 원리는 무엇인가? 특정 뇌 영역이 지속적인 활동을 나타내는지 아닌지를 결정하는 요인은 무엇인가? 지속적으로 활동하는 영역은 작업기억에 무엇을 저장하며, 전반적인 지속적 활동 패턴에 기여하거나 제어하는 데 어떤 역할을 하는가? 이제 이러한 질문에 진지하게 답할 때가 되었다. 인간의 뇌 연결체학connectomics과 기능적 영상이 빠르게 발전하고 있다. 동시에 동물 연구에서 작업기억 과제 중 여러 뇌 영역의 뉴런에서 생리학적으로 기록하는 것이 가능해졌으며, 정량적 메소스코픽mesoscopic[48] 연결 데이터를 기반으로 생물학적 기반의 대규모 모델링을 구축할 수 있게 되었다(Chaudhuri et al. 2015; Mejias et al. 2016; Wang and Kennedy 2016).

이러한 모든 방향의 발전은 기초 신경과학에 기반을 둔 정신의학의 치료 개발을 합리적으로 이끌 흥미로운 가능성을 제시한다.

3.7 요약

생물물리학적 기반 신경회로 모델링에 기반한 연구는 전두피질과 같은 영역의 인지 과정에 관여하는 신경회로에 대한 통찰력을 이끌어 냈다. 작업기억은 전두피질과 같은 영역에서 지연 기간 동안 지속적인 신경 활동에 의존하는 것으로 보인다. 이러한 지속적인 활동은 일반적으로 끌개 모델을 사용해 모델링된다. 의사결정은 결정 기간 동안 신경 활동이 증가하는 것으로 보이며, 이는 '증거의 누적'에 해당한다. 시뮬레이션에서 작업기억 동안의 흥분성 반향과 지속적인 활동 유지, 의사결정 동안의 증거 누적에는 느린 시냅스, 특히 NMDA 수용체가 필요한 것으로 밝혀졌다. 이러한 이론적 예측은 실험적으로 검증되었으며, 정신의학 연구에 중요한 의미가 있다. 실제로 조현병 및 기타 정신질환에서 NMDA 손상이 관찰되었다. 계산 모델은 시냅스 흥분과 억제 균형이 어떻게 변화해 NMDA 손상을 통해 작업기억과 의사결정에 특정 손상을 일으키는지 설명할 수 있다. 이러한 국소적 회로 모델은 계산 정신의학 분야에서 더 정교한 모델과 대규모 뇌 회로 모델을 개발하는 데 기본적인 빌딩 블록building block[49]을 제공할 수 있다.

48) 미시적과 거시적의 중간을 의미하며, 크기는 나노미터에서 마이크로미터에 이르는 영역이다(역자 주).

3.8 향후 연구

Shall(2004)은 정신 상태와 뇌 상태 사이의 명제 연결과 대응에 관해 논의한다. 여기에 설명된 것과 관련된 끌개 모델과 조현병을 연관 짓는 접근 방식은 Rolls and Deco(2011)의 작업에서 찾아볼 수 있다.

Durstewitz, Huys, and Koppe(2018)는 정신과적 증상과 질병에 대한 일반적인 동역학적 체계 관점을 제공하고, 진단과 예후 및 치료에 대한 잠재적 영향에 관해 논의한다.

생리학적 측면에서 기억과 관련된 지속적인 활동의 기초가 될 수 있는 신경 기전에 대한 최근 검토는 Zylberberg and Strowbridge(2019)에서 확인할 수 있다. O'Connell et al.(2018)은 지각적 의사결정에 대한 신경 및 계산 관점에 대한 최근 연구를 기술한다.

3.9 감사의 말

XJW는 NIH 보조금 Rot MH062349, STCSM 보조금 15JC1400104을 부분적으로 지원받았다. 이 장에 소개된 내용은 『Computational Psychiatry: Mathematical Modeling of Mental Illness』(edited by A. Anticevic and J. Murray, Elsevier Press, 2017)에 게재되었다.

49) 컴퓨터의 기본적인 회로 조합이다(역자 주).

4장

인지 제어의 계산 모델: 과거와 현재의 접근

4장 인지 제어의 계산 모델: 과거와 현재의 접근

Debbie M. Yee and Todd S. Braver
Wahsington University in St. Louis

4.1 소개

인지, 계산, 체계 신경과학 연구의 핵심 과제는 '인지는 신경 체계에서 어떻게 발생하는가?'라는 질문에 만족스러운 답변을 제공하는 것이다. 연구자들은 이 질문에 대답하기 위해 수십 년 동안 다양한 도구(자기공명영상, 뇌파 검사, 단일 유닛 기록single-unit recording[50] 등)를 사용했지만, 신경 기질이 동기화되어 복잡한 인지 과정을 만들어 내는 작동 방식을 이해하는 데 있어서는 이제 겨우 표면을 긁기 시작했다.

예를 들어 심포니 오케스트라가 연주하는 협주곡을 듣는다고 상상해 보자. 아마도 당신은 어떻게 이렇게 다양한 악기에서 나오는 소리를 한데 모아 아름다운 명곡을 연주해 내는지 궁금해질 것이다. 협주곡은 선율적이고 서정적이며 여러 개의 복잡한 음악적 층으로 채워져 일관성 있게 들린다. 그러나 자세히 살펴보면 그러한 복

50) 미세 전극을 사용해 단일 뉴런의 전기 생리학적 반응을 측정한다(역자 주).

잡한 음악적 층도 전체 앙상블 안에서 서로 다른 악기의 소리로 나눌 수 있다. 협주곡을 이해하기 위한 한 가지 접근 방식은 단순히 한 악기 또는 한 섹션(같은 멜로디를 연주할 때 바이올린 솔로 또는 전체 바이올린 섹션)을 듣는 것이지만, 이는 특정 악기가 전체 작품에 어떻게 기여하는지에 대한 작은 창만 제공할 뿐이다. 또 다른 접근 방식은 작품의 모든 사운드를 악기별로 분석하는 것이다. 이는 협주곡을 구성하는 여러 사운드의 구조적 분할을 제공하지만, 작곡의 중요한 측면인 악기 연주의 시간적 순서는 무시하는 방법이다. 아마도 가장 교활한 문제는 각 악기가 이 협주곡에 기여하는 방식의 구조적 · 시간적 측면을 이해할 수 있다고 해도 이 오케스트라의 같은 악기가 다른 다양한 곡(다른 협주곡, 소나타, 발라드 등)을 다른 시기에 연주할 수도 있다는 점이다! 그러므로 현재 협주곡에 대한 바이올린의 기여 특성은 다른 음악 연주를 고려할 때 적용되지 않을 수 있으므로 이러한 유형의 분석 작업은 기대한 만큼 일반화하기 어렵다.

4.1.1 인지 제어의 호문쿨루스 문제

이 문제와 '오케스트라 협주곡'이라는 비유는 인간 인지의 강력한 미스터리 중 하나, 즉 뇌가 어떻게 인간으로 하여금 현대의 일상생활을 구성하는 통제되고 복잡하며 시간적으로 확장된 목표 지향적 행위(멀티 코스 식사 준비, 사용 설명서를 참고해 IKEA 가구 조립하기, 컴퓨터 프로그램 작성, 스도쿠 퍼즐 풀기, 학위를 성공적으로 이수하는 방법)를 계획하고 구현하며 달성하게 하는지를 고려할 때 두드러지게 드러난다. 오케스트라에 비유하자면 지휘자가 앙상블을 이끌며 아름답고 응집력 있는 협주곡 연주를 완성하는 방법을 이해하는 것과 비슷할 것이다. 이 수수께끼는 종종 다음과 같은 '호문쿨루스 문제 homunculus problem'[51]로 제기되고는 한다. 생각과 행동에 대한 통제가 뇌 기능에서 비

51) 호문쿨루스는 라틴어로 '작은 사람'이란 뜻으로 뇌 피질에서 감각이나 운신경의 분포에 따라 기이한 작은 인체로 표현된다. 뇌에 인간 행동을 제어하는 작은 사람이 있는지의 문제를 제기한다(역자 주).

롯된다면 '제어자'로 분류되어야 하는 구성요소와 '제어되는' 구성요소를 구별하는 특별한 신경생물학적 및 계산적 특성이 있는가? 제어자와 제어의 구분이 의미 있는가? 그렇지 않다면 지능적이고 목표 지향적인 행위의 출현을 신경생물학적 관점에서 어떻게 이해할 수 있는가?

심리학 및 신경과학 분야에서 연구자들은 주로 국소주의자 접근 방식을 사용해 관련 인지 기능 측면에서 개별 뇌 영역을 연구한다(Poldrack 2007). 다른 극단에는 전체 뇌에 초점을 맞추어 구조적 또는 기능적으로 관련될 수 있는 신경망으로 분석하는 통합주의 관점이 있다(Eliasmith et al. 2012). 그러나 이러한 접근 방식 중 어느 것도 인지 제어의 근본적인 문제에 만족스러운 해답을 제공하지 못했다. 이 논의에서 알 수 있듯이, 난해해 보이는 호문쿨루스 문제를 제대로 해결하려면 계산 모델링 접근 방식이 필요할 수 있다. 계산적 접근 방식은 환원주의적 접근 방식과 우연주의적 방식에 모두 활용될 수 있다. 즉, 호문쿨루스의 신비한 지능을 이해하기 쉬운 '멍청한dumb' 신경 하위 구성요소subcomponents로 분해하는 동시에, 이러한 인지 제어의 단순한 하위 구성요소 사이의 동역학적 상호 작용에서 복잡한 제어 기능이 어떻게 나타날 수 있는지 명확하게 설명한다.

인지 제어에 대한 계산 모델링 접근 방식은 연구자에게 생성과 인과적으로 효과적인 제어 기전 및 뇌 활동과 행위에 미치는 영향에 관한 명시적인 실험 예측과 더불어, 특별하고 구체적인 가설을 생성하는 수단을 제공한다는 점에서 다른 신경과학 기술과 비교할 때 독보적으로 강력하다(Botvinick and Cohen 2014; O'Reilly 2006; O'Reilly, Herd, and Pauli 2010). 인지과학 분야에서 모델링 접근법의 유틸리티는 오랫동안 확립되고 높이 평가되어 왔다(Newell and Simon 1961). 30년 전 David Marr는 복잡한 인지 체계를 세 가지 분석 수준(**계산적, 알고리즘적, 구현적**)으로 분해하고 조사하는 영향력 있는 제안을 함으로써 이러한 접근 방식을 공식화하려고 시도했다(1장 및 [그림 1.4] 참고; Marr 1982; Bechtel 1994). 이러한 수준의 분석은 처음에 비전의 계산 문제를 해결하기 위해 도입되었으며, 다양한 연구자로부터 보편적으로 적용하기에는 너무 엄격하다는 비판을 받아 왔다(Dayan 2006). 그러나 Marr 프레임워크는 다음과 같이 시간적으로 확장된 더 복잡한 목표 지향 행위의 기초가 되는 신경 및 계산 기전에 대한 상호 보완적인 질문을 고려할 때 유익하게 적용될 수 있다: 추정 제어 기능에 의해 달성되는 계산 목표는 무엇인가? 이 함수를 인코딩하는 알고리즘은 무엇인가? 알고리즘을 구현하는 신경 체계와 기전을 식별할 수 있는가? 따라서 이 장에서는 다양한 계산 모델이 인지 제어 기능에 대한 특정 질문을 어떻게 해결하려고 시행하는지에 대한 일반적인 직관을 제공하기 위해 Marr 프레임워크를 사용할 것이다.

4.1.2 왜 인지 제어인가?

이 장에서는 인지 제어에 대한 과거와 현재의 계산 모델을 강조하며, 그 목적은 두 가지다. 첫째, 인지 제어는 잘 알려진 심리적 구조로, 오랫동안 많은 연구자가 계산 모델링 접근법을 사용해 근본적인 인지 기전을 설명하려고 시도해 왔다(Newell and Simon 1972; Rumelhart et al. 1986; Cohen, Dunbar, and McClelland 1990; Braver and Cohen 2000; Anderson et al. 2008). 둘째, 인지 제어 능력은 광범위한 정신장애를 일으키며 논란의 대상이 되어 왔는데, 현재 방대한 문헌이 조현병, 우울장애, 강박장애, ADHD, 중독, 알츠하이머병, 파킨슨병 등 많은 장애에서 인지 제어 손상이 두드러진다는 가설을 뒷받침한다(Lesh et al. 2011; Fales et al. 2008; Halari et al. 2009; Greisberg and McKay 2003; van Meel et al. 2007; Vaidya et al. 2005; Belleville, Chertkow, and Gauthier 2007; Brown and Marsden 1990; Wylie et al. 2010; Snyder, Miyake, and Hanldn 2015). 실제로 인지 제어 손상이 여러 형태의 정신질환에서 볼 수 있는 특성이라 해도 과언이 아니다. 그러므로 인지 제어 기능의 근간이 되는 기전을 이해하면 정신병리학을 이해하는 데 중요한 단서를 제공할 수 있다.

인지 제어는 주의가 산만해지거나 환경 지원이 없는 상황에서도 과제 관련 목표와 행위 목표를 추구하기 위해 시간이 지남에 따라 과제 표현을 적극적으로 유지하고 유연하게 업데이트함으로써 과제 관련 처리를 실행하는 능력으로 정의된다(Engle and Kane 2004; Braver 2012; O'Reilly, Braver, and Cohen 1999). 인지 제어의 핵심 견해는 제어된 처리와 자동 처리를 구분하는 것이다(Posner and Snyder 1975; Shiffrin and Schneider 1977; Norman and Shallice 1986). 이제는 인지 자원을 모집하고 지시해 의도적으로 까다로운 과제를 실행하는 것과 주의력 자원이 덜 필요하지만 유연성이 떨어지는 덜 힘들고 습관적인 반응을 실행하는 것 사이에 근본적인 절충점이 존재하는 것으로 인식되고 있다. 일반적으로 제어 할당은 필요한 인지 노력이나 정신적 요구의 양에 따라 달라진다. 즉, 행위 제어는 과제를 성공적으로 실행하기 위해 요구되는 인지적 요구에서 발생하며, 노력 할당은 과제 실행 중에 이러한 요구를 적절히 충족시킬 수 있는 사용 가능한 인지 과정을 동역학적으로 모집하는 데서 발생한다(Botvinick and Cohen 2014). 연구자 일부는 통제된 행위에서 노력과 자동성 사이의 균형을 이해하기 위해 다양한 계산 모델과 프레임워크를 제안했으며(Cohen, Dunbar, and McClelland 1990; Schneider and Chein 2003), 다른 일부는 인간이 인지 제어의 최적 할당을 결정하기 위해 기대 분배expected payoff와 인지적 노력 사이의 비용 편익 분석을 실행한다고 가정하기도 했다(Shenhav et al. 2017; Dixon and Christoff 2012; Kool and Botvinick 2014; Westbrook and Braver 2015). 전반적으로 인지 제어의 기초가 되는 계산 및 신경 기전에 관해 해결되지 않은 질문이 여전히 많이 남아 있으며, 이는 계산 모델링 접근법을 통해 더 적절하게 해결할 수 있다고 주장한다.

참고로, 이러한 계산 모델링 접근법이 주의력(Gershman, Cohen, and Niv 2010), 학습(Tenenbaum, Griffiths, and Kemp 2006), 의미론적 지식(Rogers and McClelland 2004), 기억(Polyn, Norman, and Kahana 2009) 등 다른 관련성이 있으면서도 잠재적으로 더 전문화된 고등 인지 과정에 대한 이해를 향상시키는 데 널리 사용되고 성공했다는 사실을 인정하고 싶다. 따라서 이 장에서는 주로 인지 제어에 초점을 맞추지만, 독자들이 이러한 원리를 추론함으로써 다른 인지 체계를 연구하는 데 컴퓨터 모델을 어떻게 사용할 수 있는지 더 넓은 관점을 얻게 되길 바란다.

4.1.3 이 장에 대한 로드맵

이 장은 크게 두 가지 섹션으로 구성되어 있다. 첫째, 인지 제어 기전에 대한 이해를 높이는 데 영향을 미친 몇 가지 주요 계산 모델을 간략하게 검토한다. 이러한 모델에 대한 검토는 포괄적이지만 독자들이 인지 제어의 고전적 계산 모델과 현재 계산 모델에 익숙해지고, 모델의 원리를 다른 관련 모델로 확장될 수 있다는 점을 이해하는 데 유용한 입문서가 될 것이다. 둘째, 향후 연구 노력을 안내하는 데 특히 유용하고 발전적인 계산 모델의 주요 특성(계산 모델이 제어된 행위에 대해 정확하고 일반화된 예측을 할 수 있는지 확인하기 위해 어떤 '검사'를 실행할 수 있는지 등)에 대해 논의한다. 이 장은 이러한 모델링 프레임워크가 정신질환을 예측하는 데 어떻게 사용되는지를 보여 주는 구체적인 예를 제시하며, 더불어 인지 제어 손상과 밀접한 관련이 있는 것으로 추정되는 조현병에서 인지 제어 기능이 어떻게 분해되는지에 대한 몇 가지 추측으로 마무리한다.

4.2 인지 제어의 과거 및 현재 모델

생산 체계 아키텍처와 같은 상징적 모델링 전통에서 비롯된 모델을 포함하는 광범위한 계산 모델은 인지 제어 이론과 그 기본 기전을 개발하고 이해하는 데 중요한 역할을 해 왔다(ACT-R,[52] Anderson 1996; EPIC,[53] Kieras and Meyer 1997). 스펙트럼의 다른 쪽 끝에는 3장에서 다룬 것과 유사한 계산 신경과학 전통(Wang 2013)에서 발생하는 모델이 있다. 여기서는 인지 제어 기능에 필수적인 까다롭고 독특한 계산 문제를 해결하고 이 분야의 연구를 발전시키는 데 영향을 미친 네 가지 최신 모델에 중점을 둔다.

52) 'adaptive control of thought-rationale'(합리적 사고의 적응적 제어)의 약어다(역자 주).

53) 'executive process-interactive control'(집행적 처리-상호 작용 제어)의 약어다(역자 주).

(1) 작업기억에서 맥락 정보를 적극적으로 유지할 시기와 신속하게 업데이트할 시기를 어떻게 결정하는가?

(2) 인지 제어에 대한 수요는 어떻게 추정되며, 전전두피질prefrontal cortex[PFC]의 계산적 역할은 무엇인가?

(3) 맥락적 표현은 계층적으로 조직화된 과제 목표에서 행동 선택을 어떻게 안내하며, 전두피질의 계산적 역할은 무엇인가?

(4) 행위 실행 중에 과제 세트는 어떻게 학습되고 구성되며, 언제 새로운 맥락으로 일반화되는가?

4.2.1 작업기억에서 맥락 정보를 적극적으로 유지할 시기와 신속하게 업데이트할 시기를 어떻게 결정하는가?

인지 제어의 핵심 과제는 과제 목표를 추구하는 동안 어떤 정보를 유지해야 하는지(작업기억), 어떤 정보가 관련되어 있는지, 그리고 이 정보가 언제 새로운 과제 관련 정보로 업데이트되어야 하는지를 결정하는 것이다. 이 문제를 시각화하는 데 잠재적으로 유용한 비유는 '정신적 칠판' 개념으로, 학습된 정보를 작업기억에 보관할지 혹은 지우고 덮어쓸지를 결정하는 딜레마를 설명한다(Baddeley 1986). 초기 계산 모델은 관련이 없는 방해 자극에 대한 작업기억의 강력한 능동적 유지를 뒷받침하는 기전을 이해하기 위해 끌개 모델을 사용했다(Changeux and Dehaene 1989; Zipser et al. 1993; Cohen, Braver, and O'Reilly 1996; Compte et al. 2000; Durstewitz, Seamans, and Sejnowski 2000; Deco and Rolls 2003). 그러나 이러한 모델의 가장 큰 한계는 새로운 과제 관련 정보가 도입될 때 작업기억을 정확하게 업데이트하는 기전이 없다는 점이다. 적극적 유지는 방해 자극에 대한 저항을 증가시키는 반면 유연한 업데이트는 체계를 방해 자극에 더 취약하게 만드는데, 이 같은 두 작업기억 기능 간의 긴장은 본질적으로 서로 반대되기 때문에 조정하기 어렵다. 따라서 인지 제어의 핵심 문제인 새로운 정보를 작업기억에 빠르게 업데이트하는 것과 제어된 처리를 달성하기 위해 맥락적 표현(내부적으로 표현되는 과제 관련 정보)을 능동적으로 유지해야 하는 시기를 학습하는 것 사이의 근본적인 절충점을 체계가 어떻게 조절하는지 설명할 수 있는 모델을 구축하는 것이 계산적 과제다(O'Reilly, Braver, and Cohen 1999; Braver and Cohen 2000).

이러한 절충의 기초가 되는 계산 기전을 이해하기 위한 한 가지 접근 방식은 '병렬 분산 처리' 접근 방식('연결주의' 또는 '인공신경망' 모델이라고도 함; 2.1 참고)에서 비롯된다. 이 모델에서는 제어가 비교적 단순한 여러 요소(단일 뇌 체계, 유닛 안에서 국소적 과정을 실행하는 뉴런, 신경 어셈블리 등)의 상호 작용에서 발생하는 것으로 본다. 따라서 이 모델은 인지 기능을 단일 뇌 영역에 국한시키는 역사적인 모듈식 접근 방식이 아니라, 상호 작용적이고 병렬적으로 활성화된 뇌 영역의 신경망에서 인지 제어 기능이 어떻게 나타나는지를 강조한다(Hinton 1984; O'Reilly 2006).

연결주의 전통에서 잘 정립된 모델은 Frank, O'Reilly와 동료들이 개발한 전전두피질[PFC] 및 기저핵PFC and basal ganglia[PBWM][54] 모델이다(Frank, Loughr, and O'Reilly 2001; O'Reilly and Frank 2006; Hazy, Frank, and O'Reilly 2007). PBWM 모델에서는 PFC와 기저핵basal ganglia[BG]이 상호 작용하며 적응형 게이팅 기전을 갖춘 유연한 작업기억 체계를 구현함으로써 유지 대 업데이트 문제를 해결한다. 이는 활성 유지와 유연한 업데이트를 각각 최적화하는 두 가지 개별 작업기억 모드를 제공하므로, 이 계산 문제를 해결하기 위한 우아한 알고리즘 해결을 나타낸다([그림 4.1]의 a 참고). 구체적으로, 작업기억은 게이팅 기전이 닫혀 있을 때는 방해 자극 신호(관련 없는 감각 입력)로부터 격리되지만, 게이팅 기전이 열려 있을 때는 이러한 감각 신호의 정보를 활용하는 것을 수용한다. 그러나 이러한 게이팅 기전의 도입은 다음과 같은 질문을 던진다. 뇌는 게이트를 열거나 닫아야 하는 시기를 어떻게 알 수 있는가? 다시 말해, 누가 또는 무엇이 게이트를 제어하는가?

---

54) PBWM은 'prefrontal cortex and basal ganglia working memory'의 약어다(역자 주).

생물학적(구현적) 수준에서 PBWM 모델은 PFC가 과제 관련 정보를 유지하기 위한 능동적 유지 기전을 촉진하는 반면, BG는 PFC에서 정보의 업데이트와 유지를 독립적으로 전환하는 선택적 게이팅 기전을 제공한다. 특히 PBWM의 핵심 구성요소는 BG가 탈억제를 통해 이러한 선택적 동역학 게이팅을 실행한다는 것과 이러한 동역학적 게이팅 기능이 도파민 체계에 따라 달라진다는 것이다([그림 4.1]의 b 참고). 이 프레임워크에서 등쪽 선조체의 도파민 'Go' 뉴런은 PFC를 억제해 PFC에서 작업기억 표현을 업데이트하게 하는 반면, 'NoGo' 뉴런은 이 효과를 상쇄해 강력한 PFC 작업기억 표현과 주의산만에 대한 저항을 유지한다.

특히, 다른 계산 모델에서는 작업기억 동안 과제 관련 표현의 유연한 업데이트 및 유지를 조절하는 유사한 게이팅 기전을 제안했지만, 주로 PFC에 대한 직접적인 도파민[DA] 투사에 의해 주도된다(Braver and Cohen 1999, 2000). 그러나 전반적인 DA 발화 가설에 대한 비판은 이 기전이 작업기억에 대한 계층적 구조가 있는 경우처럼 개인이 다른 과제 표현을 동시에 유지하고 업데이트해야 하는 복잡한 인지 과제를 완전히 설명하지 못한다는 것이다(예를 들면, 맥락 A에서만 특정 자극에 버튼 누르는 것을 기억하고 맥락 B는 기억하지 못하는 경우 등).

종합하면, PBWM은 게이팅 기전을 작동 기억 기전 내에서 적극적 유지와 유연한 업데이트 사이를 전환하는 계산 문제에 대한 알고리즘 해결로 활용한다. 이 모델에 따르면 PFC는 과제 관련 정보의 적극적인 유지를 구현하는 반면, BG에는 작업기억 동안 PFC에 저장된 정보의 '적극적 유지'와 '선택적 업데이트' 사이를 전환하는 선택적 게이팅 기전을 포함하고 있다. 중간뇌$_{\text{midbrain}}$[55] DA 방출은 이 게이팅 기전을 조절한다는 가설이 있다. 그러나 DA 방출이 이러한 작업기억 기능을 정확히 언제, 어디서, 어떻게 주도하는지는(BG에서만 작동하는지 또는 PFC에서도 직접 작동하는지) 더 탐구해야 할 문제다.

55) 뇌간(brainstem)의 최상부에 위치하며, 비의식적인 반사운동의 중추로 주로 안구 운동이나 홍채 조절 등의 역할을 한다(역자 주).

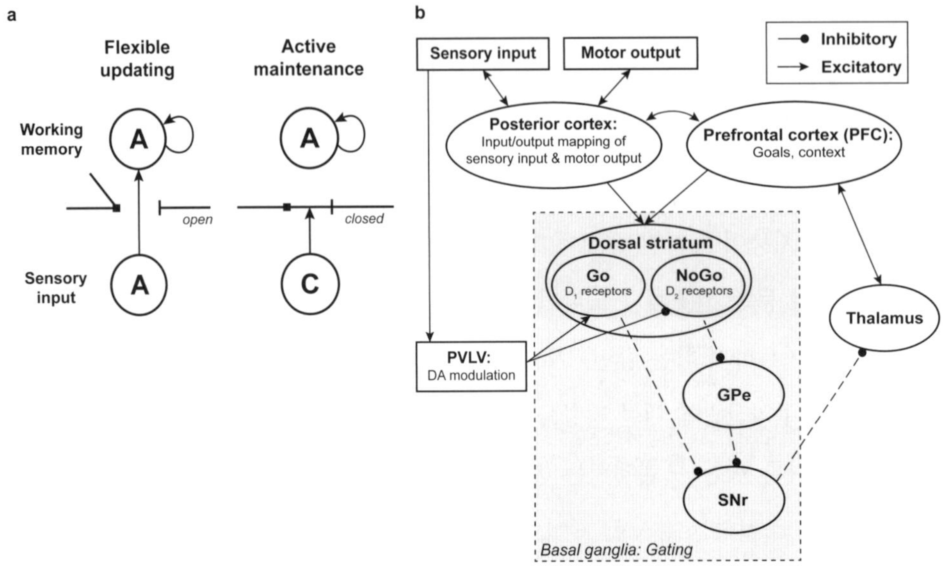

[그림 4.1] 전전두엽 기저핵 및 작업기억에 기반한 동역학적 게이팅 인공신경망

A) Frank와 O'Reilly의 전전두엽 기저핵 및 작업기억(prefronatl basal ganglia and working memory)[PBWM] 모델의 게이팅 기전(Frank, Loughry, and O'Reilly 2001). 알고리즘 수준에서 이 연결주의 계산 모델은 인지 제어의 두 가지 핵심 기능인 과제 관련 정보 통합을 위한 작업기억의 활성 유지와 유연한 업데이트 사이를 전환하는 게이팅 기능을 특징으로 한다. B) PBWM의 인공신경망 모델 구현. 여기에서 감각 입력은 뒤쪽('숨겨진') 층을 통해 운동 출력에 사상된다(mapped). PFC는 이 정보를 맥락화하고 관련 사전 정보 및 목표를 인코딩한다. 기저핵(basal ganglia)[BG]은 동역학적 게이팅을 통해 PFC를 업데이트하는데, 이 동역학적 게이팅은 별도의 '일차 가치와 학습 가치 학습 알고리즘(primary value and learned value learning algorithm)[PVLV]' 체계에서 도파민 변조에 의해 주도된다(O'Reilly et al. 2007). 구체적으로 도파민(dopamine)[DA]은 D1 수용체를 통해 Go 뉴런을 흥분시키고, D2 수용체를 통해 NoGo 뉴런을 억제한다. 따라서 DA 발화가 증가하면 흑색질 그물부(substantia nigra pars reticulata)[SNr]를 억제하고 전전두피질(prefronatl cortex)[PFC]을 탈억제해 PFC에서 작업기억 표현을 유연하게 업데이트할 수 있다. 반면에 DA 실행이 감소하면 이러한 효과를 상쇄하고 PFC에서 현재 작업기억 표현을 적극적으로 유지하게 한다.

* GPe: external segments of the globus pallidus(창백구의 외부 분절).

4.2.2 인지 제어에 대한 수요는 어떻게 추정되며, 전대상피질의 계산적 역할은 무엇인가?

인지 제어 영역의 또 다른 핵심 계산 과제는 다음과 같다. 제어에 대한 현재 수요는 어떻게 추정되며, 이 추정 신호는 어떤 형태로 전송되는가? 다시 말해, 뇌는 과제 목표를 성공적으로 달성하기 위해 더 많은 정신적 자원이 필요한 상황이나 과제 조건을 어떻게 결정하며, 이러한 추정의 기초가 되는 필수 관련 정보는 무엇인가? 이러한 유형의 질문은 순수한 이론적 관점에서 다루기 어렵다. '인지적 요구'는 정신적으로 도전적인 다양한 과제에서 발생하는 것처럼 보이는 이해하기 어려운 구조이기 때문이다. 그러므로 계산 해결을 구축하기 위한 전제 조건은 어떤 실험 조건이 더 큰 인지 제어를 요구하고 이끌어 내는지를 이해하는 것과 함께, 인지 노력 증가에 대한 경험적 증거로 관련 행위 측정을 식별하는 것이다(문헌에서 인지 노력cognitive effort과 정신 노력mental effort이라는 용어는 같은 의미로 사용됨).

많은 연구에서 인지 제어의 선택적 모집을 입증하는 행위 측정으로 과제를 식별했다(Botvinick, Cohen, and Carter 2004; Ridderinkhof et al. 2004; Braver and Ruge 2006). 예를 들어, 스트룹 과제stroop task[56]에서 단어의 색상을 읽는 올바른 과제를 실행하려면 단어를 읽는 전조 반응을 재정의하는 인지 제어가 필요하다. 엔-백N-back[57]에서 엔-백 매치에 선택적으로 반응하려면 단순한 친숙함보다는 인지 제어가 필요하다(예를 들면, 투-백two-back 과제에서 현재 자극이 이전에 제시한 두 자극과 일치하는 경우에만 목표 반응을 제공해야 함). 정지 신호(또는 변경 신호) 과제stop-signal or change-signal task에서는 정지 신호(또는 변경 신호)가 표시되면 이미 시작된 행위 반응을 취소하기 위해 인지 제어가 필요하다. 에릭슨 플랭커 과제Erikson flanker task에서는 중앙에 제시된 표적자극에 선택적으로 반응하고, 측면의 수반자극이 산만하고 표적자극과 불일치할 때 이를 무시하기 위해 인지 제어가 필요하다. 중요한 점은 이러한 모든 과제에는 일시적인 시

---

56) 단어의 의미와 색상이 일치하는 자극을 보고 그 자극의 색상을 명명할 때보다 일치하지 않는 자극을 보고 명명할 때 반응 시간이 더 증가하는 현상이다(역자 주).

57) 현재 자극 이전에 1-N은 하나 뒤, 2-N은 두 개 뒤 자극을 맞추게 함으로써 작업기억을 측정하는 검사다(역자 주).

행마다 인지 제어 요구를 안정적으로 증가시키는 실험 조건이 포함되어 있다는 것이다(즉, 인지 체계가 진행 중인 반응을 모니터링하고 현재 시행에 필요한 인지 제어 수준에 맞게 조정됨). 마찬가지로, 이러한 강화된 인지 제어 요구를 반영하는 특정 행위 측정값(스트룹 간섭 효과, 정지 신호 반응 시간 등)에 의해 지표화된다.

앞에서 나열한 것과 같은 표준 제어 과제canonical control tasks는 등쪽 전대상피질dorsal anterior cingulate cortex[ACC]과 전보조 운동 영역presupplementary motor area에 걸쳐 있는 뇌 영역인 등가쪽 전전두피질dorsolateral prefrontal cortex[dlPFC] 및 등안쪽 전전두피질dorsomedial prefrontal cortex[dmPFC]을 지속적으로 공동 활성화한다는 사실이 잘 알려져 있다(Egner 2009; Duverne and Koechlin 2017; Duncan and Owen 2000; Duncan 2010). dlPFC는 과제 목표와 이를 달성하기 위해 필요한 관련 과제(또는 행위 규칙)의 표현을 적극적으로 유지하는 데 주된 역할을 하는 것으로 보인다. 이와 대조적으로 ACC는 이러한 목표를 달성하기 위해 dlPFC에 더 많은 제어를 구현해야 할 때 신호를 보내는 데 관여하는 것으로 보인다. 이 두 가지 뇌 영역 사이의 상호 작용은 인지 제어를 동역학적으로 조정하는 데 중요하다는 것이 일반적으로 받아들여지고 있다. 많은 사람이 ACC를 인지 제어의 중요한 장소로 주장해 왔지만(Holroyd et al. 2004; Kerns 2004), ACC가 과제 중 실제로 어떤 정보를 표현하고 인지 제어가 필요함을 나타내기 위해 dlPFC에 신호를 보내는지에 관해서는 여전히 많은 논란이 있다.

최근 몇 년 동안 인지 제어에서 ACC의 계산 역할에 대한 몇 가지 저명한 이론적 설명이 등장했는데, 여기에는 오차 신호 탐지(Gehring et al. 1993; Holroyd et al. 2005), 강화학습(Holroyd and Coles 2002), 갈등 모니터링(Botvinick et al. 2001; Botvinick, Cohen, and Carter 2004), 오차 가능도(Carter et al. 1998; Brown and Braver 2005), 제어 구현에 대한 비용 편익 분석(Shenhav, Botvinick, and Cohen 2013), 심지어 환경의 불확실성(Behrens et al. 2007)까지 포함한다. 이처럼 다양한 관점을 조정하고 통합하기 위해 개발된 설명이 바로 예측 반응 결과predicted response-outcome model[PRO] 모델이다([그림 4.2] 참고; Alexander and Brown 2011, 2014). PRO 모델에는 두 가지 구성요소가 있다. 모델의 첫 번째 구성요소는 결과가 좋은지 나쁜지에 관계없이 선택한 다양한

행동의 여러 가능한 결과를 예측하는 방법을 학습한다(반응 결과 학습). 두 번째 구성요소는 실제 결과와 예측 결과 사이의 불일치를 감지하고 이 예측 오차 신호(실제 결과에서 기대 결과를 뺀 값)를 사용해 후속 예측을 업데이트하고 구체화한다. 또한 예측 오차 신호의 주요 측면은 기대 결과가 발생하지 않을 때 '음의 놀라움negative surprise'을 나타낸다는 점이다. 이러한 형태의 음의 놀라움 신호는 기대하지 않은 오차가 발생할 때뿐 아니라 반응이 기대보다 느리거나 올바른 행동이 모호할 때(반응 충돌이 많은 시행에서 발생할 가능성이 높음)도 나타난다.

구현 수준에서 PRO 모델은 ACC 안에서 분리된 신경 신호가 각각 결과 예측과 예측 오차(음의 놀라움)를 나타낸다고 가정한다. 구체적으로 이 모델은 가장 가능성 높은 결과가 발생하기 직전에 예측 신호가 안정적으로 증가해야 한다고 제안한다(사전 반응 예측 신호). 반면에 음의 놀라움 신호는 예상치 못한 결과를 생성하는 행동이 발생한 후에 안정적으로 활성화된다(반응 후 추정 신호). 이러한 가설은 다양한 유형의 신경 데이터(예를 들면, fMRI 활동, 사건 관련 전위event related potential[58], 원숭이 단일 유닛 신경생리학)뿐 아니라 여러 과제(변경 신호 과제, 에릭슨 플랭커 과제)에 걸쳐 경험적으로 검사되었다. 이처럼 광범위한 신경 데이터에 대한 PRO 모델의 검증은 ACC가 인지 제어의 필요성이 증가한다는 신호를 보낼 수 있는 유용하고도 일반화 가능한 계산 알고리즘을 제공한다는 것을 보여 준다. 최근에는 다음 섹션과 관련된 주제인 ACC 및 dlPFC 내의 계층적 표현을 포함하도록 이 설명을 확장하려는 노력이 시도되었다(Alexander and Brown 2015). 최근에 시도된 또 다른 노력은 ACC 신호를 더 많은 정서/동기 부여 수량과 연결하려는 시도다(Vassena, Holroyd, and Alexander 2017). 여기에는 제어의 기댓값expected value of control[EVC](Shenhav, Botvinick, and Cohen 2013)과 관련 설명(Holroyd and McClure 2015; Westbrook and Braver 2016)이 포함되며, 이는 ACC가 현재 주관적인 동기 부여(또는 쾌락) 과제의 가치와 목표 결과를 나타내는 신호를 기반으로 인지 노력의 할당과 지속성을 규제한다고 가정한다.

58) 뇌에 일정한 크기의 자극을 반복해 뇌파를 측정하는 것이다(역자 주).

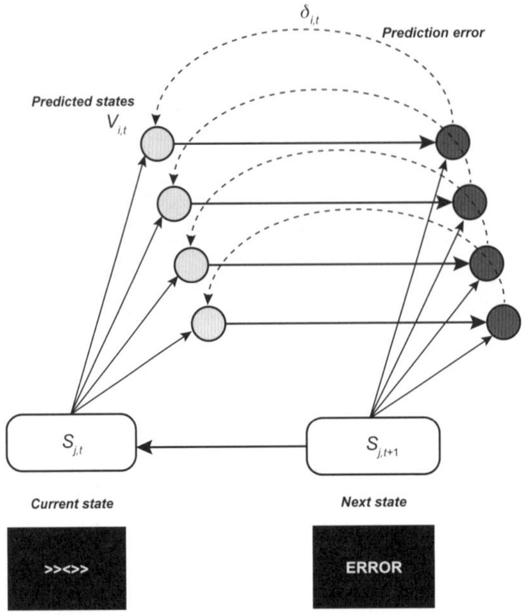

[그림 4.2] Alexander and Brown(2011, 2014)에 의해 예측된 반응 결과(predicted response-outcome) [PRO] 모델 개략도

첫째, PRO 모델은 오차 가능도 신호를 사용해 선택된 행동($V_{i,t}$로 표시)의 여러 가지 가능한 미래 결과에 대한 예측을 학습한다. 따라서 PRO 모델의 활동은 이러한 결과에 대해 일시적으로 할인된 예측을 반영하며, 이는 발생 가능도에 비례한다. 둘째, PRO 모델은 예측된 결과와 관찰된 결과 사이의 불일치를 감지한 다음, 예측 오차 신호(δ)를 사용해 후속 예측을 업데이트하고 개선한다. S는 자극(에릭슨 플랭커 과제에서 충돌하는 화살표) 또는 과제 관련 피드백(오차가 발생했음을 나타내는 화면)의 표현을 나타낸다. 따라서 PRO 모델은 인지 과제에서 과제 관련 단서와 피드백 사이의 연관성을 지속적으로 학습하고 업데이트한다.

4.2.3. 맥락적 표현은 계층적으로 조직화된 과제 목표에서 어떻게 행동 선택을 안내하며, 전두피질의 계산적 역할은 무엇인가?

제어에 대한 세 번째 계산 문제는 추상화 문제와 관련이 있다. '높은 수준'의 목표는 '낮은 수준'의 목표를 어떻게 제한하고 구현할 수 있는가? 예를 들어, 근처에서 전화벨 소리가 들리면 본능적으로 전화를 받고 싶은 충동을 느낀다고 가정해 보자. 하지만 상황은 행동 계획에서 중요한 역할을 하므로 집 안에서 전화가 울리면 자동으로 전화를 받지만, 친구 집에 있을 때 벨이 울리면 전화를 받으려는 충동을 억제할 수 있다. 물론 친구가 일하느라 바빠서 전화를 대신 받아 달라고 요청하는 경우에는 행동 계획을 바꿀 수 있다. 이 예시는 과제의 목표를 구현하는 기본적인 계산 문제, 특히 인간이 낮은 수준의 목표를 추구하는 동안 행동 선택을 안내하기 위해 상황에 맞는 표현과 높은 수준의 목표를 어떻게 활용하며, 뇌는 이러한 유형의 계층적 제어를 어떻게 구현하는지를 명확하게 설명한다.

이 난해한 질문에 대한 한 가지 유망한 알고리즘 해결은 과제 목표 표현의 계층적 조직화hierachical organization 개념이다. 복잡한 체계를 종속적이고 상호 연관된 하위 체계로 분석하기 위해 계층 구조를 적용하는 개념은 오랫동안 확립되어 왔으며, 하위 체계는 '기본' 단위로 더 세분화된다(Simon 1962). 마찬가지로 일부 이론가는 내부 계획과 목표를 기반으로 행위 행동을 안내하는 데 사용되는 제어 신호 역시 감각 운동, 상황별, 일시적인 제어 수준으로 세분화할 수 있다고 주장한다(Koechlin, Ody, and Kouneiher 2003; Koechlin and Summerfield 2007; [그림 4.3] 참고). 비판적으로, '연쇄 모델cascade model'이라고도 불리는 이 정보 이론적 모델(정보 이론의 원리에 기초한 모델, Shannon 1948)은 계층적 분할이 시간적 차원, 즉 시간 제어가 구현되는 시점에 따라 발생한다고 가정한다. 구체적으로 이 모델에 따르면 시간적 근위 자극을 기반으로 선택한 행동은 계층 구조에서 더 낮은 위치에 있는 반면, 최근 자극과 함께 적극적으로 유지되는 과거 정보를 기반으로 선택한 행동은 계층 구조에서 더 높은 위치에 있다. 이 프레임워크에 따르면 인지 제어에 대한 더 큰 요구는 성공적인 행위적 선택이 가능하도록 장기간에 걸쳐 적극적으로 유지해야 하는 정보의 양으로 공식화할 수 있다. 참고로 이전 모델들도 행위의 시간적 추상화를 이해하기 위해 계층적 프레임워크를 활용했다는 데 주목할 필요가 있다(Cooper and Shallice 2006). 하지만 이러한 모델들의 연쇄 모델 및 관련 변형의 주요 요점은 강화학습을 사용해 복잡한 행동 계획(옵션)을 구조화된 추상 행동 표현을 이해하는 것과 관련된 적응적이고 효율적인 인코딩 전략인 단순 행위로 세분화하는 것이었다(Botvinick 2008; Botvinick, Niv, and Barto

2009; Solway et al. 2014; Holroyd and Yeung 2011).

신경 수준에서 연쇄 모델은 측면 PFC의 앞쪽-뒤쪽(입-꼬리) 축을 따라 계층적

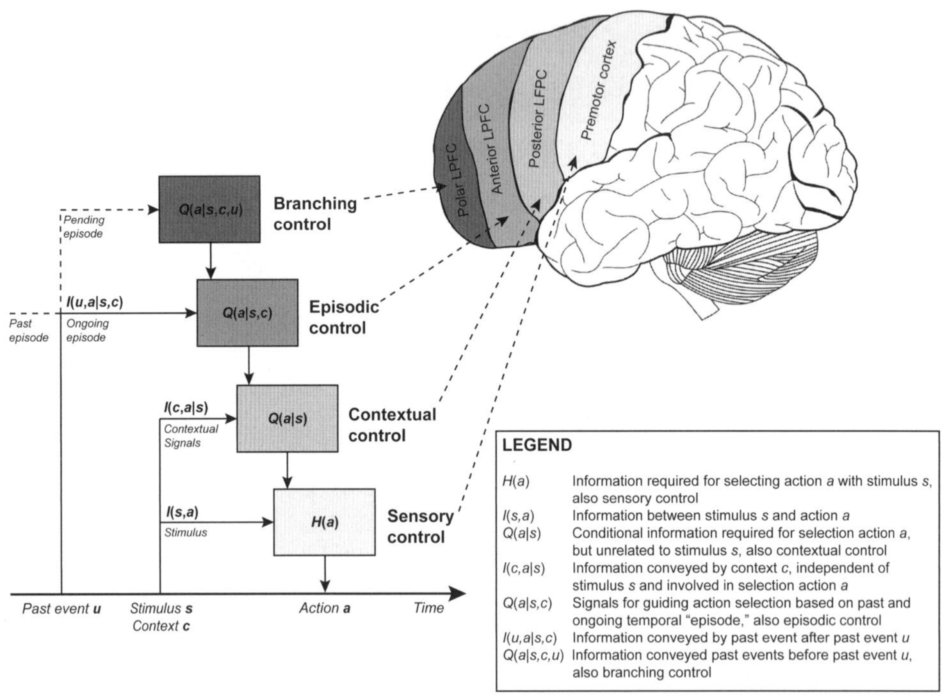

[그림 4.3] Koechlin et. al.(2003, 2007)의 계층적 인지 제어 모델

이 정보 이론적 모델은 인지 제어가 전전두엽에서 후전두엽 영역으로 계단식으로 구현되는 세 가지 중첩된 수준의 제어 과정(분기, 에피소드, 맥락)에 따라 작동한다고 가정한다. $H(a)$는 감각 제어, 즉 들어오는 자극에 대한 적절한 행동(a)을 선택하는 데 필요한 정보를 나타내며, 적절한 행동에 대해 자극(s)이 전달하는 상향식 정보[$I(s, a)$]와 뒤쪽 측방 PFC[$Q(a|s)$]에서 처리되는 하향식 정보의 합이다. $Q(a|s)$항은 대상의 반응과 일치하는 수신 신호를 나타내며, 맥락(c) 신호 및 자극의 상향식 정보[$I(c, a|s)$, $I(s, a)$]와 앞쪽 측면 PFC[$Q(a|s,c)$]에서 처리되는 하향식 정보의 합으로 이루어진다. [$Q(a|s,c)$] 항은 에피소드 제어, 즉 에피소드 기억에 저장된 과거 사건에서 검색된 정보에 따라 행동을 안내하는 신경 신호를 나타낸다(더 긴 시간 간격으로 톤을 유지). 이는 과거 사건 u의 상향식 정보[I(u,a|s,c)]와 극 쪽 PFC에서 처리된 하향식 정보[$Q(a|s,c,u)$]의 합이다. 분기 제어 항[$Q(a|s,c,u)$]은 사건 u 이전의 사건이 전달한 정보와 관련이 있으며, 현재 에피소드 또는 시행이 완료될 때까지 유지된다. 따라서 이 계산 모델은 올바른 작업을 선택하고 실행하기 위해 내부적으로 얼마나 많은 정보를 표현하고 적극적으로 유지해야 하는지에 따라 제어 수준을 다양하게 분석한다.

인지 제어를 구현하며, 제어 신호는 계층에서 더 높은 위치에 있는 앞쪽 전두엽 영역에서 나타난다(Koechlin, Ody, and Kouneiher 2003; Badre 2008; Badre and D'Esposito 2009). PFC가 높은 수준의 인지 기능과 인지 제어를 담당한다는 사실은 잘 알려져 있지만, 연구자들은 최근에야 기능적 조직 원리에 따라 넓은 뇌 영역의 분할 체계를 구축하려고 시도했다(Fuster 2001). 인간 신경영상 연구의 증거는 과거 정보에 대해 인지 제어가 구현될 때 측면 PFC의 앞쪽 영역이 더 활성화되고, 더 즉각적인 정보에서 행동을 선택할 때 뒤쪽 영역이 활성화된다는 계층적 표현 가설을 뒷받침한다(Velanova et al. 2003; Braver and Bongiolatti 2002; Braver, Reynolds, and Donaldson 2003; Badre and D'Esposito 2007; Nee and Brown 2013). 또한 인간 이외의 영장류에 대한 단일 유닛 연구는 PFC가 입-꼬리 축에 따라 기능적으로 구성되어 있다는 생각을 뒷받침한다. 꼬리 쪽 영역들이 직접적인 감각운동 사상mapping에 더 관련하는 반면, 입 쪽 영역은 여러 경쟁 반응과 자극 사이에서 행동 선택을 조절하는 고차 제어 과정에 관여한다(Petrides 2005; Shima et al. 2007). 그러므로 PFC의 계층적 조직화는 과제 목표 추상화와 행동 선택의 기초가 되는 신경 계산을 실행하는 데 핵심적인 역할을 하는 것으로 보인다. 적극적인 연구 노력은 계층 구조의 이러한 구분이 어떻게 선천적으로 학습되는지(Reynolds and O'Reilly 2009; Frank and Badre 2012), 계층 구조가 주로 해부학적 구조인지 혹은 동역학적 구조인지 이해하는 데 초점을 둔다(Reynolds et al. 2012; Nee and D'Esposito 2016).

4.2.4 행위 실행 중에 과제 세트는 어떻게 학습되고 구성되며, 언제 새로운 맥락으로 일반화되는가?

이 장의 네 번째이자 마지막 계산 질문은 인지 제어와 학습의 상호 작용에 관한 것이다. 일상생활에서 인간은 특정 과제(과제 세트)를 완료하기 위해 때로는 간단하거나 복잡한 일련의 과제를 학습해야 하는 어려움에 직면한다. 이와 관련된 또 다른 과제는 한 맥락에서 학습한 과제 세트 규칙을 새로운 맥락에 적용할 수 있는지(일반화 시기), 아니면 새로운 과제 세트를 구성해야 하는지를 아는 것이다. 예를 들어 쇼핑몰에서 화장실을 찾을 때, 특정 위치를 가리키는 화살표와 함께 'Bathroom'이라는 단어가 적힌 표지판을 찾는 규칙을 학습할 수 있다. 그러나 미국의 쇼핑몰에서 화장실을 찾을 때는 이 과제 세트 규칙이 적절할 수 있지만, 영국과 같은 다른 국가에서는 화장실 표지판에 'Bathroom' 대신 'W.C.'가 적혀 있을 수 있으므로 동일한 전략이 효과적이지 않을 수 있다. 포괄적으로 말하자면, 학습된 맥락에 얽매이지 않는 행위 도구를 만드는 것은 새로운 맥락에서 일반화할 수 있는 과제 세트 규칙을 유연하고 효율적으로 학습할 수 있게 해 준다는 점에서 유용하다. 그러나 과제 집합을 학습하기 위해 인지 제어를 적용하는 방법의 기초가 되는 신경 계산은 잘 알려져 있지 않다. 따라서 '과제와 과제 세트 규칙의 표현이 필요한 새로운 맥락에서 기존의 과제 세트 표현(장기 기억에 안정적으로 인코딩된 것으로 추정)에서 일반화하는 것이 더 효율적인가? 혹은 현재 맥락에 더 최적화된 새로운 표현을 구축하는 것이 더 효율적인가?' 하는 계산 질문이 주요 동기를 부여한다.

지난 10년 동안 인지 제어에 관한 많은 설명은 강화학습 문헌의 알고리즘과 접근 방식에서 과제 세트와 목표 표현을 획득하는 방법에 대한 영감을 얻었다(Botvinick, Niv, and Barto 2009; Dayan 2012c). 이 학습 질문을 직접적으로 겨냥한 최근 모델은 인간이 과제 세트 구조를 생성, 구축 및 군집하는 방법을 근사화하는 것을 목표로 하는 맥락 과제 세트context-task-set[C-TS] 모델이다(Collins and Frank 2013; [그림 4.4] 참고). 이 모델의 알고리즘은 잠재 상태의 존재를 추론할 수 있는 강화학습과 베이지안 생성 과정의 힘을 모두 활용한다. 구체적으로 이 모델은 다음의 세 가지 목표를 달성하도록 설계되었다. ① 과제 세트와 해당 파라미터의 표현을 생성한다. ② 행동 선택을 안내하기 위해 각 시행 또는 시점에서 어떤 과제 세트가 관련되었는지 추론한다. ③ 레퍼토리에 없는 숨겨진 과제 세트 규칙을 발견한다. 학습 과정을 주도하는 핵심 요소는 어떤 행동/운동 계획을 선택할지에 영향을 미치는 낮은 수준의 자극과 연관된 고차원적 요소로 정의되는 맥락이다. 모델이 새로운 맥락에 노출될 때 기존 과제 세트를 선택할 가능도는 해당 과제 세트의 인기도, 즉 다른 맥락과의 관련성에 따라 결정된다. 반대로, 새로운 과제 세트를 생성할 확률은 보수성을 나타내는 파라미

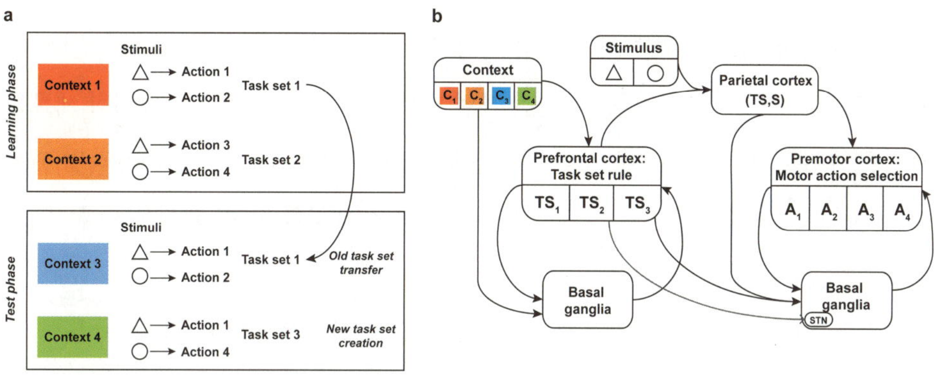

[그림 4.4] 과제 세트 학습과 일반화의 계산 및 신경 모델

(a)는 Collins and Frank(2013)의 맥락 과제 세트[C-TS] 모델이다. 이 모델은 숨겨진 과제 세트 규칙을 학습하는 방법(주어진 상태에서 감각 입력이 제공될 때 보상을 극대화하기 위해 어떤 행동을 취해야 하는지)에 대한 문제를 해결한다. C-TS 모델은 상태가 계층적으로 결정된다고 가정한다. 즉, 에이전트는 일부 입력 차원을 고차원 맥락(C)으로 간주해 과제 세트(TS)로 작동하고, 다른 차원은 낮은 수준의 자극(S)으로 작용해 어떤 운동 행동(A)을 생산한다. 여기서 컬러 맥락은 학습 시기에서 자극-행동 연합을 성형하는 학습을 촉진하는 데 도움이 되는 잠복 과제 세트를 결정한다(예를 들어, C1은 TS1과 연관됨). 검사 시기에서 C3는 C1과 같이 자극-행동 연합을 성형하도록 도표화하므로 C3 맥락은 TS1으로 전달되고, C4는 반드시 새로운 과제 세트에 할당되어야 한다. 중요한 것은 이 모델이 새 과제 세트를 학습하는 것보다 과제 세트를 전송하는 것이 더 빠르다고 예측한다는 점이다. (b)는 두 개의 루프 피질선조체-게이팅 인공신경망 모델의 개략도다. 두 개의 루프는 계층적으로 중첩되어 하나의 루프가 추상 과제 세트를 게이팅하는 방법을 학습하고(동일한 과제 세트와 관련된 맥락을 함께 집단화함), 다른 루프는 과제 세트와 지각 자극에 따라 조건화된 운동 행동 반응을 게이팅하는 방법을 학습한다. 여기서 컬러 맥락(c)은 PFC 루프에서 올바른 작업 세트를 선택하는 방법을 학습하기 위한 입력 역할을 한다. 이 정보는 두정 피질에서 운동 루프를 조절하고 올바른 운동 행동을 선택하도록 자극을 성형하게끔 다중화되어 있다. 이 두 개의 루프는 두 가지 목표를 달성한다. ① 작업 세트가 선택될 때까지 운동 행동을 제한한다. ② 과제 세트 선택 수준에서 갈등이 일어나면 운동 루프에서 반응을 지연시켜 유효한 작업 세트가 선택될 때까지 조기 행동 선택을 방지한다. 종합하면, 알고리즘 모델과 인공신경망 모델 모두 행위 작업 실행을 유사하고 정확하게 예측한다. 다양한 모델링 수준의 시너지 효과는 단기적으로 비용이 많이 들더라도 장기적으로 일반화할 수 있는 구조화된 추상 표현을 생성하기 위해 인간이 인지 제어 및 학습에 참여하는 방법에 대한 설명을 제공한다.

터, 즉 자극-행동 관계가 새로운 규칙이 아닌 기존 규칙에 의해 지배될 사전확률에 반비례하도록 설정된다. 또한 새로운 과제 세트가 생성되면 모델은 현재 자극에 대한 반응으로 행동을 선택한 후 예측된 보상 결과를 학습하고 해당 과제 세트가 주어진 맥락에 유효한지 결정해야 한다. 선택한 행동이 보람 있는 결과로 이어지는 경우 모델은 파라미터를 업데이트해 맥락과 특정 작업 세트 사이의 연관성을 강화한다. 따라서 C-TS 모델은 여러 맥락을 동일한 작업 세트에 연결할 수 있을 뿐 아니라 새로운 맥락을 수용하기 위해 새로운 작업 세트를 구축해야 하는 시기를 식별하는 작업 세트 학습 및 군집을 위한 다루기 쉬운 계산 알고리즘을 제공한다. 이 과정은 이후 '구조 학습structure learning'으로 불린다.

이 구조 학습 과정은 생물학적으로 그럴듯한 인공신경망 모델[PBWMprefrontal cortex and basal ganglia working model과 동일한 PDPparallel distributed processing(병렬분산처리) 전통]로 시뮬레이션된 구현 해결을 갖추고 있으며, 이는 구조 학습이 뇌에서 어떻게 발생하는지에 대한 구체적인 가설을 제공한다. 특히 이 모델은 상위 및 하위 수준의 과제 집합 구조와 자극-행동 관계가 PFC와 BG 사이의 상호 작용을 포함하는 분산된 뇌 신경망 안에서 유사하게 학습되는 방식을 공식화한다. 이 모델의 핵심 기능 구성요소는 독립적인 게이팅 기전을 사용해 계층적으로 배열된 두 개의 피질 주위 회로다. 상위 기타 루프는 PFC와 선조체의 앞쪽 영역을 포함하며, 이는 동일한 과제 세트와 관련된 추상 과제 세트 및 군집 맥락을 게이팅하는 방법을 학습한다. 뒤쪽 PFC와 선조체 사이의 하위 루프는 또한 시상하핵으로 투사되어 선택한 과제 세트와 지각 자극에 따라 운동 반응을 게이팅하는 기능을 제공한다. 따라서 실행 가능한 운동 반응의 실행은 과제 세트 선택에 의해 제한되고, 과제 세트 선택 수준에서 발생하는 갈등은 운동 반응을 지연시켜 유효한 과제 세트가 검증될 때까지 조기 행동 선택을 방지한다.

알고리즘 C-TS와 인공신경망 모델 모두 인간 행동에서 유사한 예측을 이끌어 낸다. 이러한 모델링 접근법 사이의 융합은 구조 학습의 기초가 되는 과정을 이해하기 위한 설명 도구로서의 공동 유틸리티를 명확히 한다. 특히, 이러한 모델은 인간은 비용이 많이 들더라도 구조 학습에 대한 편향이 있으며, 이 같은 학습이 일반화에서 장기적인 이점을 제공하고 새로운 상황에서 전반적인 유연성을 제공하기 때문이라는 중요한 주장을 한다(Collins 2017).

더 넓은 관점에서 볼 때, 다중 계산 모델링 접근 방식을 사용하는 고유한 강점은 인지 제어와 학습 기능의 상호 작용으로 인해 발생하는 인지 및 신경 과정에 대한 상호 보완적 통찰력을 제공할 수 있다는 것이다. 이 두 가지 C-TS 모델은 계산, 알고리즘 및 구현 분석 수준을 통합하는 방법에 대한 훌륭한 모범을 제공함으로써 인지 제어 처리 및 구조 학습의 인간 구현human implementation에 근접하는 이론적 설명을 공식화한다. 따라서 C-TS는 특히 인지 제어의 핵심 기전을 이해하는 것을 목표로 삼지만, 이러한 기전을 조사하기 위해 채택된 다단계 접근 방식은 향후 다른 인지 연구 영역의 계산 조사를 위한 훌륭한 발판을 제공한다.

4.3 토론: 인지 제어 모델 평가

다음으로 인지 제어의 계산 모델을 평가할 때 고려해야 할 두 가지 관련 문제를 다룬다. ① 모델이 인지 제어 기전에 대한 이해에 유용한 기여를 제공하는지 결정하는 데 좋은 지표는 무엇인가? ② 이 영역의 모델을 어떻게 성공적으로 적용해 정신장애에서 인지 제어 결함의 본질을 이해할 수 있는가?

4.3.1 모델 평가: 계산 모델의 유용성 결정

"모든 모델은 나쁘다. 일부 모델은 유용하다"라는 영국 통계학자 George E. P. Box의 유명한 격언이 있다. 일반적으로 대부분 계산 모델은 관찰된 모든 행위를 설명하는 능력에 한계가 있으며, 기껏해야 제한된 특정 인지 영역(표준 실험 반응-갈등 과제와 관련된 인지 제어 현상 등) 안에서 중요한 데이터 가변성을 포함할 뿐 새로운 과제나 맥락처럼 제한된 영역을 넘어 일반화하지 못한다는 사실이 인정되고 있다. 특히 알고리즘 접근법에 대한 또 다른 일반적인 비판은 이러한 계산이 생물학적 수준에서 인지 과정이 어떻게 구현되는지를 정확하게 반영하는 것은 아니라는 점이다. 예를 들어, 모델이 인지 제어 기능에 대한 충분한 가설을 제공하고 과제의 주요 행위 변화를 설명할 수 있지만, 뇌-행위 관계는 완전히 다른 계산 또는 신경 과정에서 발생할 수 있다. 그러므로 이 접근 방식에서 중요한 단계는 모델 평가, 즉 모델에 유틸리티가 있는지 여부를 결정하는 것이다. 다시 말해, 무엇이 모델로 하여금 인지 연구를 발전시키는 데 유용하게 만드는가? 여기에서는 계산 모델의 유틸리티를 결정하는 두 가지 상호 보완적인 측정 기준, 특히 그 기준이 기술적 모델인지 또는 예측적 모델인지 검토한다.

계산 모델은 관찰된 데이터의 변동성(모델이 데이터에 얼마나 잘 맞는지)에 관해 자세한 설명을 제공하는 경우 **설명적**이라 할 수 있다. 모델은 데이터 생성 과정에 대한 가설을 제공하므로 설명적인 계산 모델은 주어진 과제에서 관찰된 행위 또는 신경 반응을 일으키는 기전에 대한 통찰력을 제공해야 한다. 예를 들어 Alexander and Brown(2011, 2014)의 PRO 모델은 인간과 영장류 연구에 걸쳐 인지 제어 요구 평가와 관련된 다양한 경험적 결과를 설명할 수 있다는 점이 가장 큰 강점이다. PRO 모델은 여러 인지 제어 연구에서 얻은 다양한 신경 및 행위 데이터를 성공적으로 모델링하기 때문에 결과적으로 ACC 및 관련 안쪽 전두 영역medial frontal regions에서 구현된 결과와 행동을 연관시키는 예측적 신경 계산이 인지 제어의 관여와 연관된 유용한 신호일 수 있다는 가설에 설득력 있는 증거를 제공한다. 그러나 PRO 모델은 현존하는 데이터의 기초가 되는 생성 과정에 대한 하나의 잠재적 알고리즘 설명을 공식화하지만 뇌에서 발생하는 실제 신경 계산을 반영하지 않을 수도 있고, 향후 연구에서 데이터 결과를 반드시 정확하게 예측하지 못할 수도 있다. 그러므로 이 평가 척도는 설명력이 높은 모델은 이전 데이터를 설명할 수 있지만, 제안된 기전은 새로운 데이터를 설명하지 못할 수 있다는 한계를 지닌다.

반대로, 새로운 과제나 맥락을 정확하게 예측하고 추론하는 생성 과정을 설명하는 계산 모델은 **예측 가능하다**. 예측 모델에는 하나의 과제 또는 맥락에서 관련 데이터를 생성하는 신경 계산에 대한 특정 가설이 포함되어 있으며, 새로운 과제/맥락에서 행위 및 신경 출력neural outcomes을 안정적으로 추정하기 위한 이론이 통합되어 있다. Collins and Frank(2013)의 수렴형 C-TS와 인공신경망 모델은 두 모델 모두 새로운 과제/맥락에서 행위 결과를 정확하게 예측하므로 예측 모델링의 훌륭한 예시를 제공한다. 이러한 모델의 개발을 이끄는 이론적 가정은 인간이 학습 문제에서 과제 세트 구조를 자발적으로 구축한다는 것이다. 이러한 구조 학습 가정은 경험적 연구를 통해 확인되었으며, 이 모델이 이전에 학습하지 않은 과제 맥락으로 일반화할 수 있음을 검증했다. 여기에 제시된 주요 차이점을 요약하면, '설명' 및 '예측' 계산 모델 모두 데이터 생성 방법에 대한 과정 기전을 제공하지만, 전자는 모델이 기존 데이터에 얼마나 잘 맞는지를 설명하고 후자는 모델이 보이지 않는 데이터에 얼마나 잘 일반화되는지를 설명한다.

계산 모델이 새로운 연구 노력을 촉진하고 활력을 불어넣는 구심점을 제공할 수 있을 만큼 명시적으로 지정된다면 이는 매우 유용한 기능을 수행할 수 있다. 예를 들어, ACC 기능에 대해 많은 논란이 있지만, 계산 모델은 경험적 연구를 위한 구체적인 검증 가능한 가설을 제공함으로써 잠재적으로 관련성 있는 인지 기전을 설명하는 데 도움이 되었다(Botvinick and Cohen 2014; Vassena, Holroyd, and Alexander 2017). 또한 모델이 항상 정확한 것은 아니지만, 기존 이론의 한계(모델에서 예측할 수 있는 것과 예측할 수 없는 것)를 강조하고 향후 반복 작업에서 이론을 어떻게 수정해야 하는지에 대한 통찰력을 제공할 수 있다. 이 장에 설명하는 계산 모델은 개념적 또는 언어적 모델에 의한 모호한 설명과 달리 뇌가 인지 제어를 구현하는 방법을 명시적인 방법으로 설명하려는 이론 주도 접근 방식이다. 따라서 여기에 기술된 모델은 인지 제어 체계가 어떻게 실현될 수 있는지에 대한 정확한 기전을 설명하고자 시행함으로써, 인지 제어의 신비한 '호문쿨루스' 문제에 명확한 해답을 제공한다. 더불어 정신질환에서 비정상적인 심리적 · 신경학적 과정이 발생하는 방법과 이유를 설명하는 데에도 유용할 것이다.

4.3.2 조현병에서 인지 제어 손상

이 장은 인지 제어의 계산 모델이 정신장애에 직접적으로 적용된 사례, 즉 조현병에서 인지 손상의 원인을 조사하는 사례로 마무리한다. 조현병의 인지 기능에 관한 수많은 문헌에 따르면 이 질환을 앓고 있는 환자는 주의력, 작업기억, 에피소드적 기억력, 집행 기능에 손상이 있다는 사실이 입증되었다(Snitz, MacDonald, and Carter 2006). 좀 더 구체적으로 영향력 있는 가설은 인지 제어 장애, 특히 자신의 행동이나 생각을 제어하기 위해 맥락 또는 과제-목표 정보를 내부적으로 표현하고 유지하는 능력에 장애가 있다는 점을 조현병의 특징으로 꼽는다(Cohen and Servan-Schreiber 1992; Barch and Ceaser 2012; Lesh et al. 2011; Barch, Culbreth, and Sheffield 2018). 이 설명의 핵심은 인지 제어 및 맥락 표현의 이 같은 장애가 조현병에서 병태생리학의 주요 기전으로 오랫동안 제안되어 온 PFC의 DA 신경조절 기능 장애와 직접적으로 연관되어 있다는 것이다(Meltzer and Stahl 1976; Snyder 1976; Seeman 1987; Toda and Abi-Dargham 2007; Rolls et al. 2008; Valton et al. 2017). 특히, 조현병에서 관찰된 인지 손상 중 적어도 일부는 선조체 및 PFC의 기능 장애 DA 신호 전달 감소와 관련이 있을 뿐 아니라 증가된 강직성 DA 활동 또는 비정상적인 위상성 DA 활동으로 인한 '잡음' 증가와 관련이 있다는 것이 일반적인 견해다(Braver, Barch, and Cohen 1999; Rolls and Grabenhorst 2008; Maia and Frank 2017).

Braver와 동료들은 인지 제어의 조절 장애와 DA 및 PFC와의 관계에 대한 이 가설을 직접 검사하기 위해 PFC 기능 및 맥락 처리에 대한 기존의 계산 모델을 수정했다. 특히, 인지 제어와 맥락/목표 유지의 핵심 측면을 추출하기 위해 고안된 실험 패러다임인 AX 지속적 실행 과제AX Continuous Performance Task[AX-CPT][59]를 수행하는 조현병 환자에게서 관찰되는 행위 및 뇌 활동 패턴을 명시적으로 예측하는 것이 목표

59) AX-CPT는 인지 제어와 맥락 처리를 측정하는 실험적 패러다임 중 하나이다. 이 과제에서 참가자는 미리 정의된 페어(예: 'A' 다음에 'X'가 따라올 것으로 예상되는 경우)에 대한 올바른 응답을 줘야 한다(역자 주).

였다(Braver and Cohen 1999; Braver, Barch, and Cohen 1999; Braver, Cohen, and Barch 2002). 이 연결주의 모델의 주요 특성은 앞서 Frank와 동료들이 논의한 PBWM 모델과 유사하게, 맥락/목표 표현이 순환 연결과 측면 억제 기전을 통해 등쪽 PFC에서 적극적으로 유지된다는 것이다. 가장 중요한 것은 이 모델에서 DA가 PFC 내에서 합동 신경조절 기능을 수행한다는 점으로, 위상성 신호를 통해 활성 유지로 표현을 게이팅하고 강직성 신호를 통해 유지의 지속성을 제어한다(Braver, Barch, and Cohen 1999; Cohen, Braver, and Brown 2002). PFC에서 이 DA 신경조절 기전을 사용한 모델 시뮬레이션은 해당 가설을 강화해 조현병의 주요 결함인 상황에 따른 과제 실행이 잡음 DA 체계로 인해 손상된다는 증거를 제공한다(Braver, Barch, and Cohen 1999 참고). 특히, 이 모델은 조현병이 있는 참가자의 AX-CPT 과제에서 매우 특정한 행위 결함 패턴과 배쪽 PFC 활동의 시간적 동역학의 파괴를 예측했으며, 이는 나중에 실험으로 확인되었다(Barch et at 2001; Braver, Cohen, and Barch 2002). 최근 fMRI 기술의 발전으로 연구자들이 뇌간 안에서 도파민 위상성 신호를 더 정확하게 측정할 수 있게 되었지만, 그럼에도 이러한 결함이 DA 신경조절 기전과 구체적으로 연관되어 있다는 직접적인 증거를 입증하는 것은 어려웠다(D'Ardenne et al. 2012).

조현병의 맥락적/목표적 표현 결함에 대한 관련 증거는 Chambon et al.(2008)에 의해 제시되었다. 이 연구의 목표는 Koechlin, Ody, and Kouneiher(2003)가 제안한 PFC의 계층적 인지 제어에 대한 연쇄 모델을 검사해 조현병 환자의 특정 행위 손상 패턴을 설명할 수 있는지 확인하는 것이었다. 흥미롭게도 Chambon 등은 조현병 환자의 경우 감각적 차원 및 에피소드적 차원의 인지 제어는 보존된 반면, 맥락적 제어는 건강한 대조군에 비해 손상된 것을 관찰했다. 이 연구에서 환자들은 맥락적 표현을 유지하는 능력이 필요한 과제에서 훨씬 더 큰 오차를 생성했으며, 이러한 손상은 무질서한 사고와 행위를 측정하는 혼란 점수와 높은 상관관계가 있었다. 따라서 지금까지의 증거는 조현병에서 맥락이나 과제 목표 정보를 표현하고 능동적으로 유지하는 능력이 파괴된다는 가설과 일치한다. 향후 연구에서는 이러한 결함이 조현병 환자 사이에서 PFC의 입-꼬리 축을 따라 적절하게 도표화된다는 연쇄 모델의 주장을 더 직접적으로 검사하는 것이 중요할 것이다.

4.4 요약

이 장에서는 인지 제어에 대한 이론적 설명을 안내하는 데 중요한 역할을 하는 몇 가지 계산 모델을 강조했다. 이 모델들을 선택한 이유는 이미 많은 실험 연구를 자극하고, 인지 제어의 기초가 되는 핵심 신경 계산 기전을 더 명확하게 규명하려는 향후 연구에 도움이 되는 유망한 가설을 제공하기 때문이다. 이러한 모델이 인지 과정에 대한 계산 접근 방식을 더 광범위하게 이해하고, 또 이러한 과정이 정신질환에서 어떻게 파괴될 수 있는지 이해하는 데 유용한 입문서가 되기를 바란다. 계산 모델링 접근법은 기억력이나 주의력과 같은 규범적 인지 기능을 이해하는 데 핵심적인 역할을 했지만, 이러한 모델 중 상당수는 아직 정신의학 집단에서 명시적으로 검증되지 않았다. 이에 우리는 규범적 인지 기능의 정확한 기계론적 모델을 개발하는 것이 정신병리의 원인에 대한 더 큰 통찰력을 촉진할 수 있다고 주장한다.

4.5 향후 연구

Rumelhart et al.(1987)과 O'Reilly and Munakata(2000)는 연결주의적 계산 모델을 심도 있게 소개하는 중요한 교과서다. 두 번째 책은 생물학적으로 현실적인 알고리즘과 아키텍처를 통합하고, 현존하는 인지 신경과학 데이터를 명시적으로 설명한다. 저자는 이 책에 집행 기능/인지 제어에 관한 내용을 포함해 최신 무료 전자 자료 버전으로 업데이트했으며, 이는 https://grey.colorado.edu/CompCogNeuro/index.am/CCNBook/Book/에서 확인할 수 있다.

인지 제어에 대한 주요 과학적 질문과 이러한 질문을 해결하기 위해 제안된 계산 접근법에 대한 검토는 O'Reilly et al.(2010) 및 Botvinick and Cohen(2014)을 참고할 수 있으며, 인지 제어 기전에 대한 통합적 증거를 제공하기 위해 다양한 모델링 수준을 활용하는 방법은 Collins and Frank(2013)에서 찾을 수 있다. 정신장애, 특히 조현병에 대한 예측을 위해 인지 제어의 계산 모델을 적용하는 방법에 대한 예는 Braver et al.(1999)이 제시한다.

5장

거의 모든 것의 가치:
긍정 및 부정적 감정가 체계 모델과 정신의학과의 관련성

5장 거의 모든 것의 가치: 긍정 및 부정적 감정가 체계 모델과 정신의학과의 관련성

Peter Dayan
Max Plank Insitute for Biological Cybernetics

5.1 소개

인간과 동물은 장기적으로 기대되는 보상을 늘리고 장기적으로 기대되는 처벌을 줄이는 선택을 할 수 있는 충분한 능력을 갖추고 있기에, 복잡하고 위협에 노출되기 쉬우며 자주 변화하는 환경에서도 생존할 수 있다. 경제학, 통계학, 계량 경영operation research,[60] 컴퓨터 과학, 제어 공학 분야의 공식적인 이론은 모든 종류의 체계가 이러한 상황에서 어떻게 잘 실행되는지를 이해하는 데 기초를 제공한다.

이러한 이해는 현대의 강화학습reinforcement learning[RL](Sutton and Barto 1998) 분야로 점진적으로 발전해 적응 행위의 윤리학, 심리학, 신경과학과 밀접한 연관성을 제공한다. 더불어 기능 장애 행위가 기전의 결함, 비효율성 또는 잘못된 보정 측면에서 이해될 수 있다는 것은 계산 정신의학의 핵심 주제다(Huys et al. 2015b; Huys et al.

60) 경영 의사결정 문제의 분석과 해결을 위해 과학적이고 합리적인 방법론을 적용하는 분야다(역자 주).

2016b; Maia and Frank 2011; Montague et al. 2012).

이 장에서는 이러한 치료의 한 가지 실질적인 측면, 즉 가치의 개념과 정의 및 사용을 모두 살펴볼 것이다. 일반적으로 즉각적인 유틸리티는 세계가 특정한 상태에 있을 때(특정한 조명이 켜져 있는 경우 등) 특정 작업(레버 누르기 등)을 실행할 경우 제공되는 보상 또는 처벌(먹이 한 알 등)을 정량화한다. 이러한 보상은 장기적으로 가중치를 부여하고 합산하거나 평균을 내어서 가치를 창출한다. 장기적인 보상은 장기적인 정책(상태에서 체계적인 행동 선택)에 따라 달라지기 때문에 이러한 정책의 측면에 따라 다양한 종류의 가치가 고려되는 경우가 많다.

여기에서는 실제 및 가상 유틸리티의 근원과 본질, 가치로 이어지는 계산, 유틸리티, 가치가 행동에 미치는 영향에 대해 질문한다.

특히, 1.2.1에 정의된 대로 Marr 계산 수준에서 표현된 주제와 단기 및 장기적으로 발생하는 계산 정신의학 관련 주제에 대해 논의한다. 단기적인 문제에는 위험 민감도risk sensitivity(유틸리티가 하위 또는 초가산 방식sub or superadditive manner으로 결합될 수 있는 경우)와 사회적 맥락에서 한 에이전트가 파생한 유틸리티가 다른 에이전트가 달성하는 획득에 따라 달라질 때 발생하는 다른 선호도가 포함된다(Fehr and Schmidt 1999).

장기적으로는 불확실성에 직면했을 때 탐험에 대한 주도를 일종의 낙관주의로 공식화하는 것이 가능하다는 사실이 밝혀졌다. 이는 무지 상태의 행동에 대한 허구적 또는 가상 강화 (탐험 보너스라고도 함)에 해당한다(Gittins 1979). 이와는 별도로, 과거의 보상으로 인해 발생하는 시간 경과에 따른 기회비용을 정량화할 수 있다(Niv et al. 2007).

마지막으로 장기 기댓값을 계산할 때 발생하는 알고리즘 문제에도 주목한다. 이러한 문제는 학습량과 선택에 사용할 수 있는 시간이 서로 다른 체제에서 잘 작동하는 여러 기전을 사용해 해결할 수 있다(Daw et al. 2005; Dolan and Dayan 2013; Doya 1999; Keramati et al. 2011; Pezzulo et al. 2013).

이러한 아이디어는 유틸리티와 가치의 심리 및 신경적 측면을 바라보는 렌즈를 제공한다. 그러나 이러한 관점이 투명하지 않은 세 가지 실질적인 방식을 논의한다. 첫째, 유틸리티의 정의와 감정 그리고 정서와의 관계에 관한 것이다(Bach and Dayan

2017; Buck 2014; Lindquist and Barrett 2012; Russell and Barrett 1999). 둘째, 긍정적 가치와 부정적 가치의 표현 및 효과의 비대칭성과 이와 관련된 반대 개념을 고려하는 것이다(Boureau and Dayan 2010; Daw, Kakade, and Dayan 2002; Dayan and Huys 2009; Deakin and Graeff 1991). 셋째, 가치와 관련된 휴리스틱 관점에서 선택하는 방식에 여러 가지 명백한 결함이 있다고 본다(파블로비안 프로그래밍 등; Breland and Breland 1961; Dayan et al. 2006). 마지막으로, 정신장애와 관련한 몇 가지 개요를 제시한다.

유감스럽게도 이 짧은 장에서 가치와 같은 풍부하고 복잡한 주제를 상세하고 완전하게 설명하는 것은 불가능하다. 따라서 자세한 내용은 참고문헌을 참고하길 바란다.

5.2 의사결정이론의 유틸리티 및 가치

5.2.1 유틸리티

2.3에서 보았듯이 RL의 핵심 개념 중 하나는 상태 또는 상태 및 행동과 관련된 양의 또는 음의 즉각적 스칼라 유틸리티(r_t)다. 이 수량은 상태의 경험이나 행동의 결과가 에이전트에게 어느 정도 이익profitable이 될 수 있음을 설명한다. 예를 들어, 미로에서 이동하는 에이전트는 모든 이동 비용에 대해 불이익을 받을 수 있으며($r_t < 0$), 미로에서 진흙탕이나 젖은 위치에 있을 경우 특정 비용이 발생할 수도 있다. 유틸리티는 일반적으로 문제(또는 환경)에 대한 설명의 일부로 취급되며, 우리가 고려해야 할 알고리즘에 대한 입력이다.[1]

유틸리티는 기본이지만 반드시 단순하지는 않다. 계산 정신의학의 관점에서 중요한 두 가지 복잡성은 자기 자신이나 타인의 상태에 대한 의존성이다.

자아self 측면에서 본다면, 유틸리티는 현재 상황에 매우 의존하며 이를 고려하지 않으면 명백히 역기능적인 의사결정으로 이어질 수 있다. 예를 들어, 음식이 부족할 때 음식이 더 크고 즉각적인 유틸리티를 가져야 한다는 것은 분명해 보이지만, 이러한 유틸리티에 장애가 생기면 섭식장애와 명백한 연관성을 가질 수 있다. 마찬가지로 여가 시간의 한계 유틸리티도 총 여가 시간이 증가함에 따라 감소한다는 증거가 있다(Niyogi et al. 2014). 이 균형이 붕괴되면 과잉 또는 과소 활동으로 이어질 수 있다. 안타깝게도 이 모든 관련 계산은 결코 간단하지 않으며, 앞으로 살펴볼 바와 같이 먼 거리 보상의 경우 더 악화된다. 후자는 즉각적인 유틸리티가 의심되는 돈과 같은 수량에 특히 중요하다. 다시 말하지만, 부의 증가에 따른 한계 유틸리티의 감소는 위험 회피, 즉 기대되는 이익이 있더라도 위험한 금전적 전망을 받아들이기 꺼리는 현상의 근거로 제시되어 왔다(Rabin and Thaler 2001 참고).

유틸리티는 반사실적(상상적 또는 잠재적) 강화counterfactual reinforcement와 같은 다른 심리적 문제에 따라 달라질 수도 있다(Breiter et al. 2001; Camille et al. 2004; Lohrenz et al. 2007). 이러한 문제들은 후회와 같은 감정을 일으킬 수 있다(Bell 1982; Loomes and Sugden 1982).

다른 측면에서 보면, 기존의 RL 응용 프로그램은 대체로 단일 참가자를 무관심한 확률적 환경의 변덕스러움에 맞서게 한다. 그러나 정신의학적 맥락에서는 여러 의도적 에이전트의 협력과 경쟁이 수반되는 경우가 종종 있다. 이를 특성화하려면 게임 이론, 즉 합리적인 의사결정자 사이의 전략적 상호 작용에 대한 수학적 모델을 고려해야 한다(Camerer 2003). 이러한 맥락은 일반적으로 즉각적인 유틸리티에 대한 두 번째 차원의 복합성, 즉 다양한 참가자의 상대적 결과에 의존하는 구성요소를 의미한다. 예를 들어, 고정된 금액을 공유하는 두 명의 참가자 A와 B가 있다. A가 B보다 너무 많이 이기거나(죄책감의 형태), 또는 B보다 적게 이기면(시기심의 형태) A의 유틸리티는 감소할 수 있다(Fehr and Schmidt 1999). 이러한 타인 관련 유틸리티는 다른 참가자에게 유익하거나 악의적으로 보이는 전략을 뒷받침할 수 있다(참가자는 자신의 유틸리티를 최적화하기 위해 서로의 유틸리티 함수를 재귀적으로 모델링할 수 있음; Camerer, Ho, and Chong 2004; Costa-Gomes, Crawford, and Broseta 2001).

5.2.2 가치

즉각적인 유틸리티를 RL의 기본 개념으로 사용하는 모든 의사결정 알고리즘의 필수 계산 단계는 주어진 정책 또는 최적 정책 아래에서 상태 가치 $V(s_t)$ 또는 상태 행동 쌍 $Q(s_t, a_t)$를 계산하는 것이다. 이러한 가치는 대상과 환경 사이의 전체 상호 작용 궤적(잠재적으로 다른 대상을 포함)에 걸쳐 누적될 것으로 기대되는 장기 합계 또는 평균 유틸리티로 정의된다. 기대가 확률적이라면 상태와 행동(상태 점유율을 지배하는 전이)와 결과 또는 유틸리티를 이어받는다. 여러 미래 유틸리티의 현재 가치를 정량화하는 방법에는 여러 가지가 있다. 그중 가장 일반적인 두 가지 방법은 지수형 또는 쌍곡형 시점 할인exponetial or hyperbolic temporal discounting을 사용하거나(Ainslie 1992, 2001; Kable and Glimcher 2010; Myerson and Green 1995; Samuelson 1937; [그림 9.2] 참고), 장기 평균 유틸리티 전달 비율을 고려하는 것이다(Kacelnik 1997; Mahadevan 1996; Stephens and Krebs 1986). 예를 들어, 주의력결핍 과잉행동장애와 같은 조건에서 이러한 할인 보정의 오류는 충동성을 유발하는 명백한 경로다(Williams and Dayan 2005). 과도한 미래 가치 평가절하가 시점적으로 일관되지 않은 선호로 이어진다는 일반적인 관찰은 다양한 행위 이상 현상을 이해하는 데 매우 중요한 역할을 해 왔다(Ainslie 1992, 2001).

시점 할인은 선택의 다른 측면, 즉 선택한 작업을 언제 또는 얼마나 활기차게 실행해야 하는지에 대한 선택에도 영향을 미친다. 어떤 경우에는 처벌을 피하기 위해 특정 시간까지 행동을 실행해야 하는 것처럼 환경 자체가 적절한 속도를 요구하기도 한다(Dayan 2012a). 다른 경우에는 느리게 행동할 때 장기적인 유틸리티에 대한 다음, 그리고 실제로 이후의 모든 기여가 연기되기 때문에 시간의 시퀀스에 불이익이 주어진다. 다시 말해, 행동을 미루면 미래의 잠재적이거나 확실한 보상을 더 빨리 받지 못하게 된다. 이는 일종의 기회비용으로 이어진다(Niv et al. 2007). 예를 들어, 빠른 움직임에 따른 에너지 비용 때문에 바르게 행동하는 것 역시 비용이 많이 든다면(Shadmehr et al. 2010), 최적의 행동 속도 선택은 이 두 가지 비용 사이의 균형으로 발생한다(Niv et al. 2007; Niyogi, Schizgal, and Dayan 2014).

신경학적 장애(파킨슨병 등) 및 정신질환(우울장애 등)의 대표적인 증상 중 하나는 행동이 느려지거나 꺼리는 것이다(Mazzoni et al. 2007; Huys et al. 2015a). 우울장애의 경우 다양한 심리적 · 신경적 이유 중 하나로 인해 시간의 기회비용이 낮게 인식되기 때문에 발생할 수 있다.

궤적이 확장됨에 따라 장기적인 가치를 추정하는 것은 상당한 도전 과제다. 2.3.1에서 설명한 바와 같이, 두 가지 종류의 방법이 RL에서 상당히 통용되고 있다. 그중 첫 번째인 모델 기반model based[MB] 계산은 환경의 특성화 또는 인지 지도cognitive map에서 시작해 가치를 추정하기 위해 앞으로 계산한다(Tolman 1948). 이러한 계산에는 몬테카를로 트리Monte Carlo tree 탐색에서와 같이 트리를 만들고 탐색하는 작업이 포함될 수 있다(Kocsis and Szepesvari 2006). 또는 가치 또는 정책 반복과 같이 동역학적 프로그래밍 방법에 더 가까운 것을 포함할 수도 있다(Bellman 1952; Puterman 2005). MB 방법은 인지 지도를 배우기 쉬운 만큼 통계적으로 효율적이지만, 장기 추정이 필요하고 장기 또는 재귀 계산이 필요하기 때문에 계산적으로 까다롭다는 단점이 있다.

MB 방법의 중요한 측면 중 하나는 임박한 결과에 대한 예측과 현재 동기 부여 상태에 대한 정보를 결합해 스칼라 유틸리티를 계산할 수 있다는 것이다(Dickinson 1985; Dickinson and Balleine 2002). 예를 들어, 목마르지 않을 때는 현재 가치가 없는 물을 얻기 위해 일하는 것을 거부하는 것처럼 동기 부여의 변화에 민감하게 반응하는 것은 유연성의 중요한 형태다.

미래에 일어날 동기 상태에 민감하게 반응하는 현재의 선택, 즉 결과가 실제로 도착할 때 어떻게 느낄지 기대하는 것은 모든 생명체에게 반드시 그런 것은 아니지만(Raby et al. 2007) 인간에게는 분명히 어려운 일이다(Lowenstein 2000).

두 번째 방법은 모델 없는model free[MF] 학습이다. 여기에는 일반적으로 궤적을 따라 연속적인 가치 추정에 시퀀스적 일관성을 적용하는 부트스트랩bootsrap[61] 방법

61) 한 번 시작되면 알아서 진행되는 일련의 과정으로, 줄여서 '부팅'이라고 한다(역자 주).

으로 관찰된(Sutton 1990) 전이 결과를 캐싱caching[62]하는 것이 포함된다(Samuel 1959; Sutton 1988; Watkins 1989). Q-학습 MF 방법(Watkins 1989)은 다음과 같은 가치를 기반으로 행동을 선택한다. $Q(s_t, a_t)$는 행동을 실행할 때의 이점을 보고한다. 대조적으로, 행동자 비평가 방법(Barto, Sutton, and Anderson 1983; [상자 10.1] 참고)은 학습된 가치 $V(s_t)$를 활용해 각 단계에서 해야 할 일을 체계적으로 명시한 정책을 비평하고 이를 통해 개선의 계기를 마련한다. 따라서 행동자 비평가 방법에서 가치에 대한 의존성은 미묘하게 다르다. 실제로 고전 경제학에서와 같이 궁극적으로 중요한 것은 정책이며, 가치는 적절한 정책을 정의하기 위한 수단이라는 점을 기억해야 한다. 여러 가지 다른 가치가 주어진 정책과 일치할 수도 있다.

MF 방법은 MB와 반대 되는 특성을 가지고 있다. 즉 일관성을 적용하면 오류가 장기간 지속될 수 있기 때문에 통계적으로 비효율적이다. 반면에 캐시에서 가치를 검색하기만 하면 되기 때문에 계산적으로 효율적이다. 그러나 이러한 효율성은 스칼라 유틸리티 기반에 따라 달라진다. 이는 동기 부여 상태에 대한 민감도가 MB 가치에 대해 추론되는 것이 아니라 그 상태에서(아마도 관련 행동의 결과로서) 결과의 유틸리티를 경험하는 것에 기초해 명시적으로 학습되어야 함을 의미한다. 유연하지 않은 강박을 수반하는 질병에 MF 의사결정이 과도하게 영향을 미친다는 증거가 있다(Gillan et al. 2016; Voon et al. 2015).

예를 들어, 상대적 확실성(학습 및 계산적 비효율성에 따라 변화함; Daw, Niv, and Dayan 2005) 또는 MB 계산을 수행하는 데 걸리는 시간의 기회비용(Keramati et al. 2011; Pezzulo et al. 2013)에 따라 MB와 MF 가치 사이의 중재를 관리하기 위해 다양한 근거가 제시되었다([그림 2.5] 참고). MB와 MF 체계가 상호 작용을 할 수 있는 방법도 있다. 예를 들어, 이미지화된 표본이나 시뮬레이션된 표본의 MB 생성을 통해 MF 가치나 정책을 학습할 수 있고(Sutton 1990; Mattar and Daw 2018), MB 추론과 관련된

62) 사용자의 요청이 많은 콘텐츠를 별도 서버에 저장해 데이터를 빠르게 전송하는 기술이다(역자 주).

계산에 MF 가치를 통합할 수 있으며(Keramati et al. 2016; Pezzulo et al. 2013), MB 방법은 MF 체계가 행동 또는 상태에 대한 장기 보상 크레디트credit를 할당하는 방식에 영향을 미칠 수 있다(Moran et al. 2019).

궤적 최적화의 한 가지 특별한 측면은 환경(또는 동포compatriots)에 대한 무지 또는 불확실성의 영향이다. 이러한 무지는 환경이 변화하면 증가하지만, 관찰을 통해 감소한다. 환경을 최적으로 활용하려면 환경에 대해 충분히 알아야 하므로 탐험과 활용exploration and exploitation 사이에는 일종의 트레이드오프가 존재한다. 활용하려면 탐험이 필요하지만, 모든 선택이 중요하다고 할 때 탐험적 선택이 좋은 것이 아니라 나쁜 것일 가능성(애초에 탐색이 가치 있는 것이 되기 위해 반드시 존재해야 하는 가능성)은 둘 사이에 갈등이 있음을 의미한다. 공식적, 비공식적 토대를 모두 포함하는 탐험과 활용 사이의 트레이드오프를 해결하는 한 가지 접근 방식은 탐험 보너스를 통합하는 것이다(Dayan 2012b; Gittins 1979; Ng, Harada, and Russell 1999; Sutton 1990; Szita and Lörincz 2008). 이는 부분적으로 알려진 행동 및 상태와 연관된 현재 기대 유틸리티에 내부적으로 추가된 것이다. 탐험할 때 행동이 좋은 것으로 나타나면 향후에도 반복적으로 사용할 수 있다는 근거로 정당화된다.

탐험은 다른 의도적 에이전트와 게임 이론적 상호 작용에서 특히 복잡하다. Harsanyi(1967)가 제안한 형식주의는 에이전트를 유틸리티 함수를 결정하는 유형을 갖는 것으로 생각하는 것이다. 한 가지 예로 죄책감이나 시기심의 정도를 들 수 있다(Fehr and Schmidt 1999). 에이전트는 자신의 유형을 알고 있지만 알려지지 않은 파트너의 유형에 대해서는 (베이지안) 추론만 할 수 있다. 참가자가 서로를 모델링할 수 있고, 실제로 다른 참가자의 모델을 모델링할 수 있다는 사실은 인지 계층 구조로 이어진다(Camerer et al. 2004; Nagel 1995). 파트너의 유형에 대한 불확실성과 결합해 이를 상호 작용적으로 부분 관측이 가능한 마르코프 의사결정 과정interactive partially observable Markov decision process[I-POMDP](Gmytrasiewicz and Doshi 2005)이라고 표현할 수 있다. 이 프레임워크는 불완전하게 알려진 다른 의도적 에이전트가 존재할 때도 POMDP를 일반화한다. I-POMDP에서는 부분적으로 알려진 환경에 대한 정보를 얻기 위해 실행하는 탐험 행동이 다른 참가자에게 자신의 유틸리티 함수가 실제 형식과 다르다는 것을 설득할 위험(실제보다 더 시기심을 가지고 덜 죄책감을 느낀다는 것)이 있다는 점을 염두에 둘 필요가 있다. 그들의 행동을 기반으로 다른 참가자의 유형을 추론하는 것도 비슷한 방식으로 조절된다(Hula, Montague, and Dayan 2015).

호기심 및 내재적 동기와 관련된 유틸리티에 더 많은 휴리스틱 기능을 추가하는 방법도 인기가 있다(Oudeyer, Kaplan, and Hafner 2007; Schmidhuber 2010; Singh et al. 2005). 이는 불확실성을 줄이거나 환경에 대한 자신의 모델을 개선하는 것 등에 대한 보상을 제공한다.

그러나 어떤 형태의 무지와 불확실성은 긍정적인 가치나 유틸리티보다 부정적 가치와 유틸리티를 창출하는 것처럼 보인다. 이는 모호성(또는 이차 확률)과 혐오(Ellsberg 1961; Fox and Tversky 1995)의 경우에 해당하며, 이때 참가자는 결과가 불완전하게 알려진 도박을 불합리하게 평가절하하는 것으로 나타났다. 또한 참가자가 불확실성을 초기에 해결하기 위해 기꺼이 비용을 부담한다는 사실에서도 볼 수 있다(Bromberg-Martin and Hikosaka 2009; Dinsmoor 1983; Gottlieb and Balan 2010; Kreps and Porteus 1978). 시험 결과를 바꿀 수 없더라도 조기에 결과를 알 수 있다면 두려움을 계속해서 경험하지 않을 것이라는 점에서 이는 매우 중요하고 충분히 가치 있다(Loewenstein 1987).

5.3 행위와 뇌의 유틸리티 및 가치

앞에서 제어 최적화의 공식 이론을 뒷받침하는 유틸리티와 감정가valence의 추상화에 대해 논의했다. 또한 계산 정신의학과 관련된 상황에서 두 구조가 갖는 몇 가지 복잡성을 살펴보았다. 여기에서는 심리학과 신경과학 측면에서 두 개념의 실현에 대한 추가적인 측면을 고려한다.

5.3.1 유틸리티

첫 번째 관심사는 유틸리티의 출처, 즉 주어진 결과나 상황이 보상 또는 처벌을 주는 정도를 결정하는 요소다. 이 문제는 적어도 세 가지 이유에서 생각보다 간단하지 않다. 첫째, 진화는 예를 들어 갈증을 해소하거나 배고픔을 채우는 것 같은 미시적인 것보다 번식 성공과 같은 거시적 시간 척도에서 작동한다. 우리의 번식 능력은 궁극적으로 끊임없이 변화하는 외부의 힘에 영향을 받으면서도 체온과 혈당 수치 같은 내부 상태를 좁은 범위 안에서 유지하는 능력에 달려 있다. 따라서 항상성 유예 지점을 기준으로 상대적인 상태 변화로 유틸리티를 정의하려는 시도가 있다(Keramati and Gutkin 2014). 항상성은 외부 문제에 직면할 때 내부 환경(적절한 수분 공급 등)을 일정하게 유지하는 것을 포함한다. 이러한 설정 가치에서 벗어나는 것은 위험할 수 있으므로 편차를 줄이는 것은 보상이 된다. 예를 들어, 목이 마른 상태에서 물을 마시는 것에 대한 전통적인 보상을 제공한다. 그럼에도 불구하고 앞에서 언급한 시간 척도의 차이는 그 자체로 직접적인 이익을 제공하지 않는 돈이 현대인의 주요 목표가 된 것처럼, 유틸리티 수많은 구성요소가 일차 목표에 부차적인 것이라는 점을 시사한다.

이로 인한 한 가지 결과는 경쟁 또는 협력 체계 사이의 (미시적) 게임에서 유틸리티를 저당물로 보는 것이 설득력을 갖게 되고, 따라서 '선호liking'와 같은 쾌락적 개념에서 분리된다는 것이다(Berridge and Robinson 2003). 즉, 제어 구조가 개념적 유틸리티를 높이기 위해 행위가 최적화되도록 설계되어 있다면, 이러한 유틸리티 함수는 체계가 목표를 달성하려는 방법에 대한 대리 수단이 된다. 다시 말해, 하나의 체계가 운동 출력을 결정하는 직접적인 방식이 아니라 유틸리티를 조작해 간접적으로 행위 출력을 제어할 수 있다. 만성 경증 스트레스chronic mild stress[CMS]에서 발생할 수 있는 행위 기형의 한 가지 예는 무쾌감증이다(Willner 2017). 무쾌감증은 일반적으로 즐거운 활동에서 쾌감을 느끼지 못하는 것으로 정의된다(7장에서 논의하는 바와 같이 특정 유형의 우울장애 핵심 증상 중 하나임). CMS는 일반적으로 설치류를 대상으로 하는 프로토콜로, 침구를 바꾸거나 적시고, 우리를 기울이고, 백색 소음white noise[63]에 노출시키고, 명암 주기를 바꾸는 등 예측할 수 없는 다양한 자극을 가하는 것이다. 이러한 체제의 적용을 받는 설치류는 중성 액체보다 단맛이 나는 액체에 대한 선호도가 감소한다. 기존의 유틸리티 관점에서 볼 때 의아한 결과로 보일 수 있다. CMS가 동물로 하여금 환경에 위협이 있고 기회가 없다는 합리적인 결론을 내리도록 유도할 수 있지만, 설탕의 즉각적인 가치가 낮아져야 한다는 것은 믿을 수 없는 일이기 때문이다. 그러나 단맛과 관련된 유틸리티가 대조 동물의 경우처럼 활발한 행위에 동기를 부여하는 것으로 본다면, 단맛을 줄이는 것은 동물이 열악한 환경에서 잠재적으로 위험한 탐구를 시작하는 것을 방지할 수 있으므로 CMS에서 이를 줄이는 것이 적절할 수 있다. 우울장애의 무쾌감증도 비슷한 방식으로 발생한다고 생각해 볼 수 있다(Huys et al. 2015a, 2013).

유틸리티의 출처와 관련된 두 번째 복잡성은 개별 감정 체계 사이의 중재 기전 일부로 발생할 수 있는 방식이다(Bach and Dayan 2017). 유틸리티를 원시적인 것으로 취급함으로써, 우리는 감정에 대한 차원적 또는 약간의 주의를 요하는 구성주의적 관점을 암묵적으로 채택했다(Lindquist and Barrett 2012; Russell and Barrett 1999). 이러한 이론은 주관적으로 경험한 감정을 감정가(긍정적 또는 부정적 정서성affectivity으로 특히 유틸리티와 관련된 구성요소) 및 각성(정보가 얼마나 차분하거나 흥미진진한가)과 같은 기본적인 심리적 구성요소의 구성된 표현으로 간주한다. 그러나 환경의 특정 도전이나 기회에 대응하기 위해 개별적으로 최적화된 여러 개의 개별 감정 체계가 있다는 대안적 견해를 지지하는 사람도 많다(Buck 2014). 예를 들어 접근과 회피 사이의 갈등에서와 같이 두 개 이상의 체계가 동시에 활성화될 수 있다는 점을 고려할 때 뇌에는 어떤 형태의 중재가 있어야 한다. Bach and Dayan(2017)이 '가상적' 유틸리티를 논의한 것은 디자인 경제학에서 연구된 바와 같이 중재 기전의 본질적인 부분으로 발생할 수 있다(Roth 2002). 이것은 '선호liking'에 대한 강한 유대감에서 분리된 유틸리티에 대한 또 다른 실용적 개념이다(Berridge and Robinson 2003).

일차적 유틸리티의 본질에 대한 신경 해상도를 기대했을 수도 있다. 예를 들어,

63) 모든 주파수에서 동일한 강도로 발생하는 소리를 의미한다(역자 주).

도파민 뉴런은 RL에 깊이 관여하며(Montague et al. 1996; Schultz, Dayan and Montague 1997), 무엇보다도 도파민 뉴런의 활동은 적어도 양의 유틸리티에 대한 정보를 포함하는 신호를 보고한다. 그러므로 입력 활동을 분석하면 이러한 유틸리티에 대한 명확한 정보를 얻을 것으로 기대할 수 있다. 더욱이 유틸리티의 양의 측면이 음식의 맥락에서 보상 추구와 같은 기능에 관여하는 것으로 알려진 측면 시상하부의 핵과 관련될 수 있다는 공통된 가정이 있다(Berridge 1996; Kelley, Baldo and Pratt 2005 참고). 이 구조의 뉴런에서 보상 민감도에 대한 직접적인 전기 생리학적 증거가 있다(Nakamura and Ono 1986). 안타깝게도 도파민 뉴런에 구체적으로 투사되는 측면 시상하부 뉴런의 활동에 대한 조사는 이러한 견해를 상당히 복잡하게 만든다(Tian et al. 2016).

유틸리티와 관련된 세 번째 심리적 복잡성은 반사실적 결과의 영향이다. 반사실적 추론은 인간이 실제로 발생한 일에 대안이 될 수 있는 잠재적 또는 가상의 사건과 결과에 대해 생각하는 과정을 포착한다. 후회는 선택하지 않은 옵션이 선택한 옵션보다 더 가치 있다는 사실을 발견했을 때 느끼는 감정이다. 후회는 경제적 선택에 중요한 영향을 미치며(Bell 1982; Loomes and Sugden 1982), 게임 이론 실행 알고리즘의 일부로 사용되기도 하며(Camerer and Ho 1999), 심리 및 신경영상 연구에서도 자주 조사되었다(Coricelli, Dolan and Sirigu 2007; Kishida et al. 2016; Lohrenz et al. 2007). 미래의 후회 가능성은 특정 선택 환경에서 중요한 역할을 한다. 즉, 옵션이 초래할 수 있는 미래의 실망으로 인해 옵션의 현재 가치에 상당한 기여를 할 수 있다.

5.3.2 가치

우리는 행위를 결정하는 것은 주로 상태와 상태에서의 행동 모두의 가치라고 주장했다. 실제로 '진정한true' 유틸리티는 사후에 평가할 수 있으며, 경우에 따라서는 한참 후에야 평가할 수 있다. 이에 대한 한 가지 유명한 예는 포도당과 사카린 같은 영양 감미료와 비영양 감미료를 각각 비교하는 것이다. 처음에는 두 가지 모두에 대한 선호도가 형성될 수 있다. 그러나 후자(비영양 감미료)에 영양가가 없다는 사실을 알게 되면 이에 대한 선호도는 역전될 수 있다(Warwick and Weingarten 1994; McCutcheon 2015 참고). 이는 즉각적인 기호성(단맛)에 대한 즉각적인 보고를 실제 생물학적 관련성(당)이 있는 무언가가 전달되었다는 예측으로 간주하는 것이 가장 좋음을 의미한다. 일반적으로 행위의 여러 측면을 결정하는 것은 미래 결과에 대한 예측 구조와 순가치다.

5.3.3 평가

적어도 식욕에 관해서는 MB 및 MF 예측의 구성과 경쟁에 대한 정보가 엄청나게 풍부하다(Adams and Dickinson 1981; Balleine 2005; Daw et al. 2005; Daw and Dayan 2014; Daw et al. 2011; Dayan and Berridge 2014; Dickinson 1985; Dickinson and Balleine 2002; Dolan and Dayan 2013; Doya 1999; Hikosaka et al. 1999; Killcross and Coutureau 2003; Lee et al. 2014; Montague et al. 1996; Schultz et al. 1997). 앞에서 언급한 바와 같이, MF 예측은 일반적으로 시간차 예측 오차의 형태로 장기 가치의 연속적인 추정 사이의 불일치를 측정하고(Sutton 1988), 이를 사용해 예측을 업데이트함으로써 발생한다.

이러한 예측 오차는 도파민 뉴런의 위상성 활동을 통해 주요 표적 구조, 특히 선조체(Hart et al. 2014; Kishida et al. 2016), 편도체 등으로 전달된다는 증거가 있다(Cohen et al. 2012; Eshel, Tian, and Uchida 2013; Montague et al. 1996; Schultz et al. 1997). 이러한 예측 오차의 원인에 대해서는 많이 알려져 있지만(Matsumoto and Hikosaka 2007; Tian et al. 2016 참고), 상태 또는 상태 행동 가치, 심지어 행동자 비평가의 행동자 영역이 저장되는 유전자 위치는 불분명하다. 한 가지 눈에 띄는 아이디어는 등쪽 선조체와 도파민 체계(Haber, Fudge, and McFarland 2000; Haruno and Kawato 2006; Joel and Weiner 2000) 사이에 있는 나선형 연결의 연속적인 '비틀림twists'이 MF 제어의 형태에 관련이 있으며(Balleine 2005), 이는 상태 행동 가치와 연관된 형태에서 더 단순한 행동자 기반 형태로 변화한다는 것이다(Li and Daw 2011; Samejima 2005).

이러한 배열에는 다양한 의미가 있다. 예를 들어, 약물 중독의 여러 경로 중 하나는 물질이 이러한 예측 오차를 통제해 상당한 가치를 지닌 것으로 가장하는 것이다(Redish, Jensen, and Johnson 2008; 9장 참고). 그러면 참가자의 행위 방향이 이러한 물질의 획득과 소비를 늘리는 방향으로 극적으로 재조정될 수 있다. 이후 적응과 같은 후속 신경 변화가 일어나면 악성 평가가 강화되어 변경하기 어려워진다.

MB 가치는 예를 들어 제약 조건 만족(Friedrich and Lengyel 2016, Solway and Botvinick 2012) 또는 몬테카를로 트리 탐색(Kocsis and Szepesvari 2006)과 같은 계획 과정을 통해 즉시 구성된다. 후기 구조에 대한 한 가지 설명은 일시적인 미래 사고(Schacter et al. 2012), 즉 해마와 관련된 조작operation으로 미래를 상상하기 위해 개인의 과거에 일어난 특정 사건에 대한 기억을 사용하는 것이다. MB 평가와 연관된 다른 구조로 전전두피질과 등쪽 선조체 영역이 있으며(Balleine 2005), 두정엽 영역이 모델의 구성과 유지에 관여한다는 증거가 있다(Gläscher et al. 2010). MB 의사결정에 대한 증거는 평가절하 패러다임에서 찾을 수 있다(Dickinson and Balleine 2002). 이러한 실험에서는 결과 가치가 갑자기 변경된다. 변화는 예를 들어 동물의 선택적 포만감을 통해 내부적으로 일어날 수도 있고, 이전에 즐거웠던 보상이 독이 되는 경우처럼 외부적으로 일어날 수도 있다. MF(습관적) 체계는 그에 따라 행위를 변경하기 전에 보상 경험을 학습해야 하기 때문에 이러한 변화에 대한 즉각적인 선택 적응(학습이 일어나기 전)은 MB(또는 목표 지향적) 제어의 증거가 된다.

다른 종류의 MB 민감도도 보고되었다. 예를 들어, 미래의 잠재적인 먹이 보상과 관련된 기댓값의 측면은 인간 대상자의 배 안쪽 전전두피질에서 보고되는 것으로 보인다(Hare et al. 2008). 이러한 표현은 건강한 식습관과 같은 명백한 하향식 목표(잠재적으로 전전두피질의 다른 영역과의 연결을 통해)에 의해 변조modulation된다(Hare, Camerer, and Rangel 2009; Hare, Malmaud, and Rangel 2011). 자선 기부(Hare et al. 2010)나 보상적 가학증remunerated sadism(Crockett et al. 2017)과 같은 다른 형태의 하향식 변조에서도 유사한 현상이 나타났다. 일차 유틸리티의 가단성mealleability[64]에 대한 이 같은 관찰과 마찬가지로, 이는 가치가 선택을 둘러싼 전투에서 얼마나 가치 있는지 보여 준다.

눈에 띄는 결과가 시간적으로 다소 멀어질 때, 그 기대는 예상 유틸리티로 알려진 것을 생성함으로써 가치에 직접적인 결과를 가져오는 것으로 보인다(Loewenstein 1987). 식욕이 왕성한 잠재 고객은 구매 시점이 가까워질수록 기대감이 커지는 반면(단시간 동안 지속되고 누적되더라도), 혐오적인 잠재 고객은 두려움을 생성한다. 이러한 기대는 관찰과 관련된 가치 기여를 설명함으로써(Hgaya et al. 2016) 불확실성의 조기 해결에 대한 선호를 생성한다는 주장이 제기되었다(Bromberg-Martin and Hikosaka 2009; Dinsmoor 1983).

5.3.4 혐오 가치와 적대

지금까지 주로 식욕 가치를 고려했다. 그러나 혐오, 처벌, 심지어 노력 비용도 중요하며, 이러한 모든 요인 간의 통합도 중요하다. 한 가지 가능성은 뉴런의 기본 발화 속도가 높은 단일 체계에 의해 유틸리티와 가치 신호가 전달되어 양의 가치와 음의 가치가 각각 기준선 위와 아래의 활동으로 동일하게 표현될 수 있다는 점이다. 이에 대한 몇 가지 증거가 있으며(Hart et al. 2014), 실제로 선조체의 도파민 구조는 행동 선택 및 억제와 관련된 직간접적인 경로와 다양한 도파민 수용체와 연관되어 있으며, 주로 도파민의 증가 및 감소에 민감하게 반응하는 등 이 작업에 절묘하게 맞춤화되어 있다고 주장되어 왔다(Collins and Frank 2014; Frank and Claus 2006; Frank, Seeberger, and O'Reilly 2004). 그러나 도파민 활동의 비대칭 신호 전달에 대한 증거가 있으며(Niv et al. 2005), 특정 도파민 뉴런이 혐오 상황에서 반응하는 이질성에 대한 증거가 있다(Brischoux et al. 2009; de Jong et al. 2019; Lammel, Lim, and Malenka 2014; Lammel

64) 금속을 두들겨 늘일 수 있는 상태를 말한다(역자 주).

et al. 2012; Matsumoto and Hikosaka 2009; Mirenowicz and Schultz 1996; Fiorillo 2013 참고). 도파민 농도가 이러한 신경조절제와 활력 사이의 알려진 연관성과 함께(Gan, Walton, and Phillips 2010; Hollon et al. 2014) 노력을 거의 반영하지 않는다는 연구 결과도 있다(Beierholm et al. 2013; Hamid et al. 2016; Niv et al. 2007; Salamone et al. 2016). 대신 두 가지 상호 작용하는 체계를 포함하는 보상과 처벌의 상대적 표현에 대한 실질적인 제안이 있다(Boureau and Dayan 2010; Daw et al. 2002; Deakin and Graeff 1991; Deakin 1983). 이는 잠재적인 부정적 결과에 대한 예측을 취소하는 행동(안전을 위한 신호를 유도하는 등; Fernando et al. 2014)이 그 자체로 강화되는 혐오에 대한 두 가지 요인 설명과 일치한다는 주장으로(Johnson et al. 2001; Maia 2010; Moutoussis et al. 2008; Mowrer 1947), 다시 말해 선택 강화의 단일 모드는 좋은 결과가 아닌 기대보다 나은 결과에서 비롯된다는 것이다(Dayan 2012a; Lloyd and Dayan 2016).

앞서 우리는 활용할 수 있는 환경의 측면을 발견할 경우 발생하는 이익으로 인해 무지에 직면한 탐험을 정당화할 수 있다고 언급했다(Dayan 2012b). 이러한 이점은 예를 들어 행위가 신뢰할 수 있는 결과를 가져올 수 있도록 환경이 적절한 수준의 제어 가능성을 제공하는 경우에만 존재한다(Huys and Dayan 2009). 이와 같은 불확실성의 유익한 효과에 함께 예측적 불안의 한 형태에 해당하는 혐오적 평가도 존재한다. 나쁜 결과가 예상되는 경우 무지는 위험할 수 있으며(모호성 혐오를 뒷받침할 수 있음; Ellsberg 1961), 마찬가지로 환경을 효과적으로 활용하는 방법에 대해 어렵게 얻은 지식이 만료되면 변경 비용이 많이들 수 있다. 신경조절물질neuromodulator[65]인 노르에피네프린에 대한 한 가지 해석은 예측할 수 없는 변화로 인해 예기치 못한 불확실성의 형태를 보고한다는 것이다(Devauges and Sara 1990; Yu and Dayan 2005). 실제로 노르에피네프린, 스트레스, 불안 사이에 밀접한 관련이 있다는 증거가 있다(Itoi and Sugimoto 2010).

65) 신경전달물질의 강약이나 지속 시간을 조절하는 물질이다(역자 주).

5.3.5 가치의 도구적 · 파블로비안적 사용

상태 및 상태 행동 가치를 결정하고 학습할 수 있는 다양한 방법 중 일부를 고려해 그 효과를 살펴본다. 이 지점에서 파블로비안 행위와 도구적 행위의 차이가 중요해진다(Mackintosh 1983). 상태 s_t에서 시작해 행동 a_t를 선택하고, 그 후 기존 정책에 따라 발생할 것으로 기대되는 장기 미래 가치를 추정하는 상태 행동 가치[$Q(s_t, a_t)$]는 도구적 제어 구조의 일부다. 이러한 가치는 행동과 결과 사이의 우연성을 기반으로 학습되거나 추론되므로, 선택 또한 마찬가지로 우발적이다. 행동에 따라 우발적으로 변화하는 이러한 값에 기반하여 상태 $V(s_t)$만을 사용해 정책을 학습하는 경우에도 마찬가지다(행동자 비평가 방법; Barto et al. 1983). 그러나 동물은 또한 준비된 파블로비안 통제의 형태를 갖추고 있다(Mackintosh 1983). 여기서 식욕 또는 혐오 가치와 연관된 자극(유의한 상태), 즉 각 미래의 이득 또는 손실에 대한 예측은 그러한 행동의 우발적 결과와 무관하게 행동을 유도한다. 호의적인 예측은 적극적이고 활동적인 참여와 접근으로 이어지며, 반대로 혐오적인 예측은 철수, 억제, 억압, 동결로 이어진다. 예를 들어, 비둘기는 우발적인 결과가 전혀 없더라도 먹이가 배달되기 직전에 조명이 들어오면 불빛을 쪼아 댄다. 이러한 행위는 진화 관점에서 적절한 것으로 추정되며 학습할 필요가 없다는 이점이 있다. 그러나 우발성이 없다는 것은 역설적으로 근본적인 예측을 뒷받침하는 결과가 발생할 가능성이 낮더라도 이러한 행동이 유도된다는 것을 의미한다(Breland and Breland 1961; Dayan et al. 2006; Guitart-Masip et al. 2014). 예를 들어, 비둘기가 켜진 불빛을 쪼는 실험에서 먹이를 받지 못하는 경우, 즉 누락된 일정에서도 여전히 불빛을 쪼는 행동이 관찰될 수 있다(Williams and Williams 1969).

파블로비안 영향은 적어도 두 가지 방식으로 도구 행위와 상호 작용한다. 하나는 파블로비안 도구 전이Pavlovian-instrumental transfer[PIT](Cartoni, Balleine, and Baldassarre 2016; Estes 1943; Murschall and Hauber 2006; Rescorla and Solomon 1967)로 알려진 형식으로 진행 중인 도구 지시 반응의 활력을 조절하는 것이다. PIT는 파블로비안/고전적 조건화를 통해 보상 또는 혐오적 자극과 연관된 조건 자극[CS]이 동기 부여 및 조작적 행위를 변경할 때 발생하는 현상으로 정의된다. PIT는 특정 자극과 일반 자극의 두 가지 유형으로 나뉜다. 특정 PIT는 보상과 관련된 CS가 동일한 보상에 대한 도구 반응을 강화할 때 발생한다. 예를 들어, 쥐는 소리(CS)를 특정 먹이 전달과 연관시키도록 훈련받는다. 나중에 쥐는 소리가 없는 상태에서 레버를 눌러 특정 먹이를 얻는 방법을 배우는 훈련을 받는다. 마지막으로 쥐에게 레버를 누를 기회를 주고, 이번에는 소리가 있을 때와 없을 때 모두 레버를 누르게 한다. 실험 결과, 쥐는 레버를 누르는 것과 소리가 짝을 이루지 않더라도 소리가 없을 때보다 소리가 있을 때 레버를 더 많이 누르는 것으로 나타났다. 첫 번째 단계에서 학습한 파블로비안 소리 음식 연상이 어떻게든 도구적 상황으로 전이되었기 때문에 파블로비안 도구 전이라는 이름이 붙여졌다. 일반적인 PIT에서는 CS가 다른 보상에 대한 반응을 강화한다. 이러한 특징 차이는 이를 뒷받침하는 MF 및 MB 예측의 차이와 유사하다.

예비 식욕 및 혐오적인 파블로비안 행동과 PIT의 해부학적 근거는 완전히 명확하지 않지만, 다양한 영역의 관련성에 대한 증거가 있다. 하나는 배쪽 선조체다(Reynolds and Berridge 2001, 2002, 2008). 또 다른 하나는 식욕 및 혐오 영역에서의 능동적 반응에 중요한 도파민 신경조절(Faure et al. 2008; Murschall and Hauber 2006)과 도파민의 추정 반대자 역할(Boureau and Dayan 2010; Daw et al. 2002; Deakin and Graeff 1991; Deakin1983)을 하며 혐오적 맥락에서 특정 역할을 하는 세로토닌 신경조절이다(Faulkner and Deakin 2014). 특정 PIT와 일반 PIT는 편도체의 중심 및 기저핵과 배쪽 선조체의 수질 및 피질 구역을 각각 연결하는 별개의 회로에 의존한다(Balleine 2005; Corbit and Balleine 2011; Corbit, Fischbach, and Janak 2016).

파블로비안 행위와 도구 행위 사이의 두 번째 상호 작용은 더 제한적이다. 앞서 언급한 바와 같이, 상태 또는 상태에서의 행동에 대한 MB 평가의 기초 중 하나는 미래의 잠재적 상태, 즉 에피소드적 미래 사고의 사슬을 구축하고 체계화traversing a tree[66)]

66) traverse는 횡단한다는 뜻인데, 전산학의 트리 구조에서 각각의 노드를 정확히 한 번만 체계적인 방법으로 방문하는 과정이다(역자 주).

하는 것으로 생각된다(Schacter et al. 2012). 이러한 방식으로 일련의 작업을 계획할 때 모든 잠재적인 미래 시퀀스를 고려하는 것은 일반적으로 불가능하기에, 확장된 의사결정 나무를 계산적으로 관리할 수 있는 크기로 줄여야 한다. 파블로비안 예측은 큰 손실에 의해 반사적으로 유발되고 불리한 상황에서도 지속되는 가지치기 과정에 관여할 수 있다는 증거가 있다(Huys et al. 2012). 이는 혐오로 인한 행위 억제, 즉, 혐오스러운 결과가 예상될 때 낯선 상황이나 사람 또는 환경으로부터 물러나려는 경향과 내부적으로 유사하다. 좀 더 구체적으로, 체스 게임에서 미래의 보드 위치를 고려해 말의 이동을 계획한다고 상상해 보자. 여왕을 잃은 변형이 궁극적으로 유리한 체크메이트checkmate[67]로 이어질지라도 이러한 방식으로 제거될 수 있다.

도구적 및 파블로비안적 예측 모두 MB 또는 MF가 될 수 있다. 이미 도구적 사례, 즉 평가절하 패러다임에서 이러한 점을 지적한 바 있다(Adams and Dickinson 1981; Dickinson 1985; Dickinson and Balleine 2002). 파블로비안 상황에서는 이에 대한 초점이 덜 집중되었지만, 특정 PIT 및 일반 PIT의 증거가 모두 이러한 방식으로 해석될 수 있으며, 또한 도구적 행동의 조절과 함께 예비 파블로비안 행동에 대한 직접적인 관찰도 있다(Dayan and Berridge 2014; Robinson and Berridge 2013). 더욱이 예비 파블로비안 반응의 형태는 결과의 특성뿐 아니라 예측자의 특성에 의해서도 영향을 받을 수 있다(Davey, Phillips, and Witty 1989). 예를 들면, 비둘기는 음식과 물을 각각 예측하는 독특한 쪼기를 보여 주고, 이를 각각 음식과 물을 예측하는 불이 켜진 열쇠에 특별히 적용한다(Jenkins and Moore 1973). 또한 분명한 개체차도 있다. 예를 들어, 파블로비안 조건화 과정에서 개체는 조건화된 자극(신호 추적)에 관여하는 성향이나 또는 최종 보상 부위(목표 추적)가 다른 상황에 관여하는 성향이 매우 다양하다. 신호 및 목표 추적 대상은 각각 MF와 MB 체계에 더 많이 의존하는 것으로 나타났다(Robinson and Flagel 2009).

67) 체스에서 킹이 붙잡힌 상황을 말한다(역자 주).

예비 파블로비안 반응과 함께 소비 또는 방어를 고무시키는 생물학적으로 중요한 결과의 존재에 의해 일반적으로 도출되는 결론적인 반응이 있다. 특히 관련 종species(Bolles 1970)에 특화되고, 대상과 위협 간 관계의 미묘한 측면에 민감하게 반응하는 풍부하고 복잡한 방어 대응이 있다(McNaughton and Corr 2004). 이러한 반응은 설치류(Blanchard and Blanchard 1988; Keay and Bandler 2001)와 인간(Mobbs et al. 2007)에게서 수도관주위 회색질periaqueductal gray이라는 구조를 통해 통제되는 것으로 알려져 있다.

5.4 토론

이 장에서는 선택의 근간이 되는 유틸리티와 가치의 문제를 논의했다. 유틸리티의 정의와 결정 요소에 대한 여러 가지 복잡성, 그리고 행위와 함께 상태 또는 상태의 장기 예측 가치를 학습(MF 방식) 및 온라인(MB 방식)으로 추론할 때 발생하는 계산 문제를 확인했다. 또한 접근과 철회 같은 필수 준비 파블로비안 행위 측면에서 가치의 행위 영향과 함께 유틸리티와 가치를 변경하거나 영향을 미칠 수 있는 정보, 위험, 모호성, 동기 부여 상태와 같은 추가 요소를 주목했다. 또한 가치가 행동의 민첩성이나 활력에 최적의 영향을 미쳐야 한다는 점에 주목했다.

우리는 식욕과 혐오적인 유틸리티와 가치에 대한 평가 및 효과에 다양한 신경체계가 관여한다는 것을 관찰했다. 그러나 안타깝게도 이 모든 시스템이 서로 맞물려 있는 방식을 비로해 실제로 각각의 체계와 조합이 양성 및 악성 개인차를 지원하는 데 제공하는 많은 상반된 기회에 대한 증거가 다소 불충분하다. 각 감정가와 관련된 체계 사이에 상반성이 존재하는지 여부와 같은 몇 가지 근본적인 질문에 대한 해답이 아직 남아 있다.

계산 정신의학에 대한 한 가지 이론적 접근 방식은 기능 장애 의사결정의 다양한 원인에서 출발한다. 기능 장애 의사결정은 뇌가 잘못된 계산 문제를 해결하려고 시도하거나, 올바른 문제를 잘못 해결하거나, 올바른 문제를 올바르게 해결하지만 잘못된 환경에 맞게 보정되어 발생할 수 있다(Huys et al. 2015b). 유틸리티와 가치는 이 모든 것에 다양한 방식으로 영향을 미치지만, 이 장에서는 잘못된 유틸리티('잘못된 문제 해결')와 비효율적이거나 비효과적인 계산(올바른 문제를 '잘못 해결')을 고려하는 것이 가장 직관적이다.

유틸리티가 실제로 최적의 선택을 정의하는 것은 분명해 보이지만, 우리는 유틸리티가 일차적이고 뚫을 수 없는 것이 아니라 상황에 따라 결정되며 메타 적응적이라고 부를 수 있다는 점에 주목한다. 이는 매력적인 유연성을 제공하지만, 또한 유틸리티가 초기 모욕insult이나 부정확하거나 오래된 이전 정보에 영향을 받을 수 있다는 점에서 명백한 취약점이기도 하다. 예를 들어, 겉보기에 무작위로 보이는 혐오스러운 사건 이후 사람은 매우 확률적인 결과를 초래하는 행동을 통해 세상을 통제할 수 없다는 사전확률을 발전시킬 수 있다. 이는 획득한 정보를 악용할 수 없을 것으로 기대되기 때문에 탐색을 위해 노력할 필요가 거의 없다는 의미로 해석할 수 있다(Huys and Dayan 2009). 만성 경미 스트레스에 대한 설명에서와 같이, 뇌가 탐험을 억제하는 한 가지 방법은 결과의 주관적인 유틸리티를 낮추는 것이다. 탐험에 실패하면 이전 결과가 더는 관련이 없다는 사실을 발견하지 못할 수 있기 때문에 이는 해로울 것일 수 있다. 우리는 이전의 다양한 실패가 우울장애의 형태로 이어질 수 있다고 주장해 왔지만(Huys et al. 2015a), 이는 중독과 그 이상으로 쉽게 확장될 수 있다.

잘못된 계산으로 인해 장기적인 가치를 잘못 획득하거나 계산하는 것도 문제의 또 다른 중요한 원인이다. 몇 가지 특정 사례를 들면 다음과 같다. 한 가지 사례는 손실이 발생할 때와 같이 기대되는 미래 가치를 계산하는 데 사용되는 내부 검색의 파블로비안 가지치기의 자동성에 관한 것이다. 이것은 기분장애와 관련이 있을 수 있는 취약한 지점으로 간주되었다(Huys et al. 2012). 또 다른 사례는 일부 참가자에서 관찰된 MF 선택에 대한 MB의 과소평가와 관련이 있다(Voon et al. 2015). 이는 변화에 유연하지 못하고 주체가 소유한 것으로 보이는 정보를 반영하지 못하는 행동으로 이어진다. 표면적으로는 많은 정신질환이 이러한 특성을 공유하지만, 구조화된 설문지에 대한 답변의 요인 분석 요약과 비교한 심도 있는 조사를 실행한 결과 실제로는 강박성 측정과 가장 밀접한 관련이 있음이 나타났다(Gillan et al. 2016). 계산과 관련된 두 번째 문제는 행동에 대한 파블로비안의 영향에서 발생한다. 예를 들어, 우리는 사람들이 즉각적이고 단기적이며 긍정적인 결과를 선택할 때 충동적이라고 생각한다(Evenden 1999). 이는 우발적 결과에 관계 없이 미래의 긍정적인 가치를 예측하는 파블로비안의 잘못된 행위(Dayan et al. 2006)의 한 형태일 수 있다.

5.5 요약

요컨대, 긍정적인 결과로 이어지는 행동을 선호하는 법을 배우는 것보다 더 간단한 것은 없을 것 같지만, 실제로는 매우 복잡한 요소가 많다. 이러한 요소들은 장기 목표에 맞추어 행위를 조정함으로써 중요한 목적을 달성할 수 있다. 특정 상황에 맞게 목표를 조정하고, 학습에 따른 비용과 위험을 최대한 줄이기 위해 고정화하고 휴리스틱을 사용해 진화적 맥락에서 제공되는 잔인함과 간결함에 대한 사전 기대를 수용한다. 이러한 요인으로 인해 일종의 정신장애에 쉽게 노출될 수 있는 결함과 취약성이 가득한 아키텍처를 선택하게 된다.

5.6 향후 연구

Bach and Dayan(2017)은 감정에 대한 계산적 관점을 제공하며 식욕 및 혐오적 유틸리티의 다양한 측면과 관계를 분석한다.

Berridge and Robinson(2003)은 '선호'(보상의 쾌락적 요소)와 '원함'(선택에 영향을 미치는 보상과 관련된 동기 부여 및 학습력) 사이에 중요한 차이가 있다는 일련의 주장을 만들어 냈다.

Hare et al.(2008)은 인간을 대상으로 fMRI를 사용해 가치와 관련된 다양한 신호를 분리하는 초기 논문이다.

Keramati and Gutkin(2014)은 항상성 최적성에 대한 내부 상태의 움직임이 내부 보상을 생성한다고 주장한다.

5.7 감사의 말

Gatsby Charitable Foundation의 지원과 Peggy Seriès의 의견에 감사한다.

6장

계산적 관점에서 본 정신병과 조현병

6장 계산적 관점에서 본 정신병과 조현병

Rick A. Adams
University of College London

6.1 소개

조현병은 전 세계 인구의 약 0.5%가 앓고 있는 정신의학적 장애다. 불안과 우울장애보다 흔하지는 않지만, 18~30세쯤에 시작해 평생 사회적 지원에 의존하는 만성 질환자로 변화시킬 수 있을 만큼 파괴적인 영향을 줄 수 있다. 또한 주요우울장애와 동일한 자살 위험이 있다. 조현병은 '정신병' 장애로, 고통받는 사람들의 경험이 중요하고도 특징적인 면에서 다른 사람들의 현실 경험과 차이가 있음을 의미한다. 진단 증상은 '양성', '음성', '혼란형disorganized'으로 알려진 세 가지 광범위한 군집을 형성한다.

양성증상으로는 망상과 환각이 있다. 조현병에서 망상은 일반적으로 피해 또는 감시를 당하고 있다는 믿음, 사람이나 사건이 자신을 지칭하거나 어떤 방식으로든 자신에게 메시지를 전달한다는 믿음, 다른 사람이나 사건에 의해 통제되거나 지배당하고 있다는 믿음 등이 있다. 환각은 어떤 형태로든 발생할 수 있지만, 정신병에서 가장 흔한 것은 청각과 언어(음성)다. 환청은 일반인에게는 흔한 증상이 아니지만, 불쾌한 방식으로 본인에 대해 평가하거나 토론하는 등 삼인칭으로 대상을 언급하는 목소리는 조현병의 특징이다. '사고 간섭' 증상은 환각(비정상적인 감각 경험)과 망상 사이에 있는 일련의 경험으로, 예를 들어 다른 사람이 자신의 마음에 생각을 주입하거나 추출하는 것과 같은 증상이다. 이러한 증상은 종종 '병식'의 상실, 즉 이러한 경험이 비정상적인 마음 상태에서 비롯된 것일 수 있다는 사실을 부정하는 것을 동반한다.

음성증상은 음성 빈곤, 감정 표현 감소, 동기 상실 등 정상적인 기능의 상실을 의미한다. 감정이 매우 부정적인 우울장애(기분이 매우 가라앉고 쉽게 우는 등)와 달리, 여기에서는 감정이 분명하게 감소하거나 부재한다. 혼란형 증상은 '사고장애'라고도 하며, 사람의 말이나 글에 생각을 직접 평가할 수 없는 비정상적인 구조가 나타나는 것을 말한다. 이러한 증상은 변경되거나 새로운 단어(신조어)를 사용하거나 혹은 간단한 질문에 상황에 맞는 답변을 하는 등 비교적 경미할 수도 있고, 생각의 흐름이 갑자기 끊어지거나 진술이 기이하고 부적절하게 연결되거나 또는 발화에서 어떤 의미 있는 내용을 식별하기 어려울 만큼 심각할 수도 있다.

양성, 음성, 혼란형 증상과 함께 조현병의 가장 흔한 증상은 일반적인 인지 손상, 즉 IQ가 10~20점가량 감소하는 것이다(Meier et al. 2014). 이러한 인지 기능 저하는 임상 면담에서 발견하기 어렵기 때문에 진단 기준의 일부에 포함되지 않는다. 하지만 인지 기능 저하는 조현병 자체의 근본적인 문제이며, 또한 질병을 진단받은 사람에게는 직업으로 복귀하는 것이 큰 도전인 경우가 많기 때문에 공중 보건에 큰 문제를 초래하기도 한다. 더 심각한 문제는 항정신병 약물이 양성 및 혼란형 증상에는 상당히 효과적이지만, 인지 손상이나 음성증상에 대해서는 현재 효과적인 치료법이 없다는 것이다.

'조현병'이라는 단일 진단이 가까운 장래에 대체될 가능성은 거의 없지만, 시간의 시험을 견뎌 낼 가능성은 낮다는 점을 강조해야 한다. 양극성 정동장애 및 조현정동장애와 같은 다른 정신병적 장애가 조현병과 일부 증상뿐 아니라 유전적 위험 분산(또한 신경생물학적 기전 및 심리 사회적 위험 요인)을 공유한다는 사실이 밝혀지면서 정신의학은 점차 범주적 진단 체계에서 벗어나 더욱더 차원적인 접근 방식으로 나아가고 있다(Cross-Disorder Group of the Psychiatric Genomics Consortium 2013). 또한 인구조사에 따르면 많은 정신병적 증상 차원(양성, 음성, 인지 및 기분 증상)이 일반인과 연속적이라는 사실도 밝혀졌다(Linscott and van Os 2010).

계산 정신의학은 조현병 연구의 미래에 어떤 역할을 할 수 있는가? 장애의 생물학적 · 심리적 · 사회적 위험 요인을 신체적 · 사회적 환경의 모델로서 뇌의 기능과 연결해 정신병적 증상의 다양한 군집이 어떻게 발생하는지 이해하는 데 크게 기여할 수 있을 것이다. 또한 이러한 이해는 정신병적 장애의 분류, 진단 그리고 치료법 설계에 도움이 될 것이다.

6.2 과거와 현재의 계산 접근

조현병에 대한 계산적 접근 방식을 설명할 때, 각각을 기술하는 데 사용되는 모델이 종종 다르기 때문에 음성, 양성(혼란형), 인지 군집을 차례로 고려할 것이다.

6.2.1 음성증상

음성증상은 감정 표현 상실(감정 및 언어)과 관련된 증상, 행위 동기 상실과 관련된 증상 등 두 가지 영역으로 분류할 수 있다. 결정적으로 후자의 경우 기능적 결과와 삶의 질을 예측한다. 이 연구들이 제기하는 근본적인 질문은 '환자들은 왜 대부분의 사람이 보람을 느끼는 결과를 가져오는 정책을 추구하지 않는가?' 이다.

강화학습reinforcement learning[RL] 모델(2.3 및 5장 참고)이 이 질문에 답하는 데 어떤 관련이 있는지 쉽게 알 수 있다. 조현병의 RL에 대한 훨씬 더 자세한 설명은 Strauss, Waltz, and Gold(2014)와 Deserno et al.(2013)을 참고할 수 있다. 다음은 이 연구를 요약한 것이다.

음성증상이 있는 사람이 보상을 받기 위해 행동하지 않는 이유에 대한 잠재적인 RL 기반 설명은 여러 가지가 있다.

(1) 이들은 보상의 가치를 과소평가한다. 흥미롭게도 '무쾌감증'(쾌감 경험의 상실)이 음성증상으로 나열되어 있지만, 조현병 환자는 실제로 보상에 대해 주관적이고 쾌락적인 지극히 정상적인 반응을 보이므로 음성증상에 대한 설명이 그렇게 간단하지 않을 것이다(Strauss and Gold 2012).

(2) 이들은 긍정적인 피드백보다 부정적인 피드백에서 더 많은 것을 배운다. 조현병에서 선조체 도파민 방출에 장애가 있는 경우, 도파민 뉴런 발화의 일시 정지를 통한 음의 보상 예측 오차reward-prediction errors[RPEs]보다 위상 도파민 방출 증가를 통한 양의 보상 예측 오차를 인코딩하는 데 더 큰 어려움이 있을 것으로 예상할 수 있다. 그 결과 관련 자극이 보상과 연관되지 않는 경향이 있지만, 여전히 처벌이나 보상 상실과 연관될 수 있기에 시간이 지남에 따라 대부분 행동에 대한 동기를 상실하는 RL의 비대칭이 발생할 수 있다. 이러한 비대칭은 실제로 음성증상이 높은 참가자에게서 입증되었다(Gold et al. 2012).

(3) 이들은 주어진 행동의 가치에 대해 더 정확하지만 복잡한 모델을 구축하는 데 어려움을 겪는다. 주어진 상황에서 어떤 행동을 취해야 하는지 학습하는 방법에는 여러 가지가 있다. 간단한 방법은 행동자 비평가 모델을 사용해 어떤 행동이 평균보다 더 나은지 나쁜지 학습하는 것이고, 좀 더 복잡한 방법은 Q-학습을 사용해 특정 행동 자극 쌍의 기댓값을 학습하는 것이다([상자 10.1] 참고). 후자는 계산 비용이 더 많이 들지만 보상이 있는 자극과 단순히 손실을 피하기 위한 자극을 구별할 수 있다. Gold et al.(2012)의 연구에 따르면 음성증상이 높은 대상은 단순한 행동자 비평가 모델(기댓값의 표상이 일어나는 안와전두피질의 병리를 나타낼 수 있음)과 같은 최적의 행동을 학습한 반면, 대조군 및 음성증상이 없는 조현병 환자는 Q-학습 모델에 가장 적합했다.

(4) 이들은 다른 자극의 가치 또는 주어진 행동의 비용과 이익을 비교하는 데 어려움

을 겪는다. 조현병 환자는 인지적으로 까다로운 학습 기반 과제가 아니더라도 두 자극 사이에서 판단할 때 일관성 없는 선호도를 보이는데, 이는 장애로 인해 기댓값의 표현과 의사결정에 대한 사용이 손상되었음을 의미한다(Strauss et al. 2011). 일반적으로 음성증상이 높은 참가자는 고비용, 고보상 행동을 선택할 가능성이 낮지만(Gold et al. 2013), 이것이 보상이나 노력의 가치 평가에 문제가 있기 때문인지 혹은 이 둘을 비교하는 데 문제가 있기 때문인지는 알 수 없다.

주목할 만한 점은 조현병 환자를 대상으로 하는 모델 기반 fMRI 연구에서도 기대와 RPE에 대한 보상 배쪽 선조체 활성화가 둔화되는 것으로 나타났으며, 이는 경우에 따라 음성증상의 정도와 상관관계가 있다는 것이다(Juckel et al. 2006; Radua et al. 2015의 메타분석).

조현병의 동기 부여 문제는 주요우울장애의 무쾌감증과 일부 유사한 점을 보이는데, 두 장애 모두 기본적인 보상 경험과 학습 기전(일차적 보상에 대한 쾌감 반응 및 행동자 비평가 보상 학습)이 대부분 보존되는 반면, 좀 더 복잡한 보상에 대한 추론과 그에 따른 감정적 반응은 손상된다는 점에서 차이가 있다.

6.2.2 양성증상

망상이 비정상 학습과 관련된 **선험적인 것**a priori처럼 보이고 시냅스 전 선조체 도파민 가용성(양전자 방출 단층 촬영 또는 PET를 사용해 측정)과 양성증상 사이의 강한 연관성을 고려할 때(Howes and Kapur 2009), 망상을 비정상적인 RL 기전으로 설명할 수 있다고 낙관할 수 있다. 그러나 도파민 '과잉 행동', 행동 신경과학 및 양성증상을 연결하려는 첫 번째 시도는 RL이 아니라 동기 부여와 관련된 분야에 기반을 두고 있다.

비정상적인 현저성 가설aberrant salience hypothesis에서 Kapur(2003)는 Berridge and Robinson(1998)의 관찰을 바탕으로 일부 선조체 도파민 신경 분포가 자극의 가

치를 학습하는 것이 아니라 **이미 학습된 가치**를 가진 자극에 대한 반응을 동기화하는 데 중요하다는 것, 즉 '인센티브 현저성incentive salience'이라고 부르는 특성을 확인했다. Kapur는 초기 정신병에서는 부적절한 시기(기댓값이 없는 자극에 대한 반응)를 포함해 도파민 방출이 증가한다고 제안했다. 이로 인해 다양한 지각, 아이디어 또는 기억이 매우 중요함에도 불구하고 부당한 의미를 갖는 '비정상적인 [인센티브] 현저함'이 생성된다. 결과적으로 망상은 이러한 기괴한 경험을 설명하려는 참가자의 합리적인 시도로 인해 발생할 수 있다. 환각은 지각(내면의 말)이나 기억이 지나치게 두드러진 직접적인 결과일 수 있다.

현저성 기여 패러다임salience-attribution paradigm은 Kapur의 이론을 검사하기 위해 고안되었으며, 비정상적인 현저성 측정(비보상적 자극 차원에 대한 반응 시간 단축 및 잘못된 믿음)과 양성증상 사이의 상관관계가 발견되었다. 그러나 조현병이 있는 참가자(특히 망상이 있는 참가자)에서 가장 일관되게 발견되는 것은 명시적 비정상적인 현저성(즉, 등급 척도를 통해 측정된 믿음 업데이트의 변화)의 증가이지만, 암시적 비정상적인 현저성(반응 시간을 통해 측정된 동기 신호의 변화) 또한 발견되었다(Roiser et al. 2009; Roiser et al. 2013; Smieskova et al. 2015; Abboud et al. 2016; Katthagen et al. 2018).

계산 관점에서 비정상적인 현저성을 모델링하는 것은 간단하지 않다. 왜냐하면 '현저성'이라는 용어는 단순히 동기 신호(또는 더 계산적인 용어로 평균 보상률)뿐 아니라 신호되지 않은 RPEs(일부 도파민 뉴런은 보상 및 혐오 예측 오차에 똑같이 반응)와 놀랍거나 정보적인 감각 상태(보상과 관련이 없지만 일부 도파민 뉴런도 반응)까지 다양한 것을 설명하는 데 사용되기 때문이다(Barto, Mirolli, and Baldassarre 2013). 흥미롭게도 도파민 뉴런이 보상 예측 오차와 무관하게 믿음의 변화에 반응한다는 증거가 점점 더 많이 나오고 있으며(Corlett et al. 2007; Schwartenbeck, FitzGerald, and Dolan 2016; Nour et al. 2018), 실제로 도파민의 역할이 이와 관련해 인과적일 수 있다(Sharpe et al. 2017).

Maia and Frank(2017)는 비정상적인 도파민 RPE 신호만으로 조현병 증상이 어떻게 발생할 수 있는지에 대해 계산적으로 더 간단하면서도 포괄적인 설명을 제시했다. 연구진은 음성증상이 약화된 도파민 RPEs로 인해 발생할 수 있고, 양성증상은 '자발적인' 도파민 RPEs의 증가로 인해 발생할 수 있다고 제안한다. 결정적으로, 가치와 인센티브 현저성이 대부분 변연(배쪽) 선조체의 도파민 신호에 의존한다는 사실을 관찰했다. 그러나 조현병에서는 상태와 행동의 결합 표현을 학습할 수 있는 연합 선조체associative striatum[68]가 도파민 합성 및 방출을 증가시키는 것으로 밝혀졌다(Howes and Kapur 2009). 따라서 연구진은 망상, 환각 및 기타 기괴하고 무질서한 생각이 연합 선조체의 'Go' 경로를 통해 무작위의 지각, 생각 또는 행동의 비정상적인 게이팅을 통해 발생할 수 있다고 제안한다.

이 설명은 명확하며, 비정상적인 현저성 가설이 설명하기 어려운 비정상적 가치 학습과 함께 비정상적 인지를 설명한다는 점에서 높이 평가할 만하다. 그러나 조현병의 다른 발견을 설명하기 위해서는 추가적인 가설이 필요할 수 있다. 여기에는 특히 장애에서 N-메틸-D-아스파르테이트 수용체N-methyl-D-aspartate receptor[NMDAR] 기능 저하에 대한 유전적 · 신경 병리학적 증거와 도파민 이상보다는 NMDAR 기능 장애와 더 관련이 있는 것으로 보이는 다양한 경험적 발견이 포함된다. 이러한 발견 중 하나는 (항도파민) 치료에 내성이 있는 조현병 환자의 PET 영상에서는 선조체 도파민 합성이 증가했다는 증거가 발견되지 않았지만, 자기공명분광법magnetic resonance spectroscopy[MRS]에서는 피질 글루타메이트 이상에 대한 증거가 발견되었다는 것이다(Demjaha et al. 2014). 그럼에도 불구하고 NMDARs와 도파민 체계 사이에는 복잡한 상호 작용이 있으며 이를 탐구하려면 신중한 경험적 작업이 필요하다(Stephan, Friston, and Frith 2009).

조현병에 대한 계층적 베이지안 예측 코딩 설명은 조현병에서 예측 오차 신호가 비정상적이라는 Maia and Frank(2017)의 개념을 공유하지만, 영향을 받는 것은 선조체의 RPE 신호뿐 아니라 피질 전체의 예측 오차 신호라고 제안한다(Sterzer et al. 2018; Adams et al. 2013). 이 설명은 뇌가 감각 입력에 대해 베이지안 추론을 사용(또는 근사)해 환경에서 숨겨진 원인을 추론한다는 아이디어에 기반한다(2.4 참고). 이를 위

68) 해부학적으로 안쪽 꼬리엽(medial caudate)과 배쪽 조가비핵(ventral putamen)의 일부다(역자 주).

해서는 감각의 원인에 대한 분포의 충분한 통계, 즉 방법과 정밀도(역편차)를 모두 인코딩하는 계층 생성 모델을 사용해야 한다. 이러한 모델에서 추론을 실행하는 데 가장 많이 사용되는 체계는 '예측 코딩'으로 알려져 있다. 물론 높은 수준에서 활성의 예측을 낮은 수준으로 전달하면 낮은 수준에서 오차만 높은 수준으로 반환해 예측을 교정하는 등 다른 메시지 전달 체계를 사용할 수도 있다(2.4.6 참고).

조현병의 예측 코딩 설명에서 핵심 병리학은 들어오는 정보(가능도likelihood) 및 사전 믿음(피질 및 기타)과 관련된 신호의 정밀도를 인코딩하는 것으로 제안된다. 베이지안 추론에서 정밀도가 하나의 분포에 가중치를 부여하는 데 사용된다는 점을 고려할 때, 신경 기질은 시냅스 이득(뉴런에 대한 입력을 곱해 출력을 생성하는 요소)일 가능성이 높으며, 이는 마찬가지로 신경 메시지 영향(내용은 아님)을 변경할 수 있다. 조현병에 대한 많은 신경생물학적 위험 인자는 도파민 및 NMDAR와 같은 신경조절제, 특히 인터뉴런의 신경조절제를 포함해 시냅스 이득에 영향을 끼침으로써 신경망의 진동 특성에 영향을 미쳐 다른 뇌 영역과의 의사소통을 용이하게 한다.

조현병에서는 일차 감각 영역이 '과연결hyperconnected'(대조군에 비해 다른 뇌 영역과의 상관관계가 증가함)된 반면, 높은 영역(전두엽 및 안쪽 측두 피질)은 '저연결hypoconnected'된 것으로 나타났기 때문에 시냅스 이득에 계층적 불균형이 있는 것으로 보인다(Anticevic et al. 2014). 이것이 계층적 모델에서 정밀도 인코딩의 유사한 불균형에 해당한다면, 그 효과는 추론에 대한 사전확률의 영향을 줄이고 예상하지 못한 감각 증거에 대한 반응으로 더 큰 믿음 업데이트를 유발할 수 있다.

사전 믿음의 정밀도 상실은 시각 착시에 대한 저항(사전 믿음을 이용해 효과를 생성), 시각적 표적에 대한 원활한 안구 운동 추구 손상, 예측 가능한 자극과 이상한 자극 모두에 대한 비정상적인 전기 생리학적 반응(불일치 부정mismatch negativity), 자체 생성된 감각의 할인 상실 등 조현병의 수많은 현상을 설명할 수 있다(Adams et al. 2013 참고). 마찬가지로, 상대적으로 중요하지 않은 사건을 의미 있는 것으로 인식하고(낮은 수준의 예측 오차를 지나치게 정밀하게 인식) 그 결과 자신의 믿음을 업데이트하는 것도 이 프레임워크에 잘 맞는다. 실제로, 이 영역의 정밀도 인코딩 손실로 인해 촉진되는 이러한 종류의 더 높은 수준 업데이트가 선조체에 나타나는 자발적인 도파민 과도 현상의 원인(또는 결과)일 수 있다.

그러나 조현병에서 사전 믿음의 정밀도가 일률적으로 손실될 가능성은 낮다. 최근 두 건의 연구에 따르면 조현병 또는 분열형 특성을 가진 참가자의 경우 대조군에 비해 시각 자극에 대한 일부 사전 믿음이 감각 데이터에 더 큰 영향을 미친다는 사실이 밝혀졌지만(Teufel et al. 2015; Schmack et al. 2013) 항상 그런 것은 아니다(Valton et al. 2019). 청각 영역에서는 정신병의 유무와 관계없이 환각자에게 더 강하게 가중된다는 증거가 있으며(Powers, Mathys and Corlett 2017), 이러한 가중치 증가는 선조체 도파민과 관련이 있을 수 있다(Cassidy et al. 2018).

사전 믿음과 감각적 증거 사이의 반대되는 불균형이 조현병에서 어떻게 공존할 수 있는지는 아직 밝혀지지 않은 문제이며, 경험적 연구를 통해서만 해결될 수 있는 여러 가지 가능한 설명이 있다. 예를 들어, 계층 구조의 중간(인지) 수준에서 정밀도를 상실하면 감각 증거와 높은 수준(정서) 믿음이 해당 수준을 지배해 감각 과민성과 망상적 사고를 유발할 수 있다. 또는 주어진 영역에서 지속적인 과대 또는 과소평가가 아니라 상황에 따라 시냅스 이득을 최적으로 조정하는 능력이 상실될 수 있다.

코딩 예측과 달리 연속 상태가 아닌 불연속 상태에 대해 베이지안 추론을 실행할 수 있는 또 다른 메시지 전달 스킴scheme은 믿음 전파로, 여기서 상승하는 메시지와 하강하는 메시지는 각각 예측 오차와 예측이 아니라 가능도와 사전 기대다. Jardri et al.(2017)은 조현병에서 억제성 신경 세포 기능이 상실되면 상승 또는 하강하는 메시지가 계층 구조의 위아래로 전달되어 감각적 증거 또는 사전 믿음을 '과잉 계산'할 수 있다고 제안했다. 연구진은 계층 구조의 억제 인터뉴런이 손상되어 발생하는 루프 증폭과 관련해 이 모델을 순환 추론 모델circular inference model이라고 불렀다(2.4.6 참고). 연구진은 조현병 환자가 새로운 데이터에 비추어 일부 사전 지식을 업데이트해야 하는 과제를 통해 감각적 증거와 사전 믿음의 과대 계산에 대한 증거를 입증했으며, 흥미롭게도 집단 수준에서는 오름차순 루프(감각 증거 과대 계산)에 대한 증거가 더 많이 나타났지만 개별 참가자의 경우에는 각각 양성 및 음성증상 심각도와 상관관계가 있는 증가 루프와 하강 루프 모두에서 증거가 나타났다는 사실을 발견했다(둘 다 비조직화와 상관관계가 있음).

감각 증거의 과대 계산(또는 정밀도 증가)은 조현병의 확률적 믿음 업데이트에서 잘 설명되는 현상인 '결론으로 점프' 편향에 기여할 수 있으며, 이는 망상의 존재와도 관련이 있다(Dudley et al. 2016). 이 편향은 일반적으로 항아리 또는 구슬 과제(Garety, Hemsley, and Wessely 1991)를 통해 평가되는데, 이 과제에서는 참가자에게 빨간색 구슬과 녹색 구슬이 80:20 및 20:80의 비율로 들어 있는 두 개의 항아리를 보여 준다. 항아리는 보이지 않게 숨겨져 있으며, 한 항아리에서 일련의 구슬을 뽑는다. 그러면 대상자는 구슬이 어떤 항아리에서 나왔는지 추측해야 한다. 과제의 버전에 따라 대상자는 항아리의 정체가 확실해지면 시퀀스를 중단하거나('결정하기 위해 끌기' 버전), 각 구슬을 본 후 해당 항아리의 확률을 평가해야 한다('확률 추정' 버전).

이 문헌에서 가장 많이 반복된 결과(Dudley et al. 2016)는 대조군과 비교해 상당수의 조현병이 있는 참가자가 한두 개의 구슬만 본 후 '결정하기 위해 끌기' 과제에서 항아리를 결정한다는 것이다('결론으로 점프' 편향). 그러나 감각적 과잉 계산이나 정밀도 외에도 낮은 결정 임곗값, 우세한 반응을 억제할 수 없음, 더 높은 확률적 의사결정(더 높은 결정 '온도temperature'[69]), 잘못된 결정에 대한 낮은 인지 비용 또는 더 높은 인지 샘플링 비용 등 여러 가지 계산 파라미터가 이 효과를 설명할 수 있다. 안타깝게도 대부분 '결정하기 위해 끌기' 패러다임은 이러한 파라미터를 제어하거나 조작하지 않았기 때문에 이를 결정적으로 구분하는 것은 불가능하다.

Moutoussis et al.(2011)은 위에 나열된 마지막 세 가지 파라미터, 즉 의사결정 온도decision temperature τ, 잘못된 결정 비용 C_W, 샘플링 비용 C_S가 조현병 환자 및 활성 정신병 유무에 따른 결론으로 점프 편향을 설명할 수 있는지 조사했다. 연구진은

69) 의사결정에서 나오는 temperature는 일반적인 온도를 사용하지 않는다. Moutoussis et al. (2011)의 연구에서는 베이지안 관찰자 모델을 사용하여 결정 온도를 측정했다. 실험에서 참가자들은 100점을 가지고 시작하고 요청하는 정보의 항목마다 10점을 지불해야 했다. 결정 온도가 높으면 더 많은 증거를 수집하고, 더 다양한 선택지를 고려하고 더 무작위적인 결정을 내리게 된다(역자 주).

급성 정신병 환자의 τ가 훨씬 높지만 C_W와 C_S에는 차이가 없음을 발견했다. 후속 연구에서 첫 번째 에피소드 정신병 환자는 C_S가 더 높고 τ는 경계선만 증가하는 것으로 밝혀졌다(Ermakova et al. 2019). τ가 높다는 것은 의사결정이 실제로 더 확률적이거나, 혹은 의사결정의 변동성 원인이 모델에 포착되지 않았음을 의미할 수 있다.

이 모델의 한 가지 약점은 τ, C_W, C_S 파라미터가 믿음 업데이트의 개인차를 허용하지 않는다는 점이다. 즉, 모든 참가자가 베이즈 최적 방식으로 믿음을 업데이트한다고 가정한다. 그러나 조현병 환자는 대조군과 다르게 자신의 믿음을 업데이트한다는 증거가 있다(둘 다 베이즈 최적화는 아님). 최근 구슬 과제에 대한 꼼꼼하고 잘 통제된 연구에 따르면 조현병 진단의 주요 효과는 더 진보적인(더 큰) 믿음 업데이트인 반면, 망상은 더 보수적인(더 작은) 믿음 업데이트와 상관관계가 있는 것으로 나타났는데, 이는 '결론으로 점프' 편향에 대한 대부분의 해석과 반대되는 결과다(Baker et al. 2019).

비슷한 맥락에서 Averbeck et al.(2011)은 조현병 환자와 대조군을 대상으로 확률적 피드백이 있는 시퀀스 학습 과제를 수행하게 했다. 이를 통해 연구진은 참가자들이 긍정적 피드백과 부정적 피드백에서 얼마나 많이 학습했는지 추정할 수 있었다. 조현병 환자는 대조군보다 긍정적 피드백을 통해 학습한 양이 적었는데, 이는 이전 섹션에서 설명한 보상학습 결함을 반영하는 결과다. 또한 학습량이 적을수록 결론에 이르는 성급한 편향을 보일 가능성이 **더** 컸다. 이 역설적인 결과에 대해서는 다음 섹션에서 더 자세히 살펴보겠다.

조현병에서 믿음 업데이트와 가치 학습에 대해 상당한 양의 연구가 이루어졌지만, 언어가 어떻게 자발적으로 생성되는지(청각 환각에서처럼), 언어의 형태(명확한 연결 없이 한 주제가 다른 주제로 바뀌는 것) 또는 내용(유명인과 같은 기괴한 주체에게 사건을 돌림) 측면에서 어떻게 비조작화될 수 있는지에 관한 연구는 상대적으로 거의 이루어지지 않았다. 일부 선구적인 연구에서 Hoffman and McGlashan(2006)은 문장 인식 신경망의 숨겨진 계층에서 연결과 저도파민증후군hypodopaminergia(탈억제)의 과도한 가지치기가 인간 환각자의 음성 감지 실행을 재현할 수 있으며, 이러한 과도한 가지치기가 환각으로 이어질 수 있음을 보여 주었다.

Hoffman et al.(2011)은 다양한 감정적 강도의 내러티브 28개와 다양한 에이전트를 학습하기 위해 순환 신경망을 포함하는 다수의 연결된 모듈로 구성된 보다 복잡한 모델을 훈련했다. 연구진은 수많은 가능한 섭동 중에서 조현병 환자가 내러티브에 대한 기억을 인코딩하는 동안 예측 오차 학습(역전파 학습률 증가)만이 학습을 향상시킨다는 것을 보여 주었다. 여기에는 자전적 이야기와 다른 이야기 사이에서 에이전트의 정체성(특히 비슷한 사회적 지위)을 교환하거나 한 이야기에서 다른 이야기, 특히 비슷한 유형 또는 감정적 감정가valence를 지닌 이야기 사이에서 탈선하는 것이 포함된다.

6.2.3 인지증상

Hoffman의 연구가 시사하는 바는 작업기억working memory[WM]과 기억 인코딩 과정의 이상이 이러한 과정에서만 나타나는 것이 아니라 양성증상에도 기여할 수 있다는 것이다. Collins et al.(2014)은 획기적인 연구에서 WM 결함이 조현병의 명백한 RL 손상에 기여할 수 있음을 입증했다. 연구 대상자들은 보상에 대한 자극 반응 연합을 학습해야 했으며, 자극은 2~6가지 크기로 구성된 세트로 제시되었다. 이러한 조건에서 작은 세트는 WM 과정을 통해 학습할 수 있지만, WM 용량을 초과하는 큰 세트는 증대하는 기전에 더 의존하게 된다. 연구진은 개인의 데이터에 WM 구성요소가 포함된 RL 모델을 적용한 결과, 조현병 환자의 WM 용량은 낮고 WM 붕괴율은 더 높았지만 RL 및 결정 확률 파라미터는 대조군과 차이가 없다는 것을 발견했다. 이는 WM이 명시적으로 모델링되지 않는 한 조현병의 RL 파라미터에 대한 추론은 신중하게 다루어야 함을 보여 준다. 그러나 모델 파라미터나 주요 구성요소 중 어느 것도 양성증상 또는 음성증상과 상관관계가 없었기 때문에 WM이 증상과 어떻게 관련되는지는 명확하지 않다.

신경생물학적 측면에서 이는 전전두피질prefrontal cortex[PFC]과 해마의 병리가 선조체보다 조현병의 비정상적인 추론과 학습에 더 크게 기여할 수 있음을 시사한다. 하지만 어떤 종류의 병리인가? 공간 WM 과제 중 PFC의 피라미드 세포와 인터 뉴런 기능에 대한 매우 영향력 있는 스파이킹 신경망 모델에는 단일 억제성 인터뉴런과 양방향으로 연결되는 흥분성 피라미드 세포와 그 자신에 대한 반복적인 흥분성 연결이 포함된다(Rolls et al. 2008; 3장 참고). 따라서 한 피라미드 세포의 활동 증가는 흥분성-흥분성exitatory-exitatory[E-E] 연결을 통해 자생적으로self-sustaining 이루어지며, 흥분성-억제성exitatory-inhibitatory[E-I] 연결과 그에 따른 인접한 피라미드 세포의 억제를 통해 측면적으로 억제된다. 이러한 동역학은 끌림의 '영역basins'을 포함하는 에너지 풍경으로 묘사할 수 있으며, 그 안정성은 신경망의 '잡음' 수준에 따라 결정된다(Rolls et al. 2008). 피라미드 세포에서 NMDAR 기능 저하는 E-E 강도와 자체 지속 활동을 감소시킨다. 반면에 인터뉴런의 NMDAR 기능 저하는 E-I 강도를 감소시키고 신경망을 통한 흥분성 확산을 증가시킨다. E-I 강도가 E-E보다 더 많이 감소하는 모델(E/I 비율 증가)은 조현병 환자의 행위를 가장 잘 포착한다. 공간 WM 과제 중에 흥분성의 측면 확산으로 인해 가까운(멀지 않은) 방해 자극에 대한 '잘못된 경보'가 증가하지만, '놓치는misses' 비율은 증가하지 않는다(3장 참고).

PFC 기능의 다른 모델에는 최근 조현병에서 입증된 피질 도파민 기능 저하도 포함되었다(Slifstein et al. 2015). 도파민 기능 저하는 성인 쥐의 피라미드 세포(D1 수용체를 통해)와 인터뉴런(독특한 흥분성 D2 수용체를 통해) 모두에서 활동을 감소시킨다(O'Donnell 2012). 모델링 연구에 따르면 이것은 NMDAR 기능 저하를 악화시키고 PFC 신경망을 주의산만에 훨씬 더 취약하게 만든다(Durstewitz and Seamans 2008). 도파민 입력(감각 단서)을 PFC로 게이팅하는 데 미치는 영향에 대한 초기 연결주의 모델에서는 도파민 발화의 가변성이 클수록 PFC에 미치는 영향의 신뢰성이 떨어진다고 제안했다(Braver, Barch, and Cohen 1999). 대뇌 피질과 도파민의 상호 작용에 대해서는 아직 밝혀야 할 것이 많다.

이전 섹션에서 조현병 환자의 경우 결론으로의 점핑 편향이 긍정적 피드백을 통해 학습하는 경향의 **감소**와 상관관계가 있다는 사실을 알게 되었다(Averbeck et al.

2011). 또한 구슬 과제의 '확률 추정' 버전에서 많은 집단이 조현병에서 '불확증 편향disconfirmatory bias', 즉 현재 가설에 **반하는** 증거를 수신했을 때 대조군보다 내용을 더 많이 업데이트하는 경향을 보였다(Garety, Hemsley, and Wessely 1991; Peters and Garety 2006; Fear and Healy 1997; Young and Bentall 1997). 그러나 이 과제에서 환자의 행위를 관찰하면 '불확증적' 구슬 **그리고** 다음 구슬 모두에 대해 더 많이 업데이트하는 것으로 보인다(빨강-빨강-빨강-녹색-빨강; Langdon, Ward, and Coltheart 2010; Peters and Garety 2006). 그러나 Averbeck과 동료들처럼 다른 연구자들은 이 과제(Baker et al. 2019)와 자극-보상-학습 과제에서, 특히 음성증상이 더 심한 환자들에게서 일관된 시퀀스로 업데이트가 감소하는 것을 관찰했다(Gold et al. 2012). 마찬가지로 건강한 지원자에게 케타민(인간의 정신병을 모델링하는 데 사용되는 NMDAR 길항제)을 투여한 결과, 일관된 자극 연합에 대한 업데이트가 **감소**하는 것으로 나타났다(Vinckier et al. 2016).

요약하면, 조현병 환자는 대조군과 비교해 더 불확실한 상황에서 믿음 업데이트가 더 많이 일어나지만 덜 불확실한 상황에서는 믿음 업데이트가 더 적게 일어나는 것으로 보이며, 이는 직접적인 확증 편향이라기보다는 '불확증 편향'으로 보인다. 이러한 효과는 피질 기능의 끌개 모델에 비추어 볼 때 이해할 수 있는데, 피라미드형 세포와 억제성 인터뉴런 모두에 대한 NMDAR 기능 저하는 순환 흥분성을 감소시킬 뿐 아니라 E/I 비율도 증가시킬 수 있다. E/I 비율의 증가는 지각 과제 모델에서 더 빠른 업데이트와 충동적인 의사결정을 유발하는 것으로 나타났다(Lam et al. 2017). 반면에 순환 흥분성이 감소하면 끌개 안정성이 감소해(Rolls et al. 2008) 어떤 결정에 대한 최대 신뢰도에 도달하기 어려울 수 있다. 이러한 끌개 가설은 아래에 기술하는 최근 연구의 동기가 되었다.

6.3 사례 연구: 조현병에서 믿음을 업데이트하는 끌개 유사 동역학

Adams et al.(2018)은 건강한 지원자, 조현병 환자, 정신의학적 대조군 모두로부터 얻은 '확률 추정' 구슬 과제 데이터에 대해 베이지안 믿음 업데이트 모델을 검사했다. 데이터 세트 1은 이전에 발표된 바 있으며(Peters and Garety 2006), 망상 환자 23명(조현병 진단 18명), 비정신병적 기분장애 환자 22명, 비임상 대조군 36명으로 구성되었다. 이들 중 53명은 임상 집단이 더는 급성 증상을 보이지 않게 된 후 다시 검사를 받았다. 데이터 세트 2는 새로 수집한 것으로, 조현병 환자 56명과 대조군 111명으로 구성되었다. 데이터 세트 1의 참가자는 각각 85:15 및 15:85 비율로 녹색 구슬과 빨간색 구슬이 들어 있는 두 개의 항아리로 '확률 추정' 구슬 과제를 수행했다([그림 6.1]의 위쪽 참고). 참가자들은 10개의 구슬로 구성된 단일 시퀀스를 보고, 해당 항아리가 85% 빨간색일 확률을 나타내는 아날로그 척도(1~100)를 표시해야 했다. 데이터 세트 2 참가자들은 빨간색 구슬과 파란색 구슬이 각각 80 대 20, 20 대 80 비율로 담긴 항아리 두 개로 동일한 과제를 수행했다([그림 6.2]의 아래쪽 참고). 각 참가자는 10개의 구슬로 구성된 4개의 개별 시퀀스(A와 B, 그리고 다시 A와 B)를 보았지만 구슬의 색상이 반전된 것을 보았다. 각 구슬을 후에는 해당 항아리가 80% 파란색일 확률을 나타내는 Likert 척도(1~7)를 표시해야 했다. 두 개의 시퀀스에는 항아리의 명백한 변화가 포함되었다.

집단 사이의 행위 차이에 관한 내용은 Adams et al.(2018)에 자세히 기술되어 있다. 간단히 말해 조현병 환자들은 두 데이터 세트에서 모두 '불확증적' 업데이트가 증가했지만, 이 효과는 데이터 세트 1의 추적 관찰에서는 감소했다.

베이지안 믿음 업데이트 모델은 계층적 가우시안 필터hierachical Gaussian filter[HGF]다(Mathys et al. 2011; 2.4.6 참고). HGF에는 참가자마다 다를 수 있는 수많은 파라미터가 포함되어 있으므로 이러한 파라미터가 주어졌을 때 추론의 베이즈 최적성을 유지하면서 추론의 개인차를 설명할 수 있다. HGF는 주의력결핍 과잉행동장애[ADHD](Hauser et al. 2014), 자폐증(Lawson, Mathys, and Rees 2017), 조현병(Powers, Mathys,

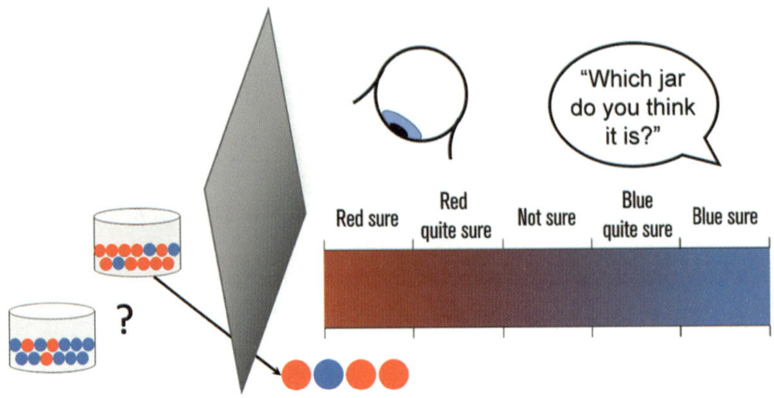
"Which jar do you think it is?"
Red sure
Red quite sure
Not sure
Blue quite sure
Blue sure
?

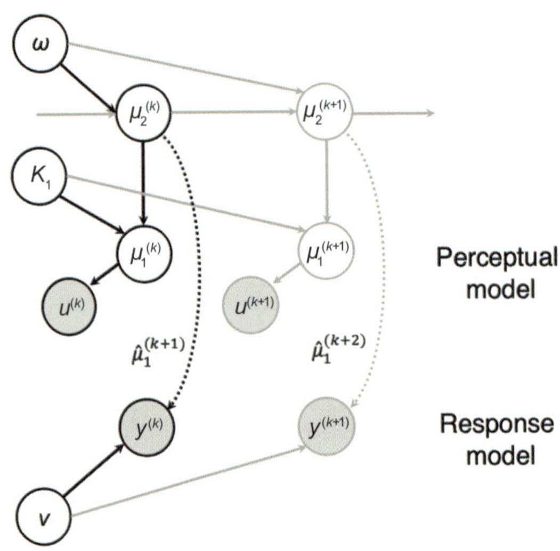
ω
$\mu_2^{(k)}$
$\mu_2^{(k+1)}$
K_1
$\mu_1^{(k)}$
$\mu_1^{(k+1)}$
$u^{(k)}$
$u^{(k+1)}$
$\hat{\mu}_1^{(k+1)}$
$\hat{\mu}_1^{(k+2)}$
$y^{(k)}$
$y^{(k+1)}$
v
Perceptual model
Response model

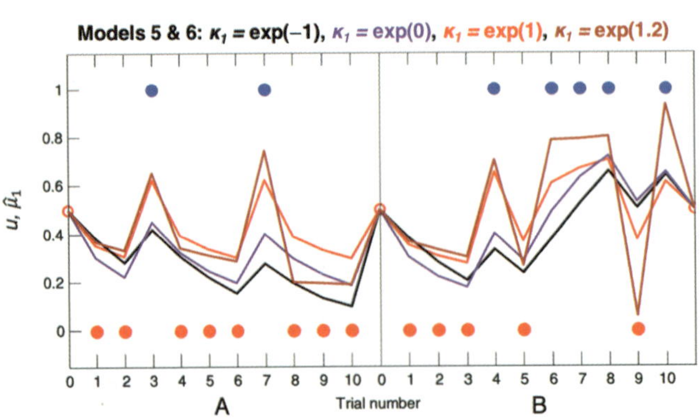
Models 5 & 6: $\kappa_1 = \exp(-1)$, $\kappa_1 = \exp(0)$, $\kappa_1 = \exp(1)$, $\kappa_1 = \exp(1.2)$
$u, \hat{\mu}_1$
Trial number
A
B

[그림 6.1] 구슬 과제와 우승 모델의 '확률 추정' 버전

위쪽: 이 도식은 구슬 과제의 개념을 보여 준다. 참가자에게 빨간색과 파란색 구슬을 각각 80 대 20, 20 대 80 비율로 채운 항아리 두 개를 보여 준 다음 항아리를 보이지 않게 숨긴다. 구슬을 몇 개 꺼낸 후 참가자에게 구슬이 하나의 항아리에서 나올 확률과 다른 항아리에서 나올 확률을 평가하도록 요청한다.

가운데: 모델 5의 생성 모델과 우승 모델인 모델 6의 생성 모델 개략도. 검은색 화살표는 시행 k의 확률적 신경망을 나타내고, 회색 화살표는 다른 시점의 신경망을 나타낸다. 점선 화살표 위에는 지각 모델이, 그 아래에는 반응 모델이 있다. 음영 처리된 원은 알려진 수량이며, 음영 처리되지 않은 원 안의 파라미터 및 상태는 추정치다. 점선은 추론 과정의 결과를 나타내며(반응 모델은 지각 모델 추론을 기반으로 구축), 실선은 생성 과정이다. μ_2는 파란색 또는 빨간색 항아리에 대한 추정된 경향을 나타내며, ω는 이 수준에서 분산의 정적 출처(static source of variance)다(분산이 클수록 믿음 업데이트가 더 크다는 의미). 참가자가 보는 구슬 $u^{(k)}$는 시행k에서 추정된 항아리 $\mu_1^{(k)}$에 의해 생성된다. 반응 모델은 $\hat{\mu}_1^{(k+1)}$(다음 시행에서 예측된 항아리로 $\mu_2^{(k)}$의 시그모이드 함수 s에서부터 $y^{(k)}$까지 사상(mapping)한다. 참가자가 지적한 항아리 확률 추정치는 파란색이며, 이 사상의 변형은 베타 분포의 정밀도 β로 모델링된다.

아래쪽: 이 그림은 κ_1(모델 5 및 모델 6에 사용됨)이 추론에 미치는 영향과 시뮬레이션된 지각 모델 예측을 보여 준다. 두 번째 수준 μ_2와 시뮬레이션된 반응 y는 명확성을 위해 생략했다. 시뮬레이션에서는 네 가지 다른 신뢰 불안정성 값 κ_1을 사용해 다음의 시그모이드 변환 $\hat{\mu}_1^{(k+1)} = s(\kappa_1 \cdot \mu_2^{(k)})$을 바꾼다. $\kappa_1 > \exp(0)$인 경우, 업데이트는 기대하지 않은 증거보다 크고 일관된 증거보다 낮다. $\kappa_1 < \exp(0)$인 경우에는 그 반대가 된다. 빨간색과 갈색 선[$\kappa_1 > \exp(0)$]은 점점 더 불안정해지는 끌개 신경망의 효과를 나타낸다. 즉, 상태(항아리) 사이의 전환 가능성이 높아진다([그림 6.2]의 위쪽 참고). 검은색 선($\kappa_1 = \exp(-1)$)은 대조군에서 볼 수 있듯이 $\hat{\mu}_1 = 0.5$ 주변에서 업데이트 속도가 느려지는 것을 보여 준다.

and Corlett 2017)과 같은 정신의학적 진단을 받은 대조군 사이의 흥미로운 파라미터 차이를 입증하는 데 사용되었다. 여기에 사용된 모델은 Adams et al.(2018)에서 자세히 살펴볼 수 있다. 간단히 말해, 모델의 입력은 표시된 구슬 $u^{(k)}$와 시행 $k = 1 - 10$에 대한 참가자의 반응 $y^{(k)}$다. 이러한 입력과 사전 믿음을 바탕으로 모델은 파라미터(β, ω, φ 또는 κ_1 및 $\sigma_2^{(0)}$; 〈표 6.1〉 및 [그림 6.1] 참고)와 함께 각 시행에서 항아리 $\mu_1^{(k)}$(항아리 $\mu_2^{(k)}$의 '경향'에 대한 로지스틱 시그모이드 함수)에 대한 참가자의 믿음을 추론한다. 반응 모델은 참가자 반응 $y^{(k)}$(슬라이딩 스케일에서 시행 에 화살표를 배치하는 위치)를 생성하며, 이는 $\mu_1^{(k)}$와 반응의 정밀도 β(역온도inverse temperature [66]와 유사, $1/\tau$)에 의해 결정된다. 이는 참가자의 믿음을 고려할 때 반응의 (역)확률성, 즉 $y^{(k)}$가 $\mu_1^{(k)}$에서 얼마나 벗어날 수 있는지에 영향을 준다.

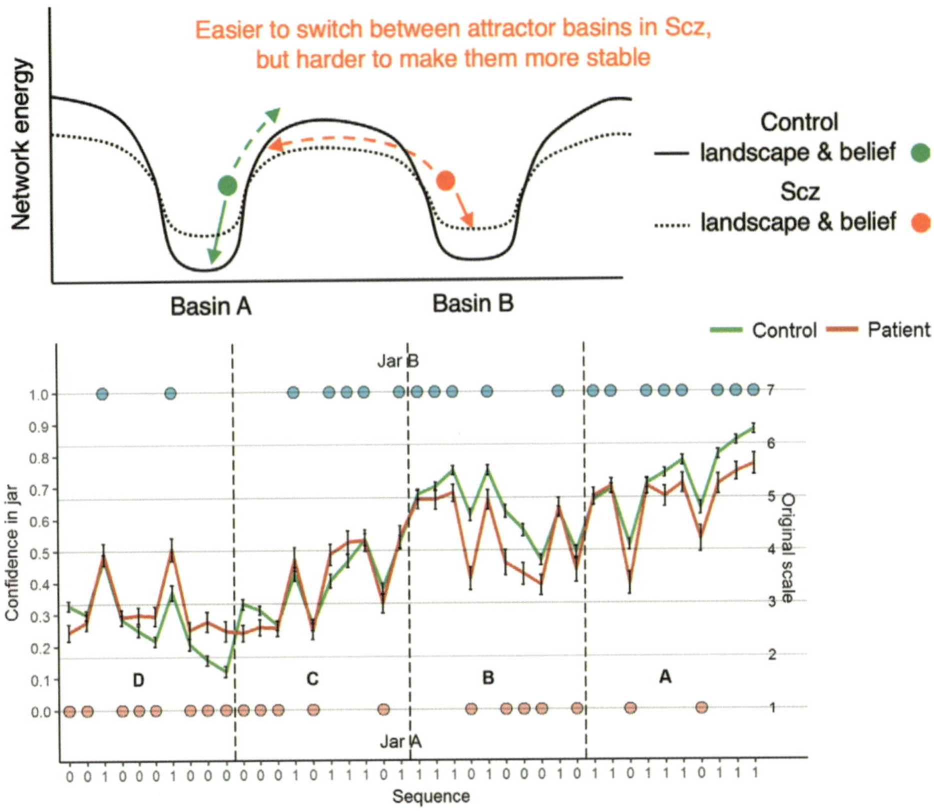

[그림 6.2] 끌개 및 믿음 업데이트, 데이터 세트 2 집단의 평균 믿음

위쪽: 이 도식은 두 개의 끌개 또는 고정된 점(파란색 항아리와 빨간색 항아리에 대한 믿음)이 있는 신경망의 에너지가 다양한 발화율의 범위에 걸쳐 어떻게 변화하는지 보여 준다. 연속되는 선은 끌림의 '영역'이 상대적으로 깊은 일반 신경망을 나타내며, 점선은 NMDAR(또는 피질 도파민 1 수용체) 기능 저하가 끌개 동역학에 미치는 영향을 나타낸다. 점은 초기 믿음 상태를 나타내며, 실선과 점선 화살표는 각각 확증적 증거와 불확증적 증거의 효과를 나타낸다. 끌림의 영역이 얕을수록 그에 상응하는 믿음 상태가 안정되기 어렵지만 변경하기는 쉽다는 것을 의미한다. 다른 곳에서의 유사한 도식을 볼 수 있다(Durstewitz and Seamans 2008; Rolls et al. 2008).

아래쪽: 데이터 세트 2의 각 집단에서 평균화된 파란색 항아리의 평균(±표준 오차) 신뢰도 등급을 보여 준다. 이는 10개의 구슬 시퀀스 4개로 구성되어 있다(검사 중에 참가자에게 개별적으로 제시). 조현병이 있는 집단은 기대하지 않은 구슬에 대해 더 많은 업데이트를 수행했지만, 시퀀스 A와 D의 끝에서 더 일관성 있는 증거에 대해서는 더 적은 업데이트를 수행했다.

〈표 6.1〉 두 개의 구술 과제 데이터 세트에 적용된 여섯 가지 모델

Model	Free parameters(prior mean, var)	Description
1		Learning rate and response stochasticity only
2	$\sigma_2^{(0)}$ (exp(-5.1), 0.5)	Initial variance estimated
3	φ (0.1, 2)	Disconfirmatory bias
4	$\sigma_2^{(0)}$ (exp(-5.1), 0.5), φ (0.1, 2)	Disconfirmatory bias and initial variance estimated
5	κ_1 1 (0,1)	Attractor instability
6	$\sigma_2^{(0)}$ (exp(-5.1), 0.5), κ_1 1 (0,1)	Attractor instability and initial variance estimated

참고: 모든 모델에는 ω(-2,16) 및 β(exp(4.85), 1)이 포함되어 있다. 괄호 안에는 모델을 적합시키는 데 사용된 각 파라미터의 사전확률과 분산이 포함되어 있다.

HGF와 두 개의 데이터 세트를 통해 다음과 같은 질문이 해결되었다. 조현병에서 대조군과 비교한 믿음 업데이트의 차이를 ① 일반 학습률 ω의 집단 차이, ② 반응 확률성 β의 차이 또는 인코딩된 추가 파라미터 차이, ③ 시퀀스 시작 부분에서 항아리에 대한 믿음의 분산 $\sigma_2^{(0)}$, ④ 확증되지 않은 증거를 과대평가하는 성향 φ, ⑤ 불안정한 끌개 상태를 시뮬레이션해 하나의 항아리에 대한 믿음에서 다른 항아리로 쉽게 이동할 수 있는 파라미터 κ_1로 설명할 수 있는가([그림 6.1]의 아래쪽 참고)?

더 나아가 이러한 결과는 서로 다른 조현병 집단 사이 또는 서로 다른 질병 단계에서 검사된 조현병 내에서 일관되게 나타나는가, 아니면 조현병에만 고유하게 나타나는가, 아니면 다른 비정신병적 기분장애에서도 나타나는가?

학습률 ω와 반응 정밀도(역온도inverse temperature와 유사) β, φ 또는 κ_1, 둘 다 포함하지 않는(각각 σ_2) 여섯 가지 모델을 검사했다(〈표 6.1〉 참고). 모델과 통계 및 행위 결과에 대한 자세한 내용은 다른 자료에서 확인할 수 있다(Peters and Garety 2006; Adams et al. 2018). 기준선과 추적 관찰 모두에서 데이터 세트 1과 데이터 세트 2에 대해 베이지안 모델을 선택한 결과, 두 경우 모두 모델 6이 동일한 결과를 산출했다.

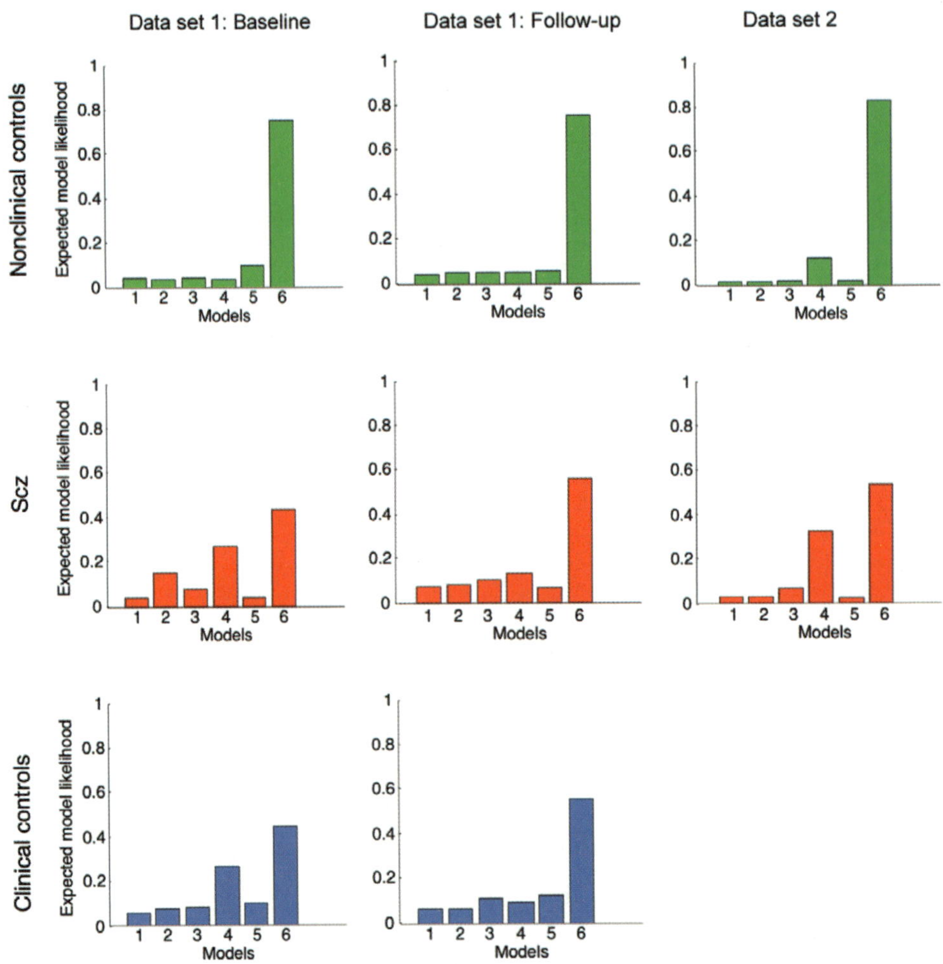

[그림 6.3] 각 데이터 세트에서 각 집단에 대한 기대 모델 가능도

이 그림은 각 데이터 세트의 각 집단에 있는 여섯 가지 모델에 대한 모델 가능도를 나타낸다. 모델 가능도는 무작위로 선택된 대상에 대해 해당 모델이 가장 적합할 확률이다(Stephan et al. 2009). 모델 6은 두 데이터 세트의 모든 집단에서 우세하다.

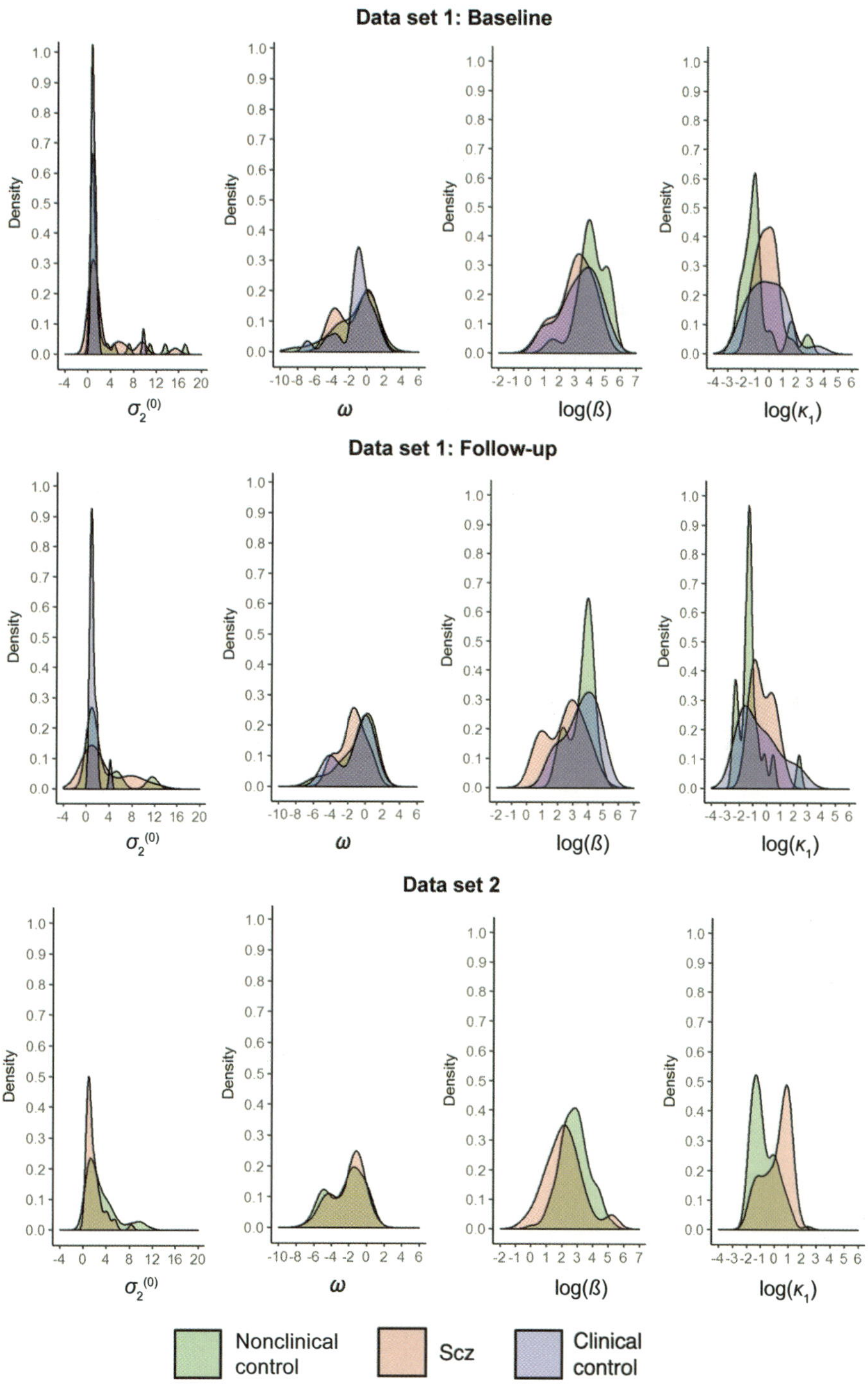
Data set 1: Baseline
Data set 1: Follow-up
Data set 2
Density
$\sigma_2^{(0)}$
ω
log(ß)
$\log(\kappa_1)$
Nonclinical control
Scz
Clinical control

[그림 6.4] 각 데이터 세트에서 4개의 모델 6 파라미터에 대한 확률 밀도 플롯

위쪽과 가운데 행은 각각 기준선(n=81)과 추적 관찰(n=53)에서의 데이터 세트 1에 대한 파라미터 추정치를, 아래쪽 행은 데이터 세트 2(n=167)에 대한 파라미터 추정치를 보여 준다. 각 데이터 세트에서 끌개 불안정성 κ_1과 β에서만 유의미한 집단 차이가 나타났다.

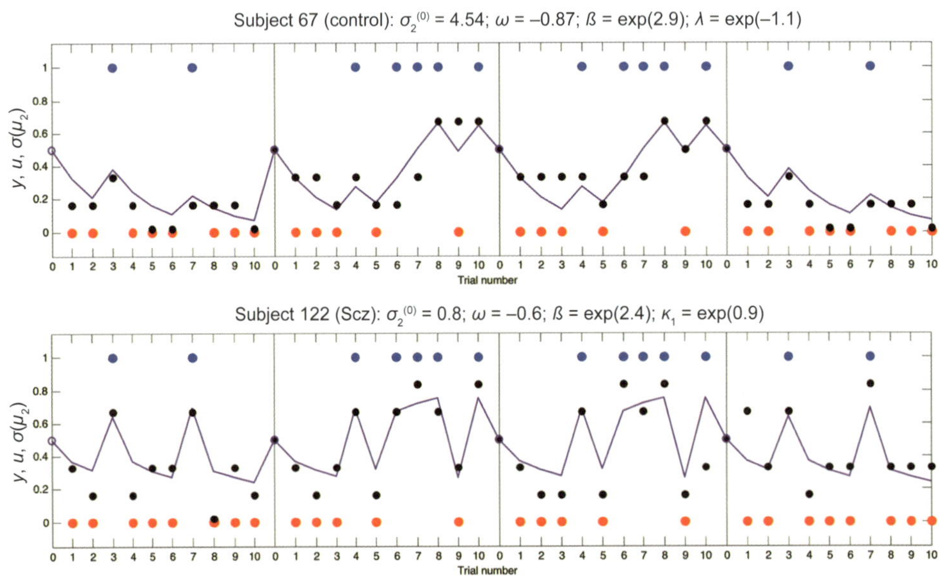

[그림 6.5] 두 가지 예시에 적합한 모델

이 플롯은 참가자가 본 구슬(u, 빨간색과 파란색)과 참가자가 평가한 항아리가 파란색일 확률(y, 검은색) 그리고 모델 적합선[$\sigma(\mu_2)$, 보라색]을 보여 주며, 네 차례의 10개 구슬 과제를 연결해 표시한다. 모델 추정을 위해 두 시퀀스의 구슬 색상이 교체되었다. 위쪽은 대조군 참가자이고, 아래쪽은 조현병 환자다. 두 참가자는 끌개 불안정성 κ_1의 효과를 보여 준다. κ_1의 가치[각각 대략 exp(-1) 및 exp(1)]는 각 집단에서의 모드 가치(modal value)다([그림 6.4]의 아래쪽 참고). 조현병 환자는 증거의 변화에 대해 훨씬 더 큰 조정[p(항아리=파란색)=0.5 선을 반복적으로 교차]을 하는데, 이는 더 높은 κ_1으로 설명된다. 또한 이 환자의 반응은 더 낮은 β로 설명되며 더 확률적이다. 이러한 파라미터 차이는 전두피질의 끌개 신경망 불안정성의 결과일 수 있다.[70]

70) 그림 상단의 λ=exp(−1.1)은 k_1=exp(−1.1)로 수정되어야 한다(역자 주).

조현병 연구에서는 대다수 환자가 대조군과 다른 모델, 일반적으로 훨씬 더 간단한 모델에 가장 적합한 경우가 많다(Moutoussis et al. 2011; Schlagenhauf et al. 2014). 그러나 각 집단 내에서 개별적으로 모델 선택을 실행한 결과, 여전히 모델 6이 모든 집단의 데이터를 가장 잘 설명하는 것으로 나타났다([그림 6.3] 참고).

기준선의 데이터 세트 1에서는 데이터 끌개 불안정 κ_1과 반응 확률성 β에서 집단 간 차이가 컸지만, 초기 분산 $\sigma_2^{(0)}$ 또는 학습률 ω에서는 차이가 없었다([그림 6.4]의 위쪽 참고). κ_1은 비임상 대조군과 정신병 환자군에서 임상 대조군보다 유의하게 컸고, β는 이들 환자군에서 더 작았다.

추적 관찰 시 데이터 세트 1에서는([그림 6.4]의 가운데 참고) 정신병 집단이 비임상 대조군보다 끌개 불안정성 κ_1이 더 크고 반응 확률성 β가 더 작았지만, 임상과 비임상 대조군은 크게 다르지 않았다. 마찬가지로 데이터 세트 2에서도 조현병 집단이 대조군보다 κ_1이 유의하게 높았고 β는 더 낮았다. 두 집단 사이에 ω 또는 $\sigma_2^{(0)}$에서는 유의한 차이가 없었다([그림 6.4]의 아래쪽 참고). 두 가지 예시 대상에 맞는 모델은 [그림 6.5]에 나와 있다.

기준선 데이터 세트 1의 κ_1 또는 β는 특정 증상(양성, 음성 또는 정서적)의 하위 집단에 의해 예측되지 않았다. 데이터 세트 2에서는 β와 음성증상 사이에 약한 관계만 나타났다.

모델 6 파라미터 사이의 상관관계를 검사했다. κ_1과 β는 데이터 세트 1과 데이터 세트 2의 기준선과 추적 관찰에서 모두 음의 상관관계를 보였다. 파라미터의 상관관계가 높으면 신뢰할 만한 추정이 불가능할 수 있으므로, 데이터 세트 2의 대조군 및 조현병 집단에 대한 HGF와 모드 파라미터 가치를 사용해 200개의 데이터 세트를 시뮬레이션한 다음 시뮬레이션된 데이터 세트의 파라미터를 다시 추정해 신뢰할 수 있는지 확인했다(파라미터 복구; 2.5 참고). 시뮬레이션된 조현병 데이터 세트의 $\sigma_2^{(0)}$을 제외하고, 추정된 파라미터 가치는 원래 가치와 거의 일치했다.

요약하면, 이 연구는 두 개의 독립적인 데이터 세트에 대한 계산 모델에서 조현병 환자를 포함한 모든 참가자가 불확증적 업데이트에만 편향된 모델(모델 4)보다는 끌개 상태 동역학의 믿음 업데이트에 미치는 영향을 시뮬레이션하는 모델(모델 6)에 가장 적합하다는 것을 보여 주었다. 두 데이터 세트 모두에서 조현병 환자와 대조군 사이에 끌개-불안정성 파라미터(조현병에서 κ_1이 더 큼, 더 불안정함)와 반응 확률성(조현병에서 β가 더 작음, 더 잡음이 많음) 중간에서 큰 차이가 발견되었으며, κ_1은 두 데이터 세트 모두에서 β와 상관관계가 있는 것으로 나타났다. 또한 ν는 세 가지 실험 모두에서 ω 또는 $\sigma_2^{(0)}$와는 상관관계가 없었지만 κ_1과 상관관계가 있었다. 이는 β가 모델에 의해 설명되지 않는 효과보다는 근본적인 신경생물학적 과정에 의해 끌개 불안정성 κ_1와 관련된 확률성을 측정한다는 아이디어를 뒷받침한다.

이러한 발견은 이전에 조현병에서 발견되었던 수많은 추론 편향, 즉 불확증 편향이나 증가된 초기 확실성(Peters and Garety 2006) 및 최종 확실성 감소(Baker et al. 2019) 등을 불안정하고 잡음이 많은 끌개 상태로 인해 피질에서 비선형적 믿음 업데이트가 어떻게 발생할 수 있는지 설명하는 모델 파라미터와 연결하기 때문에 중요하다. 여기서 '비선형적'은 대조군에 비해 균일하게 증가하거나 감소하지 않는 업데이트를 의미한다. 예를 들면, 놀라운 증거에는 더 많이 업데이트하고, 놀랍지 않은 증거에는 덜 업데이트하는 것이다.

실제로 조현병 환자를 대상으로 유사한 과제를 수행한 두 건의 연구에서도 유사한 믿음 업데이트의 증거가 나타났다. Jardri et al.(2017)에 따르면 조현병 환자는 단일 믿음 업데이트에서 평균적으로 가능도를 '과대 계산'하는 것으로 나타났다. 연구진은 이 효과를 피질 메시지 전달이 억제된 탓으로 돌렸지만, 끌개 신경망 불안정 때문일 수도 있다. Stuke et al.(2017)은 매우 유사한 과제에서 모든 참가자가 비선형 업데이트의 증거를 보였지만 조현병이 있는 집단은 대조군보다 '관련 없는 정보'(확증할 수 없는 증거)를 더 많이 업데이트한다는 것을 보여 주었다.

NMDAR 기능 저하는 다음과 같이 여러 가지 방식으로 믿음 사이의 전환 경향을 높이고 반응의 확률성을 높이는 데 기여할 수 있다(Rolls et al. 2008; 3장 참고). ① 억제성 신경 세포 활동을 감소시켜 하나의 끌개 상태가 활성화될 때 다른 끌개 상태가 덜 억제된다. ② 피라미드 세포 활동을 감소시켜 끌개 상태를 유지하기 어렵게 한다. ③

NMDAR 시간 상수를 감소시켜 신경 활동의 무작위 변동에 더 취약한 상태를 만든다.

데이터 세트 1의 또 다른 중요한 측면은 κ_1과 β가 기분장애 임상 집단과 비임상 대조군 사이에 유의미한 차이를 보인 반면, 조현병 환자 집단과 비임상 대조군 사이의 차이는 추적 관찰 시에도 유지되었다는 점이다. 이는 신경조절 활동이 전두엽 신경망 동역학에 NMDARs와 유사한 영향을 미칠 수 있다는 과거 연구에 비추어 볼 때 흥미로운 결과다(Durstewitz and Seamans 2008). 조현병 환자 집단과 임상 대조군 모두 건강하지 않을 때 신경조절 변화의 영향을 받지만, 급성 장애가 해결된 후에도 여전히 존재하는 근본적인 NMDAR 기능 저하는 조현병 환자 집단에만 나타난다고 추측할 수 있다.

이러한 파라미터와 인지 사이의 관계를 고려할 때, κ_1 또는 β와 양성증상 또는 음성증상 영역 사이에 왜 강한 관계가 없는지 의문을 가질 수 있다(데이터 세트 2에서만 음성증상이 β를 약하게 예측함). 환자만을 대상으로 시행한 증상 분석의 설명이 부족했기 때문일 수도 있지만, 여기에서 측정된 것 외에 다른 병적인 요인(선조체 도파민 가용성 및 양성증상)이 증상에 영향을 미쳤을 가능성도 있다. 주목할 만한 점은 조현병 환자와 대조군 사이에 명확한 WM 파라미터 차이를 입증한 또 다른 연구에서도 이러한 파라미터와 증상 영역 간의 관계를 발견하지 못했다는 사실이다(Collins et al. 2014).

향후 중요한 과제는 피라미드 세포와 억제성 인터뉴런, 신경 '잡음'과 관련해 NMDAR가 어떻게 기능하는지, 그리고 일반적으로 끌개 불안정성과 반응 확률성과 추론에 어떻게 기여하는지 이해하기 위해 믿음 업데이트 파라미터를 스파이킹 신경망 모델의 파라미터와 연결하는 것이다(Lam et al. 2017; Soltani and Wang 2010). 그 외에도 추론을 실행할 때 시상, 선조체, 피질이 서로, 그리고 도파민과 어떻게 상호 작용하는지 계산적 측면에서 더 잘 이해하게 된다면 장애에 대한 진정한 이해 역시 가능해질 것이다.

6.4 요약

이 장에서 조현병의 음성증상 · 양성증상 · 인지증상을 살펴보고, 이를 계산적 용어로 모델링하려는 시도를 살펴보았다. 음성증상, 즉 보상을 얻기 위한 행동의 실패는 RL 모델을 사용해 어느 정도 성공적으로 모델링되었다. 양성증상인 망상과 환각은 이해하기가 쉽지 않다. 이러한 증상을 모델링하려는 시도는 선조체의 비정상적인 도파민 신호 전달 또는 피질 계층 구조의 양쪽 끝에 있는 비정상적인 시냅스 증가에 집중되었다. 비정상적인 도파민 신호는 비정상적인 현저성, 비정상적인 RPE 또는 비정상적인 생각의 게이팅을 통해 망상적 사고에 기여할 수 있다. 비정상적인 시냅스 증가는 뇌의 세계 모델에서 정밀도 인코딩의 불균형(또는 적응성 상실)을 초래해 사전 믿음이 과소평가되고 감각적 증거가 과대평가될 수 있다. 그러나 이러한 모델은 아직 양성증상을 완전한 설명하지 못한다. 조현병의 심리적 편향(성급하게 결론 내리기)에 관한 문헌이 상당히 많으며, 이러한 편향은 모델링 측면에서 이해되기 시작했다. 이와 관련된 인지 증상(집중력 및 작업기억 문제)의 모델링도 끌개 동역학이 있는 스파이킹 신경망 모델을 사용하는 것과 관련이 있을 수 있다. 3장에서 설명한 것처럼 이러한 모델에서 NMDAR 기능 저하로 인해 E/I 비율이 증가하면(탈억제) 끌개가 불안정해지고 신경 발화의 무작위 변동에 쉽게 영향을 받을 수 있다. 이러한 변화는 조현병 환자의 공간 작업기억 실행과 확률적 추론의 명백한 편향성을 설명할 수 있다. 궁극적으로 조현병을 이해하려면 추론을 실행할 때 시상과 선조체와 피질이 서로, 그리고 도파민과 어떻게 상호 작용하는지에 대한 더 깊은 이해가 필요하다.

6.5 향후 연구

Valton et al.(2017)은 조현병의 계산 모델링에 대한 포괄적인 검토를 제공한다.

Strauss, Waltz, and Gold(2014)는 음성증상의 RL 모델을 훌륭하게 요약한다.

Maia와 Frank(2017)는 양성증상과 음성증상에 대한 도파민의 잠재적 기여를 가장 상세하고 발전된 방식으로 설명한다.

조현병에 대한 계층적 예측 코딩 설명의 단순화 버전은 Adams, Huys, and Roiser(2015)의 연구에 포함되어 있으며, 더 많은 방정식과 모델은 Adams et al.(2013)을 참고할 수 있다.

Rolls et al.(2008)은 스파이크 및 인공신경망 모델과 불안정한 끌개 상태 등을 포함하는 조현병의 동역학적 체계 관점과의 관계를 훌륭하게 검토한다. 이 주제에 대한 자세한 내용은 이 책의 3장을 참고하길 바란다.

Collins et al.(2014)은 조현병의 실행이 병리학적 측면에서만 설명되기 때문에 강화학습 모델에 작업기억 기능을 포함하는 것이 매우 중요함을 보여 주는 최고 수준의 행위 모델링 논문이다.

7장

계산적 관점에서 본 우울장애

7장 계산적 관점에서 본 우울장애

Samuel Rupprechter, Vincent Valton, and Peggy Seriès
University of Edinburgh

7.1 소개

우울장애와 불안장애는 전 세계적으로 매우 흔한 두 가지 정신질환이며(Alonso et al. 2004; Ayuso-Mateos et al. 2001; Üstün et al. 2004; Vos et al. 2012), 이러한 질환 중 하나를 앓고 있는 환자는 종종 다른 질환에도 영향을 받는 등 높은 수준의 동반 질환을 나타낸다(Kessler et al. 2003). Kessler et al.(2003)은 미국에서 주요우울장애major depressive disorder[MDD]의 평생 유병률을 16% 이상으로 추정했다. 유럽에서도 비슷한 수치인 13%로 보고되었다(Alonso et al. 2004).

MDD 진단은 일반적으로 정신장애의 진단 및 통계 매뉴얼Diagnostics and Statistical Manual of mental disorders[DSM-5](American Psychiatric Association 2013)을 기반으로 한다. 이 매뉴얼에는 우울한 기분과 관심 또는 쾌감 상실(무쾌감증anhedonia)이라는 MDD의 두 가지 핵심 증상이 나열되어 있으며, 그중 적어도 한 가지 증상이 있어야 해당 질환으로 진단할 수 있다. 다른 증상으로는 급격한 체중 변화, 불면증, 과다 수면, 정신 운동 동요 또는 지체, 피로 또는 활력 상실, 무가치감 또는 죄책감, 사고력 또는 집중력 감소, 죽음이나 자살에 대한 반복적인 생각 등이 있다. 전반적으로 5개 이상의 증상이 최소 2주 이상 지속되고, 일상생활의 중요한 영역에 심각한 손상을 유발하며, 다른 정신질환으로 더 잘 설명되어서는 안 된다. 국제질병분류International Classification of Disease[ICD-10](World Health Organization 1992)의 (단일) 우울 에피소드 및 재발성 우울장애의 진단 기준도 유사하다.

놀랍게도 DSM의 정의에 따르면, 두 사람이 단일 증상을 공유하지 않고도 동일한 MDD 진단을 받을 수 있다. 한 MDD 환자는 우울한 기분, 체중 증가, 지속적인 피로감을 경험하며 인생을 끝내고 싶다는 생각을 정기적으로 떠올릴 수 있다. 또 다른 MDD 환자는 무쾌감증을 경험하고, 체중이 많이 감소하며, 제대로 잠을 자지 못해 정신 운동 및 집중력 장애를 겪을 수 있다. 이처럼 중복되지 않는 프로파일의 존재는 부분적으로 우울장애의 범주와 증상이 임상적 합의에서 비롯된 것이며, 반드시 생물학에 기초를 둔 것은 아니라는 사실에서 비롯된다(Fried et al. 2014). 결론적으로, 연구는 종종 범주 집단의 차이 외에도 무쾌감증과 같은 개별 증상에 초점을 맞추고 있다(Pizzagalli 2014). 임상 및 약물 시험 문헌에서 해밀턴 우울증 척도Hamilton depression rating[HRSD-17]와 몽고메리-오스버그 우울증 평가척도Montgomery-Åsberg depression rating는 가장 중요한 등급 척도다. 연구 환경에서 전반적인 우울 중증도를 측정하는 데 벡 우울척도Beck depression inventory[BDI](Beck et al. 1961)가 널리 사용되며, 설문 항목에서 하위 점수를 추출해 무감각 증상의 중증도를 정량화할 수 있다.

7.2 우울장애의 인지 신경과학

환자들은 종종 집행 기능과 기억을 조사하는 광범위한 과제에서 결함을 보이며(Snyder 2013; Rock et al. 2014), 관해 후에도 손상이 어느 정도 남아 있는 경우가 많다(Rocket al. 2014).

수많은 동물 연구에서 영감을 얻은 초기의 영향력 이론은 학습된 무력감 이론이다(Seligman 1972; Maier and Seligman 1976; Abramson, Seligman, and Teesdale 1978). 이 이론에 따르면 동물이 통제할 수 없는 혐오(스트레스) 환경에 지속적으로 노출되면 우울장애에서 관찰되는 것과 유사한 행위 결함이 발생한다. 이러한 틀에서 환자의 고통은 환경에 대한 통제력 부족과 이에 따른 보상 또는 처벌에 대한 인식에서 비롯된 것으로 여겨진다. 이는 결국 고통과 행동을 시작하려는 환자의 동기 부족을 설명할 수 있다. 스트레스는 우울장애에서 기억 손상의 기전으로 제안되어 왔으며(Dillon and Pizzagalli 2018), Pizzagalli (2014)는 스트레스와 뇌 보상 체계의 기능 장애 상호 작용이 무쾌감증을 유발할 수 있다는 가설을 세웠다.

우울장애에 대한 또 다른 영향력 있는 이론은 우울장애의 발달과 유지에 관련된 부정적인 편향의 유병률에 초점을 맞추었으며(Beck 2008), 이는 인지행동치료cognitive behavioral therapy[CBT]의 출현으로 이어졌다. 이 연구는 어린 시절의 부정적인 경험으로 인해 자아, 세계 그리고 미래에 대한 부정적인 도식이 형성된다는 가설을 세웠다. 이 프레임워크에 따르면, 부정적인 도식은 환자가 긍정적인 사건의 규모를 경시하거나 객관적으로 중립적인 사건에 부정적 감정가valence를 부여하도록 유도할 수 있다. 환자들은 '어둡고 오염된' 안경을 통해 세상을 효과적으로 인식하게 된다.

부정적인 편향은 우울장애의 발달과 유지에 인과적 역할을 하고(Roiser, Elliott, and Sahakian 2012), 항우울제는 기분을 직접적인 목표로 삼기보다는 이러한 부정적인 편향을 표적으로 삼음으로써 우울증 치료에 도움이 된다고 제안되었다(Harmer, Goodwin, and Cowen 2009).

최근 많은 인지 연구가 우울장애에서 보상에 대한 민감도 감소에 초점을 맞추고 있다. 여기에는 최소한 두 가지 중요한 이유가 있다. 첫째, 보상 처리는 우울장애의 핵심 증상인 관심이나 쾌락 부족(무감쾌감증)과 관련이 있는 것으로 보이기 때문이다. 둘째, 보상 과정은 신경생물학적 수준과 행위 수준 모두에서 기분 과정보다 더 잘 이해되기 때문이다. 실제로 인지 신경과학은 무쾌감증과 관련해 독립적으로 연구할 수 있는 보상 처리의 여러 하위 영역을 분리하고 묘사하기 시작했다(Treadway and Zald

2013). 예를 들면, '인센티브 현저성'('욕구desire' 또는 '갈망want')은 '동기 부여' 및 '감각적 반응'(즐거움)과 구별될 수 있으며, 이러한 각 하위 영역과 우울장애의 연관성을 독립적으로 연구할 수 있다. 또 다른 예를 들면, 초콜릿 한 조각(잠재적으로 보상을 주는 자극)에 대한 관심과 집중은 초콜릿을 먹는 동안 그것을 얼마나 즐기는지와는 다르다. 이 두 가지 하위 영역은 해당 초콜릿 조각을 얻기 위해 기꺼이 노력을 기울이려는 의지와도 무관할 수 있다.

Cléry-Melin et al.(2011)은 우울증 환자와 건강한 대조군을 대상으로 다양한 규모의 금전적 보상을 얻기 위해 손잡이를 힘 있게 쥐는 신체적 노력을 기울여야 하는 과제를 실험했다. 연구 결과, 우울증 환자들은 더 높은 보상을 얻기 위해 더 많은 신체적 노력을 기울이지 않았다. 그러나 그들은 더 높은 보상을 위해 더 많은 노력을 기울였다고 스스로 믿었다. 반면 대조군은 더 큰 보상을 얻기 위해 객관적으로 더 많은 노력을 기울였지만, 낮은 보상과 비교해 더 높은 보상을 받은 것에 대한 주관적인 노력 등급은 낮게 평가했다. 또 다른 연구(Treadway et al. 2012)에서 참가자들은 짧은 시간 내에 버튼을 많이 누르면 다양한 금액을 얻을 수 있었는데, 우울증 환자의 경우 대조군과 비교해 보상을 얻기 위해 더 적은 노력(버튼 누르는 횟수)을 기울였다. 이 연구들을 종합해 보면 우울장애, 특히 무감쾌감증은 보상을 위해 노력하려는 동기와 의지의 손상과 관련이 있을 수 있음을 알 수 있다. 이는 또한 행위 활성화 요법이 우울증 환자에게 효과가 있는 것으로 보고된 이유를 설명할 수 있다.[1] 이러한 요법은 특히 감소된 동기 부여를 표적으로 삼는다(Treadway et al. 2012).

전반적으로 우울장애에 대한 여러 이론의 많은 부분이 겹친다. 대부분 인지 이론은 감정 처리에 영향을 미치는 편향에 중점을 두지만(Gotlib and Joormann 2010), 일부는 이러한 편향의 발달을 다르게 설명한다. 예를 들어, 초기 스트레스가 다양한 삶의 경험에 대한 반응으로 발전하는지(Beck 2008; Pizzagalli 2014), 아니면 편향된 지각 및 강화 과정에서 비롯되는지(Roiser, Elliott, and Sahakian 2012) 등이다.

세로토닌과 도파민을 비롯한 몇 가지 신경전달물질은 우울장애의 보상 및 처벌 처리와 관련이 있다(Eshel and Roiser 2010). 도파민은 강화학습 과정과 밀접한 관련이 있으며(Schultz 2002), 인간과 동물의 우울장애와 지속적으로 연관되어 있다(Pizzagalli 2014). 세로토닌은 오랫동안 혐오 자극의 처리에 관여해 왔으며, 학습된 무력감과 우울장애는 그러한 혐오 과정을 멈추지 못한 것과 관련이 있을 수 있다(Deakin 2013). 항우울제는 일반적으로 세로토닌 수치를 변화시키는 방식으로 작동한다(Eshel and Roiser 2010). 신경영상 연구를 통해 우울장애에서 피질 및 피질하 뇌 영역의 비정상적인 활성화와 연결성이 밝혀졌다(Pizzagalli 2014; Chen et al. 2015). 특히 MDD에서 보상에 대한 선조체 반응이 둔화되었다는 보고가 일관되게 나타나고 있다(Pizzagalli 2014; Arrondo et al. 2015). 안와전두피질orbitofrontal cortex[OFC]과 배 안쪽 전전두피질ventromedial prefrontal cortex은 내부 가치의 표현과 관련이 있다(Chase et al. 2015). 우울장애는 이러한 영역의 비정상적인 활성화와 관련이 있으며(Pizzagalli 201; Cléry-Melin, Jollant, and Gorwood 2018), 이는 의사결정 시 보상 가치의 비정상적인 사용과 관련이 있을 수 있다(Rupprechter et al. 2018). 대규모 메타 분석에 따르면 MDD는 해마부피 감소(Schmaal et al. 2017) 및 피질 두께 변화, 특히 OFC의 변화와 관련이 있다(Schmaal et al. 2017).

7.3 과거와 현재의 계산 접근

연결주의와 인공신경망에서 표동 확산 모델, 강화학습, 베이지안 결정이론 등 다양한 계산 접근 방식이 MDD 환자의 행위를 연구하는 데 사용되었다. 이제 이러한 각 접근 방식에서 얻은 결과를 간략하게 기술한다.

7.3.1 연결주의 모델

우울장애를 모델링하는 데 사용된 초기 접근 방식 중 하나는 연결주의적 접근 방식으로, 이는 신경망의 단순한 유닛의 상호 작용에서 복잡한 기능이 자연스럽게 발생할 수 있다는 아이디어에서 영감을 받은 것이다(2.1 참고).

Siegle, Steinhauer, and Thase(2004)는 우울증 환자와 건강한 사람으로 각각 구성된 집단에 스트룹stroop 색상 이름 지정 과제를 수행하게 했다. 이 과제에서는 단어 의미와 색상이 일치하는 단어(파란색 잉크로 쓴 단어 '파란색')나 서로 일치하지 않는 단어(파란색 잉크로 쓴 단어 '빨간색')가 매번 제시되며, 참가자는 단어 자체를 읽지 않은 채 잉크 색상의 이름을 지정해야 한다([그림 7.1] 참고). 이 과제는 일반적으로 주의 제어를 조사하는 데 사용된다. 동공은 인지가 필요한 조건에서 안정적으로 확장되기 때문에 동공 확장 측정은 인지 부하를 나타내는 지표로 사용된다(Siegle et al. 2004). 이전 연구에서는 우울증 환자 집단 내에서 손상이 있음이 나타났지만, 이러한 손상의 특성이 다양한 만큼 환자는 때때로 느린 반응을 보이거나 오차율이 증가하는 등 다양한 양상이 나타났다. Siegle et al.(2004)은 두 집단에서 유사한 실행 패턴을 발견했지만, 동공 확장에는 차이가 있었다. 우울증 환자들은 동공 확장이 감소한 것으로 나타났는데, 이는 인지 제어 능력 저하와 일치했다. 이러한 집단 차이를 유발할 수 있는 가능한 기전을 식별하기 위해 인공신경망이 사용되었다. 모델링 결과, 전두피질 활동의 감소가 이 실험에서 관찰된 인지 제어 능력 차이로 이어질 수 있음이 나타났다. 이

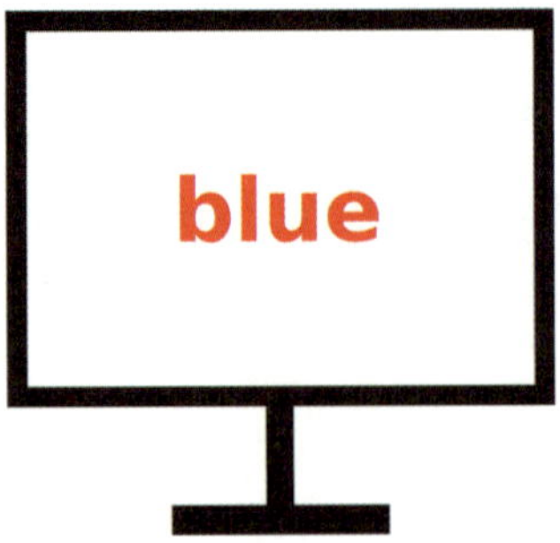

[그림 7.1] 스트룹 색상 이름 지정 과제 스케치(Siegle et al. 2004)

참가자들은 단어가 의미하는 바(여기서는 '파란색')를 무시하고 단어의 잉크 색상(여기서는 '빨간색')을 표시해 응답해야 했다.

러한 장애는 우울장애에서 흔히 관찰되는 주의력 결핍을 설명할 수도 있다(Siegle et al. 2004).

Siegle and Hasselmo(2002)는 부정적으로 편향된 감정 정보 처리 중 우울장애의 결함을 더 잘 이해하기 위해 인공신경망 모델을 사용하는 방법에 대한 또 다른 예시를 제공했다. 이 연구에서는 감정적 단어 자극을 관찰하고, 참가자들이 긍정적, 부정적 또는 중립적이라고 표시하는 과제를 고려했다. 우울증 환자는 일반적으로 감정적 정보 처리에서 편향을 보이는데, 예를 들면 부정적인 정보에 더 빠르게 반응한다(Siegle and Hasselmo 2002). 감정적 자극의 분류를 시뮬레이션하기 위해 인공신경망 모델을 사용했다. 이 모델은 일반적으로 관찰되는 우울증 환자의 행위를 재현할 수 있는데, 긍정적인 정보보다 부정적인 정보를 더 빨리 식별하고 부정적인 단어에 직면했을 때 더 지속적인 활동을 보여 주었다. 다른 기전은 신경망에서 관찰된 이상으로 이어질 수 있는데, 여기에는 반추rumination와 관련될 수 있는 부정적인 정보에 대한 과잉 학습, 즉 부정적인 감정 경험의 원인이나 상황 요인 및 결과를 반복적으로 생각하는 경향이 포함된다. 부정적인 정보를 과도하게 학습한 신경망은 인지 행동치료와 유사한 긍정적인 정보를 사용해 재교육할 수 있으며, 그 결과 부정적인 정보에 대한 신경망 활동의 부정적 반응이 줄어들었다. 신경망이 '반추'한 시간이 길수록 '치료'(재교육)가 작동하기까지 더 오랜 시간이 걸렸으며, CBT를 사용한 우울장애 회복과 반추와의 상호 작용에 대한 통찰력을 제공했다. 따라서 Siegle and Hasselmo(2002)는 반추가 치료 반응을 예측할 수 있으며 우울증 환자에게서 일상적으로 평가되어야 한다고 제안했다.

7.3.2 표동 확산 모델

표동 확산 모델drift-diffusion models[DDM](2.2 참고)도 우울장애의 기전을 잘 이해하는 데 사용된다. 이러한 모델은 반응 시간과 정확도를 **결합한** 모델링이 주요 관심사일 때 특히 유용하다.

예를 들어 Pe, Vandekerckhove, and Kuppens(2013)는 우울장애의 부정적인 편향을 분석하기 위해 감정적 플랭커 과제emotional flanker task[71]에 대한 행위를 모델링했다. 이 과제에서는 참가자에게 긍정적 또는 부정적 감정을 나타내는 단어를 보여 준 후 감정가valence에 따라 분류하도록 요청한다. 중심 자극 옆에는 긍정적, 부정적 또는 중립적 감정가를 가진 두 개의 추가 단어가 있다([그림 7.2] 참고). 연구진은 높은 우울장애 증상과 반추(자가 보고 설문지로 측정)가 부정적인 주의 편향(부정적인 대상 단어에 대한 편향)과 관련이 있다는 가설을 세웠다. 기존 분석에 따르면 반추 점수가 높을수록 부정적 대상에 대한 부정적 주의 방해 자극의 촉진 효과(정확한 점수로 계산)가 강해지고, 긍정적 대상에 대한 긍정적 주의 방해 자극의 촉진 효과는 약해지는 것으로 나타났다. 우울장애를 통제한 후에는 부정적 주의 방해 자극 효과만 남았다. 반면에 DDM 분석에서는 정보가 처리되는 속도에 해당하는 표동 속도와 관련된 더 많은 효과가 나타났다. 표동률은 부정적인 대상 단어 옆에 긍정적인 단어가 있는 시도에서는 반추 점수와 음의 상관관계가 있었고, 부정적인 단어 옆에 긍정적인 단어가 있는 시도에서는 반추 점수와 양의 상관관계가 있었다. 우울장애 점수를 통제한 후에도 반추는 여전히 부정적인 정보에 대한 주의 편향을 예측했지만, 반추를 통제한 후에는 우울장애 점수를 더는 예측하지 못했다. 따라서 계산 모델링은 반추가 부정적인 단어 옆에 있는 단어의 처리를 강화하고 긍정적인 단어가 옆에 있을 때는 처리를 감소시키는 것과 관련이 있음을 보여 주었다.

우울장애는 부정적인 편향 외에 집행 기능 손상과도 관련이 있다(Snyder 2013). Dillon et al.(2015)은 세 가지 표동 확산 과정의 조합을 사용해 다른(감정적이지 않은) 측면 과제에서의 행위를 설명했다. 이 버전에서 자극과 산만함은 왼쪽 또는 오른쪽을 가리키는 세 개의 화살표였다. 중앙 화살표와 측면 화살표는 일치(같은 방향을 가리킴)

71) 플랭커는 풋볼 경기의 전방 공격수로, 심리검사에서는 주의를 흩트리는 역할을 한다. 화살표를 목표 대상과 일치하거나 불일치하게 제시함으로써 주의력을 측정한다(역자 주).

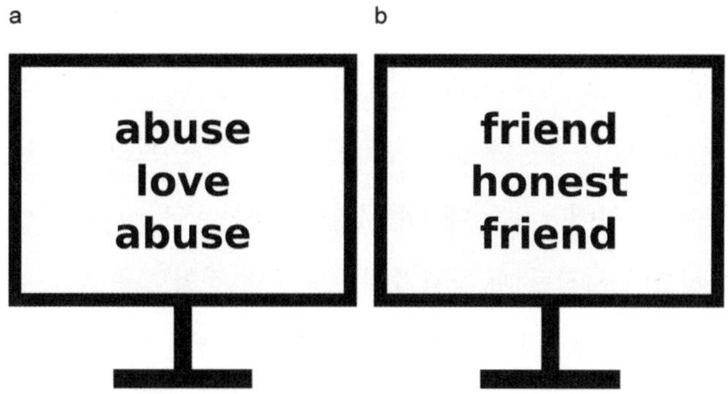

[그림 7.2] 두 가지 유형의 감정적 측면 과제 스케치(Pe et al. 2013)

참가자들은 감정가에 따라 중앙에 있는 단어를 분류해야 했다. (a) 대상 단어인 '사랑'과 측면 단어인 '남용'의 감정가가 서로 다른 불일치 과제. (b) 측면 단어의 감정가가 대상 단어의 감정가와 동일한 일치 과제. 여기서 Pe et al.(2013)은 네덜란드어 중 네 글자 길이의 단음절 단어를 사용했다.

하거나 일치하지 않을 수 있다. 우울증 환자와 건강한 일반인으로 구성된 참가자들은 가운데 화살표의 방향을 표시해야 했다. 연구진의 목표는 신중한 사고가 필요한 과제에서 우울장애가 있을 때 집행 기능이 향상된다는 것을 가끔 발견했다는 이전 연구의 일관성 없는 결과를 다시 한번 확인하는 것이었다. 우울장애는 분석 정보 처리(비교, 반추)를 증가시켜 빠른 결정이 필요한 과제에서 실행 능력을 저하시킬 수 있지만, 신중한 접근이 필요하거나 반사적 반응을 억제해야 하는 경우에는 정확도를 높일 수 있다. Dillon et al.(2015)은 불일치 실험에서 우울증 환자들이 대조군보다 더 정확하지만 더 느리다는 것을 발견했다. 이들은 측면 과제에서의 행위를 우울장애의 영향을 받을 수 있는 세 가지 다른 기전으로 분해해 별도의 표동 확산 과정으로 모델링했다. 즉, ① 측면에 따라 반응하도록 편향된 반사 기전, ② 반사 반응을 억제할 수 있는 반응 억제 기전, ③ 일치하지 않는 플랭커 선수가 있는 경우 정확한 대응을 책임지는 집행 통제다. 모델 파라미터를 분석한 결과 실행 제어 기전의 표동 비율이 우울장애에서 더 낮았고, 이는 자체적으로 반응 속도가 느리지만 정확도가 떨어지는 것으로 나타났다. 그러나 이러한 실행 제어 결함은 반사 기전에서 추가적인 표동 비율 감소로 상쇄되었다. 이는 MDD에서 손상된 집행 기능을 설명할 수 있지만 또한 매우 정확도 높은 반응도 설명할 수 있다(Dillon et al. 2015).

또 하나의 예시로 우울장애에서 속도 정확도 트레이드오프speed-accuracy tradeoff 조절의 결함을 더 잘 이해하기 위해 DDMs를 사용한 Vallesi et al.(2015)의 연구를 들 수 있다. 각 시행이 시작될 때 참가자에게 속도와 정확도 중 어느 쪽에 초점을 맞춰야 하는지 신호를 보냈다. MDD 환자는 대조군과 달리 이전 임상 시행의 지침에 따라 결정 임곗값을 조정하는 것으로 나타났으며, 속도 지침은 현재 임상 시행에 대한 단서와 무관하게 결정 경계를 줄였다. 즉, 우울증 환자들은 이전 임상 시행의 지침을 극복하고 빠르고 정확한 의사결정 사이를 유연하게 전환하는 데 어려움을 겪었다. 또한 환자 집단 내 표동률은 일반적으로 대조군보다 낮았으며, 이는 MDD 환자에서 흔히 볼 수 있는 인지 처리 속도 저하를 나타낸다.

7.3.3 강화학습 모델

강화학습 모델에서는 행위가 시행별로 포착된다. 에이전트는 환경 안에 있는 개체의 내부 평가를 기반으로 결정을 내리고 결과를 관찰한 다음, 이 결과를 사용해 내부 가치를 업데이트한다(2.3 및 5장 참고). 우울장애를 앓는 동안 강화학습 장애에 대한 실질적인 행위 및 신경 증거가 존재하며, 이는 종종 계산 모델링에 의해 뒷받침된다(Chen et al. 2015 참고).

Chase et al.(2010)은 확률적 선택 과제에서 MDD 환자와 건강한 대조군의 행위에 Q 학습 모델을 적용했다. 각 시행에서 세 가지 가능한 자극 쌍 중 하나가 표시되고 참가자는 그중 하나를 선택해야 했으며, 각 자극은 각기 다른 확률에 따라 긍정적 또는 부정적 피드백이 뒤따랐다. 연구진은 우울증 환자가 부정적인 사건에 집중하는 경향 때문에 부정적인 결과로부터 우선적으로 학습할 것이라는 초기 가설에 대한 증거를 찾지 못했다. 그러나 참가자의 무쾌감증 점수는 탐험 활용(소프트맥스) 파라미터

뿐 아니라 긍정 및 부정적 학습률과 음의 상관관계가 있었다. 따라서 이 연구는 우울장애, 특히 무쾌감증이 강화학습의 변화와 관련이 있다는 증거를 제공했다.

Huys et al.(2013)은 신호 탐지 과제에 대한 메타분석을 실행했다(Pizzagalli, Jahn, and O'Shea 2005). 이전 연구와 달리, 이들은 무쾌감증이 경험한 보상으로부터 학습하는 능력의 손상이 아니라, 보상에 대한 둔감한 민감도와 관련이 있다고 결론지었다. 그들이 사용한 과제와 그 접근 방식은 이 장의 사례 연구 섹션에서 자세히 다룬다.

시간차temproal difference[TD] 예측 오차 학습 신호는 뇌에서 도파민 뉴런의 발화와 관련이 있으며(Montague et al. 1996; Schultz 1998; Schultz 2002; O'Doherty et al. 2004), 이들 뉴런이 즐거움과 보상을 경험하는 데 중요한 역할을 한다는 증거가 상당하다(Dunlop and Nemeroff 2007). Kumar et al.(2008)은 fMRI와 파블로비안 보상학습 과제를 사용해 MDD 환자에게서 TD 학습 신호가 감소하는지 조사했다. 연구진은 실제로 환자 집단에서 보상 예측 오차 신호가 둔화한 것을 발견했으며, 이러한 둔화와 질병 심각도 등급 간의 상관관계도 추가로 발견했다. 이는 무쾌감증에서 관찰된 손상된 생리적 TD 학습 기전과 보상학습 행위 감소 사이의 연관성을 제공한다.

이전 연구(Kumar et al. 2008)에서는 참가자들이 자극-결과 연관성을 수동적으로 관찰했던 파블로비안 학습을 조사했다. 우울장애에서 적극적인 의사결정을 통한 도구 학습을 살펴본 초기 연구는 Gradin et al.(2011)에 의해 수행되었다. 자극은 서로 다른 보상 확률과 관련이 있으며, 그 확률은 서서히 변했다. Q 학습 모델의 예측 오차와 기댓값을 fMRI 뇌 활동에 대해 회귀 분석했으며, 그 결과 우울증 환자는 건강한 대조군과 비교해 행위 차이를 보이지 않았다. 그러나 생리학적으로 도파민이 풍부한 뇌 영역에서 기대되는 보상 신호가 감소하고 예측 오차 인코딩이 둔화하는 것으로 나타났다. 이러한 둔화는 무쾌감증 점수와 관련이 있었다. 이는 모델 기반 fMRI가 행위 효과가 없는 경우에도 보상학습의 차이를 밝혀낼 수 있음을 보여 준다.

7.3.4 베이지안 결정이론

좀 더 추상적인 수준에서 베이지안 결정이론Bayesian decision theory[BDT]은 무쾌감증, 무력감, 비관과 같은 우울장애의 일반적인 증상을 설명하는 데 사용되어 왔다(Huys, Vogelstein, and Dayan 2009; Huys and Dayan 2009; Trimmer et al. 2015; Huys, Daw, and Dayan 2015a). 베이지안 결정이론을 사용하면 과제 중 최적의 행위를 공식화한 다음 차선의 행위가 어떻게 발생할 수 있는지 분석할 수 있다(2.4 참고).

Huys, Vogelstein, and Dayan(2009)은 두 가지 보상학습 과제에서 우울증 환자와 건강한 참가자의 행위에 베이지안 강화학습 모델을 적용했다. 중요한 것은 보상에 대한 민감도와 통제에 대한 사전 믿음(무력감)을 설명하는 두 가지 파라미터가 모델에 포함되었다는 점이다. 이는 제어 파라미터의 값이 클수록 행동에 따른 결과의 예측 가능성에 대한 믿음이 강하다는 것을 의미한다. 환경에 대한 제어 능력이 높다고 생각하는 사람은 이전에 보상받은 행동이 다시 보상받을 가능성이 크다고 예측하는 반면, 제어 능력이 낮다고 생각하는 사람은 행동과 보상 사이의 연관성이 약할 것으로 기대한다. Huys, Vogelstein, and Dayan(2009)은 선형 분류를 사용해 슬롯머신 게임을 한 후 개인 파라미터의 두 값을 기준으로 우울증 환자와 건강한 참가자를 구분하는 방법을 보여 주었다. 이는 확률적 학습 과제와 동일한 행위 과제에서 얻은 모델 파라미터를 사용해 MDD를 높은 정확도로 분류할 수 있음을 시사한다. 질병의 분류는 계산 정신의학의 중요한 목표다(Stephan and Mathys 2014).

Huys et al.(2015a)은 BDT를 통해 공식화된 포괄적인 평가 프레임워크를 소개하면서 유틸리티 평가의 손상과 결과(통제)에 대한 사전 믿음으로 인해 우울 증상이 어떻게 발생할 수 있는지 논의했다. 그들은 우울장애에서 비정상적인 것은 모델 없는 학습이 아니라 주로 모델 기반 강화학습이라고 주장했다.

최적의 의사결정이 어떻게 확률론적 환경에서 학습된 무력감과 유사한 우울 행위와 비활동으로 이어질 수 있는지에 대한 이론적 설명은 Trimmer et al.(2015)에서 찾아볼 수 있다. 이들은 환자의 현재 우울한 행위를 이해하기 위해서는 현재보다 훨씬 더 과거로 거슬러 올라가 개인의 역사를 고려해야 한다고 결론지었다. 예를 들어, Bob이라는 사람이 경제 위기 상황에서 '기업 구조 조정'으로 인해 직장에서 해고되었다고 가정해 보자. 게다가 지금처럼 경제가 침체된 시기에는 채용에 관심이 보이는 회사가 없으며, 이러한 상황은 당분간 계속될 것으로 보인다. 새로운 직장을 구하려는 Bob의 노력과 반복적인 시행은 실패로 돌아가고, 친구와 가족을 잃거나 노숙자가 되는 등 주변 환경에 악재가 점점 늘어난다. Bob은 자신의 행동이 환경에 영향을 미치지 않는 것 같다는 점을 학습하기 시작한다. 부정적인 결과는 피할 수 없는 것처럼 보이고, 시간이 지남에 따라 이 상황에서 벗어나려는 의지도 감소한다. 괴로움과 절망에 빠진 Bob은 우울장애를 연상시키는 증상을 보이기 시작한다. 그는 "무력 해지는 법을 배웠다."

7.4 사례 연구: 보상학습은 무쾌감증과 어떤 관련이 있는가?

이 장에서 다룰 사례 연구는 우울증 및 무쾌감증 환자, 기타 밀접하게 관련된 집단에서 보상학습 손상이 일관되게 밝혀진 행동 과제에 대해 Huys et al.(2013)이 발표한 메타분석이다.

무쾌감증은 우울장애의 핵심 증상이다. 다양한 행위 과제에서 보상 피드백이 무쾌감증을 **주관적으로** 보고하는 참가자에게 미치는 영향이 **객관적으로** 적다는 것을 보여 주었다(Huys et al. 2013). 그러나 이러한 관계가 실현되는 방법에는 여러 가지가 있다. 메타분석의 목표는 무쾌감증이 주로 자극의 초기 **보상 경험**과 관련이 있는지, 아니면 이러한 보상을 통한 후속 **학습**과 주로 관련이 있는지를 알아내는 것이었다. 이 두 가지 기전은 서로 다른 병인과 치료 전략에 대응할 가능성이 크기 때문에 얽힌 것을 푸는 데 매우 중요하다(Huys et al. 2013).

7.4.1 신호 탐지 과제

신호 탐지 과제([그림 7.3] 참고)는 보통 300회에 달하는 여러 차례의 시행으로 구성된다. 각 시행에서 두 가지 가능한 자극 이미지(얼굴 모양) 중 하나가 표시되고, 참가자는 어떤 이미지를 관찰했는지 표시하라는 메시지를 받는다. 이 이미지들은 입술 길이만 약간 다를 뿐 매우 유사하며 단 몇 초 동안만 표시되기 때문에 차이를 구분하기가 상당히 어려울 수 있다. 참가자는 자극을 정확하게 식별하면 포인트와 같은 보상을 받기도 하고 피드백을 받지 않기도 하며, 보상을 극대화하라는 지시를 받는다.

이 과제에서 가장 중요한 측면은 **비대칭** 보상 구조다. 참가자가 모르는 상태에서 자극 중 하나('풍부한' 자극)에 대한 보상이 '희박한' 자극보다 약 3배 더 자주 주어진다. 참가자가 자극에 대해 확신하지 못하는 경우, 보상 내역에 대한 지식을 결정에 통합하고 보상을 누적할 기회를 극대화하기 위해 풍부한 자극을 선택할 수 있다. 건강한 개인의 경우, 풍부한 옵션에 대한 반응 편향이 지속적으로 발생하는 것으로 나타났다(Huys et al. 2013).

Pizzagalli et al.(2005)은 이 과제를 사용해 우울장애[BDI] 점수가 높은 건강한 참가자의 경우 보상 내역에 따라 행위를 조절하는 능력이 감소하는 반면, BDI가 낮은 참가자는 풍부한 자극에 대해 더 강한 반응 편향을 나타냈다. 이와 유사하게 약물을 복용하는 참가자(Pizzagalli et al. 2008a)나 MDD 병력이 있는 건강한 참가자(Pechtel et al. 2013)뿐 아니라 MDD 환자(Pizzagalli et al. 2008c), 스트레스를 받는 개인(Bogdan and Pizzagalli 2006), 보통 기분(중립적 기분) 양극성 외래 환자(Pizzagalli et al. 2008b)에게서도 실행이 저하되는 것이 관찰되었다.

이 연구에서는 신호 탐지 이론과 원시 행위의 요약 통계를 사용해 데이터를 분석했다. Huys et al.(2013)은 시간에 따른 행위의 진화를 더 잘 이해하고 행위를 더 세밀하게 분석할 수 있도록 시행마다 강화학습 모델링을 사용했다.

무쾌감증은 보상을 사용해 의사결정을 하는 능력의 저하와 관련이 있지만, 이러한 손상에는 다양한 가능성이 있다. 이 사례 연구에서 주된 관심사는 일차적 보상

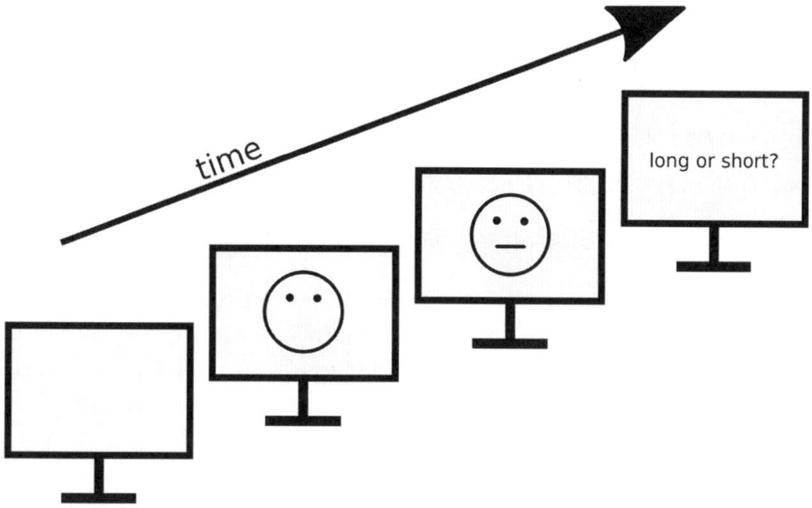

[그림 7.3] 신호 탐지 과제 스케치(Huys et al. 2013)

각 시행에서 참가자는 입 길이만 조금씩 다른 두 가지 얼굴 이미지 중 하나를 관찰한 후, 어떤 얼굴을 관찰했는지 표시해야 한다. 보상 구조는 비대칭적이며, 자극 중 하나가 다른 것보다 더 자주 보상받는다.

민감도, 보상 후 즉시 경험하는 만족스러운 즐거움, 보상을 통한 **학습** 사이의 구분이었다. Huys et al.(2013)은 이 두 가지 요소를 강화학습 모델의 파라미터에 포함했다. [그림 7.4]는 보상 민감도(ρ) 또는 학습률(ε)의 변화가 경험적으로 관찰된 반응 편향의 변화로 어떻게 이어질 수 있는지 보여 준다.

7.4.2 기본 강화학습 모델

2.3에서 설명한 대로 표준 Q 학습 업데이트 규칙은 다음과 같은 방식으로 학습률 ε을 통합한다.

$$Q_{t+1}(a_t, s_t) = Q_t(a_t, s_t) + \varepsilon \times \delta_t \qquad \langle 수식\ 7.1 \rangle$$

s_t가 시행 t에서 표시된 자극이라면, a_t는 시행 t에서의 행동이고(어떤 버튼을 눌렀을 때), $Q_t(a_t, s_t)$는 시행 t에서 자극 행동 쌍(a_t, s_t)에 할당된 내부 가치다. $r \in (0, 1)$은 관측된 결과이고, $\delta_t = \rho r_t - Q_t(a_t, s_t)$는 예측 오차다. Huys et al.(2013)은 보상의 실제 가치를 확장하는 보상 민감도 파라미터 ρ를 포함했는데, 학습률 ε을 낮추면 자극-행동 쌍을 학습하는 데 필요한 시간이 늘어나고, 보상 민감도 ρ를 낮추면 각 쌍과 관련된 Q의 평균값이 변경된다.

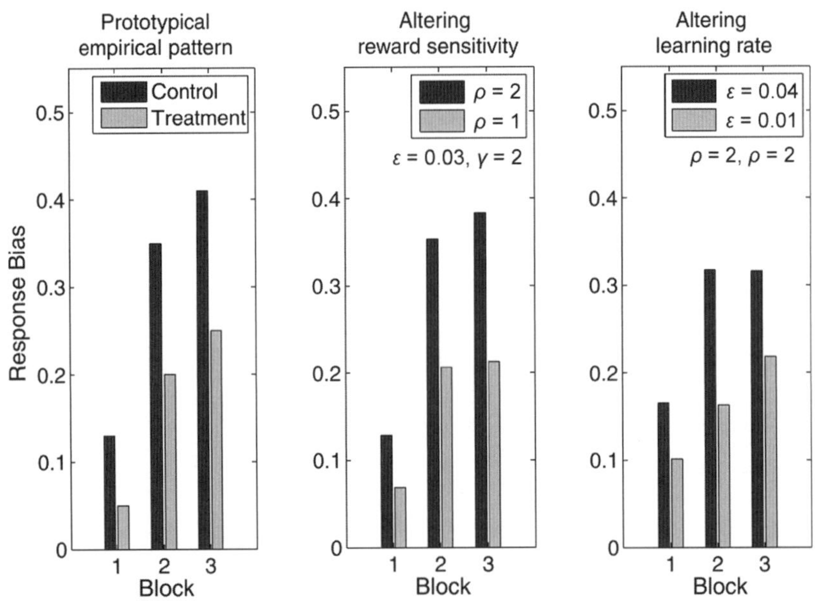

[그림 7.4] 신호 탐지 과제 모델링

시뮬레이션 데이터에 대한 반응 편향(Huys et al. 2013에서 수정). 100회의 실험으로 구성된 세 가지 블록이 시뮬레이션되었으며, 각 막대 차트에 각 블록에 대한 반응 편향의 발달이 표시되어 있다. 왼쪽 차트에는 집단 간 차이의 일반적인 패턴이 표시되어 있으며, 대조군은 세 블록에 걸쳐 강한 반응 편향이 나타나고 환자는 편향이 감소하는 것으로 나타났다. 가운데 차트는 보상 민감도(ρ)가 감소하면 이러한 차이가 어떻게 관찰되는지 보여 준다. 오른쪽 차트는 학습률 감소가 어떻게 비슷한 차이로 이어질 수 있는지 보여 준다.

또한 Huys et al.(2013)은 과제 지침을 따르는 참가자들의 능력(짧은 입 자극에 대해 하나의 키를 누르고 긴 입 자극에 대해 다른 키를 누르는 등)을 $\gamma I(a_t, s_t)$ 항으로 포함했다.

$I(a_t, s_t)=1$ 자극 s_t가 행동 a_t를 요구하는 경우

$I(a_t, s_t)=0$ 행동 a_t가 자극 s_t에 잘못된 반응을 보이는 경우 〈수식 7.2〉

파라미터 γ의 값이 높을수록 지침을 더 잘 따를 수 있으며, 일반적으로 정확도가 높아진다. I와 Q에 대한 두 항을 합산해 특정 자극-행동 쌍(시행 t)에 대한 '가중치'를 형성한다.

$$W_t(a_t, s_t) = \gamma I(a_t, s_t) + Q_t(a_t, s_t) \quad \text{〈수식 7.3〉}$$

이러한 가중치는 자극이 제시되었을 때 행동 a를 선택할 확률과 관련이 있다. 위의 방정식에서 행동을 선택할 확률이 과제 지침(I)을 따르는 것뿐만 아니라, 이전 경험에 기반한 내부 가치(Q)에도 의존한다는 것을 알 수 있다. Huys et al.(2013)은 이러한 가중치를 행동 확률에 사상$_{\text{map}}$하기 위해 일반적으로 널리 사용되는 소프트맥스 결정 함수를 사용했다.

$$p(a_t|s_t) = \frac{1}{1+\exp\left(-\left(W_t(a_t, s_t) - W_t(\bar{a}_t, s_t)\right)\right)} \quad \text{〈수식 7.4〉}$$

$W_t(\bar{a}_t, s_t)$는 시행 t에서 자극 s에 대해 잘못된 행동을 선택하는 것과 관련된 가중치다. 소프트맥스는 특정 자극이 주어졌을 때 개인이 올바른 행동을 선택할 확률을 제공한다. 개인의 파라미터에 직접 접근할 수는 없지만 모델을 일련의 행동에 **적합시키는 것**fitting, 즉 동일한 자극 시퀀스가 주어졌을 때 모델이 유사한 행동 시퀀스를 생산할 확률을 최대화하는 파라미터를 찾음으로써 이를 추론할 수 있다(2.5 참고).[2]

7.4.3 모델에 불확실성 포함

위의 모델은 신호 탐지 과제의 한 가지 핵심 측면을 무시한다. 자극은 매우 짧게만 표시되므로 참가자는 두 자극 중 실제로 어느 것을 관찰했는지 확신할 수 없다. 자극에 대한 지각적 불확실성을 설명하기 위해 Huys et al.(2013)은 참가자가 결정을 안내하는 내부 가중치를 계산할 때 두 자극이 제시되었을 가능성을 포함하는 것으로 가정해 모델을 확장했다. 이로 인해 가중치에 대한 방정식이 업데이트되었으며, 여기에는 자극 s에 대한 항과 대체 자극 $\bar{s}$에 대한 항이 포함된다.

$$W_t(a_t, s_t) = \gamma I(a_t, s_t) + \zeta Q_t(a_t, s_t) + (1-\zeta) Q_t(a_t, \bar{s}_t) \quad \langle \text{수식 } 7.5 \rangle$$

Huys et al.(2013)은 파라미터 ζ를 사용해 실제로 관찰한 자극에 대한 평균 확실성(즉, 그들의 믿음)을 포착하고, 이 모델을 '믿음'이라고 불렀다.

7.4.4 더 많은 가설 검증

강화학습 모델은 과제를 실행하는 동안 참가자의 행위에 대한 특정 가설을 설명하는 데 사용할 수 있다. 그런 다음 모델 비교(2.5 참고)를 통해 데이터에 '가장 잘 맞는' 모델을 찾을 수 있는데, 이는 너무 단순하거나 너무 복잡하지 않고 데이터 생성 방식을 설명할 수 있는 모델을 의미한다. 일반적으로 모델 비교는 참가자가 과제를 해결하기 위해 사용할 수 있는 다양한 가설, 휴리스틱 또는 전략을 검증하는 데 사용된다. 신호 탐지 과제의 실행에 대한 또 다른 가설은 참가자가 주어진 과제에서 보상을 받지 못했을 때 마치 벌을 받는 것처럼 느낄 수 있다는 것이다. 앞서 기술한 모델에서 보상 r은 1 또는 0(보상 유무)로 코딩되었다. Huys et al.(2013)은 참가자가 보상 부족을 처벌로 인식할 가능성을 검사하기 위해 처벌 민감도 파라미터 $\bar{\rho}$를 포함해 모델을 변경했다. 따라서 예측 오차 항은 다음과 같이 된다.

$$\delta_t = \rho r_t + \bar{\rho}(1 - r_t) - Q_t(a_t, s_t) \quad \langle 수식\ 7.6\rangle$$

〈표 7.1〉 모델의 요약

Model name	Prediction error	W update
Stimulus-action	$\delta_t = \rho r_t - Q_t(a_t, s_t)$	$W_t(a_t, s_t) = \gamma I(a_t, s_t) + Q_t(a_t, s_t)$
Belief	$\delta_t = \rho r_t - Q_t(a_t, s_t)$	$W_t(a_t, s_t) = \gamma I(a_t, s_t) + \xi Q_t(a_t, s_t) + (1 - \xi)Q_t(a_t, \bar{s}_t)$
Punishment	$\delta_t = \rho r_t + \bar{\rho}(1 - r_t) - Q_t(a_t, s_t)$	$W_t(a_t, s_t) = \gamma I(a_t, s_t) + \xi Q_t(a_t, s_t) + (1 - \xi)Q_t(a_t, \bar{s}_t)$
Action	$\delta_t = \rho r_t - Q_t(a_t, s_t)$	$W_t(a_t, s_t) = \gamma I(a_t, s_t) + 0.5Q_t(a_t, s_t) + 0.5Q_t(a_t, \bar{s}_t)$

* 선택 확률은 항상 $p(a_t|s_t) = \sigma(W_t(a_t, s_t) - W_t(\bar{a}_t, s_t))$이고, Q 업데이트는 항상 $Q_{t+1}(a_t, s_t) = Q_t(a_t, s_t) + \varepsilon \times \delta_t$이다.

마지막 가능성은 참가자가 자극을 완전히 무시하고 행동의 가치에만 집중할 수 있다는 것이다. Huys et al.(2013)은 믿음 모델(〈수식 7.5〉 참고)의 ζ 파라미터를 0.5로 설정해 '활동' 모델을 공식화했으며, 그 결과 다음과 같은 가중치 방정식이 도출되었다.

$$W_t(a_t, s_t) = \gamma I(a_t, s_t) + \frac{1}{2}Q_t(a_t, s_t) + \frac{1}{2}Q_t(a_t, \bar{s}_t) \quad \langle 수식\ 7.7\rangle$$

ζ 파라미터는 참가자가 실제로 관찰한 자극에 대한 평균 '믿음'을 포착한다. 이 파라미터를 0.5로 고정하면 참가자는 평균적으로 자극을 무시하고 오직 행동의 가치만 업데이트한다고 가정한다. 즉, 참가자는 '왼쪽' 또는 '오른쪽' 버튼을 누른 가치에 대해서만 학습하게 된다.

〈표 7.1〉에 네 가지 모델이 모두 요약되어 있다.

7.4.5 결과

Huys et al.(2013)은 믿음 모델이 데이터를 가장 잘 설명한다는 사실을 발견하고, 이 단일 모델에 대한 추가 분석에 집중했다([그림 7.5]의 a 참고[72]). 연구진은 또한 추가 검사를 통해 참가자가 항상 무작위로 옵션을 선택한다고 가정하는 귀무 모델보다 이 모델이 더 많은 선택을 설명할 수 있음을 확인했다. 그런 다음 추정된 모델 파라미터를 우울장애 증상의 중증도, 특히 무쾌감증과 연관시키려고 시도했다. 연구진은 무쾌감증 우울장애anhedonic depression[AD] 설문지를 사용했으며, 상관 분석을 실행해 일차 보상 민감도(ρ) 또는 학습(ε)이 AD와 관련이 있는지 조사했다([그림 7.5]의 b 참고). 그 결과 ρ와 AD 사이에 음의 상관관계가 있었지만, ε과 AD 사이에는 유의미한 상관관계가 없는 것으로 나타났다. 이는 AD에서 학습률보다는 보상 민감도가 주로 손상된다는 것을 시사한다.

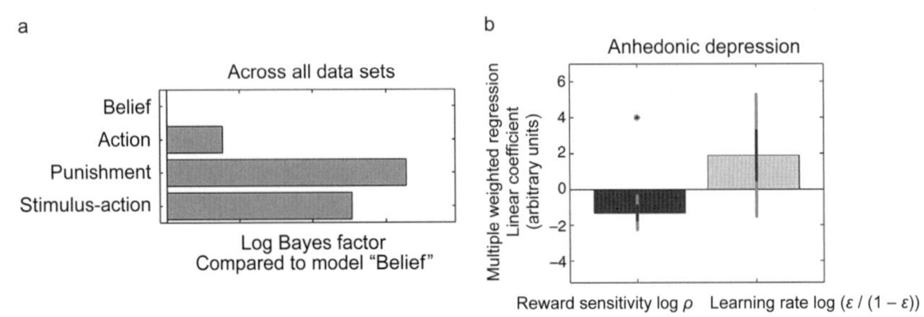

[그림 7.5] 신호 탐지 과제 결과(Huys et al. 2013에서 수정)

(a) 모델 비교 결과. 세 가지 대체 모델과 비교했을 때 '믿음' 모델이 데이터를 가장 잘 설명하는 것으로 나타났다. (b) 무쾌감증 우울장애와 보상 민감도(왼쪽, $p<0.05$에서 유의미함) 및 학습률(오른쪽, 유의미하지 않음) 파라미터 사이의 선형(상관) 계수(Huys et al. 2013 참고).

72) [그림 7.5] (a)에 있는 x축의 베이즈 인자는 두 가지 가설의 주변 가능도의 비율로, 한 가설이 다른 가설보다 데이터에 얼마나 더 적합하는지를 나타낸다(역자 주).

이러한 결과에는 한계가 있다. 예를 들어, Huys et al.(2013)은 보상 민감도와 학습률이 강한 음의 상관관계가 있음을 발견했다. 또한 보상 민감도 파라미터는 일반적으로 소프트맥스 결정 규칙에 포함되는 온도 파라미터와 구별할 수 없다. 이는 보상 민감도 파라미터의 차이가 참가자의 탐험 활용 행위의 차이를 가렸을 수 있음을 의미한다. 이 연구에서 다루지 않은 보상 처리의 또 다른 측면은 일상적인 의사결정에서 큰 부분을 차지하는 노력이다. 신호 탐지 과제에서는 참가자가 선택한 자극과 관계없이 항상 동일한 양의 노력(버튼 누르기)을 기울여야 하기 때문에 여기서는 이 문제를 다룰 수 없었다.

7.5 토론

우울장애는 사회적으로 큰 영향을 미치고 유병률이 증가하는 치명적인 질병으로(Vos et al. 2012) 중요한 연구 분야다. 정신장애의 범주적 정의 사이의 경계가 명확하지 않기 때문에 현재의 연구는 종종 신경쇠약neuroticism과 같은 개인의 성격 특성이나 무쾌감증과 같은 우울장애 증상에 초점을 맞추고 있으며, 이 두 가지 모두 우울장애의 유망한 내표현형endophenotypes으로 확인되었다(Pizzagalli 2014). 그러나 무쾌감증 자체는 다양한 하위 영역(즐거운 자극에 대한 쾌락적 반응뿐 아니라 그러한 자극을 추구하려는 동기)을 포함하고 있으며, 이러한 영역도 구분해야 한다는 지적이 있다(Treadway and Zald 2013).

우울장애를 앓고 있는 환자들은 일상적으로 다양한 실험 패러다임에서 손상을 나타낸다(Snyder 2013; Rock et al. 2014; Chen et al. 2015; Rupprechter et al. 2018). 인지 및 신경 과정에 대한 통찰력을 얻고 예측하기 위해 다양한 계산 도구와 기법(연결주의 모델, 확산 모델, 강화학습 기법, 베이지안 결정이론)이 우울장애에서의 비정상적인 행위와 뇌 활동을 설명하는 데 사용되었다.

계산 정신의학의 중요한 목표는 환자를 하위 집단으로 분리하고, 치료 권장 사항을 생성하며, 치료 결과를 예측하는 데 사용할 수 있는 전산 분석 방법을 개발하는 것이다(Stephan, Baldeweg, and Friston 2006; Stephan and Mathys 2014; Chekroud et al. 2016). Huys et al.(2016a)은 "예측 가치가 있는 의사결정의 측면은 치료 지침이나 정신질환 및 개별 환자의 대체(보완) 분류에 유용할 수 있다"라고 설명했다. 강화학습은 이와 관련해 특히 유망한 것으로 설명되었으며(Hitchcock et al. 2017), 실제로 주관적인 설문지 없이 순전히 행위 데이터만으로 우울장애를 분류할 수 있는 잠재력을 보여주었다(Huys and Dayan 2009).

우울장애에서 흔히 관찰되는 비관적 인지 편향은 베이지안 결정이론의 프레임워크 안에서 사전 믿음을 사용해 설명되었다(Huys et al. 2015a; Stankevicius et al. 2014). 인공신경망 모델의 시뮬레이션에 따르면 편향은 부정적 정보의 과잉 학습과 반추 등 다양한 기전의 조합으로 인해 발생하는 것으로 나타났다(Siegle and Hasselmo 2002). 표동 확산 모델은 비정상적인 행위가 집행 제어 결함(Dillon et al. 2015; Vallesi et al. 2015) 및 반추(Pe et al. 2013)와 어떻게 연관되는지 설명하는 데 사용되었다.

행위가 시행별로 맞춰지는 강화학습 모델을 사용하면 원자료 데이터에서 명확하지 않은 행위의 집단 간 차이를 측정할 수 있다. 이 장에서 살펴본 사례 연구(Huys et al. 2013)에서는 동일한 실험 패러다임을 사용해 다양한 연구의 데이터를 수집하고 참가자의 행위에 대한 가설에 따라 다양한 강화학습 모델을 적용했다. 목표는 무쾌감증과 그것이 비정상적인 보상 처리와 어떤 관련이 있는지 더 잘 이해하는 것이었다. 연구 결과, 이 증상은 보상학습 기전보다는 보상의 초기 경험과 주로 연관된 것으로 나타났다.

뉴런 수준에서 도파민 뉴런 활동이 보상 예측 오차를 인코딩한다는 실질적인 증거가 있다(Schultz 1998; Iglesias et al. 2017). Kumar et al.(2008)과 Gradin et al.(2011)의 연구에 따르면 우울장애에서는 선조체 및 기타 도파민이 풍부한 뇌 영역에서 예측 오차 신호가 감소하는 것으로 나타나 우울장애 증상이 보상학습 신호의 비정상적인 인코딩과 관련이 있음을 시사했다.

Huys et al.(2013)의 메타분석에서 연구진은 관심 있는 두 가지 파라미터인 보상 민감도와 학습률 사이에 상당한 음의 상관관계가 있음을 발견했다. 따라서 파라미터 중 하나의 작은 변화는 다른 파라미터의 변화로 보상될 수 있었고, Huys et al.(2013)은 적합 파라미터 값에 대한 신뢰도를 높이기 위해 추가 분석을 실행해야 했다. 연구진은 결정 확률을 모델링하기 위해 소프트맥스 함수를 사용했지만, 온도(탐험 활용) 파라미터는 보상 민감도 파라미터와 상충할 수 있는 만큼 추가하지 않기로 했다. 이러한 파라미터 중 하나의 변화는 다른 파라미터의 변화로 보상할 수 있었을 것이다. 여기서 더 큰 문제는 파라미터를 안정적으로 구별하는 방법이다. 예를 들어 도파민 뉴런의 활동은 예측 오차를 인코딩하는 것으로 여겨지는 등 적어도 일부 계산 변수는 뇌에서 인코딩되는 것으로 생각된다(Iglesias et al. 2017). 그러나 이러한 생물학적 상관관계를 발견하려면 다른 파라미터에 의해 혼동되지 않는 신뢰할 만한 추정치가 필요하다. 예를 들면 신호 탐지 과제는 처음부터 강화학습 모델링을 마음에 두고 설계되지 않았으며, 탐험 활용 행위를 분리하고 온도 파라미터를 독립적으로 추정하기 위해 하위 과제의 실행을 고려할 수 있다. 특히 더 많은 수의 참가자가 참여하는 결과의 복제 또한 유용한 계산 분석이 개발되기 전에 중요하다. Paulus, Huys, and Maia(2016)는 신약 개발을 지원하기 위해 계산 정신의학에 필요한 추가 단계를 설명하는 파이프라인pipeline[73]을 발표했다.

기존 연구는 주로 보상에 초점을 맞추었다. Huys et al. 2013에서 가정한 것처럼 보상을 생략하면 참가자는 이를 처벌로 느낄 수 있지만, Chen et al.(2015)은 보상과 처벌 처리에 서로 다른 신경 기저가 관여한다고 지적한다. 그들은 우울장애가 이득 손실로 특징지어질 수 있다고 가정한다. 그래서 환자의 보상 민감도는 감소하지만 처벌 민감도는 증가한다. 앞서 언급한 바와 같이 보상 처리는 여러 영역으로 세분화될 수 있다. 본 사례 연구에서는 무쾌감증과 노력하려는 동기 사이의 연관성을 다루지 못했다. 자연스러운 환경에서 환자는 의사결정을 내리기 위해 장점(보상 결과)과 단점(필요한 노력)을 비교한다(비용-편익 분석). 따라서 개인이 비정상적으로 큰 민감도를 보이며 실제 필요한 노력보다 더 많은 노력이 필요하다고 인식하는 경우, 잠재적으

73) 공정별로 생산 라인이 나열된 것으로 공정별 프로세서를 동시에 가능하게 한다(역자 주).

로 보람 있는 활동에 참여하지 않기로 결정할 수 있다. 즉, 노력 비용이 잠재적인 보상 결과보다 더 크다고 인식할 수 있다. 이는 무쾌감증과 유사한 높은 수준의 무감동apathy을 보이는 파킨슨병 환자에게서 관찰되는 것과도 관계가 있다(Husain and Roiser 2018). 향후 과학자들은 노력 민감도나 보상 민감도 같은 다양한 보상학습 영역에 대한 가설을 검증할 과제를 설계할 수 있을 것이다.

많은 연구에서 MDD로 고통받는 환자의 행위 결함을 지적하지만, 우울장애가

[상자 7.1] 우울장애에 관한 계산적 연구의 미해결 질문

- 주관적인 인터뷰에 의존하지 않고 좀 더 객관적으로 주요우울장애를 진단하는 방법이 있는가?
- 의사결정 작업 중 계산 모델링 행위를 사용해 자동화된 평가 또는 선별 도구를 구축할 수 있는가?
- 우울장애의 범주별 정의에 초점을 맞춰야 하는가, 혹은 개별 증상 및 증상 신경망에 초점을 맞추어야 하는가(Borsboom and Cramer 2013)? 우울장애의 증상은 다른 정신장애, 특히 불안과 어떤 관련이 있는가?
- 실험실이나 임상 환경에서의 간단한 실험 연구가 우울장애를 더 잘 이해하는 데 얼마나 도움이 되는가? 생태학적으로 더 유효한 환경(휴대폰을 사용해 데이터를 수집하는 것)에서 행위를 평가하는 것이 얼마나 중요한가?
- 방대한 양의 데이터를 활용하기 위해 데이터 주도 기계학습 접근과 이론 주도 계산적 모델링(Huys et al. 2016b)을 어떻게 결합할 것인가?
- 언제 행위를 살펴보는 것으로 충분하며, 어느 시점에 뇌 활동 분석을 포함해야 하는가?
- 뇌 기능의 이상은 뇌 구조의 변화와 어떤 관련이 있는가?
- 보상 및 처벌 처리의 하위 영역은 무엇이며, '선호(liking)' 및 '갈망(wanting)' 등과 같은 하위 영역은 우울장애 증상과 어떤 관련이 있는가?
- 기억 손상은 우울장애에서 관찰되는 행위 이상을 어느 정도 설명할 수 있는가?
- 우울장애에 대한 계산적 접근을 통해 얻은 지식을 사용해 더 나은 약리학적 또는 심리적 치료법이나 예방 전략을 개발할 수 있는가?

개선되었다는 증거도 있다(Beevers et al. 2013). 손상이 언제 발생하는지, 그것이 비정상적인 뇌 활동과 어떤 관련이 있는지 정확하게 찾아내려면 복제 및 강력한 계산 기술이 필요하다. 기억 손상은 우울장애에서 흔히 발생하지만(Rock et al. 2014; Snyder 2013), 그 원인은 지금까지 거의 밝혀지지 않았다. 특히 Dombrovski et al.(2010)은 강화학습 모델에 기억 파라미터를 포함해 우울한 자살 시행자가 건강한 대조군보다 이전에 관찰된 보상을 더 많이 할인한다는 사실을 발견했다. 조현병에서 관찰되는 많은 손상이 잠재적으로 환자의 기억력 결함으로 설명될 수 있다고 제안되었다(Strauss et al. 2010; Collins et al. 2014). 향후 연구에서는 기억 손상이 우울장애에서 관찰되는 많은 이상 증상을 설명할 수 있는지 여부를 고려할 수 있다.

7.6 요약

행위 손상은 우울장애에 널리 퍼져 있으며, 계산적 방법은 학습과 의사결정에 영향을 미칠 수 있는 다양한 신경 기전을 분리하는 유용한 도구를 제공한다. 우울증 환자의 행위에 대한 계산 모델링은 부정적인 지각적 편향, 부족한 인지 제어, 보상학습 장애, 환경의 제어 가능성에 대한 믿음이 모두 이 질환의 중요한 측면임을 시사하는 MDD 이론에 대한 개선 및 추가 증거를 제공했다. 이제 이 분야를 더 발전시키기 위해서는 강력한 계산 기술과 결합된 대규모 표본을 포함하는 영리한 과제 설계 및 복제가 필요하다. 상대적으로 연구하기 쉬운 저하된 기분이나 가벼운 형태의 우울장애가 있는 환자보다는 중증 기분장애를 가진 환자나 치료에 내성이 있는 환자 등 중등도 이상 환자에 대한 연구를 게을리하지 않는 것도 중요하다. 우리는 환자 집단과 건강한 대조군 집단을 구별할 수 있는 연구 결과에서 벗어나 공감적 차원에 따른 설득력 있는 개인차를 보여 주는 연구 결과로 나아가고자 한다. 이는 궁극적으로 비침습적 측정을 기반으로 개인에 대한 치료 권고와 결과 예측을 하는 데 필요할 것이다.

7.7 향후 연구

Chen et al.(2015)은 우울장애와 관련해 강화학습 접근법에 초점을 맞춘 수많은 계산적 연구를 검토했다. 우울장애에서 파블로비안 학습과 도구 학습을 하는 동안 변화된 뇌 활동을 보여 주는 초기 모델 기반 신경영상 연구는 Kumar et al.(2008)과 Gradin et al.(2011)에서 찾을 수 있다. Huys et al.(2015a)은 우울장애와 그 증상에 대한 설득력 있는 의사결정이론 분석을 제공한다. Pulcu and Browning(2017)의 최근 연구에 따르면 정서적 편향(우울장애에서 흔히 관찰되는 현상으로 긍정적인 사건보다 부정적인 사건의 처리에 우선순위를 두는 경향)은 개인이 긍정적인 사건보다 부정적인 사건에 더 높은 정보 내용을 귀속시키려는 것과 관련이 있을 수 있다. 최근에는 많은 양의 데이터를 활용할 수 있게 되면서 기계학습 접근 방식을 치료 결과 예측에 사용할 수 있게 되었다(Chekroud et al. 2016).

8장

계산적 관점에서 본 불안장애

8장 계산적 관점에서 본 불안장애

Erdem Pulcu and Michael Browing
Department of Psychiatry, Universtity of Oxford

8.1 소개

불안장애는 가장 흔한 정신의학 진단 중 하나로 평생 유병률이 33%에 달하는 것으로 추정된다(Alonso, Lépine, and ESEMeD/MHEDEA 2000 Scientific Committee 2007). 불안장애라는 포괄적 용어 안에는 다양한 특정 진단이 포함된다(〈표 8.1〉 참고). 이러한 특정 진단은 대부분 불안 증상이 유발되는 맥락을 기반으로 한다. 예를 들어, 사회불안장애는 불안 증상이 유발되는 상태를 설명하는 반면, 광장공포증은 탈출하기 어려운 상황(또는 도움을 받을 수 없는 상황)에 처했을 때 불안이 유발되는 상태를 설명한다. 어떤 진단을 불안장애에 포함해야 하는지 논쟁이 계속되고 있으며, 최신 버전의 **정신장애의 진단 및 통계 편람**Diagnostic and Statistical Manual[DSM-5]에서는 강박장애와 외상후스트레스장애를 불안 범주에서 분리해 독자적인 범주로 분류하기로 했다(〈표 8.1〉 참고). 일반적으로 불안장애로 진단받기 위해서는 해당 장애의 심각한 증상이 최소 6개월 이상 지속되고, 해당 증상이 일상생활에 심각한 어려움을 초래하며, 다른 정신과적 또는 의학적 질환이나 약물 또는 알코올의 영향으로 더 잘 설명할 수 없는 증상이 있어야 한다.

불안장애를 세분화하는 두 번째 접근 방식은 증상이 유발되는 맥락 외에 두려움fear이나 걱정worry 증상이 우세한지를 살펴보는 것이다. 두려움은 잘 정의된 위협에 대한 신체적, 행위적, 주관적 반응을 포함하는 일련의 반응으로, 거미와 같은 동물 공포증이나 어둠과 같은 상황 공포증 등 특정 공포증에서 특징적으로 나타난다. 이와 대조적으로 걱정은 잘 정의되지 않은 미래의 잠재적 위협에 대한 일련의 반응으로, 범불안장애에서 특징적으로 나타난다. 일반적으로 실험실 환경이나 동물 모델에서는 걱정을 유발하는 것보다 공포 반응을 이끌어 내는 것이 더 쉽다. 그 결과, 다음에서 검토하는 내용을 포함해 불안과 관련된 대부분 병인학 연구는 걱정과 관련된 체계보다는 두려움 반응을 일으키는 체계에 초점을 둔다.

마지막으로, 많은 정신의학적 질환과 마찬가지로 불안 증상은 임상 집단과 비임상 집단 사이에 증상의 질적 변화에 대한 증거가 거의 없이 연속적으로 발생하는 것

〈표 8.1〉 불안장애 진단에 관한 간략한 설명

장애	간략한 설명
강박장애*	불쾌하고 거슬리는 생각(강박관념) 및 관련 행동(강박행동)을 실행해야 할 필요성을 경험
외상후스트레스장애*	위협적인 경험(자동차 충돌, 피습 등) 후 불안 증상을 경험
특정 공포증	특정한 대상, 장소, 동물 등에 직면할 때 불안을 경험 (거미공포증, 고소공포증 등)
사회불안장애	사회적 상황에 있거나 공연 및 강연 등을 해야 할 때 불안을 경험
공황장애	파국적인 생각(죽을 것 같은 느낌 등), 가슴 통증 또는 호흡 곤란과 같은 신체적 증상을 모두 포함하는 반복적인 '공황 발작'을 경험 (종종 광장공포증과 관련이 있음)
광장공포증	탈출하기 어려운 상황(비행기 안 등)이나 도움을 받을 수 없는 상황 (가정 밖에서 등)에 있을 때 불안을 경험
범불안장애	다양한 활동 및 사건에 대해 걱정하며, 흔히 우울장애와 관련

* 이 장애들은 DSM-5에서 다른 범주로 분류되었다.

으로 보인다는 점에 주목할 필요가 있다. 따라서 일상생활에서 불안 증상을 경험하는 경향인 '특성 불안'을 조사하는 연구는 불안장애의 병인론적 과정을 고려할 때 매우 유익한 정보가 될 수 있다.

이 장에서는 불안을 연구하기 위해 계산 접근 방식을 사용한 최근 연구의 관련 개념적 배경과 결과에 대한 간략한 개요를 제공한 다음(Raymond, Steele, and Seriès 2017; Grupe 2017; Bishop and Gagne 2018), 또 다른 연구(Browning et al. 2015)를 더 자세히 설명한다. 마지막으로 문헌의 현황을 간략하게 요약하고 가장 효과적으로 개발할 방법을 제안하면서 마무리하고자 한다.

8.2 과거와 현재의 계산 접근

불안장애를 조사하는 많은 기계론적 연구의 근거가 되는 관찰은 개인이 이전에는 두려워하지 않았던 자극이나 상황을 두려워하는 법을 배울 수 있으며, 마찬가지로 이전에 두려워했던 자극이나 상황이 실제로는 안전하다는 것을 배울 수 있다는 것이다. 이러한 사실은 100년 전 John Watson과 Rosalie Rayner가 '어린 앨버트little Albert'로 알려진 생후 9개월 된 아이를 대상으로 수행한 실험에서 입증된 바 있다. 이 실험에서 앨버트를 실험용 흰 쥐와 함께 놀게 했는데, 이때 쥐는 아무런 두려움을 보이지 않았다. 이후 연구자들은 앨버트가 쥐를 만질 때마다 망치로 쇠막대를 두드려 갑자기 큰 소리를 내 앨버트를 놀라게 했다. 그 후 앨버트에게 쥐를 보여 주자 큰 소리가 나지 않았는데도 두려움에 반응했다. 즉, 앨버트는 중성 자극(쥐, 조건화 자극 또는 conditioned stimulus[CS+])을 혐오 자극(큰 소리, 무조건 자극 또는 unconditioned stimulus[US])과 연합시켜 쥐에게 공포 반응(울음, 조건 반응 또는 conditioned response[CR])을 보이는 방법을 학습한 것이다. 실험 연구에 대한 윤리적 감독이 강화됨에 따라 심리학자들이 유아에게 트라우마를 줄 수 있는 자유가 줄어들었음에도 불구하고, 동일한 일반적인 실험 절차는 인간과 동물을 대상으로 하는 수많은 공포 조건화 연구의 기초를 형성해 왔다. 이러한 연구 방법론은 혐오와 짝을 이루지 않는 통제 자극control stimuli[CS-]을 포함하고, 소거(CS+가 없을 때 발생하는 이전에 학습된 공포 연합의 감소)를 검사함으로써 개발되었다. 이러한 연구를 통해 불안장애의 원인에 대한 몇 가지 간단한 가설을 검증할 수 있다.

(1) 불안장애 환자는 CS+에 대한 두려움 연합과 관련해 학습이 강화된 것으로 나타나는가?
(2) 불안장애 환자는 두려움 연합의 소거가 감소하는 것으로 나타나는가?
(3) 불안장애 환자는 두려움 CR의 더 큰 일반화를 보이는가(즉, 환자가 안전한 자극 CS-에 대해 마치 혐오스러운 결과와 연관된 것처럼 반응하는가)?

최근 불안장애 환자를 대상으로 시행한 두려움 조건화 연구의 메타분석(Duits et al. 2015)에서는 CS+에 대한 공포 학습이 강화되었다는 증거를 찾지 못했지만(조금 다른 결론은 Lissek et al. 2005의 초기 메타분석 참고), CS+의 소멸 감소와 CS+에서 CS-로 일반화 증가에 대한 증거는 찾았다.

공포 조건화 패러다임이 동물에 비교적 쉽게 적용되었던 점은 공포 학습을 지원하는 편도체 기반 신경 체계에 대한 잘 발달된 기계론적 문헌(Duvarci and Pare 2014; Johansen et al. 2011)과 불안장애 환자의 임상 신경영상 문헌(LeDoux and Pine 2016; Craske et al. 2017)에 자극을 주었다. 후자의 가장 중요한 그림은 혐오 자극에 대한 반응으로 변연계(편도체 포함)가 증가하고 전두엽 활동이 감소하는 경향을 설명한다(Indovina et al. 2011). 이러한 연구를 통해 불안장애에서 각 신경 체계의 특정 역할을 설명하는 기계론적 모델이 개발되었지만(LeDoux and Pine 2016), 현재까지 이 연구에서는 계산 접근 방식이 사용되지 않았다. 따라서 이 장의 나머지 부분에서는 불안한 개인의 행위를 조사하는 연구와 이를 조사하기 위해 계산 기법이 어떻게 사용되었는지에 중점을 둔다.

앞서 기술한 것과 같은 조건화 연구는 계산적 설명에 매우 적합하며, 초기 강화학습 모델은 동물 조건화 연구에서 학습 행위를 포착하는 데 많이 사용되었다(Rescorla and Wagner 1972). 그러나 불안과 관련된 인간의 두려움 조건화 연구에서 행위 또는 생리학적 측정에 계산 접근 방식이 적용된 사례는 거의 없다. 그 이유 중 하나는 전통적인 인간 두려움 조건화에서는 CS+(예, 화면의 도형)가 충격과 같은 무조건 자극과 결정적으로 짝을 이루는 '강한 상황'을 사용하는 경향이 있기 때문이다(Lissek, Pine, and Grillon 2006). 이처럼 매우 단순한 연구 설계에 직면했을 때, 인간 참가자는 일반적으로 한두 번의 실험을 통해 CS+와 혐오적인 결과 사이의 연합을 학습할 수 있다. 이런 종류의 단순한 학습 상황에서는 일반적으로 몇 차례의 실험에 대한 행위 또는 생리적 반응을 수집한다. 이러한 반응은 간단한 요약 통계를 사용해 적절히 포착할 수 있으며, 계산적 분석은 많은 것을 추가하지 않는 경향이 있다. 그러나 불안과 가장 관련성이 높은 두려움 학습 측면을 포착할 수 있는 강력한 상황의 영향력에 대한 우려 때문에 최근에는 불안이 더 모호한 상황에서 학습과 어떻게 관련되어 있는지를 탐구하는 연구가 진행되고 있다. 이러한 상황은 계산적 설명이 더 유용해지기 시작한 영역을 나타낸다.

두려움 조건화 연구에 모호성을 도입하는 한 가지 접근 방식은 혐오적 결과의 유무와 밀접한 관련이 있는 CS+/CS- 자극을 사용하는 강력한 두려움 조건화 과정을 활용하되, CS+ 또는 CS-로 구분하기 모호한 자극에 대한 참가자들의 반응을 검사하는 것이었다. 예를 들어, Lissek et al.(2010)은 공황장애 환자와 대조군에게 커다란 링ring 자극을 CS+로, 작은 링 자극을 명확한 CS-로 사용했다. 그리고 이를 보완하기 위해 참가자들에게 중간 크기의 자극을 제시하고, 근전도[EMG]를 사용해 반응을 측정했다. 같은 실험실에서 임상적으로 불안한 다양한 집단을 대상으로 시행한 유사한 연구에 따르면, 공황장애 환자는 대조군보다 CR의 일반화 정도, 즉 모호한 자극에 대해 대조군보다 더 높은 비율의 CS+에 반응하는 것으로 나타났다. 이 연구는 불안이 세계의 상태를 정확하게 표현하는 데 어려움을 겪거나, 혐오스러운 결과에 대한 공로를 정확하게 할당하는 데 어려움을 겪거나, 미래의 혐오스러운 결과를 피할 수 있는 자신의 능력에 대한 믿음이 감소하는 것과 관련이 있을 수 있음을 시사한다(Zorowitz,

Momennejad, and Daw 2019). 일반화 및 신뢰 할당credit assignment에 대한 최적의 접근 방식을 찾는 것은 강화학습 문헌에서 다루는 핵심 질문이지만(Alpaydin 2009), 현재까지 인간을 대상으로 일반화를 조사하는 두려움 조건화 연구(Dymond et al. 2015 참고)는 다시 계산적 접근보다는 요약 통계에 의존하는 경향이 있다.

조건화 연구에 모호성을 도입할 수 있는 두 번째 방법은 조건 자극과 무조건 자극 사이의 연합 강도를 낮추거나(혐오스러운 결과가 단서에 뒤따를 확률을 낮춤), 시간에 따라 연합의 강도가 변하도록(결과를 가장 잘 예측하는 단서를 변화시킴으로써) 설계를 디자인하는 것이다(Yu and Dayan 2005). 이러한 설계는 단순 조건화 연구에서 누락된 복잡성을 포착하고 환경에서 무엇이 자신에게 해를 끼칠 수 있는지 학습하려는 개인이 직면한 실제 문제를 강조한다. 이러한 모호성으로 인해 발생하는 구체적인 어려움이 다음의 사례 연구에 자세히 설명되어 있지만, 그 효과는 간단하다. 모호성으로 인해 혐오적 결과의 원인을 파악하고 그러한 결과를 피하는 최적의 행동을 선택하는 것이 매우 어려워진다는 것이다. 많은 증거에 따르면 인간은 이 문제를 좀 더 쉽게 해결하기 위해 단순한 결정 규칙인 휴리스틱을 다양하게 채택한다(Tversky and Kahneman 1992; Kahneman and Tversky 1979). 이러한 휴리스틱의 사용이 불안과 어느 정도 연합되어 있는지는 계산 기법을 사용한 여러 연구에서 조사되었다.

가장 일관되게 보고된 두 가지 휴리스틱은 위험 회피와 손실 혐오loss aversion다. 위험 회피는 특정 결과의 기댓값(특정 결과의 크기에 확률을 곱한 값)이 더 낮을 때 어떤 가능성 결과 너머를 선택하는 경향이며, 손실 혐오는 의사결정 시 잠재적 이익보다 잠재적 손실에 더 큰 영향을 받는 경향이다. 위협적인 상황을 회피하는 것은 불안장애의 인과 과정으로 여겨지며(Barlow 2004), 이는 불안장애에서 이 두 가지 휴리스틱이 모두 과장될 수 있고 이를 줄이는 것이 치료의 중요한 구성요소가 될 수 있음을 시사한다. 이러한 가능성을 평가하기 위해 Charpentier et al.(2017)은 위험 회피와 손실 혐오를 모두 독립적으로 추정할 수 있는 도박 과제를 사용해 임상적으로 불안한 환자 집단과 불안하지 않은 대조군의 행위를 전망 이론prospect theory(Tversky and Kahneman 1992)에서 영감을 얻은 의사결정 규칙의 파라미터로 비교했다. 연구진은 불안한 집단에서 혐오 위험이 유의미하게 증가했지만 혐오 상실은 증가하지 않았으며, 이는 불안과 연합된 핵심 처리가 부정적 결과에 대한 일반적인 과대평가가 아닌 위험 회피를 시사하지만 같은 집단에서도 혐오적 자극에 대한 반응으로 상실 학습률이 증가했다고 보고했다(Aylward et al. 2019).

학습 및 의사결정 과정에서 행위 휴리스틱스에 대한 상호 보완적 관점에 따르면 인간 및 동물은 특정 자극에 반응해 취할 수 있는 최선의 행동을 학습하는 유연한 도구적 학습체계와 자극에 대해 진화적으로 미리 정해진 방식으로 반응하는 정형화된 파블로비안 체계를 모두 가지고 있다(Dickinson and Balleine 2002). 파블로비안 체계는 일반적으로 처벌에 대한 반응을 보류하는 반면, 보상에 대한 반응은 촉진하는 등 자극에 대해 빠르고 경직된 반응을 유도한다. Mkrtchian et al.(2017)은 불안 또는 기분장애 환자와 대조군을 대상으로 이러한 체계를 조사했다. 참가자들은 일부 과제에서는 파블로비안 편향에 따라 반응해야 했고, 또 다른 과제에서는 반대되는 반응(보상을 얻기 위해 반응을 보류하거나 처벌을 피하기 위해 반응)을 생성해야 했다. 이러한 설계를 통해 연구진은 두 체계의 영향을 추정하는 파라미터를 포함하는 강화학습 모델을 사용해 도구적 체계와 파블로비안 체계가 참가자의 행위에 미치는 영향을 개별적으로 추정했다. 그 결과, 환자 집단의 경우 다른 모델 파라미터는 그대로 둔 채 처벌에 대한 반응을 보류하려는 파블로비안 편향의 영향을 강하게 받는 것으로 나타났다. 연구진은 파블로비안 억제에 대한 이러한 의존성이 불안장애의 특징인 행위 회피에 대한 기계적인 통찰력을 제공한다고 제안했다. 즉, 회피는 불안한 개인이 처벌에 직면했을 때 반응을 보류하려는 자동적 경향의 영향을 더 많이 받기 때문에 발생한다는 것이다.

불안 연구에서 계산적 접근이 사용된 마지막 방법은 장애와 연합된 인지적 처리 과정을 더 세분하는 도구에 관한 것이다. 앞서 기술한 학습 기반 연구 외에도 불안에 대한 인지 설명은 습관적인 위협과 관련된 편향, 즉 위협적이지 않은 정보를 희생하면서 위협 관련 정보의 우선순위를 정하는 경향이 불안장애와 인과적으로 연관되어 있음을 시사한다(Mathews and MacLeod 2005). 예를 들어, 실험 연구에 따르면 위협과 관련된 정보에 주의를 기울이는 경향이 클수록 불안과 인과적으로 연합되어 있는 것으로 나타났다(MacLeod et al. 2002). 세 가지 개별 연구에서 표동 확산 모델을 사용해 이러한 불안의 부정적인 편향을 조사하는 과제의 반응 시간 데이터를 분해했다. 2.2에서 설명한 바와 같이 표동 확산 모델은 의사결정(일반적으로 지각적 의사결정)이 이루어지는 과정을 포착하려고 시도하며(Ratcliff et al. 2016), 이 과정을 초기 비결정 단계와 의사결정 경계를 지날 때까지 시간이 지나면서 증거가 잡음 없이 누적되는 후기 단계로 구분한다. 먼저, White et al.(2010a)은 불안이 높은 참가자들이 중립적인 자극에 비해 위협적인 자극에 더 높은 표동률을 보였으며, 이후 약간 다른 측정 방법을 사용해 유사한 증거를 제공했다고 보고했다(White et al. 2016). Aylward et al.(2017)은 긍정적인 결과를 사용해 유사한 결과를 보고했는데, 불안이 높을수록 긍정적인 자극에 대한 표동 속도가 낮아지는 것으로 나타났다. 이러한 결과는 다음과 같은 두 가지 가능한 해석과 일치한다. 첫째, 불안한 참가자는 위협적인 자극을 더 위협적으로 간주하고, 긍정적인 자극은 덜 긍정적으로 본다. 둘째, 불안한 개인은 자극을 위협적인 것으로 분류할 때 낮은 임곗값을 사용하고 긍정적인 자극을 분류할 때는 높은 임곗값을 사용한다. 이 두 가지 해석을 종합하면, 불안한 참가자들은 위협적인 자극을 더 위협적인 것으로 분류하고 긍정적인 자극은 더 긍정적인 것으로 분류한다. 이 연구는 불안한 참가자에 대해 보고된 부정적인 편향의 기존 측정치를 다시 파라미터화함으로써 증거 누적 편향이 생성되는 '위치'에 대한 힌트를 제공한다.

요약하면, 불안과 그 장애의 기계론적 문헌에 대한 학습과 의사결정의 중심성은 계산적 접근 방식이 제공하는 통찰의 도움을 받을 수 있다. 그러나 현재까지 불안에 대한 연구에서 계산 기법을 사용한 사례는 비교적 적은 편이다. 다음 섹션에서는 불안한 개인이 시간이 지남에 따라 변화하는 연합에 대한 학습으로 발생한 불확실성을 어떻게 다루는지 조사한 연구 결과를 자세히 살펴본다.

8.3 사례 연구: 불안한 개인은 부정적 결과와 연합된 불확실성을 학습하는 데 어려움을 겪는다(Browning et al. 2015)

8.3.1 이론적 배경과 예상되는 불확실성 및 예상치 못한 불확실성

이전 섹션에서 기술한 바와 같이, 현실 세계에서 학습하는 것은 기존의 조건화 연구에서 포착된 학습보다 더 어렵다(불확실성 추정에 대한 일반적인 논의는 Pulcu and Browning 2019 참고). 아래에서는 학습을 복잡하게 만드는 다양한 원인을 설명하는 예시를 든 다음, 이러한 불확실성을 어떻게 다룰 수 있는지 설명한다.

고양이를 쓰다듬을 때 고양이가 할퀴는지 할퀴지 않는지를 관찰하는 것으로 고양이의 기분이 어떤지 알아내려고 한다고 상상해 보라([그림 8.1] 참고). 고양이의 기분이 좋을 때는 사람이 쓰다듬을 때 10% 확률로 할퀴는 반면([그림 8.1]의 녹색 영역 참고), 기분이 좋지 않을 때는 80% 확률로 할퀼 것이다([그림 8.1]의 빨간색 영역 참고). 따라서 고양이의 기분을 알면 할퀴일 확률을 예측하는 데 도움이 되므로 유용하다. 그러나 고양이의 기분을 직접 관찰할 수는 없기 때문에 이전의 사건(쓰다듬을 때 고양이가 할퀴었는지 여부)을 근거로 유추해야 한다. 이 과제의 첫 번째 문제는 단순히 할퀴는 횟수로 고양이의 기분을 확신하기는 어렵다는 점이다. 만약 고양이가 할퀴었다면 이는 고양이의 기분이 좋지 않기 때문일 수도 있고(따라서 당신을 할퀼 가능성이 더 크기 때문일 수 있고) 혹은 놀이하며 장난을 치는 것일 수도 있다. 마찬가지로 할퀴지 않았다면 고양이의 기분이 좋거나 운이 좋았기 때문일 수 있으며, 혹은 기분이 나쁘더라도 어떤 이유로 인해 할퀴지 않기로 마음먹은 것일 수 있다. 고양이의 기분을 더 잘 추정하는 한 가지 방법은 장기간에 걸쳐 행위를 연구하는 것이다. 열 번 쓰다듬었는데 한 번만 할퀴었다면, 100% 확신할 수는 없지만 기분이 좋은 상태일 수 있다. 그러나 고양이의 기분은 어느 정도 변동성이 있어 시간에 따라 변한다. 지난번 쓰다듬었을 때 고양이의 기분이 좋았다고 해도 지금은 좋지 않을 수 있으므로, 고양이의 이전 행위를 현재 기분을 대표하는 것으로 볼 수 없다는 점에서 장기간에 걸쳐 데이터를 수집하는 방법

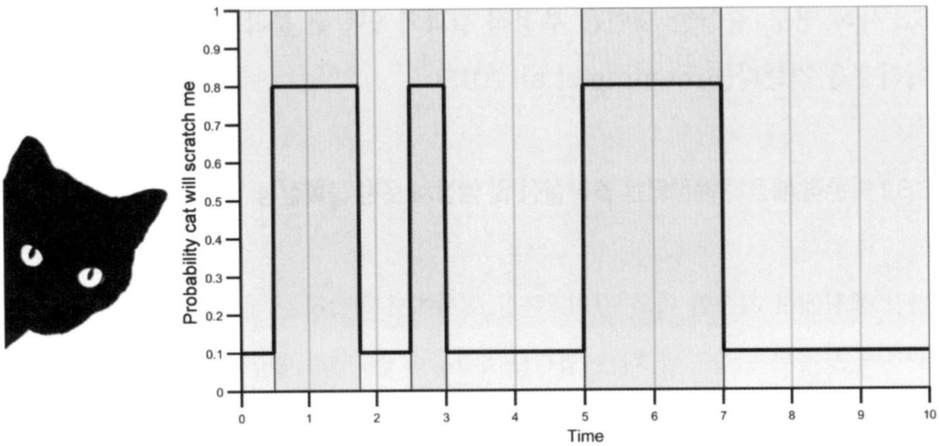

[그림 8.1] 두려움 학습의 모호성(Pulcu and Browning 2019)

고양이를 쓰다듬을 시 고양이가 기분이 좋을 때(녹색 영역) 할퀼 확률은 10%이고, 기분이 나쁠 때(빨간색 영역) 할퀼 확률은 80%다. 그러나 고양이의 기분을 관찰할 수는 없으며, 다만 이전에 쓰다듬었을 때 고양이가 할퀴었는지 여부만 관찰할 수 있다. 고양이의 기분이 어떤지, 따라서 다음에 쓰다듬을 때 고양이가 할퀼 가능성이 얼마나 되는지 알아내려면 ① 고양이의 기분을 정확히 알더라도 어떤 행위를 할지 확신할 수 없으며(기분이 좋을 때도 쓰다듬는 횟수의 10%는 할퀼 수 있음), ② 고양이의 기분은 시간에 따라 변한다는 두 가지 불확실성 원인을 고려해야 한다.

의 유용성이 제한된다. 이것이 이 과제의 두 번째 문제다.

고양이의 기분이 어떤지, 따라서 쓰다듬다가 할퀴일 가능성이 얼마나 되는지 최대한 정확하게 알아내려면 앞서 설명한 두 가지 문제에서 발생하는 불확실성을 해결해야 한다. 첫째, 고양이의 행위는 결정론적이기보다는 오히려 확률적이기 때문에 고양이의 기분을 정확히 안다고 해도 고양이를 쓰다듬을 때 할퀼지 여부를 확실하게 예측할 수 없다. 이러한 형태의 불확실성은 충분한 경험을 통해 정확하게 결정할 수 있기에 '예상되는 불확실성'이라고 한다(Yu and Dayan 2005). 예를 들면 고양이를 쓰다듬을 때마다 어떤 일이 일어날지 확실하게 말할 수는 없지만, 고양이가 기분이 좋을 때 할퀼 확률은 정확히 10%라는 점은 알 수 있다. 예상되는 불확실성은 학습할 때 개별 사건이 얼마나 유용한지를 약화시킨다. 예를 들어 고양이의 행위에 대한 기대 불확실성이 낮아서 고양이가 기분이 좋을 때는 할퀴지 않지만 기분이 나쁠 때는 항상

할퀸다고 상상해 보자. 이런 경우에는 한 번 쓰다듬고 나면 고양이의 기분이 어떤지 즉시 알 수 있다. 반면에 고양이의 행위에 대한 기대 불확실성이 높아서 기분이 좋을 때는 40%, 기분이 좋지 않을 때는 60% 확률로 할퀸다면 고양이의 기분을 추정하는 것이 훨씬 더 어려워진다. 즉, 기대되는 불확실성이 높을수록 각각의 특정 사건(고양이를 쓰다듬고 할퀴는지 관찰하는 것)에 대한 정보가 줄어든다. 두 번째 형태의 불확실성은 학습 중인 기본 연합의 변화에 의해 생성되며, 이를 '예상치 못한 불확실성'이라고 한다(Yu and Dayan 2005). 이것은 고양이의 기분이 좋은 상태에서 나쁜 상태로 또는 그 반대로 바뀔 때 발생하며, 따라서 사람을 할퀼 확률도 변한다. 예상치 못한 불확실성의 효과는 학습 중에 이전 사건의 정보가 줄어드는 것이다. 예를 들어 고양이의 기분이 한 번도 변하지 않고, 사람을 할퀼 확률이 항상 30%라고 가정해 보자. 이 경우 예상치 못한 불확실성이 낮으므로 고양이가 사람을 할퀼 확률, 곧 고양이의 기분을 추정하는 가장 정확한 방법은 여러 번의 시행을 통해 고양이가 할퀴는 평균 비율을 추정하는 것이다. 반대로 기분이 자주 변하는 고양이, 즉 예상치 못한 불확실성이 높은 고양이의 행위를 학습할 때는 오래전에 일어난 사건에 의존해서는 안 된다. 당시의 행위는 현재 고양이가 느끼는 기분과 다른 기분이었을 때 발생했을 가능성이 크므로 먼 과거보다는 최근의 사건에 더 의존해야 한다. 즉, 예상치 못한 불확실성이 높을수록 이전 사건의 정보는 점점 덜 유익해진다. 다음 섹션에서는 학습하는 동안 이러한 불확실성의 원인에 어떻게 적응해야 하는지 설명하기 위해 간단한 학습 모델을 소개할 것이다.

8.3.2 새로운 정보와 오래된 정보의 합리적인 조합으로서 학습

레스콜라-와그너 학습 규칙Rescorla and Wagner learning rule(Rescorla and Wagner 1972)은 고양이의 기분을 어떻게 학습할 수 있는지에 대한 간단한 설명을 제공한다.

$$r_{(t+1)} = r_{(t)} + \alpha\left(s_{(t)} - r_{(t)}\right) \qquad \text{〈수식 8.1〉}$$

이 방정식에서 $r_{(t)}$는 고양이가 t 시점에 사람을 할퀼 확률에 대한 모델의 추정치로, 고양이의 기분을 나타내는 척도로 사용된다. 즉, r이 1이면 고양이의 기분이 나쁘고, 이면 고양이의 기분이 좋다는 뜻이다. 이를 초기화해 $r_1 = 0.5$로 설정한 다음, 고양이를 쓰다듬을 때마다 할퀴면 1이 되고 그렇지 않으면 0이 되는 결과 정보 $s_{(t)}$를 사용해 모델의 믿음을 업데이트한다. 여기에는 0과 1사이에 있는 학습률 α라는 단일 파라미터가 포함된다. 일반적으로 학습률은 자유 파라미터로 취급되거나 임의의 값으로 설정된다. 하지만 최대한 효율적으로 학습하기 위해서는 앞서 기술한 두 가지 불확실성 원인(또는 적어도 학습자가 추정하는 불확실성 원인)에 맞게 학습률을 조정해야 한다.

위의 방정식에서 결과인 $s_{(t)}$는 고양이를 쓰다듬을 때마다 모델에 제공되는 새로운 정보를 나타내고, $r_{(t)}$는 이전에 고양이를 쓰다듬은 모든 횟수의 영향을 받은 고양이의 기분에 대한 모델의 현재 믿음이다. 방정식을 재구성해 이 두 변수를 분리하면 다음과 같이 된다.

$$r_{(t+1)} = (1-\alpha)\, r_{(t)} + \alpha\left(s_{(t)}\right) \qquad \text{〈수식 8.2〉}$$

이는 각 사건 이후 레스콜라-와그너 모델Rescorla-Wagner model의 믿음이 최근 사건에서 제공한 정보($s_{(t)}$)와 모델의 사전 믿음($r_{(t)}$)의 가중 평균이며, 학습률이 가중치로 작용한다는 것을 보여 준다. 학습률이 1이면 모델은 새로운 정보에 모든 가중치를 부여하고 사전 믿음을 버리며, 학습률이 0이면 모델은 사전 믿음에 모든 가중치를 부여하고 새로운 정보를 무시한다.

이전 섹션에서 예상되는 불확실성과 예상치 못한 불확실성이 사건의 정보성에 어떤 영향을 미치는지 설명했는데, 예상되는 불확실성이 높으면 새로운 사건의 정보성이 감소하고 예상치 못한 불확실성이 높으면 이전 사건의 정보성이 감소한다. 효율적인 학습을 위해서는 믿음이 비정보적인 사건보다 정보적인 사건에 더 많은 영향을 받아야 하며, 이는 예상되는 불확실성과 예상치 못한 불확실성이 학습률에 어떤 영향을 미치는지를 나타낸다. 예상되는 불확실성(단서와 결과 사이의 잡음 관계)이 높으면 현재 사건의 정보성이 감소하므로 이전 사건의 정보가 상대적으로 더 많이 유용하다는 점을 반영해 학습률을 낮추어야 한다. 반면에 예상치 못한 높은 불확실성(변동성)이 높으면 이전 사건의 정보성이 감소하므로 더 높은 학습률을 사용해야 한다. 예상치 못한 불확실성과 학습률의 관계는 [그림 8.2]에 설명되어 있다. 이를 통해서 학습률이 높은 모델은 불안정한 고양이에 대해 더 잘 학습하는 반면, 학습률이 낮은 모델은 안정적인 고양이에 대해 더 잘 학습하는 것을 볼 수 있다.

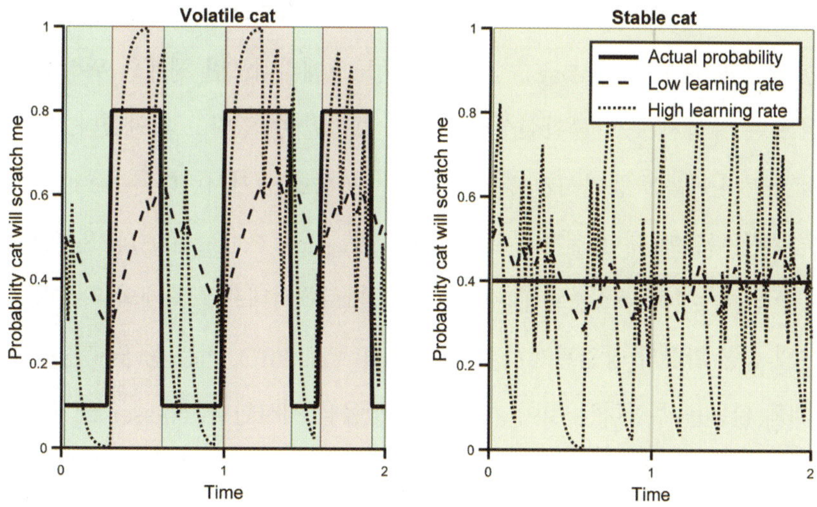

[그림 8.2] 학습되는 연합의 변동성에 따라 달라지는 최적의 학습률(Pulcu and Browning 2019)

두 개의 레스콜라-와그너 모델이 고양이 두 마리가 사람을 할퀼 확률을 학습하려고 한다. 첫 번째 고양이(왼쪽)는 기분이 좋을 때(할퀼 확률 10%)와 기분이 나쁠 때(할퀼 확률 80%) 변동성이 있었다. 두 번째 고양이(오른쪽)는 기분이 한 가지로 안정적이다(할퀼 확률 40%). 한 모델은 낮은 학습률(긴 점선)을, 다른 모델은 높은 학습률(점선)을 사용한다. 검은색 실선은 모델이 학습하고자 하는 근본적인 진실이다. 불안정한 고양이(왼쪽)의 경우 학습률이 높은 모델이 학습률이 낮은 모델보다 고양이의 행위를 더 정확하게 포착한다. 이는 학습률이 높은 모델은 이전 사건보다 새로운 사건에 더 많은 가중치를 부여하고, 고양이 행위의 변동성이 이전 사건의 유용한 정도를 감소시키기 때문이다. 한편, 안정적인 고양이(오른쪽)의 경우에는 학습률이 낮은 모델이 고양이의 행위를 좀 더 정확하게 포착하는데, 이전 사건이 더 많은 정보를 제공하기 때문이다.

8.3.3 인간 학습에 대한 변동성의 영향

앞에서 설명한 것처럼 변동성이 큰 과정에 대한 학습은 학습률이 높을수록 더 효율적으로 이루어진다. 많은 연구에서(Behrens et al. 2007, 2008; Nassar et al. 2012) 인간이 학습에 적응하는지, 즉 학습 중인 과정의 변동성을 추정하고 학습 효율을 높이기 위해 학습률을 조정하는지 조사했다. 이 모든 연구에서 참가자들은 단서와 보상 사이의 연관성에 변동이 있거나 안정적인 기간 동안 단서와 보상 사이의 연관성에 대해 학습해야 했다. 일관된 연구 결과는 참가자들이 학습률을 정확하게 조정했으며, 안정적인 상황보다는 변동이 있는 불안정한 상황에서 더 높은 학습률을 사용했다는 것이다. 이러한 변동성 추정 과정의 생리학적 지표에도 관심이 집중되었다. 동물 연구를 초기에 종합한 연구에서는(Yu and Dayan 2005) 중추 노르에피네프린 체계의 위상성 활동이 변동성 또는 예상치 못한 불확실성의 추정을 포함할 수 있다고 제안했다. 이 제안은 감각적 재현의 이득을 증가시켜 행위에 미치는 영향을 증가시킨다는 노르에피네프린의 광범위한 역할에 대한 현재의 이론(Aston-Jones and Cohen 2005)과 일치한다(변동성에 대한 적절한 반응인 학습률 증가와 유사). 중추 노르에피네프린 체계의 위상성 활동은 영장류의 동공 확장과 상관관계가 있으며(Joshi et al. 2016), 이는 동공 측정을 사용해 이 체계의 활동을 추정하는 것이 가능할 수 있음을 시사한다. Nassar et al.(2012)은 연구 중에 동공 측정 데이터를 수집해 참가자가 사용한 학습률과 과제의 결과 단계에서 동공 확장의 크기 사이에 양의 상관관계가 있다고 보고했다. 이러한 결과는 Yu and Dayan(2005)의 제안과 일치하며, 중추 노르에피네프린의 추정치가 학습률을 추정된 변동성에 적응시키는 신경 과정의 생리적 지표를 제공할 수 있음을 시사한다.

8.3.4 Browning et al.(2015) 연구 요약

앞에서 제시된 배경은 인간이 학습하고 있는 연관성의 안정성이나 변동성과 같은 환경의 통계적 측면에 따라 학습을 조정한다는 것을 시사한다. 이러한 관찰은 불안이 두려움 연합을 학습하거나 소멸하는 데 큰 차이가 있다기보다는 이러한 적응을 실행하는 것이 어려움과 관련 있을 수 있다는 가능성을 제기한다.

이러한 가능성을 검사하기 위해 Browning et al.(2015)은 다양한 특성 불안 점수의 범위를 확인하고자 사전 선별을 거친 비임상 참가자 집단을 모집했다. 참가자들은 동공 측정 데이터를 수집하는 동안 두 가지 형태가 전기 충격을 받는 것과 연관된 혐오 학습 과제([그림 8.3] 참고)를 완료했다. 이 과제에서 결정적인 조작은 두 개의 블록이 하나는 변동적이고 다른 하나는 안정적으로 구성되었다는 점이다([그림 8.3]의 b 참고).

각 참가자와 각 블록의 학습률은 해당 블록에서 참가자의 선택에 계산 모델에 적합시켜서 추정했다. 모델은 세 단계로 구성되었으며, 각 단계에 단일 자유 파라미터를 적용했다. 첫 번째 단계에서는 간단한 레스콜라-와그너 규칙Rescorla-Wagner rule을 사용해 충격이 '형태 A'와 연관될 확률을 학습했다.

$$r_{\text{shape}A(i+1)} = r_{\text{shape}A(i)} + \alpha\varepsilon_{\text{shape}A(i)} \qquad \langle\text{수식 } 8.3\rangle$$

이 단계에서 $r_{\text{shape}A(i)}$는 충격이 형태 A와 연관될 것이라는 시행 i에 대한 모델의 믿음이고(형태 B에 대한 믿음은 1에서 사건 A의 확률을 뺀 값으로 상호 배타적이다), $\varepsilon_{\text{shape}A(i)}$는 예측 오차, 자유 파라미터 α는 학습률이다. 두 번째 단계에서는 이 학습된 확률을 충격 크기인 $I_{\text{shape}A(i+1)}$와 결합해 각 형태의 가치 g_{shape}를 계산했다.

$$g_{\text{shape}A(i+1)} = F\left(r_{\text{shape}A(i+1)}, \gamma\right) * I_{\text{shape}A(i+1)}$$
$$F(r, \gamma) = \max\left[\min\left[\left(\gamma\left(r - 0.5\right) + 0.5\right), 1\right], 0\right] \qquad \langle\text{수식 } 8.4\rangle$$

이 단계에서 $F(r, \gamma)$는 자유 파라미터 γ를 사용해 학습된 확률을 변환한다. 이 파라미터의 효과는 각 형태의 가치($g_{\text{shape}A(i+1)}$)를 계산할 때 규모에 대비해 확률의 상대적 가중치를 높이거나 낮추는 것이다. 즉, 참가자가 결정을 내릴 때 가능성과 규모의 정확한 곱을 사용하지 않고, 오히려 출력 확률($\gamma>1$) 또는 규모($\gamma<1$)에 더 영향받을 가능성

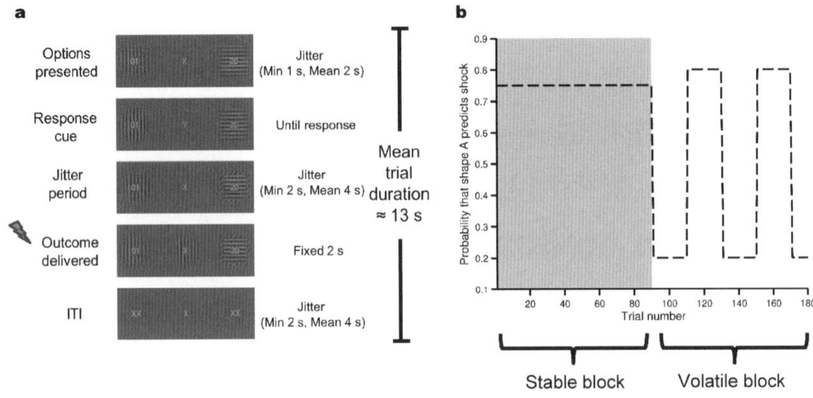

[그림 8.3] Browning et al.(2015)의 연구에서 사용된 과제

(a) 과제 예제. 참가자들에게 중앙에 숫자가 있는 두 개의 형태를 제시했다. 참가자들은 한 가지 형태를 선택했고, 선택한 형태가 해당 실험의 전기 충격과 연관된 경우 잠시 후 충격을 받았다. 전달된 충격의 크기는 각 형태의 중앙에 있는 숫자로 표시되었다(충격 강도는 실험 전에 각 참가자에 대해 보정됨). 따라서 참가자는 어떤 형태가 충격과 연합될 가능성이 가장 큰지 학습하고 이 정보를 각 형태에 표시된 충격 강도와 결합해 어떤 모양을 선택할지 결정해야 했다. (b) 과제의 구조. y축은 충격이 '형태 A'와 연관되었을 확률을 나타낸다(충격이 다른 형태와 연관되었을 확률은 이 값에서 1을 뺀 값임). 과제는 두 개의 블록으로 나뉜 180차례의 시행으로 구성되었다. 한 블록에서는 75%의 시행에서 충격이 하나의 형태와 안정적으로 연관되었다. 다른 블록에서는 20%에서 80%로, 그리고 스무 차례의 시행마다 연관성이 반전되었다. 블록 순서(안정적, 변동적)는 참가자 간에 역균형을 이루었다.

을 허용하는 것이다. 마지막으로 소프트맥스 방정식을 사용해 두 가치를 결합한다.

$$P_{(\text{choice}=\text{shape}A)} = \frac{1}{1+\exp^{\left(-\beta\left(g_{\text{shape}B}-g_{\text{shape}A}\right)\right)}} \qquad \langle 수식\ 8.5\rangle$$

이 단계에는 가치가 선택에 영향을 미치는 정도를 제어하는 역온도inverse temperature인 β라는 단일 자유 파라미터가 있다. 이 모델을 적합해 도출한 결과는 [그림 8.4]에서 볼 수 있다. 중요한 결과는 패널 B에 표시되어 있으며, 이는 참가자들이 변동적인 블록과 안정적인 블록 사이의 학습률을 변화시킨 정도와 특성 불안 사이의 관계를 보여 준다. 보다시피 불안 정도가 낮은 참가자는 불안 정도가 높은 참가자보다 학습

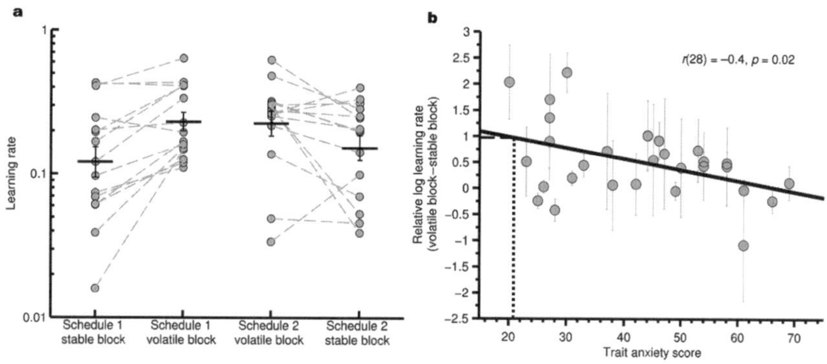

[그림 8.4] Browning et al.(2015) 연구에서 추정된 학습률

(a) 모든 참가자에 대한 안정적 블록과 변동적 블록의 개별 학습률. 예상대로 학습률이 안정적 블록보다 변동적 블록에서 훨씬 더 높았다. (b) 특성 불안(x축)과 개인이 불안정한 블록 및 안정적인 블록 사이에서 학습률을 조정한 정도(y축) 사이의 관계로, 유의미한 음의 상관관계가 나타났다. 참가자의 불안이 클수록 블록 사이에 학습률을 조정하는 빈도가 적었다. 긴 점선은 과제를 최적으로 실행하는 규범적 베이지안 학습자(Behrens et al. 2007)의 행위를 보여 주며, 점선은 학습자의 행위가 불안 수준이 낮은 참가자와 유사하다는 것을 보여 준다. 불안 수준이 낮은 참가자의 행위는 불안 수준이 높은 참가자보다 베이지안 학습자와 더 유사하다. 불안은 다른 모델 파라미터의 차이와는 관련이 없었다.

률을 더 많이 조정했다. 즉, 불안은 이 과제를 수행하는 동안 학습률을 높이거나 낮추는 것과 연관이 없으며, 오히려 불안 정도가 높은 참가자가 과제의 변동성에 덜 민감하고 학습률 또한 덜 조정했다.

이 연구에서 다룬 두 번째 질문은 중추 노르에피네프린 기능의 생리학적 척도인 동공 확장이 학습률 및 특성 불안이라는 행위적 측정치와 어느 정도 관련이 있는지에 관한 것이었다([그림 8.5] 참고). 이는 fMRI 연구에서 사용된 것과 유사한 동공 데이터의 2단계 분석을 통해 평가되었다. 첫 번째 수준에서는 각 참가자에 대해 회귀 분석을 수행해 추정 변동성을 포함한 다양한 설명 변수가 시행별로 동공 확장에 영향을 미치는 정도를 추정했다. 그리고 결과가 나온 후 6초 동안 동공 데이터의 각 시점에 대해 별도의 회귀 분석을 수행했다. 이러한 분석을 통해 개별 참가자의 동공 확장이 특정 설명 변수에 의해 영향을 받은 정도를 추정하는 베타 가중치의 시계열time series

이 생성되었다. 그런 다음 두 번째 수준의 분석에서는 모든 참가자의 이러한 시계열을 결합해 설명 변수가 참가자 집단 전체에서 동공 확장에 영향을 미치는지 검사했다. 이러한 분석 결과, 변동적인 블록과 안정적인 블록 사이의 동공 확장 차이가 클수록 행위적으로 추정된 블록 간의 학습률 차이가 큰 것으로 나타났다(결과는 그림에 표시되지 않았음). 이는 노르에피네프린의 역할에 대한 Yu and Dayan(2005)의 제안과 일치하는 결과다. 또한 분석 결과 불안 정도가 높은 참가자의 동공은 불안 정도가 낮은 참가자의 동공보다 변동적인 블록과 안정적인 블록을 덜 구분하는 것으로 나타났다.

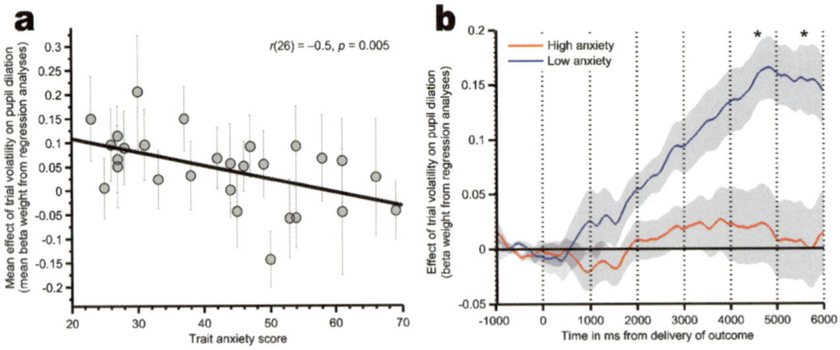

[그림 8.5] 동공 확장과 특성 불안의 관계

시행 결과 중에서 동공 확장이 시행 변동성에 영향을 받는 정도는 각 참가자에 대해 개별적으로 실행한 회귀 분석을 사용해 추정했다. 이러한 분석에서 베타 가중치가 클수록 안정적인 시행에 비해 변동적인 시행에서 참가자의 동공이 더 많이 확장된 것으로 나타났다. (a)와 (b)는 같은 결과를 보여 준다. (a)는 전체 6초 결과 기간 동안 변동성이 참가자의 동공 확장에서 미치는 평균 영향이 특성 불안과 음의 상관관계가 있음을 보여 준다. 한편, (b)는 참가자 불안에 대한 중앙값 분할을 사용해 특성 불안이 높고 낮은 참가자의 변동성 효과의 평균[음영 처리된 영역은 표준오차(standard error of mean)[SEM]] 시간 경과를 보여 준다. 이러한 결과는 불안 정도가 높은 참가자의 동공이 불안 정도가 낮은 참가자에 비해 변동적인 시행과 안정적인 시행 사이에서 차이가 덜하다는 것을 보여 준다. 별표(*)는 시간 구간(time bins) 횟수에 대한 본페로니 보정(Bonferroni correction)[74] 후 집단 사이의 유의미한 차이를 나타낸다.

74) 다중 비교에서 생길 수 있는 오류를 보정하는 방법이다(역자 주).

전반적으로 이 연구는 계산적 접근이 불안과 관련된 비정상적인 두려움 학습을 찾아내는 데 유용하게 사용될 수 있다는 초기 증거를 제공했다. 특히, 불안이 환경의 예상치 못한 불확실성을 추정하거나 이러한 추정치를 사용해 학습을 안내하는 데 어려움을 겪는 것과 관련이 있을 수 있음을 시사했다.

8.4 토론

이 장에서 검토한 바와 같이 불안장애는 그 원인에 비정상적인 학습과 의사결정의 역할에 대한 명확한 증거가 있는 만큼 계산적 접근 방식을 활용하는 조사의 주요 대상이 된다. 현재까지 불안장애에 대해 계산적 접근 방식을 사용한 연구는 상대적으로 거의 발표되지 않았다. 예비 단계이긴 하지만, 현재 완료된 계산 작업은 불안한 개인에서 의사결정 및 학습 휴리스틱의 차별적 사용(Charpentier et al. 2017; Mkrtchian et al. 2017), 환경의 통계적 측면에 대한 민감도 감소(Browning et al. 2015), 위협 지각 시 편향된 증거 누적 과정(White et al. 2016; White et al. 2010a; Aylward et al. 2017)에 대해 설명하기 시작했다.

이러한 연구들의 공통된 주제는 기존의 분석 전략으로는 명확하게 드러나지 않는 불안과 관련된 인지 과정을 파악하고 설명하기 위해 계산적 접근 방식이 사용되었다는 것이다. 예를 들어, Mkrtchian과 동료들은 자동적인 파블로비안 학습 체계와 좀 더 유연한 도구 학습 체계가 불안에 대한 의사결정에 미치는 영향을 개별적으로 추정하고자 했는데, 이는 두 체계의 효과를 공식적으로 추정하지 않고는 달성하기 어려운 과제다. 이러한 인지 과정을 식별하고 특성화하는 동기는 불안에 대한 병인학적 이해를 향상시켜 궁극적으로 진단을 계층화하거나 새로운 치료법 개발을 유도함으로써 더 나은 환자 치료를 촉진하는 것이다.

발표된 계산 연구와 관련해 관찰할 수 있는 점은 모두 불안한 집단과 불안하지 않은 집단 간의 인지적 차이를 조사하고 설명하기 위해 사례 대조군 설계를 사용했다는 점이다. 이는 불안으로 인해 섭동되는 과정을 식별하기 위한 합리적인 첫 단계임이 분명하지만, 이러한 설계는 불안의 과정과 증상 사이의 인과 관계에 대한 강력한 증거나 치료에 도움이 되는 유용한 정보를 제공하지 않기 때문에 임상적으로 실질적인 이점을 제공하는 경우는 거의 없다. 계산 연구의 임상적 유용성을 실현하기 위해서는 앞으로 더 광범위한 연구 설계가 구현되어야 한다고 생각하며 두 가지 구체적인 예를 제시하고자 한다. 첫 번째는 불안과 관련해 계산적으로 정의된 과정을 식별한 만큼, 이러한 과정의 측정이 임상 상황(예후나 치료 반응을 예측해 치료 결정을 내리는 등)에서 유용할지 검사하는 것이다. 우울장애에 대한 종단 연구는 계산적으로 정의된 과정과 치료 반응 사이의 연관성을 발견하기 시작했으며, 이는 이러한 접근 방식이 실현 가능하며(Huys et al. 2016a) 불안장애에 유용하게 사용될 수 있음을 시사한다. 두 번째 예시는 새로운 치료법의 개발에 관한 것이다. 이 장에서 설명한 바와 같이 인지 과정과 불안 사이의 관계는 인과적일 때 특히 흥미롭다. 인과관계는 계산 과정을 조작한 다음 이것이 증상에 미치는 영향을 측정하는 실험 설계를 통해 가장 명확하게 입증할 수 있다. 증상과 인과적으로 관련된 계산적 과정은 불안에 대한 새로운 종류의 치료 목표를 제공할 수 있으므로, 확인된 과정이 단순히 증상과 관련된 것이 아니라 실제로 인과관계가 있는지를 규명하는 것이 중요하다. 계산 과정의 조작은 인지 편향 교정 문헌에서 사용된 것과 같은 표적 인지 중재를 사용해 달성할 수 있다(Browning et al. 2012). 그러나 일반적으로 인지적 접근법의 장점은 인지적 과정을 생성하는 근본적인 신경 및 신경 화학 체계와 연계하는 데 성공했다는 것이다. 이는 학습률을 변경하기 위해 노르에피네프린 제제를 사용하는 것과 같이 계산 과정을 조작하기 위해 약리학적인 개입을 사용할 가능성도 높인다(Jepma et al. 2016). 현재 불안장애에 가장 일반적으로 사용되는 약물 치료제는 중추 GABA 전달을 강화하는 벤조디아제핀과 시냅스 세로토닌을 증가시키는 세로토닌 재흡수 억제제다. 이러한 약물의 분자 효과는 잘 알려져 있지만, 인지 과정에 미치는 영향은 명확하지 않다. 계산적 접근 방식을 이용해 이러한 약물의 작용 기전에 대한 이해를 넓힐 수 있으며, 이 장에서 설명한 인지적 결과에 미치는 영향을 조사할 수도 있다.

마지막으로 임상적 영향력을 발휘하려면 발표된 계산 결과가 최대한 견고하고 신뢰할 만해야 한다. 신뢰성은 결과의 복제를 통해 입증되며, 견고성을 갖추기 위해서는 대규모 임상 데이터 수집이 필요하다. 이 두 가지 목표는 계산 분야에서 서로 다른 연구팀 사이의 긴밀한 협력을 통해 촉진될 수 있다. 이러한 협업은 온라인 의사소통 기술과 자극 제시 및 분석 소프트웨어의 발전으로 점점 더 실현 가능성이 커지고 있으며, 이는 연구소 간의 일반적인 소통뿐 아니라 작업과 코드 공유를 용이하게 한다. 초기 단계의 계산 정신의학 분야는 이러한 발전을 활용하기에 적합하다(Browning et al. 2019).

결론적으로 불안에 대한 계산적 접근은 초기 단계에 있으며, 불안과 관련된 새로운 인지 과정을 식별하고 설명할 수 있다는 점에서 가능성을 보여 주었다. 이러한 가능성을 임상적 혜택으로 전환하려면 강력한 연구 방법론을 채택하고 광범위한 설계를 기꺼이 연구해야 한다.

8.5 요약

이전의 많은 연구에서 불안과 그 장애가 혐오스러운 결과에 대한 비정상적인 학습과 관련이 있다는 사실이 입증되었다. 계산 접근 방식은 학습과 의사결정을 모두 조사할 때 특히 유용하지만, 현재까지 불안한 집단을 대상으로 이러한 기법을 사용한 연구는 상대적으로 적다. 지금까지 발표된 연구에 따르면 불안한 개인은 다른 의사결정 및 학습 휴리스틱을 이용하고, 환경의 통계적 측면에 대한 민감도가 감소하며, 위협을 인지하는 동안 편향된 증거를 축적하는 것으로 나타났다. 불안장애에 대한 계산 작업은 아직 초기 단계이지만, 표준 분석 접근법으로는 명확하게 드러나지 않는 새로운 인지 과정을 파악할 수 있다는 점에서 가능성을 보여 준다. 이러한 가능성을 실현하기 위해서는 향후 연구에서 강력한 방법론과 광범위한 연구 설계를 채택해야 한다.

8.6 향후 연구

Craske et al.(2017)은 최근의 연구에서 불안장애의 신경, 유전, 인지적 연관성을 비롯해 불안장애의 진단, 기전, 치료 관련 쟁점들을 검토했다. 이 논문은 불안 연구의 이슈를 폭넓게 다루고 싶은 이들에게 매우 흥미로울 것이다. 주관적 두려움과 행위적 두려움의 신경생물학적 차이에 관한 집중적인 검토는 LeDoux and Pine(2016)을 참고할 수 있다. 이 장의 사례 연구에서는 간단한 학습 모델을 안정적인 블록과 변동적인 블록에 적합시켜 변동성에 따른 학습률 변화를 측정했다. 그러나 변동성을 추정하는 데 필요한 기저의 계산을 설명하는 데도 계산 접근 방식을 사용할 수 있다. 이전에 발표된 여러 논문에서 이 문제에 대한 다양한 접근 방식을 소개했다. 이러한 논문은 불안장애에 초점을 맞추지는 않았지만, 이 장에서 기술한 변동성 효과를 개념화하는 유용한 계산적 배경을 제공한다. 첫째, Pearce and Hall(1980)은 놀라운 자극의 정도에 맞게 레스콜라-와그너 모델Rescorla-Wagner model을 수정하는 방법을 설명한다. 이에 따르면 변동성을 추정하는 한 가지 방법은 놀라운 결과가 관찰되는 빈도로 추정하는 것이다. 둘째, Li et al.(2011)의 신경 영상 논문에 따르면 피어스-홀 신호Pearce-Hall signal의 평활화된 버전이 인간 편도체에 존재한다. Behrns et al.(2007)은 이 문제에 대한 완전한 베이지안 접근 방식을 설명한다. 불안에 관한 계산 연구에 대한 다른 검토는 Raymond, Steele, and Seriès(2017)와 Sharp and Eldar(2019)를 참고하길 바란다.

9장

계산적 관점에서 본 중독

9장 계산적 관점에서 본 중독

A. David Redish
University of Minnesota

9.1 소개

중독이 무엇인지 대부분 잘 안다. 약물로 인해 인생이 망가진 사람들을 알고 있으며, 누구에게나 멈추고 싶지만 그러지 못하는 행위behavior가 있다. 그러나 중독의 정의는 여전히 명확하지 않다. 초기의 정의는 '의지 부족'과 관련이 있으며 중독을 도덕적 실패로 간주했다. 그러나 이 이론은 확실한 치료법으로 이어지지 않았고, 많은 사람이 중독을 벗어날 수 없었다. 이후에는 중독을 질병으로 정의하고 행위 및 화학적 치료로 중독을 완화할 수 있다고 제안했다. 특히 이러한 질병 관련 이론은 많은 약물 중독이 화학적 불균형에 대한 생물학적 반응으로 인해 발생하는 만큼 약리학적으로 치료할 수 있다고 제안했다. 약리학적 치료법 중 헤로인 중독에 대한 메타돈 치료(Meyer and Mirin 1979)와 흡연에 대한 니코틴 패치(Hanson et al. 2003) 등 일부는 매우 성공적이었지만, 다른 중독(각성제, 알코올)은 약리학적으로 치료하기가 훨씬 더 어렵다. 그뿐 아니라 약리학적인 정의에는 오늘날 중독과 유사한 문제로 간주되는 도박과 같은 비화학적 중독의 가능성은 포함되지 않는다.

현재 중독에 대한 정의는 의사결정 체계의 문제로 중독을 개념화하는 데 기반하고 있으며(Heyman 2009; Redish 2013), 이는 종종 명시된 선호 의식stated preferences에도 불구하고 계속 사용하는 것과(Goldstein 2001; Ainslie 2001) 높은 비용에도 불구하고 계속 사용하는 것으로(Robinson and Berridge 2003; Koob and Le Moal 2006) 입증된다. 가장 최근의 모델에서는 중독이 의사결정 알고리즘의 실패 모드로 이어지는 취약성에서 발생하는 것으로 파악한다(Redish, Jensen, and Johnson 2008).

중독에 대한 가장 일반적인 설명 중 하나는 중독자가 중단하고 싶다는 의사를 분명히 밝혔음에도 불구하고 중독 대상을 계속 사용한다는 것이다. 현재의 의사결정 이론은 단일 의사결정자 가설을 거부한다. 각 개인은 실제로는 행위 제어를 위해 경쟁하는 다양한 의사결정 체계(알고리즘, 과정)라는 것이다(O'Keefe and Nadel 1978; Daw et al. 2005; Rangel, Camerer, and Montague 2008; Redish et al. 2008; Kahneman 2011; van der Meer, Kurth-Nelson, and Redish 2012; Redish 2013). 이 이론은 이러한 갈등에 대한 설명을 제공하지만(Kurzban 2010), 중독의 계산 모델은 이러한 갈등을 강조하지 않는다. 비언어적 동물(비인간)을 대상으로 연구하기 어렵고 또한 인권의 제한으로 인해 인간의 중독에 관한 통제된 연구를 실행하기가 어렵기 때문이다. 그럼에도 불구하고 의사결정 체계와 그 상호 작용에 관한 연구는 인간과 비인간 동물 모두에서 잘 확립되어 있으며, 치료를 안내하기 위해 계산적으로 사용되고 있다.

중독에 대한 고전적인 설명 중 하나는 중독자가 높은 비용에도 불구하고 중독 대상을 계속 사용한다는 관찰에 근거한다. 이는 비용에 따라 구매 의향이 얼마나 변화하는지를 측정하는 탄력성이라는 경제적 개념을 통해 정량화할 수 있다(Bickel, DeGrandpre, and Higgins 1993; Hursh 2005). 비용에 따라 천천히 감소하는 것은 비탄력적이다. 연구자들은 약물이 근본적으로 비탄력적이라며, 비용이 증가함에 따라 지불하는 보상의 양이 예상보다 적게 감소한다고 주장한다. 물론 금단 증상이 심각한 트라우마로 남을 수 있는 산소처럼 중독성이 없다고 여겨지는 비탄력적인 것도 많지만, Kerri Strug가 발목을 삔 상태로 1996년 올림픽 도마 경기에 도전한 일이나 또는

Osip Mandelstam이 스탈린에 의해 강제 수용소에 들어간 후에도 시를 계속 썼던 것처럼 높은 비용에도 불구하고 계속되는 행동은 찬사를 받기도 한다.

중독 문제의 핵심은 중독자가 왜 그 행위를 지속하는지에 대한 과학적 연구와 그 행위를 치료하고 변화시키려는 결정을 분리하는 것이다. 이러한 개념화는 Jerome Wakefield가 정신의학을 유해한 기능 장애harmful dysfuntion에 의존하는 것으로 개념화한 것과 유사하다(Wakefield 1992). '기능 장애'는 의도한 대로 작동하지 않는 것을 의미한다. 예를 들어, 뮤-오피오이드 활성화는 포유류의 뇌에서 즐거움을 신호한다(Berridge and Robinson 2003). 이러한 수용체가 헤로인에 반응하도록 진화한 것은 아니지만, 헤로인에 반응하는 것은 분명하다. '유해하다'는 것은 무엇을 바꿀 것인지에 대한 사회의 선택을 반영한다. 예를 들어, 미국 사회는 마리화나를 불법으로 규정하고 심각하게 처벌하는 과거의 방식에서 벗어나 법적 규제를 통해 더 잘 다루는 방식으로 전환하고 있다. 매우 해롭지만 인간 행위의 자연스러운 진화를 반영하는 부족 전쟁처럼 기능장애가 없어도 해로운 경우도 있으며(Turchin 2003; Diamond 2006), 공감각synethesia처럼 해롭지 않지만 기능장애를 일으키는 경우도 있다(Cytowic 1998).

중독에 대한 계산적 모델은 중독자가 왜 중독 행위를 지속하는지에 대한 과학적 이해와 그들이 원할 경우 그 행위를 어떻게 바꿀 수 있는지에 대한 과학적 이해를 목표로 한다. 중요한 것은 해당 행위를 변경할지에 대한 결정이 계산적으로 평가되지 않는다는 것이다. 이러한 결정은 사회학적 모델에 따라 달라질 수 있지만, 이 장에서 다루고자 하는 핵심은 아니다. 대신 이 장에서는 중독 행위와 교정에 대한 계산적 접근 방식에 초점을 둘 것이다.

9.2 과거의 계산 접근

중독에 대한 과거의 계산 접근 방식은 크게 세 가지 범주로 나눌 수 있다. 약물을 과대평가하게 만드는 피드백 속성을 지닌 경제적 대상으로 보는 '경제 모델', 고유한 생물학적 특성을 변화시키고 항상성 설정점allostatic set-points을 변화시켜 해당 설정점에 도달하기 위해 약물이 필요하다고 보는 '항상성 모델', 그리고 약물이 학습 알고리즘을 탈취해 비정상적인 학습을 생성한다고 보는 '강화학습 모델'이다. 중독에 대한 현재의 견해에 따르면 이 세 가지 가설은 모두 의사결정 체계의 실패 모드이며, 약물 중독의 표현형endotypes에는 여러 가지가 있다.

9.2.1 경제 모델

약물 사용에 대한 대중적인 묘사[*Reefer Madness* (Gasnier 1936); *Long Day's Journey into Night* (O'Neill 1956); *The Lost Weekend* (Wilder and Brackett 1945); *Sid and Nancy* (Cox 1986)]는 마약이 압도적이며 중독자는 어떤 대가를 치르더라도 약물을 복용할 것이라고 제안하지만, 실험 연구는 약물이 오랫동안 경제적 대상이며 비용이 증가하면 약물 사용이 감소한다고 제안한다(Bickel et al. 1993; Liu et al. 1999; Grossman and Chaloupka 1998; Hursh 2005). 약물 사용에 대한 최초의 경제적 모델은 Becker and Murphy(1988)의 '합리적 중독' 모델로, 대상자가 가장 높은 가치를 지닌 가장 비용 효율적인 선택을 한다고 가정하는 경제적 유틸리티 모델이다. 약물에는 긍정적인 피드백이 있어서, 약물을 더 많이 복용할수록 그 가치가 높아진다고 가정한다. 이러한 가정 아래 Becker와 Murphy는 약물 사용의 긍정적인 피드백이 부정적인 결과를 압도할 때 가상의 사용자가 약물에 중독될 수 있음을 보여 준다.

이러한 모델은 약물 사용에 대한 정량적 분석으로 이어져 약물 사용의 경제적 수요 곡선에 대해 직접적인 질문을 던졌다. 수요 곡선은 탄력성의 양적 측정이다. 이는 노력(인간이 아닌 동물이 보상을 받기 위해 레버를 몇 번 누를 것인가?)이나 금전적 비용(몇 그램의 마약을 살 것인가?)을 통해 측정할 수 있다. 일반적인 수요 곡선([그림 9.1] 참고)에는 비용 증가가 구매 보상 수에 거의 영향을 미치지 않는 비탄력적인 부분과 구매 보상의 수가 매우 빠르게 감소하는 탄력적인 부분이 있다. 이 두 부분은 변곡점(*pMax*)

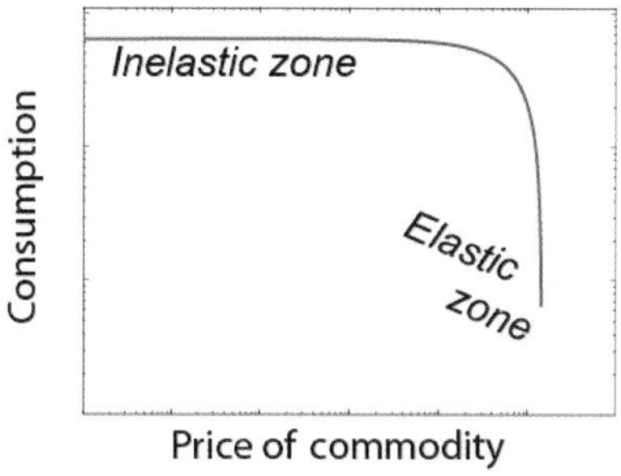

[그림 9.1] 전형적인 수요 곡선의 형태

상품 가격이 상승할수록 소비되는 표본의 수가 감소한다. 일반적으로 큰 비율 변화가 거의 영향을 미치지 않는 비탄력적 구간과 큰 비율 변화가 더 큰 영향을 미치는 탄력적 구간이 있다. 두 축은 모두 로그함수다. 참가자들에게 가상의 가격에서 코카인을 얼마나 살 것인지 질문한 Bruner and Johnson(2013)의 실제 수요 곡선과 비교해 보라.

으로 구분된다. 중독자는 이 변곡점이 오른쪽으로 많이 이동한 사람으로 정의할 수 있지만, 그럼에도 그들의 수요 곡선은 이와 같은 전형적인 표준 형태를 보인다.

약물 사용에 대한 이러한 경제적 관점의 핵심 통찰은 약물이 빠른 보상과 느린 결과를 제공한다는 것이다. 모든 동물(인간과 비인간)은 미래의 보상을 할인해 더 짧은 시간 내에 보상이 전달될 경우 보상을 더 중요하게 여긴다(Ainslie 1992; Madden and Bickel 2010). 경제적으로 즉각적인 보상을 투자할 수 있고, 그 결과 나중에 보상을 사용하지 못할 수 있다는 점에서 이는 합리적이다. 중요한 것은 5.2에서 설명한 바와 같이 모든 동물(인간과 비인간)은 비지수형 할인 곡선을 보이는데([그림 9.2] 참고), 이는 선호도가 교차할 수 있음을 의미한다. 즉, 현재 담배 피우는 것을 선호하는 것과 앞으로 담배 피우지 않는 것을 선호하는 것이 모두 가능하다는 것을 의미한다. 중독자는 특히 빠른 할인 함수를 보여 주는데, 이는 이 문제를 악화시킬 수 있다(Bickel and Marsch 2001). 성공적인 치료가 특히 빠른 할인율 기능을 가진 참가자의 할인율을 변경하고(Bickel et al. 2014), 이러한 할인율이 재발을 예측한다는 증거가 있다(Sheffer et al. 2014). 지연된 보상에 대한 에피소드 단서를 제공해 지연된 보상을 구체화함으

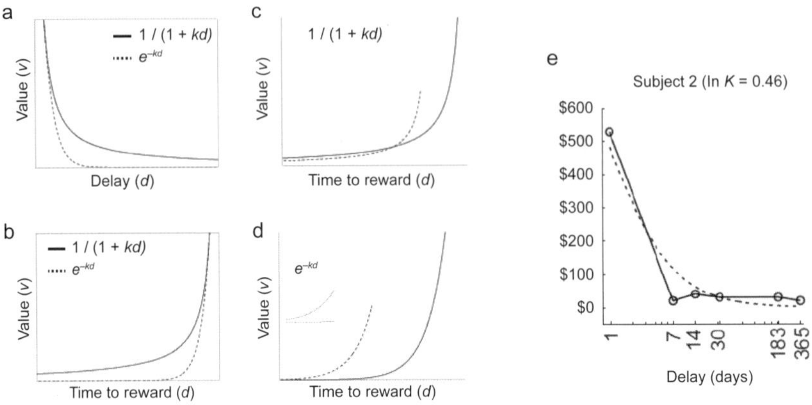

[그림 9.2] 지연된 할인

(a) 지연된 할인은 사건 지연에 따른 함수로 가치의 손실을 수반한다. 일반적으로 쌍곡형[$V = r/(1 + kd)$]과 지수형[e^{-kd}]의 두 가지 할인 함수가 사용되는데, 여기서 d는 사건에 대한 지연 시간이고, k는 파라미터화 요인(parametalization factor) [75]이다. (b) 논리적으로 이것은 제시간에 사건에 접근할 때 예상되는 사건의 가치 측면에서 이해할 수 있다. (c) 쌍곡형 할인 함수는 하나의 옵션(더 크고, 나중에, 실선)을 다른 옵션(더 작고, 빠른, 점선)보다 선호하는 선호도 반전을 만들 수 있으며, 이는 시간이 지남에 따라 옵션에 가까워질수록 반전된다. (d) 그러나 지수형 할인은 두 옵션이 멀리 떨어져 있어도 반전되지 않으며(삽입된 그림 참고), 그래프의 맨 왼쪽 가장자리가 확장되는 것을 보여 준다. (e) 개별적인 실제 할인 곡선.
* 출처: Kurth-Nelson and Redish(2009).

로써 참가자의 주의를 지연된 보상에 집중하도록 유도해 할인율을 수정할 수 있다(Peters and Büchel 2010). 최근의 증거에 따르면 이러한 변화가 약물 사용을 줄일 수 있다(Stein et al. 2018; Snider et al. 2018). 그러나 이러한 변화가 할인율 자체의 변화 때문인지, 아니면 여러 의사결정 체계의 상호 작용에 따른 변화 때문인지는 여전히 미해결 과제로 남아 있다.

마약은 빠르게 할인되는 경제적 대상이라는 기본적인 경제 이야기는 분명히 맞지만, 약물 사용은 민감한 문제이기 때문에 단순한 경제학적 설명은 불완전하다(Bernheim and Rangel 2004). 이러한 경제학적 질문은 상호 작용하는 여러 체계에 관

75) 파라미터화란 하나의 표현식에 다른 파라미터를 사용해 다시 표현하는 과정이다(역자 주).

해 설명할 때 다시 다룰 것이다.

9.2.2 항상성 모델

사람이나 동물이 안정적으로 자가 투여하는 모든 약물은 신경 처리에 사용되는 내인성 화학 물질과 어떤 면에서 약리학적으로 유사하다(Koob and Le Moal 2006). 예를 들어 모르핀이나 헤로인 또는 옥시토신과 같은 활성 오피오이드는 뮤-오피오이드 수용체를 활성화하고, 코카인은 시냅스에서 도파민 재흡수를 차단해 시냅스의 도파민을 증가시킨다. 암페타민은 도파민 소포체의 방출을 촉진하고, 니코틴은 아세틸콜린 수용체를 활성화한다. 일반적으로 생물학적 체계와 특히 신경계는 이러한 내인성 화학 물질에 매우 민감하며, 광범위한 부정적 피드백 과정(시냅스 막 안팎으로 수용체가 이동)

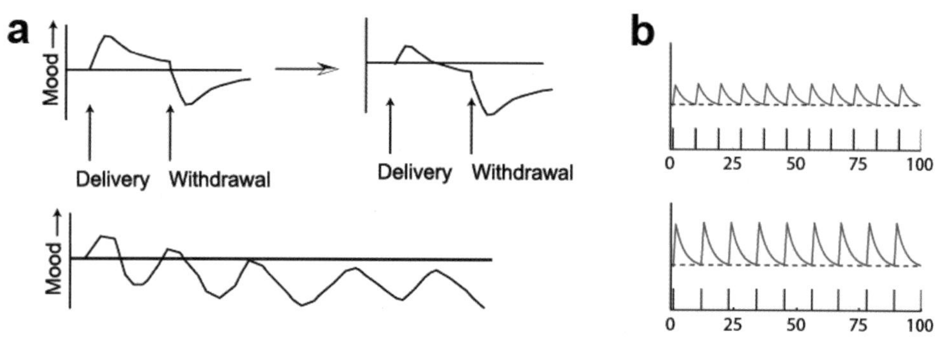

[그림 9.3] 항상성/알로스타틱 과정

(a) 약물 전달은 양의 반응 상태를 생성하고, 이후 약물이 제거되면 음의 상태로 붕괴된다. 시간이 지남에 따라 사용자는 양의 상태에 적응한다고 가정하고, 이후 음의 상태로 이동한다(Koob 2013). (b) Tsibulsky and Norman(1999)과 Keramati et al.(2017)은 주어진 설정점에서 약물의 전체 수준을 유지하려는 시도로 자가 투여를 모델링했다. 약물이 내부에서 처리되어 설정점 이상으로 감소하면 동물은 레버를 눌러 약물을 찾는다는 가설을 세웠다. 이 모델은 약물 복용량의 함수로 레버를 누르는 다양한 비율을 설명한다(Tsibulsky and Norman 1999; Keramati et al. 2017).

을 통해 민감도의 균형을 유지한다. 수용체가 넘쳐나는 상황에서는 수용체 수치가 정상화되어 동일한 효과를 내도록 더 많은 활성화가 필요하다.

예를 들어, 많은 자가 투여 실험(동물이 약물 보상을 위해 레버를 누르도록 훈련받은 상황)은 약물의 약리학적 수준 유지라는 측면으로 정량적으로 설명할 수 있다(Tsibulsky and Norman 1999; Keramati et al. 2017). 유지를 주도하는 부정적인 피드백 과정은 Becker와 Murphy가 제안한 바와 같이 약물 효용의 긍정적 피드백 과정와 상호 작용해 약물과 비약물 보상 간의 가치 평가에서 극적인 차이를 만들어 낸다(약물이 비약물보다 훨씬 높게 평가되어 약물 보상이 과다하게 일어남).

항상성 균형 쟁점에 기반한 세 가지 정량적 모델로는 Tsibulsky and Norman (1999), Keramati et al.(2017), Dezfouli et al.(2009) 모델이 있다([그림 9.3] 참고). Tsibulsky and Norman 모델은 동물이 특정 수준의 코카인을 유지하려 한다는 가설을 명시적으로 제시하며, 레버를 누를 때마다 투여하는 용량 변화에 따른 변화를 설명한다. 그러나 Keramati 등은 단순한 설정점 가설set-point hypothesis로는 설명할 수 없는 변화가 실제로 일어날 때, 특히 약물에 대한 접근성이 증가함에 따라 발생하는 전이에서 단기 동역학이 존재한다고 지적한다. 따라서 이들은 아래에서 자세히 설명하는 강화학습 모델을 기반으로 학습 구성요소를 추가했다. Dezfouli 등의 모델은 특히 학습에 대한 도파민의 약리학적 효과를 주도하는 항상성 설정점이 학습에 미치는 영향을 살펴보는 Redish(2004) 모델의 항상성 확장에 기반한다. Redish 모델은 Montague et al.(1996)의 시간차 강화학습 도파민-델타 모델에 기반한 것으로 하이재킹 학습 모델이지만, Dezfouli 등의 모델은 Daw and Touretzky(2000)의 평균 보상 도파민 가설에 기초한 것으로 항상성 모델에 해당한다.

9.2.3 반대과정이론

약물 사용에 대한 초기 모델 중 하나는 Solomon and Corbit(1974)의 반대과정이론opponent process theory으로, 약물이 강한 긍정적 보상과 함께 강한 부정적 회복을 가져온다고 가정한다(Koob and Le Moal 2006 참고). 항상성 과정은 과도한 약물을 정상화해 긍정적인 요소를 감소시키고 부정적인 요소를 증가시켜 항상성 과정을 기준선으로 되돌리기 위한 약물의 필요성을 증가시킨다고 가정한다. 이러한 모델은 만성적인 약물 사용으로 인해 측좌핵의 긍정적인 평가로 뉴런 활동이 강화된다는 증거(Kourrich et al. 2007; Volman et al. 2013)와 약물 사용 후 정서적 충돌이 자가 투여를 유도하는 중요한 요인이라는 증거(Rothwell, Gewirtz, and Thomas 2010)에 의해 뒷받침되고 있다.

Solomon and Corbit(1974)과 Koob and Le Moal(2006) 모델은 정량적이지 않다. 이에 대해 Gutkin, Dehaene, and Changeux(2006)는 니코틴의 지속적인 전달에 반응하는 과정의 습관성(처음에는 단계적 증가, 마지막에는 단계적 감소, 전반적인 강장 도파민 수치 감소)이 있는 반대과정이론을 제시했다. 도파민 수치의 감소로 인한 정상화는 비약물 관련 단서를 학습하는 능력의 감소로 이어지고, 이는 약물 관련 단서에 대한 관심 및 학습의 증가로 이어진다. 이런 점에서 Gutkin 등은 반대과정이론이 약물을 복용할 때와 복용하지 않을 때의 학습 차이를 방해해 학습 과정을 가로채는 방법을 보여 준다.

9.2.4 강화 모델

계산 모델의 세 번째 계열은 학습이 신체적 과정에 의존하며, 이러한 신체적 과정은 외부 화학 물질 및 기타 과정에 의해 조절될 수 있다는 개념에 기초한다. 동물 학습 이론에서 강화 개념은 보상 개념과는 별개다. 강화는 에이전트가 특정 행동으로 돌아갈 가능성을 높이는 모든 기전이다. 강화를 증가시키는 외부 화학 물질은 약물 탐색과 복용을 증가시킬 수 있다(di Chiara 1999; Redish 2004).

1950년대에는 인간과 비인간 동물 모두 다른 많은 보상을 회피하는 정도까지 자극을 활성화한다는 점에서 특정 신경 부위에 대한 전기 자극이 강화된다는 사실이 밝혀졌다(Olds and Milner 1954). 흥미롭게도 언어적으로 '쾌락'을 평가할 수 있는 인간의 경우, 이러한 연구에서 가장 강화된 자극이 항상 가장 유쾌한 것은 아니라는 사실이 밝혀졌다(Heath 1963).

강화에 대한 이해에 중요한 돌파구를 마련한 것은 Berridge와 Robinson이 비인간 동물의 강화와 쾌락을 직접 측정하고 이 둘을 분리하는 것이 가능하다는 사실을 발견했을 때였다. 약물 남용이 도파민 기능에 영향을 미치고 자극이 도파민 분비를 촉진한다는 것은 잘 알려져 있었으며, 도파민이 쾌락 신호를 유도한다고 생각되었다. 그러나 Berridge and Robinson(2003)이 이 가설을 검증한 결과, 도파민과 쾌락은 분리될 수 없다는 사실이 밝혀졌다. 이들은 도파민과 아편 신호를 조작한 쥐의 쾌락과 혐오에 대한 표정을 측정하는 연구를 수행했다. 그 결과, 도파민 조작은 강화에 영향을 미쳤지만 쾌락에 대한 얼굴 표정에는 영향을 미치지 않았다. 반면, 아편 신호(뮤-오피에이트와 카파-오피에이트 작용제 및 길항제)의 조작은 쾌락 반응에 영향을 미쳤다. 이를 통해 연구진은 도파민에 영향을 미치는 약물이 보상의 '인센티브 현저성' 또는 '가치'를 증가시켜 보상이 주는 쾌락과는 무관하게 쾌락을 추구하게 만든다는 가설을 세웠다.

이 무렵 동물 학습에서 도파민의 기능에 대한 이해에 큰 돌파구가 생겼다. Wolfram Schultz와 그의 팀은 도파민 세포가 놀라운 보상을 받으면 폭발하지만, 보상이 단서에 의해 예상되면 발화하지 않는다는 사실을 발견했다(Ljungberg, Apicella, and Schultz 1992). Read Montague et al.(1996)은 이 신호가 컴퓨터 과학 분야에서 큰 성공을 거둔 시간차 강화학습temporal-difference reinforcement learning[TDRL]이라 불리는 로봇 학습 이론의 근간이 되는 가치 예측 오차valuse-prediction error[VPE][1] 신호 δ(델타)라는 것을 깨달았다(Sutton and Barto 1998; 2.3 참고).[2]

2.3에서 설명한 대로 TDRL 알고리즘은 가치를 주어진 상황에서 취해야 할 행동 방침이 주어졌을 때 달성할 수 있을 것으로 기대되는 전체 보상으로 정의한다. TDRL 각 상황에 대해 현재 믿고 있는 가치의 표현을 유지한 다음 기억된 가치와 관찰된 가치의 차이를 계산한다. 이 차이가 바로 가치 예측 오차value-prediction error[VPE]

다. 양의 VPE는 가치가 기대보다 더 나을 때 발생하고 행동을 취하고자 하는 의향을 증가시키는 반면, 음의 VPE는 가치가 기대보다 나쁠 때마다 발생하고 행동을 취하고자 하는 의향을 감소시킨다. VPE의 개념은 예시를 통해 가장 잘 이해할 수 있다. 음료수 자판기를 상상해 보자. 자판기에 돈을 넣었더니 음료수가 2개 나왔다면 다음에 그 자판기에 돈을 넣을 의향이 더 커질 것이다(양의 VPE). 반대로 음료수 자판기에 돈을 넣었는데 아무것도 나오지 않는다면 다음에 그 자판기에 돈을 넣을 의향은 줄어들 것이다(음의 VPE). 그리고 자판기에 정확한 금액을 넣고 예상한 음료수가 나온다면, 그 기계의 작동 원리를 이해하게 되어 더는 배울 필요가 없게 된다(VPE가 0). 음료수를 마시는 즐거움은 그대로지만, 그 기계에 돈을 넣으려는 의지는 바꿀 필요가 없다는 것을 알 수 있다. VPE는 행동의 가치를 학습하는 것이다. VPE를 통해 에이전트가 시뮬레이션 환경에서 행동하는 방법을 학습할 수 있다는 사실이 밝혀졌다(Sutton and Barto 1998). 이러한 과정은 다음과 같은 방정식으로 표현할 수 있다(2.3 참고).

$$\begin{aligned} V(S_k) &= \int_t^{\infty} \gamma^{\tau-t} E\left[R(\tau)\right] d\tau \\ \delta(t) &= \gamma^d \left[R(S_l) + V(S_l)\right] - V(S_k) \\ V(S_k) &\leftarrow V(S_k) + \eta\delta \end{aligned} \quad \text{〈수식 9.1〉}$$

여기서 $V(S_k)$는 상태 S_k의 가치이고, γ^d는 관찰된 지연 d에 대한 기댓값의 감소를 반영하는 할인 파라미터다.[3] $R(S_l)+V(S_l)$은 상태 S_l에 들어갈 때의 가치이며, $\delta(t)$는 가치 예측 오차(관측값과 기댓값의 차이)다. 상태 S_k의 값을 관측값으로 변경하며(학습률 η), $V(S_k)$는 관측값에 가까워진다. 이론에서는 도파민이 가치 예측 오차$\delta(t)$에 신호를 보낸다고 가정했다.[76)]

Redish(2004)는 약물이 약리학적으로 도파민 신호를 제공한다면, 약물을 복용

---

76) $E\left[R(\tau)\right]$는 'the expected reward at time τ'이다(역자 주).

할 때 VPE의 신경 계산이 0이어야 하는 경우에도 양의 VPE로 이어질 것이라고 제안했다([그림 9.4] 참고). Redish의 모델은 보상 시 도파민 신호가 $\delta(t)$의 계산에 의한 것과 약물의 약리학적 작용에 의한 것 등 두 가지 구성요소를 포함한다고 예측했다. 즉, 경험이 있더라도 보상 시에는 항상 보상할 수 없는 VPE 신호가 존재하며, 이는 보상의 예측 가치를 높여 그 가치를 무한대로 끌어올리거나 정규화를 통해 다른 모든 값을 0으로 정규화할 것이라는 의미다.

$$\delta = \max\left\{\gamma^{d}\left[R(S_l)+V(S_l)\right]-V(S_k)+D(S_l),D(S_l)\right\} \qquad \text{〈수식 9.2〉}$$

여기서 $D(S_l)$은 약물의 약리학적 도파민 효과를 반영한다.

Redish(2004)는 논문에서 컴퓨터 시뮬레이션을 통해 이 모델이 Becker와 Murphy의 가설에서와 같이 비탄력성을 유발할 수 있음을 보여 주고, 또한 몇 가지 검증되지 않은 예측을 했다. 첫 번째는 약물 실험에서 도파민이 두 배로 급증할 것이라는 예측이다. TDRL 이론에서는 $\delta(t)$가 보상 시점에 처음 나타난 다음(처음에는 예상하지 못했으므로) 보상을 안정적으로 예측하는 초기 단계로 이동했다(이제 보상이 예상되므로 'δ=0'이지만, 단서는 예상치 못한 가치의 증가를 나타내므로 'δ>0'). 이와 유사하게 Schultz와 동료들은 도파민이 보상(예상치 못한 경우)에서 단서로(동물이 단서가 보상을 예측했다는 것을 학습한 후) 이동한다는 사실을 발견했다(Schultz 2002 참고). Redish의 모델에서는 도파민 신호가 단서에 나타날 때도 추가적인 약리학적 구성요소가 항상 나타났다. 그 이후로 도파민의 이중 급증이 관찰되었지만, 다른 이론과 마찬가지로 현실은 모델보다 더 복잡하며, 보상 관련 급증은 측좌핵 껍질accumbens shelld에서 나타나고 단서 관련 급증은 측좌핵 핵accumbens core에서 나타나는 등 이중 급증의 구성요소가 개별적으로 발생한다(Aragona et al. 2009).

Redish(2004) 모델의 또 다른 두 가지 주요 예측은 ① 추가적인 약물 사용은 항상 약물의 가치 상승으로 이어진다는 점, ② 약물은 카민 차폐Kamin blocking를 나타내지 않는다는 점이다. 아래에 자세히 설명하는 대로 이러한 예측은 이후 검증을 거쳐

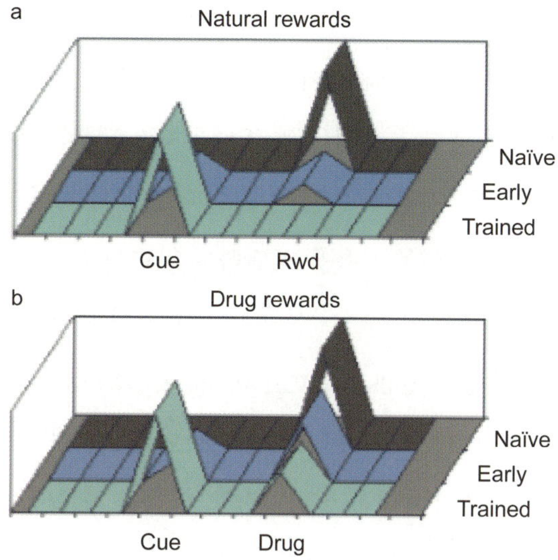

[그림 9.4] 델타 신호(도파민과 델타)

순진함(훈련되지 않음), 초기(훈련이 제한됨), 훈련됨 등의 세 가지 조건에 대한 시간(가로축)에 따른 델타(세로축) 다이어그램. (a) 정상적인 보상에서는 델타 신호가 기대하지 못한 보상에 나타나지 않고, 기대하지 못한 단서(보상을 예측하는 신호)로 이동한다. (b) Redish(2004) 모델에서 델타 신호에 두 가지 구성요소, 즉 변화하는 보상 관련 구성요소와 보상 시점에 남아 있는 약리학적 구성요소가 있다. Schultz(1998)의 고전적인 데이터를 비교해 보라. 기대한 보상이 전달되지 않으면 도파민 세포는 발화를 일시 중지한다. Aragona et al.(2009)은 이중 범프 가설(double-bump hypothesis)을 검증한 결과, 단서 관련 신호는 측좌핵 핵에서 발생하고 약물학적 구성요소는 측좌핵 껍질에서 발생한다는 것을 발견했다.

약물 중독의 기전에 대한 통찰력을 제공한다.

Redish(2004) 모델에서 과잉 도파민은 추가적인 가치를 제공한다. Marks et al.(2010)은 이 가설을 직접 검증하기 위해 쥐에게 두 개의 레버를 눌러 특정 용량의 코카인(레버 두 개 모두 같은 용량)을 투여하도록 훈련하는 실험을 했다. 그런 다음 레버를 하나 제거하고 다른 레버에는 이전보다 더 적은 양의 코카인을 적용했다. Redish(2004) 이론에 따르면 두 번째 레버의 가치가 상승할 것으로 예측되는 반면, 앞서 설명한 것과 같은 기대 또는 항상성 이론에 따르면 동물이 두 번째 레버가 더 적은 용량을 제공한다는 것을 학습할 것이기 때문에 두 번째 레버의 가치가 하락할 것으로 예측된다. Marks et al.(2010)의 데이터는 Redish 초과 델타 모델과 일치하지 않았다. 그러나 앞에서 언급한 바와 같이 약물 중독의 핵심 요인은 약물을 복용하는 모든 사람이 약물 사용에 대한 통제력을 잃고 중독자가 되는 것은 아니라는 점이다. 인간과 비인간 동물의 약물 사용에 관한 연구에 따르면 자가 투여 실험에서 대부분 높은 비용에 대한 반응으로 약물 복용을 중단하는 탄력성을 보이지만, 일부(흥미롭게도 약물에 중독되는 인간의 비율과 유사)는 약물에 대한 과도한 비용을 기꺼이 지불하면서 약물 복용에 비탄력적이 된다(Anthony, Warner, and Kessler 1994; Hart 2013). 한 가지 가능성은 항상성 모델(Tsibulsky and Norman 1999와 같은 모델)은 포만감을 유지하려는 중독되지 않은 동물에 대해서는 좋은 설명이지만, 중독은 다르다는 점이다.

Redish(2004) 모델은 또한 약물이 카민 차폐를 나타내지 않을 것으로 예측했다. 카민 차폐는 첫 번째 단서가 이미 보상을 예측하는 경우 두 번째 단서가 보상을 예측한다는 사실을 학습하지 못하게 하는 현상이다(Kamin 1969). 이는 동물이 첫 번째 단서가 보상을 예측한다는 것을 학습하면 더 이상 VPE가 발생하지 않고(이미 예측되었기 때문에) 두 번째 단서에 대해 학습하지 않는 것으로, 가치 예측 오차[VPE]로 잘 설명할 수 있다(Rescorla and Wagner 1972). Redish는 '약물이 도파민을 제공하고 도파민은 VPE 델타 신호'라는 가설을 세웠기 때문에 약물이 '보상'될 때는 항상 VPE가 존재한다고 지적했다. 따라서 약물 결과에는 카민 차폐가 나타나지 않아야 한다. Marks et al.(2010)의 연구와 마찬가지로 이에 대한 첫 번째 검사에서는 약물 결과에도 불구하고 동물이 카민 차폐를 보였기 때문에 예측에 부합하지 않았다(Panlilio, Thorndike, and Schindler 2007). 그러나 Jaffe et al.(2014)은 이것이 일부 동물만이 실제로 약물을 과대평가하는 하위 집합 문제와 관련이 있는지 궁금했다. 이에 연구진은 카민 차폐를 보이는 쥐를 대상으로 음식과 니코틴 실험을 시행했다. 모든 쥐가 음식에 대해 정상적인 카민 차폐를 보였으며, 대부분 니코틴에 대해서도 정상적인 카민 차폐를 보였다. 그러나 니코틴에 대한 반응이 높은 쥐의 하위 집합은 Redish 모델에서 예측한 대로 음식에 대해서는 카민 차폐를 보여 주었지만, 니코틴에 대해서는 카민 차폐를 보여 주지 않았다.

9.3 상호 작용하는 다중체계 이론

인간과 비인간 동물의 의사결정에 관한 연구는 오랫동안 행위를 주도하는 다중 의사결정이 존재한다는 사실을 밝혀냈다(O'Keefe and Nadel 1978; Daw et al. 2005; Rangel et al. 2008; Redish et al. 2008; Kahneman 2011; van der Meer et al. 2012). 이러한 과정은 정보를 처리하는 방식이 다르기 때문에 서로 다른 알고리즘이라고도 한다. 이들은 서로 다른 시간과 다른 상황에서 접근하며, 서로 다른 신경 체계에 의존한다. 동물을 훈련하는 방법과 질문하는 방법에 따라 어떤 체계가 행위를 주도하는지 달라질 수 있다. 또한 하나의 신경 구조나 다른 신경 구조에 손상을 입으면 행위를 주도하는 체계가 바뀔 수 있다.

이러한 다양한 체계의 핵심은 정보를 처리하는 방식에 있다. 의사결정은 과거에 비슷한 상황에서 일어난 일(기억), 현재 상황(지각), 필요/욕망/목표(목적론) 등 세 가지 종류의 정보에 따른 결과로 이해할 수 있다. 이 같은 각 측면에 대한 정보가 저장되는 방식에 따라 선택된 행동이 달라질 수 있다. 예를 들면, '과거의 유사한 상황을 정의하는 것은 무엇인가?', '현재 상황의 어떤 파라미터가 중요한가?', '목표가 명시적으로 표현되어 있는가?' 등의 질문에 각 체계는 저마다 다르게 대답한다.

현재의 거의 모든 의사결정 분류 체계는 계획(숙고) 체계와 절차(습관) 체계를 구분한다. 계획 체계는 결과에 대한 정보, 즉 내가 이 행동을 취했을 때 어떤 결과가 나올 것으로 예상되는지에 관한 정보가 포함되며, 이는 명시적으로 인코딩된 요구 사항의 맥락에서 평가될 수 있다. 계획 체계는 느리지만 유연하다. 절차 체계는 이러한 작업을 은닉cache한다. 이 상황에서는 이것이 가장 좋은 조치이며, 빠르지만 유연하지 않다. 앞서 설명한 대로(2.3 및 5.2 참고), 현재 수많은 계산 모델이 계획 체계를 모델 기반으로 삼는 반면(세계의 결과 모델에 의존하기 때문에), 절차 체계는 모델이 없는 시스템이라고 부른다(절차 체계는 여전히 세계의 모델에 의존하는 현재 상황을 분류하는 능력에 의존하기 때문에, Redish et al. 2007; Gershman, Blei, and Niv 2010). 일부 분류 체계에는 과거 경험과 중요한 현재 상황의 파라미터 그리고 취해야 할 행동이 모두 특정 유기체

안에서 고정되어hard-wired 있으며, 여러 세대에 걸쳐 유전적으로 학습되는 반사 체계reflex system도 포함된다. 대부분 분류 체계에는 파블로비안, 감정적, 정서적, 본능적이라고 다양하게 불리는 네 번째 결정 체계도 포함되는데, 여기서 종에 중요한 행동(침 흘리기, 도망가기, 먹이에 접근하기 등)은 학습된 인식(맥락 또는 단서)의 결과로 방출된다.

이러한 체계의 중요성은 세 가지다. 첫째, 질문하는 방식에 따라 행위를 통제하는 체계가 달라질 수 있다. 둘째, 한 체계가 손상되면 다른 손상되지 않은 체계가 행위를 제어하며 주도할 수 있다. 셋째, 이러한 각 체계에는 다중 실패 모드와 상호 작용이 존재한다. 이러한 각각의 문제를 차례로 다뤄 볼 것이다.

9.3.1 질문 방식에 따라 행위를 제어하는 체계가 달라질 수 있다

쥐가 코카인과 같은 보상을 얼마나 중요하게 여기는지 측정하는 한 가지 방법은 점진적 비율 자가 투여 실험으로 검사하는 것이다(Hodos 1961). 이 실험에서는 코카인을 얻기 위해 처음에는 레버를 한 번 누르는 비용이 들지만, 두 번째는 두 번, 세 번째는 네 번, 네 번째는 여덟 번 누르는 방식으로 레버를 누르는 비용이 든다. 결국 쥐는 코카인을 얻기 위해 레버를 수백 번 눌러야 한다. 쥐가 레버 누르는 것을 멈추는 시점을 측정하면 쥐의 지불 의향과 코카인의 가치를 알 수 있다. 당연히 많은 실험에서 쥐가 사카린 같은 다른 보상보다 코카인에 더 많은 비용을 지불하는 것으로 나타났으며, 이는 코카인이 사카린보다 더 가치 있다는 것을 나타낸다. 그러나 Serge Ahmed의 실험실에서 같은 쥐에게 하나는 사카린을 제공하고 다른 하나는 코카인을 제공하는 두 개의 레버를 주고 선택하게 하면 쥐는 코카인 레버보다 사카린 레버를 안정적으로 선택한다는 사실을 발견했으며, 이는 사카린이 코카인보다 더 가치 있음을 나타낸다(Lenoir et al. 2007; Ahmed 2010 참고). 이 모순에 대한 가장 논리적인 설명은 점진적 비율이 하나의 결정 체계(아마도 절차적)이고, 반면에 선택이 다른 체계(아마도 숙고적)에도 접근해 두 체계가 코카인의 가치를 다르게 평가한다는 것이다. 흥미롭게도 Perry,

Westenbroek, and Becker(2013)는 두 가지 선택 패러다임에서도 쥐의 일부가 코카인을 선택한다는 사실을 발견했다. 이들은 코카인을 얻기 위해 충격을 기꺼이 감수하는 등 다른 상황에서 코카인을 과대평가하는 쥐의 하위 집단과 동일하다(Deroche-Gamonet 2004). 그러나 이 쥐들 역시 고반응자인지 아니면 더는 카민 차폐를 보이지 않는지는 아직 밝혀지지 않았다.

9.3.2 한 체계가 손상되면 다른 체계가 행위를 주도할 수 있다

동물이 결과(먹이 등)를 얻기 위해 레버를 누르는 장면을 상상해 보자. 동물이 계획 체계를 사용해 의사결정을 하고 있다면, 이는 사실상 "이 레버를 누르면 치즈를 얻을 수 있다. 치즈는 맛있다. 레버를 누르자!"라고 말하는 것과 같다. 동물이 절차 체계를 사용하고 있다면 "레버를 누르는 것은 좋은 일이다. 레버를 누르자!"라고 말하는 것과 같으며, 치즈는 계산에 포함하지 않는다. 즉, 치즈를 나쁘게 만들었을 때(치즈에 염화리튬과 같은 구역질을 유발하는 물질을 넣어 치즈의 가치를 떨어뜨림) 계획 체계를 사용하는 쥐는 더는 레버를 누르지 않지만("이 레버를 누르면 치즈를 얻을 수 있어. 우웩!"), 절차 체계를 사용하는 쥐는 레버를 누를 것이라는("레버를 누르는 것은 좋은 일이야. 레버를 누르자!") 의미다(Niv, Joel, and Dayan 2006 참고). 많은 실험에서 동물은 제한된 경험에서는 평가 절하에 민감하지만(계획 체계를 사용), 경험이 확장되면 그렇지 않으며(절차 체계 사용), 다양한 신경 체계에 병변이 있으면 이러한 행위가 바뀔 수 있다는 사실이 밝혀졌다(Killcross and Coutureau 2003; Schoenbaum, Roesch, and Stalnaker 2006). 여러 연구에 따르면 많은 약물(코카인, 암페타민, 알코올)이 절차적 평가 절하에 둔감한 체계로 행위를 주도하며, 이로 인해 일부 이론가는 약물 중독이 계획 모드에서 습관 모드로의 전환을 수반한다고 주장한다(Everitt and Robbins 2005).

Piray et al.(2010)은 계획에서 절차적 의사결정 체계로 전형적인 전환을 주도하는 것으로 알려진 해부학적 데이터를 기반으로 약물이 계획 가치 체계를 붕괴시키고 절차적 가치 체계에서 학습을 촉진시키는 계산 모델을 제시했다. 이 모델은 만성적인 약물 사용으로 인한 측좌핵 도파민 신경 기능의 알려진 변화가 등쪽 선조체의 습관 행위에 대한 지나치게 빠른 학습으로 이어질 수 있으며, 두 체계 사이의 가치 평가 변화로 인해 계획 체계에서 습관 체계로 전환을 일으킬 수 있다고 제안했다.

9.3.3 각 체계에는 다중 실패 모드와 상호 작용이 있다

그러나 쥐와 인간은 계획을 세워도 약을 먹는다. 마약 중독자가 마약 살 돈을 구하기 위해 편의점을 터는 것은 잘 실행된 사전 학습 체계를 사용하지 않는 것이다. 담배를 피우면 멋있어 보이고 소녀들에게 매력적으로 보일 것으로 잘못 생각해 담배를 피우기 시작한 십 대는 계획 체계의 오차(이 오차는 세계의 구조에 대한 이해에 있음)로 인해 결과에 대한 실수를 저지르고 약물을 복용한다.

일부 연구자는 갈망은 전이적이기(항상 **무언가를** 갈망하기) 때문에 갈망이 계획하는 능력에 달려 있으며, 따라서 기대와 모델 기반 과정에 의존해야 한다고 주장한다(Tiffany 1999; Redish and Johnson 2007). 실제로 이러한 다양한 의사결정 체계가 약물 탐색과 복용을 주도하는 여러 가지 방법이 있다(Redish et al. 2008). 이러한 과정 중 일부는 기대(모델 기반이며 계획에 의존)와 결과에 대한 명시적 표현에 따라 달라지며 갈망을 포함하는 반면, 다른 과정은 그렇지 않다(습관 체계에 의존하는 등 특정 모델에 의존하지 않음). 갈망과 재발은 분리될 수 없으며, 재발하지 않고 갈망할 수 있고 갈망하지 않고 재발할 수 있다는 사실은 10년마다 재발견되는 중요한 관찰 결과다.

2008년 Redish와 동료들은 중독 이론을 조사한 결과, 모든 중독 이론을 다중 알고리즘 의사결정 체계의 다양한 실패 모드로 재구성할 수 있다는 사실을 발견했다. 약물 전달로 인한 도파민 신호의 과잉 생산(Redish 2004)에 굴복한 에이전트는 약물의 가치를 과대평가하고 해당 약물을 복용하는 경제적 실수를 범할 것이다. 약물 사용으로 의사결정 체계가 더 빠르게 습관화된 에이전트(Everitt and Robbins 2005; Piray et al. 2010)는 약물 제공에 유연하게 반응하지 못하고 위험을 알면서도 약물을 복용한다. 잘못된 기대를 가진 에이전트("담배를 피우면 멋있어 보인다", "나는 암에 걸리지 않을 것이다")는 계획 실수를 저지르고 잘못된 상황에서 약물을 복용한다. 미래를 무시한 에이전트("내일 무슨 일이 일어나든 상관없다. 지금 당장 기쁨을 원한다")는 미래의 결과를 계획에 포함시킨 에이전트보다 약물을 복용할 가능성이 더 크다(Bickel and Marsch 2001). 이 모든 사례는 의사결정 알고리즘의 취약성을 보여 준다. Redish et al.(2008)은 약물 중독은 질병이 아니라 증상이며, 약물을 다시 사용하게 만드는 잠재적 원인이 많으며, 효과적인 치료는 특정 개인 안에서 어떤 원인이 활성화되어 있는지에 따라 달라질 수 있다고 제안했다.

9.4 함의

9.4.1 약물 사용과 중독은 다른 문제다

이 시점에서 약물에 대한 참가자 일부의 반응으로 폭주 평가runaway valuation[77]가 지배적이라는 증거가 있다(Anthony et al. 1994; Deroche-Gamonet 2004; Koob and Le Moal 2006; Hart 2013; Perry et al. 2013; Jaffe et al. 2014). 이는 약물 중독의 동물 모델과 스스로 약물을 투여하는 인간 모두에 해당한다. 이는 약물 사용과 중독은 다른 문제라는 매우 중요한 점을 시사한다. 사회적으로 약물이 야기하는 건강 및 사회학적 해악을 해결하려면 중독이 아닌 약물 사용 문제에 대처해야 하며, 이를 위해서는 사회적 변화가 필요하다(Hart 2013). 그러나 앞에서 언급했듯이 이러한 사회학적 모델은 중독의 계산 모델을 다루는 이 장의 범위를 벗어난다.

77) 불합리하게 급증한 평가를 말한다(역자 주).

9.4.2 실패 모드

이 장에서는 세 가지 모델 계열에 대해 논의했다. 첫 번째는 **경제적 모델**로, 중독을 단순히 잘못된 가치 평가로 인한 비탄력성으로 정의한다. 그러나 이러한 모델은 잘못된 평가의 원인이 무엇인지 파악하지 못한다. 두 번째는 **약리학적 모델**로, 중독을 약리학적 설정점의 변화로 정의하고 약리학적 수준을 설정점으로 되돌리려는 시도를 통해 가치를 주도한다. 세 번째는 **학습 및 기억 모델**로, 중독이 이러한 알고리즘의 신경적 구현의 취약성에서 비롯되며 이는 행동 선택의 오류를 주도한다고 제안한다.

다중 실패 모드 모델은 세 가지 계열 모두 중독에 대한 중요한 통찰력을 제공한다고 제안한다. 이 모델은 약물 사용을 유발하는 여러 가지 잠재적 취약성(설정점의 약리학적인 변화 또는 이러한 학습 체계의 여러 잠재적 실패 모드에 놓일 수 있음)이 있음을 시사한다. 다중 취약성 모델은 중독이 질병이 아니라 증상임을 보여 준다. 많은 실패 모드가 중독을 일으킬 수 있다. 중요한 것은 특정 개인에게서 어떤 실패 모드가 발생하는지 식별하려면 특별히 설계된 탐사 검사가 필요하며, 이 모델은 단순히 장기간의 약물 사용을 식별하는 것만으로는 충분하지 않음을 시사한다는 점이다. 실제로 이러한 실패 모드는 약물과 개인 간의 특정 상호 작용 및 약물 탐색/복용 행위를 유발하는 특정 결정 과정에 따라 달라질 수 있다.

9.4.3 행위 중독

중독이 의사결정 알고리즘의 신경 구현 안에서의 실패 모드로 인한 것이라면 중독에는 약리학적 효과가 필요하지 않으며(약리학적 효과가 중독을 유발하더라도), 행위 문제를 중독으로 정의하는 것이 가능하다. 예를 들어, 문제성 도박은 이제 중독으로 간주되며, 인터넷 게임이나 포르노 또는 쇼핑과 같은 다른 행위도 중독 가능성이 있는 것으로 간주된다. 이 장의 초반에 언급했듯이 중독을 정의하기는 어렵다. 그럼에도 불구하고 중독에 대한 계산 모델은 이러한 행위를 중독이라 부르든 그렇지 않든 일반적으로 도박 문제와 행위 변화에 대한 통찰력을 제공해 왔다.

문제성 도박에 관한 고전적인 계산 모델은 보상 전달의 확실성과 불확실성에 기반을 둔다. 하지만 이러한 모델은 도박꾼이 과거에 큰 승리를 거둔 경향이 있다는 점(Custer 1984; Wagenaar 1988), 그들이 도박에 대한 미신으로 악명이 높다는 점(Griffiths 1994), 종종 뒤늦은 편견(손실을 설명함; Parke and Griffiths 2004) 또는 통제 환상(무작위 효과를 통제할 수 있다고 믿음; Langer 1975)을 보인다는 점을 설명하지 못했다.

Redish et al.(2007)은 대부분 의사결정 모델이 잠재적 상태가 이미 정의된 세계에 대한 학습 가치 기능에 기반하고 있다고 지적했다. 또한 대부분 동물 학습 실험이 단서가 부족한 환경에서 이루어졌으며, 동물이 직면한 질문은 **"이 단서의 결과는 무엇인가?"**였다는 점에 주목했다. 그러나 인간과 동물은 대부분 반복되는 세계 구조가 피험자에게 주어지지 않는 단서가 풍부한 환경에서 살아간다. 대신 참가자는 자신이 처한 상황을 정의하는 데 중요한 단서가 무엇인지 스스로 파악해야 한다. Redish et al.(2007)은 이것이 분류 문제가 되며, 지각의 계산 모델에서 잘 연구되었다고 지적했다. Redish와 동료들은 경쟁 학습 모델(Hertz et al. 1991)에 기반한 지각적 분류 과정을 강화학습 알고리즘에 연결해 도파민의 강직성 수준[$\delta(t)$의 장기적 평균]이 상황 범주화 과정의 안정성을 제어하는 모델을 구축했다. 이를 통해 특히 승리와 패배에 대한 서로 다른 반응에서 과잉 및 과소 범주화에 따라 두 가지 중요한 취약성을 확인했다. 이 모델에서 승리는 가치 학습을 생산하는 반면, 패배는 상황의 재범주화를 생성했다. 시뮬레이션된 에이전트는 특히 아슬아슬한 위기와 놀라운 승리에 취약해 사후 판단 편향과 통제 제어의 환상에 빠지는 모델로 이어졌다.

일반적으로 이러한 다중체계 모델은 중독이 치료의 필요성을 암시하기에 충분한 해로운 기능 장애(활성 실패 모드로 이어지는 취약성)의 문제임을 시사한다. 이 모델은 중독의 행위적 동인과 약리학적 동인을 모두 허용한다.

9.4.4 환자 치료에 다중체계 모델 사용하기

서로 다른 의사결정 체계가 행위를 주도할 수 있다는 제안은 매우 흥미로운 치료 가능성을 제공하는데, 하나의 결정 체계를 사용해 다른 의사결정 체계의 오차를 수정할 수 있다는 것이다. 이에 대한 세 가지 계산 분석이 수행되었다. 에피소드적 미래 사고episodic future thinking에 따른 할인율 변화(Peters and Büchel 2010; Snider et al. 2018; Stein et al. 2018), 유관성 관리contigency management 분석(Petry 2012; Regier and Redish 2015), 사전 위탁precommitment 분석이 그것이다(Kurth-Nelson and Redish 2009).

에피소드적 미래 사고는 미래 세계를 상상하는 과정으로(Atance and O'Neill 2001), 계획 및 모델 기반 의사결정의 핵심이며, 결과를 시뮬레이션(상상)한 다음 상상한 미래 세계를 기반으로 결정을 내린다(Niv et al. 2006; Redish 2013, 2016). 계획 모델에 따르면 할인율은 부분적으로 이러한 구체적인 미래를 상상하는 능력에 따라 달라질 수 있다. 할인율의 일부는 미래를 파악할 수 없는 데서 발생하며(Rick and Loewenstein 2008; Trope and Liberman 2010; Kurth-Nelson, Bickel, and Redish 2012), 미래 결과를 구체적으로 만드는 것이 할인율을 감소시키는 이유를 설명할 수 있다(Peters and Büchel 2010). 다른 모델에서는 이러한 할인율 감소가 충동적 의사결정 체계와 조금 더 인지적인 의사결정 체계 사이의 균형 변화를 통해 발생한다고 제안했다(McClure and Bickel 2014). 그럼에도 불구하고 최근 연구에 따르면 참가자들에게 구체적인 에피소드적 미래 결과를 제공해 에피소드적 미래 사고를 유도하는 치료가 할인율을 낮추고(좀 더 미래 지향적인 태도를 제공) 약물 사용을 감소시킬 수 있다는 사실이 밝혀졌다(Snider et al. 2018; Stein et al. 2018). 이러한 효과가 할인율 자체의 변화에서 비롯된 것이지, 아니면 이러한 변화가 다른 과정(계획 및 숙고 체계 사용 능력 증가)을 반영한 것인지는 현재로서는 알 수 없다.

유관성 관리는 행위 변화(약물 사용 중단)를 달성한 사람에게 보상을 직접 지불함으로써 행위 변화(약물 복용 중단)를 유도하는 치료법으로, 사람들이 약물 복용을 중단하도록 효과적으로 경제적인 보상을 지불한다(Petry 2012). 약물에 어느 정도 탄력성이 있는 경우([그림 9.1] 참고), 사람들에게 약물을 복용하지 않도록 대가를 지불하면 기회비용 손실이 발생해 약물 복용에 드는 비용이 증가한다. 심리학에서는 이를 대체 강화라고 부른다.

그러나 Regier and Redish(2015)는 유관성 관리에서 성공을 거둔 보상이 중독 동물 모델에서 나타난 비탄력성이나 현실 세계에서 약값의 변화로 인한 실제 비탄력성과 일치하지 않는다고 지적했다. 약물을 복용할지 말지를 선택하는 것은 두 가지 옵션(약물을 복용하거나 대체 보상을 받는 것) 중 하나를 선택하는 것과는 다른 의사결정 알고리즘에 접근한다는 아이디어를 바탕으로, Regier와 Redish는 유관성 관리가 참가자에게 신중한 의사결정 체계를 사용하도록 효과적으로 넛지nudge[78]했다고 제안했다. 그런 다음 이들은 전전두엽-해마 통합 검사(숙고 체계에 중요)와 구체적인 대안에 관한 상기물reminders 제공(잠재적 미래를 쉽게 상상하게 함) 등 표준 유관성 관리 방법을 개선시킬 수 있다고 제안했다. 이러한 제안이 실제로 유관성 관리를 개선하는지 여부는 아직 검증되지 않았다.

중독자가 시간이 지남에 따라 선호도가 변하는 빠른 할인 함수를 보인다는 사실은 번들링bundling과 사전 위탁precommintment이라는 두 가지 흥미로운 관련 치료법을 시사한다. 번들링은 여러 보상을 개별적으로 계산하지 않고 전체 세트의 가치를 계산하기 위해 다중 보상을 함께 집단화하는 프로세스다(Ainslie 2001). 예를 들어, 알코올 중독자는 맥주 한 잔을 마시기 위해 술집에 가고 싶지만, 술집에 가면 술을 많이 마시게 된다는 것을 인식하면 집에 머무는 것보다 술집에 가는 것이 상대적으로 가치가 떨어질 수 있다. 이로 인해 그의 선호도가 술집에 가는 것에서 집에 머무르는 것으로 바뀔 수 있다.

유사한 과정으로, 나중에 선택권이 주어지면 잘못된 선택을 할 것이라는 사실을 아는 참가자가 애초에 그 기회를 막는 사전 위탁 과정이 있다. 대표적인 예는 술집에서 과음할 것을 아는 사람이 처음부터 술집에 가지 않기로 결정하는 것이다. 경제학

78) 팔꿈치로 살짝 찌른다는 뜻으로 부드럽게 권고했다는 뜻이다(역자 주).

적으로 사전 위탁은 선호 반전으로 이어지는 쌍곡형 할인율에 따라 달라진다(Ainslie 2001). 선호 반전이란 한 사람은 한 가지 옵션(술을 마시지 않는 것)을 원하고, 다른 사람은 다른 옵션(술을 마시는 것)을 원하는 것을 의미한다. 많은 실험에서 평균적인 참가자가 쌍곡형 할인을 보인다는 사실이 밝혀졌지만(Madden and Bickel 2010), 개인은 좋은 쌍곡형 적합에 큰 편차를 보일 수 있다. 계산적 관점에서 볼 때, 개인의 사전 위탁 의향은 할인 함수의 특정한 형태에 따라 달라져야 한다(Kurth-Nelson and Redish 2010).

또한 신경물리학적으로 사전 위탁은 다면적 가치 함수, 즉 가치 평가의 신경적 구현이 다중 가치를 동시에 나타낼 수 있어야 한다는 사실을 입증한 Kurth-Nelson

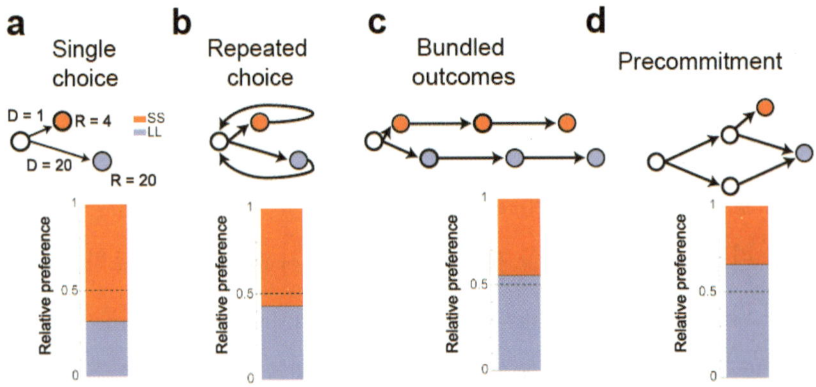

[그림 9.5] 상태 공간 변경

(a) 더 빨리(1초 후) 전달되는 더 작은 보상(R=4)과 나중에(20초 후) 전달되는 더 큰 보상(R=20) 중 하나를 선택해야 한다고 상상해 보자. 전형적인 에이전트는 더 큰 보상이 나중에 제공되는 것보다 더 작은 보상이 빨리 제공되는 것을 선호할 수 있다. (b) 만약 에이전트가 이러한 선택이 반복될 것을 알고 있다면 먼 미래를 내다보면서 상대적 선호도를 50 대 50으로 맞출 수는 있지만, 실제 선호를 바꾸는 것은 불가능하다. (a)에서 더 작고 더 빠른 옵션을 선호하는 에이전트는 (b)에서도 여전히 이 옵션을 선호할 것이다. (c) 번들링은 새로운 옵션을 만들어 자신의 결정에 영향을 미친다. 에이전트는 번들링을 통해 기존의 선호를 전환할 수 있다. (d) 사전 위탁은 선택을 건너뛰는 새로운 옵션을 추가한다. 이전 옵션에서 의사결정을 한 에이전트는 나중에 더 큰 보상을 선호하며, 적절한 조건에서 선택을 건너뛰는 방법을 학습한다. 이는 Kurth-Nelson and Redish(2012)의 모델을 따른다.

and Redish(2010)의 연구도 있다. 한 가지 분명한 가능성은 다중 의사결정 체계가 각기 다른 가치를 부여하고, 이러한 옵션 간의 충돌을 통해 처음부터 중독성 있는 옵션이 제공되지 않도록 사전 위탁을 유도할 수 있다는 것이다.

9.5 요약

중독은 근본적으로 의사결정의 문제이기 때문에 의사결정에 대한 경제적, 동기 부여(약리학적), 신경 체계 등의 계산 모델은 중독에 대한 정의와 이해에 중요한 역할을 해왔다. 이러한 이론은 새로운 치료법과 이러한 치료법을 개선할 수 있는 새로운 수정으로 이어졌다.

9.6 향후 연구

Koob and Le Moal(2006)은 중독의 신경생물학에 대해 자세히 설명한다.

Bickel et al.(1993)은 행동 경제학behavior economics이 약물 의존 연구에 유용한 개념적 틀을 제공한다는 사실을 보여 주는 획기적인 논문이다.

Redish(2004)는 약물 중독에 대한 최초의 명시적 계산 모델로, 중독을 의사결정 체계의 계산 기능 장애로 간주하는 단계를 설정했다.

Redish et al.(2008)은 중독이 근본적인 질병이 아니라 증상이라는 증거를 제공하며, 더불어 의사결정 과정의 취약성 개념이 중독에 대해 생각할 수 있는 통일된 틀을 제공한다고 제안한다.

10장

계산적 관점에서 본 뚜렛증후군

10장 계산적 관점에서 본 뚜렛증후군

Vasco A. Conceição and Tiago V. Maia
Institute of Molecular Medicine, School of Medicine, University of Lisbon

10.1 소개

10.1.1 장애의 정의 및 임상 발현

뚜렛증후군tourette syndrome[TS]은 틱(반복적이고 상동증적인 운동과 구강-비인두 음성noise 등)이 특징적으로 나타나는 장애로, 일반적으로 전조 충동premonitory urges이라고 하는 혐오 감각이 선행된다(American Psychiatric Association 2013; Leckman, Walker, and Cohen 1993; Robertson et al. 2017). 틱은 때때로 비자발적인 것으로 특징지어지기도 하지만, 선행하는 전조 충동을 완화하기 위한 자발적(또는 반자발적semi-voluntary) 반응일 수도 있다(Hashemiyoon, Kuhn, and Visser-Vandewalle 2017; Jankovic 2001). 틱은 운동적이거나 음성적일 수 있다. 그리고 소수의 근육만 사용하거나 혹은 킁킁거리거나 끙끙거리는 것과 같은 단순한 구강-비인두 음성만 포함하는 경우에는 단순 틱으로, 여러 근육을 사용하거나 혹은 단어나 구의 발화 같은 정교한 음성 현상을 포함하는 경우에는 복합 틱으로 분류한다(American Psychiatric Association 2013; Robertson et al. 2017). TS의 유병률은 0.3~1%로 추정된다(Robertson et al. 2017).

10.1.2 병태생리학

TS는 운동 피질 기저핵 및 시상 피질the motor cortico-basal ganglia-thalamo-cortical[CBGTC] 루프loop의 장애를 매개로 강력하게(Conceição et al. 2017; Neuner, Schneider, and Shah 2013; Worbe, Lehericy, and Hartmann 2015a) 그리고 인과적으로(Caligiore et al. 2017; Pogorelov et al. 2015; Tremblay et al. 2015) 매개되며, 이는 단순 틱과 복합 틱 모두에 강하게 관련되어 있는 것으로 보인다(Conceição et al. 2017; Pogorelov et al. 2015; Tremblay et al. 2015). 연상 및 변연계 CBGTC 루프는 주의력결핍 과잉행동장애attention deficit hyperactivity disorder[ADHD]와 강박장애obsessive-compulsive disorder[OCD](Castellanos et al. 2006; Fineberg et al. 2018; Maia, Cooney, and Peterson 2008; Makris et al. 2009; Norman et al. 2016; Tremblay et al. 2015)와 밀접하게 연관되어 있으며, TS가 있는 환자의 약 절반 또는 그 이상에서 발견된다(Hashemiyoon, Kuhn, and Visser-Vandewalle 2017; Robertson et al. 2017). 실제로 동물을 대상으로 한 연구에 따르면 CBGTC 루프에 동일한 장애가 발생하면 그 장애가 운동, 연합 또는 변연계 CBGTC 루프에 각각 영향을 미치는지 여부에 따라 틱 · 복합 틱 · 과잉 행동 충동을 동반한 부주의, 또는 강박 증상을 동반한 부주의가 나타날 수 있다(Grabli et al. 2004; Tremblay et al. 2015; Worbe et al. 2009).

운동 루프는 습관의 학습과 실행에 관여한다(Horga et al. 2015; Yin and Knowlton 2006). 습관은 처음에는 결과에 기초해 학습되지만, 이후에는 그러한 결과와 무관하게 '은닉된cashed' 행동 가치를 구현하는 자극 반응 연합에 일치한다(Daw, Niv, and Dayan 2006; Delorme et al. 2016; Yin and Knowlton 2006). 자극 반응 연합을 학습하면 환경 모델을 학습할 필요가 없으므로 습관 학습은 종종 '모델 없는model-free' 학습이라고 불린다(Daw et al. 2011; Delorme et al. 2016). 이러한 명칭은 세계의 내부 모델에 의존하는 목표 지향적인 학습에 사용되는 것과 대조적이며, 따라서 종종 '모델 기반 model-based'이라고 부른다(Daw et al. 2011). 많은 강화학습reinforcemnet learning[RL] 모델이 모델 없는 방식으로 작용하기 때문에 '모델 없는'이라는 표현은 다소 혼란을 줄 수 있다([상자 10.1] 참고). '모델 없는'이라는 표현은 계산 모델이 없다는 뜻이 아니라, 세상에 존재하는 우발적인 사건에 대한 명시적인 내부 모델이 없다는 뜻이다.

습관과 틱에서 운동 루프가 갖는 의미는 '틱은 과장되고 부적응적이며 지속적인 운동 습관'이라는 생각과 일치한다(Maia and Conceição 2017, 401). 더욱이 습관 학습과 실행은 도파민에 의해 강하게 조절되는데, 이는 TS에서 도파민의 역할을 설명할 가능성이 크다(Maia and Conceição 2017, 2018; Nespoli et al. 2018). 이에 관해서는 아래에서 자세히 논의할 것이다(10.3 참고).

피질 운동 영역은 계층적으로 조직되어 있으며, 하위 운동 피질과 상위 운동 피질은 각각 단순하고 복잡한 움직임을 담당한다(Kalaska and Rizzolatti 2013; Rizzolatti and Kalaska 2013; Rizzolatti and Strick 2013). 이러한 계층적 조직은 일차 운동 피질과 고차 운동 피질이 각각 단순 틱과 복합 틱에 관여하는 것으로 보이는 이유를 설명할 수 있을 것으로 보인다(Worbe et al. 2010). 흥미롭게도 일반적으로 틱에 선행하는 전조 충동에서 체성감각 영역의 연관과 일치하는데(Conceição et al. 2017; Cox, Seri, and Cavanna 2018), 단순 틱은 일차 체성감각피질에 더 제한되는 체성감각피질의 장애와 관련이 있는 반면(Sowell et al. 2008), 복합 틱은 이러한 장애가 더 높은 층위의 체성감각피질로 확장되는 것으로 나타났다(Worbe et al. 2010).

앞에서 간략히 언급했듯이, 일부 증거에 따르면 복합 틱에도 연합 CBGTC 루프가 연관되어 있을 수 있다(Tremblay et al. 2015; Worbe et al. 2012; Worbe et al. 2009). 연합 CBGTC 루프는 목표 지향적 행위에 관여하며(Yin and Knowlton 2006), 이는 복합 틱이 단순 틱보다 더 의도적인 특성을 보이는 이유를 설명할 수 있다(American Psychiatric Association 2013).

[상자 10.1] 일반적으로 사용되는 강화학습 모델

기계학습 문헌에 나오는 두 가지 표준 계산 모델 Q 학습(Q learning)[QL]과 행동자 비평가 모델(actor-critic mode)l(Barto 1995; Sutton and Barto 1998; Watkins 1989)은 동물, 건강한 사람, 뚜렛증후군[TS] 및 기타 여러 장애를 가진 환자의 강화학습(reinforcement learning)[RL]을 포착는 데 일반적으로 사용되어 상당한 성공을 거두었다(Frank et al. 2007; Maia 2009; Roesch, Calu, and Schoenbaum 2007; Worbe et al. 2011 참고). 여기서는 두 가지 이유로 이러한 모델을 간략하게 검토한다. 첫째, 이러한 모델을 이해하는 것은 TS에서 설명한 모델 파라미터의 변화를 이해하는 데 필요하다(10.2.1 참고). 둘째, 행동자 비평가 모델은 TS의 여러 측면을 통합적이고 기계적으로 설명하는 데 정교한 모델의 근간을 제공한다(10.3 참고).

QL과 행동자 비평가 모델 모두 '모델 없는 RL'을 실행한다. 이는 계산 모델에서 오해의 소지가 있는 표현이지만, 이러한 모델이 세계의 우연성 모델을 명시적으로 학습하지 않는다는 사실을 반영한 것이다. 대신 **예측 오차**(일반적으로 δ로 표시)를 사용해 손다이크학파(Thorndikian) 자극 반응 연합에 해당하는 것을 직접 학습한다. RL에서는 자극보다 **상태**에 관해 이야기하는 것이 일반적이다. 상태는 자극, 상황, 맥락(외부 및 내부)을 포함하기 때문에 더 일반적이다. 또한 심리학에서는 '반응'을 '행동'과 구별할 수 있지만(Dickinson 1985), RL에는 일반적으로 그러한 구분이 없기 때문에 자극 반응 연합의 맥락에서 정확한 심리학 용어인 반응을 **행동**이라고도 한다(Dickinson 1985). 따라서 RL에서 학습 자극 반응 연합은 상태와 행동을 연결하는 학습 가중치인 $w_t(s,a)$에 해당한다. 여기서 첨자 t는 이러한 가중치가 학습이나 시간에 따라 달라질 수 있음을 의미한다. QL과 행동자 비평가 모델은 약간 다른 방식으로 이러한 가중치를 학습한다. 그러나 두 경우 모두 이러한 가중치는 행동 확률로 변환될 수 있다. $P_t(a_i|s_t)$는 t 시점에 상태 s_t에서 행동 a_i를 선택할 확률을 나타낸다. 가중치를 확률로 변환하는 일반적인 공식은 소프트맥스(softmax)다(Sutton and Barto 1998).

$$P_t(a_i|s_t) = \frac{e^{\beta w_t(s_t,a_i)}}{\sum_{a_j} e^{\beta w_t(s_t,a_j)}}, \qquad \text{〈수식 10.1〉}$$

여기서 β는 역온도(inverse temperature) 또는 이득($\beta \geq 0$)이다. 이 방정식은 가중치가 더 큰 행동이 더 자주 선택되는 경향이 있으며, 그 정도는 β에 의해 제어되므로 탐험(가중치에 관계없이 임의의 행동을 시도하는 것) 대 활용(항상 학습된 가중치가 가장 큰 행동을 선택하는 것)의 정도를 제어한다(Daw 2011; Sutton and Barto 1998).

QL과 행동자 비평가 모델은 모두 미래 강화의 기대 총합을 최대화하려는 방식으로 가중치 $w_t(s,a)$를 학습한다.

$$E\left[\sum_{\tau=t}^{\infty}\gamma^{\tau-t}r_{\tau}\right], \quad \langle 수식\ 10.2\rangle$$

여기서 t는 현재 시간을 나타내고, r_τ은 시간 τ에서의 강화를 나타낸다. 이 미래 강화의 기대 총합을 공식적으로 가치(value)라고 부른다. 공식적으로 가치는 미래의 모든 강화를 고려하기 때문에 이 합에는 무한한 항이 존재한다. 따라서 합이 수렴되게 하려면 일반적으로 미래 강화를 할인하는 할인율 $\gamma(0<\gamma<1)$가 필요하다.

가중치의 구체적인 의미와 QL 및 행동자 비평가 모델에서 가중치의 학습을 지원하는 기전에 관해 살펴본다.

a) 표준 QL 모델

QL에서 가중치 $w_t(s,a)$는 상태 s에서 행동 a를 실행할 때의 가치, 즉 상태 s에서 행동 a를 실행해 얻을 수 있는 미래 강화의 기대 총합에 대한 t 시점의 추정치에 해당한다. 이러한 상태 행동 값을 일반적으로 Q 값이라고 하며, $Q(s,a)$로 표현한다(Maia 2009; Sutton and Barto 1998; Watkins 1989). Q 값은 ① 획득한 강화와 다음 상태의 최적 행동에 대한 할인된 추정 상태 행동 가치의 합, ② 행동 실행 전에 추정된 상태 행동 가치의 차이로 구성된 예측 오차(δs)를 사용해 학습된다(Maia 2009; Watkins 1989).

$$Q_{t+1}(s_t,a_t)=Q_t(s_t,a_t)+\alpha\delta_t,$$
$$\delta_t=r_t+\gamma\max_{a_i}Q_t(s_{t+1},a_i)-Q_t(s_t,a_t), \quad \langle 수식\ 10.3\rangle$$

여기서 s_t와 a_t는 각각 t 시점에서 실행된 상태와 행동이며, α는 학습률$(0\le\alpha\le1)$, r_t는 t 시점에 얻은 강화, γ는 미래 할인율, $\max_{a_i}Q_t(s_{t+1},a_i)$항은 후속 상태에서 최상의 행동을 실행할 것으로 추정되는 상태 행동 가치를 나타낸다(Maia 2009; Sutton and Barto 1998; Watkins 1989).

b) 표준 행동자 비평가 모델

이 모델에서는 상태 행동 가치를 추정하는 대신, 상태 s에서 시작하는 미래 강화의 기대 합계에 해당하는 상태 가치 $V(s)$를 추정한다(본질적으로 해당 상태에서 실행할 수 있는 모든 행동을 주변화함). 상태 가치는 행동자 **비평가**의 비평가 구성요소에 저장되고 학습된다. QL에서와 같이 상태 가치도 예측 오차(δs)를 사용해 학습되지만 ① 획득한 강화와 다음 상태의 할인된 추정 가치 합, ② 상태의 이전 가치 사이의 차이에 해당한다(Barto 1995; Maia 2009; Sutton and Barto 1998).

$$V_{t+1}(s_t) = V_t(s_t) + \alpha_C \delta_t,$$

$$\delta_t = r_t + \gamma V_t(s_{t+1}) - V_t(s_t), \quad \langle 수식\ 10.4 \rangle$$

여기서 α_C는 비평가 학습률이다.

따라서 행동자 비평가 모델에서 가중치 $w_t(s,a)$는 상태 행동 가치과 직접적으로 일치하지 않는다. 그 대신 일반적으로 선호도(preferences)로 불리며 **행동자** 구성요소에 저장되고 학습되는 가중치 $p_t(s,a)$는 비평가 구성요소에서 계산된 예측 오차를 사용해 학습된다(Barto 1995; Maia 2009; Sutton and Barto 1998).

$$p_{t+1}(s_t, a_t) = p_t(s_t, a_t) + \alpha_A \delta_t \quad \langle 수식\ 10.5 \rangle$$

여기서 α_A는 행동자 학습률이다. 시간이 지나면 상태 가치에 수렴해야 하는 상태 가치와 달리, 선호도는 제한되지 않는다.

c) 예측 오차 단순화

계산, 소위 **밴디트 과제(bandit task)**에서 현재 상태(s_t)에서의 행동 집행은 후속 상태($s_{t+1}, s_{t+2}, \ldots$)로의 전이에 영향을 미치지 않는다(Sutton and Barto 1998). 이러한 경우, 예측 오차에 대한 방정식 계산은 다음과 같이 Q 학습 모델에서 단순화할 수 있다.

$$\delta_t = r_t - Q_t(s_t, a_t) \quad \langle 수식\ 10.6 \rangle$$

또는 행동자 비평가 모델에서 단순화할 수 있다.

$$\delta_t = r_t - V_t(s_t) \quad \langle 수식\ 10.7 \rangle$$

간단하게 설명하기 위해 이 장에서는 달리 명시된 경우를 제외하고는 일반적으로 이처럼 단순화된 방정식을 채택한다.

d) 생물학적으로 좀 더 실제적인 QL 및 행동자 비평가 모델 확장

양의 예측 오차와 음의 예측 오차는 도파민 뉴런에 의해 각각 신호가 다르게 전달된다. 양의 예측 오차는 도파민 뉴런의 폭발적인 발화를 통해 신호가 전달되고, 음의 예측 오차는 도파민 뉴런의 발화가 일시 중지되는 시간을 통해 신호가 전달된다(Maia 2009; Maia and Frank 2011). 따라서 특정 도파민 장애는 양의 예측 오차와 음의 예측 오차의 신호에 다르게 영향을 미칠 수 있으므로, 이러한 효과를 포착하기 위한 모델은 양의 예측 오차와 음의 예측 오차를 계산적으로 구별해야 한다. 또한 강화의 내부 표현에서 개인 간 또는 집단 간 차이를 평가하는 것이 흥미로울 때가 있다(예를 들어, 1달러 보상은 각 참가자에게 매우 다른 영향을 미칠 수 있음). 이러한 확장은 다음과 같은 일반화된 방정식으로 나타낼 수 있다.

$$Q_{t+1}(s_t,a_t)=Q_t(s_t,a_t)+\alpha(\delta_t)\delta_t,$$
$$\delta_t=f(r_t)-Q_t(s_t,a_t),$$
$$\alpha(\delta_t)=\begin{cases}\alpha^+, \text{ if } \delta_t\geq 0\\ \alpha^-, \text{ otherwise}\end{cases}' \quad \langle\text{수식 } 10.8\rangle$$

여기서 α^+와 α^-는 각각 양의 학습률과 음의 학습률로, 각각 양의 예측 오차와 음의 예측 오차에 따른 학습을 포착하며(Frank et al. 2007), $f(r_t)$는 t 시점에 얻은 강화의 내부 가치를 나타낸다. 무시할 수 없는 유일한 강화가 긍정적인 보상인 과제에서는 $f(r_t)$를 다음과 같이 단순화할 수 있다.

$$f(r_t)=\begin{cases}R^+, & \text{if } r_t=r\\ 0, & \text{otherwise}\end{cases} \quad \langle\text{수식 } 10.9\rangle$$

이 특별한 경우를 언급하는 이유는 후자의 방정식이 TS에서 RL을 평가한 두 연구에 사용되었기 때문이다(Palminteri et al. 2011; Worbe et al. 2011). 따라서 10.2.1에서 R^+을 구체적으로 언급한다. 행동자 학습률을 두 가지 예측 오차 의존 학습률로 풀거나 강화의 내부 가치를 포착하는 것은 행동자 비평가 모델에서도 유사하게 실행할 수 있다.

양의 예측 오차와 음의 예측 오차 사이의 차등 학습을 포착하기 위해 두 가지 학습률을 사용하는 것은 모델을 생물학적으로 더 실제적이 되게 만드는 단계이지만, 충분하지 않을 가능성이 크다. 직접(Go) 및 간접(NoGo) 운동(연합)의 CBGTC 경로는 각각 운동(인지) 활동 촉진과 억제를 매개한다([그림 10.1] 참고; Collins and Frank

2014; Maia and Frank 2011, 2017). 도파민의 단계적 증가와 단계적 감소(각각 양 또는 음의 δs 신호 참고)는 각각 반대 방향으로 Go 또는 NoGo 운동 CBGTC 경로에 동시에 영향을 미칠 수 있으며, 반드시 같은 크기로 영향을 미치지는 않을 수 있다. 따라서 CBGTC 루프를 통해 RL을 적절하게 모델링하려면 행동자 비평가 학습률 또는 이와 유사한 프레임워크의 학습률 외에 최소 네 개의 학습률이 필요하다(10.3.2 참고; Maia and Conceição 2017).

마찬가지로 비평가 학습률을 예측 오차에 따른 두 가지 학습률로 풀이하거나, 예측 오차의 부호 및 영향을 받는 경로(Go 또는 NoGo)에 따라 달라지는 네 개의 학습률로 풀이할 수도 있다(Go 또는 NoGo). 그러나 이러한 풀이는 비평가가 종종 배쪽(변연계) 선조체와 연합되는 경우가 많고(Maia 2009; O'Doherty et al. 2004; Rothenhoefer et al. 2017) 변연계 간접 경로는 운동 및 연합적 간접 경로와 상당한 해부학적 및 신경화학적 차이를 보이기 때문에 해석하기가 까다로울 수 있다(Soares-Cunha et al. 2016). 따라서 이 장에서는 α_C 풀이는 다루지 않는다.

행동 선택과 관련해 소프트맥스에 대한 대안이 있으며, 그중 일부는 행동 선택과 관련된 과정을 더 잘 직교화한다(Guitart-Masip et al. 2012 참고). 그러나 여기서 소프트맥스에만 초점을 두는 이유는 소프트맥스가 문헌에서 널리 사용되고 있고, 한 개의 이득이 아닌 두 개의 역온도(또는 이득)를 사용하도록 확장하는 것이 Go 경로와 NoGo 경로를 통해 학습된 행동의 양 또는 음의 가치를 표현하는 도파민의 차별적 효과를 모델링하는 데 사용되었기 때문이다(Collins and Frank 2014; Maia and Conceição 2017; Maia and Frank 2017). 행위 선택 시 선조체 도파민은 학습된 행동의 양의 가치 발현을 촉진하는 동시에 학습된 행동의 음의 가치 발현을 억제함으로써 각각 Go 경로(β_G)의 이득을 증가시키고 NoGo 경로(β_N)의 이득을 억제한다(10.3.2 및 [그림 10.1] 참고; Collins and Frank 2014; Maia and Conceição 2017; Maia and Frank 2017). 선택한 행동 선택 방정식과 관계없이, 행동 선택 과정에서 몇 가지 다른 과정도 고려할 수 있다(Daw 2011, Guitart-Masip et al. 2012 참고).

앞서 파라미터가 많은 모델이 생물학적으로 더 실제적일 수 있다는 점을 강조했지만, 모델의 파라미터 수를 늘리면 모델 식별에 문제가 생길 수 있다. 특히 RL에서처럼 파라미터가 직교하지 않을 때는 더더욱 그렇다. 따라서 파라미터 수가 많은 모델의 파라미터를 식별할 수 있도록 작업 설계에 각별한 주의를 기울이거나 더 간단한 모델을 사용해야 한다. 그럼에도 불구하고 최소 네 가지 학습률과 최소 두 가지 역온도를 사용하는 생리학적 근거(Maia and Conceição 2017)는 더 단순한 모델이 생리학적 특성을 잘 포착하는 것처럼 보이더라도 그 결과를 신중하게 해석해야 한다는 것을 의미한다. 예를 들어, 특정 병리 또는 약물로 인해 장기적인 Go 경로의 침체로 장애가 발생한다고 가정해 보자(일반적으로 음의 예측 오차에 따라 발생; Maia and Conceição 2017). 학습률이 α^+와 α^-만 있는 모델에서 이러한 효과는 감소된 α^-에 의해 포착될 가능성이 크다. 순진하게도 α^-가 NoGo 경로하고만 연관된다고 가정하면, 이는 NoGo 경로와 관계된 비정상을 제안하는 것으로 해석할 수 있지만, 이 특정 사례에서는 정확하지 않을 수 있다.

e) QL과 행동자 비평가 모델의 차이점

QL과 행동자 비평가 모델 간의 차이는 미묘해 보이지만, 여기에는 중요한 함의가 있다. 실제로 QL과 행동자 비평가 모델은 경우에 따라 동일한 상황에서 동일한 행동에 대해 서로 다른 징후를 가진 예측 오차를 체계적으로 초래할 수 있다. 이는 행동자 비평가 모델만이 예측 오차를 계산할 때 상태 가치를 통해 주어진 상태의 모든 행동에 대한 과거 결과를 고려하기 때문이다. 이러한 차이는 양 또는 음의 예측 오차가 도파민 뉴런에 의해 다르게 코딩되기 때문에 TS를 비롯한 실제 정신과적 장애에서 더 일반적으로 도파민의 역할을 고려할 때 매우 관계가 있다.

이러한 차이를 보여 주는 한 가지 사례는 능동적 회피학습의 경우다. 능동적 회피학습에서 동물은 다른 방법으로 발생할 수 있는 혐오스러운 결과를 피하는 반응을 실행하는 법을 배워야 한다. 행동자 비평가 틀에서 혐오적인 결과에 대한 기대는 음의 가치 $V(s)<0$을 이끌어낸다. 동물이 회피 반응을 실행할 때, 관찰된 결과는 음이지만 예측된 결과는 음수이기 때문에 회피 반응을 성공적으로 회피하면 양의 예측 오차가 발생하고 [$V(s)<0$이기 때문에 $\delta=0-V(s)>0$], 이 양의 예측 오차가 회피 반응을 강화한다(Maia 2010). 그러나, QL에서 예측 오차는 0이다. 회피 반응 자체가 부정적인 결과와 연관된 적이 없기 때문에 상태 행동 가치가 0이다[즉, a가 회피 반응일 때 $Q(s,a)=0$]. 그래서 예측 오차 또한 0이다[$Q(s,a)=0$이므로 $\delta=0-Q(s,a)=0$]. 따라서 이 귀무 예측 오차는 반응을 강화할 수 없다. 그러므로 반응을 학습하려면 참가자는 회피 반응을 제외한 모든 가능한 행동을 포함해 잠재적으로 무한한 수의 후보 행동을 실행해야 하며, 이러한 모든 행동을 실행하면 음의 결과가 나온다는 것을 학습해야 한다. 모든 다른 행동이 음의 Q 값을 가진 후에야 Q 값이 0인 회피 반응을 다른 행동보다 선호하게 된다(〈수식 10.1〉 참고). 매우 제한된 실험실 상황에서는 후보 행동이 상당히 제한적일 수 있지만, 특별히 가능한 행동(예, 누를 수 있는 두 개의 버튼)을 지시받을 수 있는 사람을 대상으로 하는 실험에서는 이러한 학습 과정이 실제 세계로 일반화되지 않는다.

이러한 추론은 행동자와 비평가의 중복되지 않는 구현이 확인되었다는 사실과 함께(Maia 2009; O'Doherty et al. 2004), 행동자 비평가 모델이 동물과 인간의 실제적인 생물학적 구현을 QL 모델보다 더 잘 포착하는 것을 시사하는 듯 보인다. 그러나 동물의 일부 전기 생리학적 데이터는 실제로 후자를 선호하는 만큼 행동자 비평가 모델의 우월성에 대해서는 여전히 논쟁의 여지가 있다(Roesch, Calu, and Schoenbaum 2007).

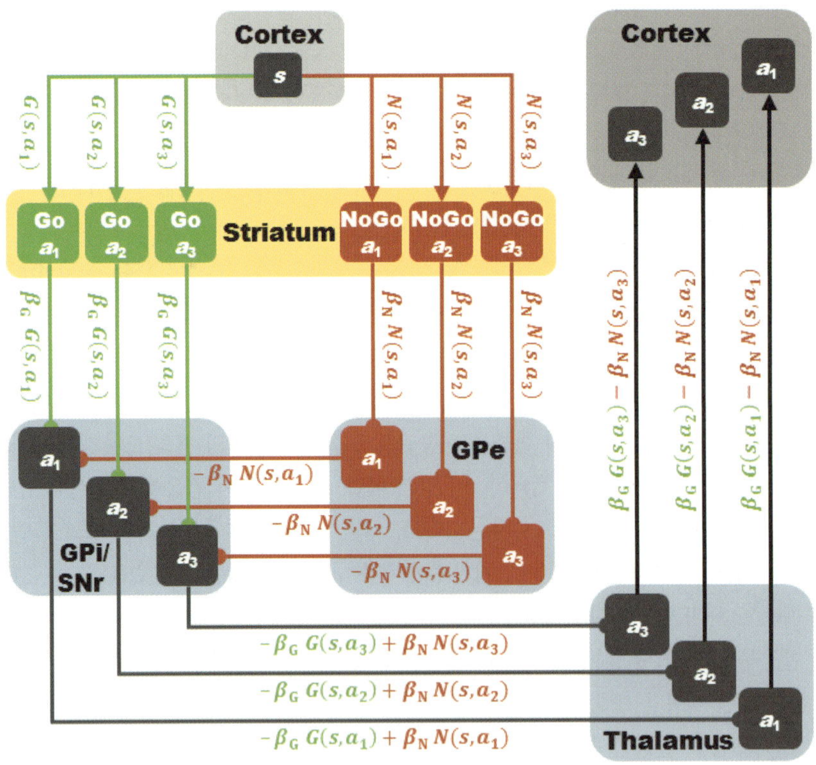

[그림 10.1] 행동 학습 및 선택에서 직접(Go) 또는 간접(NoGo) 운동 경로의 계산 역할

상황 또는 상태 s는 외부 세계(지각), 내부 수용, 동기 및 감정적 상태 등의 표현을 포함하는 잠재적으로 풍부한 다차원적 표현으로, 광범위한 피질(일부 피질하) 영역에서 잠재적으로 표현된다. 이는 많은 영역이 선조체로 투사하는 이유를 설명한다(Choi, Yeo, and Buckner 2012; Postuma and Dagher 2006). 그림은 세 가지 가능한 행동(a_1, a_2, and a_3)을 나타내며, 행동의 특이성을 갖기 위해 각 해부학적 영역에서 분리되어 표현된다. 선조체에는 두 개의 뉴런 집단이 있다. 각각 녹색과 빨간색으로 표시된 D1-표현(Go) 및 D2-표현(NoGo) 중간 크기 가시 뉴런(medium spiny neurons)[MSNs]이다. 이 집단에는 각각 세 가지 행동 표현이 포함되어 있다. 상태 *s*와 각 행동 사이의 학습된 연합을 나타내는 Go(G) 및 NoGo(N) 가치는 각각 Go 및 NoGo MSNs에 대한 피질선조체 시냅스로 표현된다. Go 및 NoGo MSNs(각각 β_G, β_N)의 이득은 선조체 도파민 수치에 의해 조절된다. 따라서 Go 및 NoGo MSNs의 활성화와 그에 따른 출력은 각각 $\beta_G G(s,a_i)$와 $\beta_N N(s,a_i)$로 제공된다. 수학적으로 억제성 투사(원으로 표현되는 GABA 투사)는 사례에서와 같이 표적 구조에 고유한 활동이 있는 경우 정보의 신호를 뒤집는다. 따라서 기저핵의 해부학적 구조는 시상에서 Go와 NoGo 활동의 차이인 $\beta_G G(s,a_i)-\beta_N N(s,a_i)$를 표현하는 데 매우 적합하다. 후자는 이 차이에 비례해 피질에서 행동을 선택하는 데 도움이 된다. 직접 및 간접 경로와 관련된 내부 변수, 구조 및 투사는 각각 녹색과 빨간색으로 코딩되어 있다. 글루타메이트성(흥분성) 투사는 화살촉으로 표현된다. GPe: external segments of the globus pallidus(창백구의 외부 분절), GPi: internal segments of the globus pallidus(창백구의 내부 분절), SNr: substntia nigra pars reticularia(흑색질 그물부).

* 출처: Biological Psychiatry, 82(6), Maia, T. V., and Conceição, V. A., phasic and tonic dompamine in tic learning and expression, pp. 332–344, 2017.

[상자 10.2] 강직성 및 위상성 도파민

이 장에서는 **강직성(tonic)** 도파민과 **위상성(phasic)** 도파민, 그리고 행동 선택과 학습에 대한 강직성 및 위상성 선조체 도파민의 특정 기여의 차이점에 관해 자주 언급한다. 여기에서는 강직성 도파민과 위상성 도파민의 차이점을 간략하게 설명한다. 도파민 뉴런은 자발적인 저주파 단일 스파이크 방식 또는 고주파 버스트 방식의 두 가지 방식으로 발화할 수 있기 때문에 이러한 구분이 생긴다(Grace and Bunney 1984b; 1984a).

자발적으로 활동하는 뉴런은 느린 심장 박동기와 같은 탈분극 전류와 이어지는 후과분극이 번갈아 가며 약 5Hz의 기준 주파수에서 발화한다(Grace and Bunney 1984b; Sulzer, Cragg, and Rice 2016; Wightman and Robinson 2002). 이러한 발화는 도파민의 합성, 방출, 재흡수 및 분해의 기전과 함께 비교적 안정적이고 공간적으로 균일한 강직성 도파민 수치를 정의한다(Venton et al. 2003; Sulzer, Cragg, and Rice 2016). 선조체에서 강직성 도파민 수치 범위는 10~30nM다(Sulzer, Cragg, and Rice 2016).

도파민 뉴런은 해당 뉴런에 흥분성 자극이 들어오면 강직성으로 활성화된 버스트 발화를 일으킬 수 있다(Grace and Bunney 1984b; Lodge and Grace 2011). 버스트는 30Hz를 초과하는 고주파수에서 소수의 활동 전위(일반적으로 최대 10개)에 해당하며(Grace and Bunney 1984a; Wightman and Robinson 2002), 따라서 버스트 발화는 도파민 방출에서 갑작스럽고 공간적으로 이질적이며 엄청난 증가를 유발할 수 있다(Grace and Bunney 1984a; Sulzer, Cragg, and Rice 2016; Venton et al. 2003). 이러한 큰 증가를 위상성 증가라고 부른다. 이는 일반적으로 마이크로몰 범위에서 발생하며, 종종(da Silva et al. 2018; Matsumoto and Hikosaka 2009; Wenzel et al. 2015) 양의 예측 오차 부호를 나타낸다(Maia 2009; Schultz 2016). 도파민의 이러한 위상성 증가 외에 위상성 감소도 있다. 이는 음의 예측 오차가 발생할 때와 같이 도파민 뉴런이 일시적으로 발화를 중지할 때 발생한다(Maia 2009).

10.1.3 치료

TS는 약리학적으로 치료하거나(Ganos, Martino, and Pringsheim 2017; Mogwitz et al. 2018; ESSTS Guidelines et al. 2011a) 행위적으로 치료할 수 있다(Fründt, Woods, and Ganos 2017; Robertson et al. 2017; ESSTS Guidelines et al. 2011b). TS에서 도파민 과신경 지배의 가능성에 따라(Buse et al. 2013; Hienert et al. 2018; Maia and Conceição 2018) TS 환자는 일반적으로 효능이 더 큰 항정신병제(도파민 D2 길항제; Ganos, Martino, and Pringsheim 2017; ESSTS Guidelines et al. 2011a) 또는 부작용이 적고 도파민 전달을 감소시키는 α_2 작용제(Maia and Conceição 2018)를 처방받는다(Ganos, Martino, and Pringsheim 2017). 작용 기전이 다른 항정신병약인 아리피프라졸aripiprazole(Casey and Canal 2017; Mailman and Murthy 2010)은 특히 TS에 효과적일 수 있다(Mogwitz et al. 2018). 실제로 선조체에서 아리피프라졸은 내인성 도파민의 효과를 부분적으로 차단할 수 있는 시냅스 후 D2 수용체 및 작용제 효과와 유사한 시냅스 전 D2 수용체에 모두 유리한 작용을 결합해 도파민 방출을 줄인다(Maia and

Conceição 2018).

행동학적으로 효과가 입증된 치료법으로 습관역전치료habit reversal therapy[HRT]와 노출 및 반응 방지exposure with response prevention[ExRP]가 있으며, 두 치료법 모두 TS의 일차 치료법으로 권장된다(Fründt, Woods, and Ganos 2017). HRT는 틱 실행에 앞서 전조 충동 및 초기 운동을 탐지한 후 대항근을 사용해 틱과 경쟁하는 반응을 실행함으로써 틱을 억제하도록 환자를 훈련한다(McGuire et al. 2014; Rizzo et al. 2018; ESSTS Guidelines et al. 2011b). ExRP에서 환자는 틱 전조 충동에 집중하는 동안 모든 틱을 억제해 틱 전조 충동 습관화를 촉진하도록 권장되며, 또한 틱을 억제하고 전조 충동에 집중하도록 권장되는 동안 틱을 일으키는 상황(실제 또는 상상)에 종종 노출된다(Fründt, Woods, and Ganos 2017; Rizzo et al. 2018; ESSTS Guidelines et al. 2011b). 임상적으로 HRT와 ExRP의 프로토콜은 다르지만, 작용 기전은 유사하거나 같을 수 있다(van de Griendt et al. 2013). 실제로 전조 충동 습관화는 HRT의 핵심 구성요소이며(McGuire et al. 2014), 두 치료법 모두 틱 억제를 포함한다(HRT에서는 경쟁적 반응을 통해, ExRP에서는 환자 자신의 전략을 통해). HRT와 ExRP는 모두 광범위한 행위 중재 내에서도 실행될 수 있다(Fründt, Woods, and Ganos 2017). 예를 들어 HRT는 틱에 대한 포괄적인 행위 중재의 주요 구성요소이며(comprehensive behavioral intervention for tics, CBIT; Fründt, Woods, and Ganos 2017; McGuire et al. 2014), 현재 TS의 일차 치료로 권장되고 있다(Fründt, Woods, and Ganos 2017). HRT와 ExRP는 약물 부작용을 피할 수 있다는 장점이 있지만, 적어도 가장 심하게 영향을 받는 환자에게는 약물치료 또는 행동치료와 약물치료의 조합이 필요할 수 있다(Ganos et al. 2017).

일부 환자는 모든 약리학적 및 행위적 치료에 내성이 있다(Kious, Jimenez-Shahed, and Shprecher, 2016). 이러한 경우, 매우 심각하게 영향을 받는 환자는 심층 뇌 자극(Akbarian-Tefaghi, Zrinzo, and Foltynie 2016; Baldermann et al. 2016; Hashemiyoon, Kun, and Visser-Vandewall 2017) 또는 정신 수술(Hashemiyoon, Kun, and Visser-Vandewall 2017)과 같은 침습적 치료가 정당화될 수 있다. 이러한 치료에 가장 적합한 표적은 아직 연구 중이지만 일반적으로 CBGTC 루프의 노드nodes[76] 또는 신경섬

유와 관련이 있다(Akbarian-Tefaghi, Zrinzo, and Foltynie 2016; Baldermann et al. 2016; Hashemiyoon, Kun, and Visser-Vandewall 2017). 그러나 이러한 침습적 치료조차도 때때로 중간 정도의 성공률에 그칠 수 있다(Akbarian-Tefaghi, Zrinzo, and Foltynie 2016; Baldermann et al. 2016; Hashemiyoon, Kun, and Visser-Vandewalle 2017).

10.1.4 계산 정신의학의 기여

상당한 진전에도 불구하고, TS의 원인과 병태생리학 그리고 무엇보다 중요한 적절한 치료법에 관한 근본적인 의문이 여전히 남아 있다(Hashemiyoon, Kuhn, and Visser-Vandewalle 2017; Robertson et al. 2017; Thenganatt and Jankovic 2016). TS와 치료에 관한 보다 상세하고 통합적인 기계론적 이해와 실용적이고 임상적으로 관련성이 높은 예측 도구가 절실히 필요하다. 이 두 가지 요구는 각각 이론과 데이터 주도 계산 정신의학이라는 계산 정신의학의 두 가지 주요 분야와 밀접하게 연관되어 있다(Huys et al. 2016b; Maia 2015). 또한 이 두 가지 요구를 결합해 충족시킬 가능성은 계산 정신의학에 대한 두 가지 접근 방식을 결합할 가능성과 관련이 있다(Huys et al. 2016b; Maia 2015).

이 장의 나머지 부분에서 설명하는 바와 같이, TS에 관한 계산 정신의학 연구는 이미 이러한 요구를 해결하기 시작했다. 이러한 노력은 아직 초기 단계에 있으며 아직 해야 할 일이 많이 남아 있지만, 이론 주도 계산 정신의학은 이미 TS의 여러 측면에 대해 수학적으로 엄격한 이론을 산출했으며(10.3 참고) 데이터 주도 계산 정신의학은 자동화된 TS 진단을 위한 개념 증거를 산출하기 시작했다(10.2.3 참고). 그리고 이러한 접근의 조합을 통해 TS를 뒷받침할 수 있는 신경인지 장애를 계산적으로 특성화하기 시작했다(10.2.1 참고).

10.2 과거와 현재의 계산 접근

도파민 체계 장애(10.3 참고) 및 운동 루프(10.1.2 참고)의 교란이 TS에 미치는 영향과 일관되게, 여러 연구에서 TS에서 RL 및 습관 학습의 변화가 보고되었다. 또한 데이터 주도 접근 방식을 사용해 TS 환자를 자동으로 분류한 연구에서도 TS에 운동 루프가 관여한다는 추가적인 증거가 제시되었다. 이 섹션에서는 이 세 가지(RL, 습관 학습, TS의 자동 분류) 연구 결과를 검토한다. 그런 다음 TS에 도파민 과신경이 관여한다는 가설 아래 이러한 모든 연구 결과가 어떻게 조화될 수 있는지 다음 섹션에서 보여 줄 것이다.

10.2.1 강화학습

약물치료를 받지 않는 TS 환자는 보상을 통한 학습이 증가한 것으로 보인다. 잠재의식 과제에서 보상을 통해 학습했지만 처벌을 통해서는 학습하지 않았으며(Palmineri et al. 2009), 운동 기술 학습 과제에서 대조군에 비해 내부 보상 가치(R^+; [상자 10.1] 참고)가 증가했다(Palmineri et al. 2011). 두 건의 연구에서는 보상을 통한 학습에서 약물치료를 받지 않은 환자와 대조군 사이에 유의미한 차이에서 발견하지 못했는데(Salvador et al. 2017; Worbe et al. 2011), 특히 R^+에서 그랬다(Worbe et al. 2011). 그러나 두 연구에서 모두 환자 집단의 남성 비율이 대조군보다 훨씬 더 높았다. 환자 집단 대 대조군에서 남성과 여성의 비율은 한 연구에서는 각각 2.16 대 1.17(Worbe et al. 2011), 다른 연구에서는 각각 3.25 대 1.22였다(Salvador et al. 2017).[1] 이 연구에서 대조군에 속한 여성의 비율이 증가한 것은 여성이 남성보다 보상으로부터 더 잘 학습한다는 점에서 환자의 학습 증가를 가렸을 수 있다(Evans and Hampson 2015). 이는 남성에 비해 여성의 더 높은 선조체 전시냅스presynaptic 도파민 합성 능력(Laakso et al. 2002) 및 도파민 수용체 결합에 의해 평가되는 더 높은 선조체 도파민 신경 분포와 일치하는 결과로 보인다(Wong et al. 2012). 또한 약물을 복용하지 않은 환자와 대조군 사이에 R^+의 차이를 발견하지 못한 연구(Worbe et al. 2011)는 모델 식별 가능성 쟁점에 문제가 있었다(Maia and Conceição 2017). 이에 관해서는 아래에서 간략하게 논의한다(10.2.2 참고). 세 번째 연구에서는 ADHD 동반 질환으로 인한 차이를 제외하고는 치료를 받지 않은 TS 환자와 대조군 사이에 보상학습으로 인한 차이를 발견하지 못했다(Shephard, Jackson, and Groom 2016). 그러나 이 연구에서는 단순한 결정론적 과제를 사용했으며, 과제 전반에 걸쳐 모든 참가자의 정확도가 매우 높았다. 따라서 이 과제는 명시적인 규칙 기반 학습을 사용했을 가능성이 크며, 이는 약물치료를 받지 않은 TS 환자에게는 크게 영향을 미치지 않았을 수 있다(Maia and Conceição 2017).

아리피프라졸 이외의 항정신병 약물을 복용하는 TS 환자는 보상으로부터 학습하는 데 장애가 있는 것으로 일관성 있게 보고되고 있다. 즉, 그들은 잠재의식 과제에서 처벌은 학습하지만 보상은 학습하지 못했고(Palminteri et al. 2009), 두 연구에서 대조군과 비교해 R^+가 감소했다(Palminteri et al. 2011; Worbe 2011). 이러한 결과는 항정신병 약물이 건강한 사람과 다른 장애가 있는 환자 그리고 동물의 보상 학습을 감소시키는 만큼 약물 때문에 나타난 결과일 가능성이 크다(Maia and Conceição 2017; Maia and Frank 2017). 아리피프라졸을 복용하는 환자는 다른 항정신병 약물을 복용하는 환자와 달리 보상에 의한 단순 학습을 보존하는 것으로 보인다(Salvador et al. 2017; Worbe 2011). 아리피프라졸의 작용 기전은 다른 항정신병 약물의 기전과 다르며(Casey and Canal 2017; Maia and Conceição 2018), 이러한 효과의 차이를 설명할 수 있는 '기능적 선택성'이 아리피프라졸의 특징이다(Mailman and Murthy 2010). 아리피프라졸은 용량에 따라 더 복잡한 형태의 학습을, 즉 사실과 반대되는 학습을 손상시키지만, 이는 실행 기능에 해로운 영향을 미치기 때문일 수 있다(Salvador et al. 2017). 반사실적 학습은 실제로 취하지는 않았지만 취할 수 있었던 행동의 결과를 통해 학습하는 것으로, 더 복잡한 추론과 실행 기능이 필요하다.

10.2.2 습관

앞서 언급한 바와 같이 운동 루프는 습관과 틱 모두와 관련이 있으며, 이는 '틱이 과장되고 부적응적이며 지속적인 운동 습관'임을 암시한다(Maia and Conceição 2017). 이러한 생각을 뒷받침하는 또 다른 연구 결과는 틱 장애가 있는 환자들이 목표 지향적 행위에 비해 습관에 지나치게 의존한다는 사실을 발견한 것이다(Delorme et al. 2016). 또한 같은 연구에서 ① 습관에 대한 과잉 의존과 틱의 중증도, ② 습관에 대한 과잉 의존과 운동 피질과 조가비핵putamen 사이의 구조적 연결성, ③ 틱의 중증도와 보조 운동 피질과 조가비핵 사이의 구조적 연결성(후자의 두 가지는 약물치료를 받지 않는 환자만 해당) 사이에 긍정적인 상관관계가 있음을 발견함으로써 습관, 틱, 운동 루프 내 구조적 연결성 증가 사이의 연관성을 입증했다. 다른 연구에서도 운동 루프 내의 구조적 연결성, TS 환자의 틱(환자는 대조군보다 운동 루프 내의 구조적 연결성이 증가; Worbe et al. 2015b), 건강한 대조군의 습관 학습 사이에 긍정적인 상관관계가 있는 것으로 나타났다(de Wit et al. 2012).

자극 반응 연합의 점진적 학습을 조사하기 위해 고안된 확률론적 분류 과제인 날씨 예측 과제(Kéri et al. 2002; Marsh et al. 2004)에서 TS 환자가 건강한 대조군보다 수행 능력이 떨어지는 것으로 밝혀진 두 건의 이전 연구(Knowlton, Squire, and Gluck 1994)가 있다. 또한 이러한 수행 능력 저하는 약물이나 동반 질환으로 인한 것이 아닌 것으로 나타났다. 이 논문들은 수행 장애를 습관 학습 장애를 나타내는 것으로 해석했지만, 두 연구 모두 행동을 습관으로 분류하는 데 필요한 것으로 간주되는 검사를 포함하지 않았으며(Yin and Knowlton 2006) 날씨 예측 과제 수행은 다른 인지 과정에 의존할 수 있으므로 특히 주의를 기울여야 한다(Price 2009). 또한 두 연구 모두 양의 예측 오차와 음의 예측 오차로 인한 학습을 분리하지 않았으므로([상자 10.1] 참고), 보고된 장애는 TS에서 양이 아닌 음의 예측 오차에서 오는 손상된 학습의 결과일 수 있다(10.3.2 참고).

10.2.3 데이터 주도 자동 진단

10.1.2에서 언급한 바와 같이, 체성 감각 및 운동 영역은 각각 전조 충동 및 틱과 밀접한 연관이 있다(Conceição et al. 2017; Cox et al. 2018; Worbe et al. 2015a). 이러한 연관성과 일관되게, 자기공명영상magnetic resonance imaging[MRI] 자료를 사용해 분류자를 구축하기 위해 데이터 주도 계산 정신의학 접근을 적용한 연구에 따르면 감각 운동 영역이 TS 환자를 건강한 대조군 또는 다른 신경정신질환 환자와 구분하는 데 핵심적인 역할을 한다.

세 가지 연구에서 MRI 데이터를 사용해 약물을 복용하지 않은 소아 TS 환자와 건강한 소아를 자동으로 구분했다. 세 연구는 같은 연구 기관에서 상당히 중복되는 표본과 동일한 기계학습 접근 방식인 교차 검증을 통한 서포트 벡터 머신support vector machine을 사용해 수행되었다. 연구마다 사용된 특정 MRI 방식이 달랐는데, 휴지기 상태 기능적 자기공명영상resting state functional MRI[rs-fMRI](Wen et al. 2018), 확산 자기공명영상diffusion MRI(Wen et al. 2017b), 구조 및 확산 MRI(Wen et al. 2017a) 모두에서 사용되었다. 이 중 한 연구에서는 TS가 있는 아동에게 동반 질환이 없었고(Wen et al. 2018), 다른 두 연구에서는 ADHD 이외의 동반 질환이 없었다(Wen et al. 2017a; Wen et al. 2017b). 세 연구 모두 85% 이상의 분류 정확도를 달성했으며, 모두 감각 운동 영역 또는 그 연결성을 TS 아동과 건강한 아동을 구별하는 주요 특징과 연관시켰다. 또한 억제 제어와 밀접한 관련이 있는 아래전두고랑inferior frontal gyrus과 같은 다른 영역(Aron, Robbins, and Poldrack 2014) 또는 그 연결성을 변별적 특징으로 암시했다.

두 가지 추가 연구에서 rs-fMRI 데이터를 사용해 TS 아동과 건강한 아동을 구별했지만, TS 아동 중 상당수가 약물을 복용한 샘플을 사용했다(Greene et al. 2016; Liao et al. 2017). 두 연구 모두 교차 검증을 통해 서포트 벡터 머신을 사용했다. 한 연구는 상호 반구 고유 기능 연결inter-hemispheric intrinsic functional connectivity을 사용했으며, 동반된 ADHD나 강박장애가 없는 남자아이만을 대상으로 했다. 이 연구는 성공적인 식별에 감각 운동 및 변연계 영역이 강하게 연관되어 있으며 90% 이상의 분류 정확도를 달성했다(Liao et al. 2017). 동반 질환이 있는 환자를 배제하지 않은 다른 연구에서는 성공적인 식별에 감각 운동 및 인지 제어 영역 내 또는 영역 사이의 연결성이 강하게 연관되어 있었지만(Greene et al. 2016), 다른 연구보다 분류 정확도(70% 이하)가 훨씬 낮았다.

최근 연구에서는 피질 및 피질하 형태학적 변이를 사용해 건강하거나 TS를 포함한 여러 신경정신과적 질환 중 하나로 진단받은 어린이 또는 성인을 분류했다(Bansal et al. 2012). TS 환자의 약물 복용 상태는 보고되지 않았다. 비교할 각 집단 쌍(또는 집합)에 대해 특정 집단 간에 유의미한 차이가 있는 판별 특징이 사전에 선택되었다. TS 아동과 건강한 아동의 경우 오른쪽 창백구globus pallidus와 해마hippocampus의 표면 형태가 판별 특징으로 선택되었고, TS 성인과 건강한 성인의 경우 오른쪽 해마 표면 형태만 판별 특징으로 선택되었다. 특징을 두 집단(예, 'TS 성인' 대 '건강한 성인')으로 분류했을 때는 분류 정확도가 현저히 높았지만, 세 집단(예, 'TS 성인' 대 '조현병이 있는 성인' 대 '건강한 성인')으로 분류했을 때는 정확도가 높지 않았다. 이 연구에서는 리브 원 아웃 교차검증leave-one-out cross validation과 다중 독립 반분 반복 분석multiple independent split-half replication analyses을 모두 사용했지만, 변별을 위한 특징의 사전 선택은 리브 원 아웃 교차검증과 반분 분석에서 검사를 위해 보류된 참가자를 포함해 전체 참가자의 표본을 변별에 사용한 것으로 보인다. 따라서 이로 인해 과잉 적합이 발생했을 수 있다.

요약하자면, 이 장의 주요 주제에 따라 자동화된 분류 연구는 TS 환자 분류에서 감각 운동 영역의 중요성을 강조하지만, 잠재적으로 관련성이 있는 다른 영역도 가리킨다. 그러나 응용 계산 정신의학의 목표라 할 수 있는 임상 적용이라는 측면에서(Huys et al. 2016b; Paulus et al. 2016) 이 연구에는 중요한 한계가 있다. 이 연구의 가장 근본적인 한계는 TS 환자와 건강한 대조군을 분류하는 데 거의 전적으로 초점을 맞춘 것이 실제 임상적 필요에 부응하지 못한다는 점이다. 임상의는 예후, 치료 결과 예측, 감별 진단 등 계산 정신의학의 도움을 받을 수 있는 많은 어려운 과제에 직면하지만(Huys et al. 2016b), 환자와 대조군을 구별하는 것은 일반적으로 주요 관심사가 아니다. 앞에서 검토한 모든 연구 중에서 서로 다른 장애를 구별하는 더 현실적인 문제를 해결하고자 시도한 연구는 단 하나뿐이며, 심지어 두 개 이상의 집단으로 분류하려고 시도한 연구도 있다(Bansal et al. 2012). 안타깝게도 앞서 언급한 바와 같이 이 연구는 과잉 적합으로 인해 어려움을 겪었을 수 있으며, 또한 특징 선택 과정에서 허용된 과잉 적합 가능성에도 불구하고 두 개 이상의 집단으로 분류하는 데 매우 제한적인 성공을 거둠으로써 이 과정에 내재된 어려움을 강조한다. 궁극적으로 자동 분류에 관심이 있는 더 많은 연구자가 실제 임상적 영향을 미칠 문제에 관심을 기울이기를 바란다(Huys et al. 2016b; Paulus et al. 2016).

10.3 사례 연구: 뚜렛증후군에 대한 이론 중심의 통합적 설명

CBGTC(Neuner, Schneider, and Shah 2013; Worbe et al. 2015a) 및 도파민(Buse et al. 2013) 교란은 오랫동안 TS와 관련이 있는 것으로 알려졌다. 그러나 분자 영상, 약리학, 구조 영상, 틱 관련 및 휴지기 상태 기능 영상, 실험적 행위 데이터 등 다양한 방법으로 얻은 TS의 여러 결과를 설명할 수 있는 일관되고 통합된 설명은 없었다. 과학의 기본 원리가 통합이라는 점을 고려해 우리는 이러한 여러 연구 결과를 통합적으로 설명하는 TS에 대한 기계적이고 통합적인 이론을 제안했다(Conceição et al. 2017; Maia and Conceição 2017, 2018). 첫째, TS의 도파민 시스템에 대한 모든 양전자 방출 단층 촬영positron emission tomography[PET] 및 단일광자 방출 컴퓨터 단층 촬영single-photon emission computed tomography[SPECT] 연구를 체계적으로 검토하고, 관련 사후 연구postmortem study와 TS에서 효능이 입증된 모든 약물의 작용 기전을 고려했다. 또한 TS가 도파민 과신경 지배를 포함한다는 가설, 즉 도파민 말단의 증가가 이러한 모든 결과에 대해 간단하고 통일된 설명을 제공한다는 것을 보여 주었다(Maia and Conceição 2018). 둘째, 행동 학습과 선택에서 위상성 및 강직성 도파민의 계산 역할에 관한 통찰력을(Collins and Frank 2014; Maia and Frank 2017) 사용해 도파민 과신경 지배로 인한 위상성 및 강직성 도파민의 증가가 틱 학습과 표현을 촉진하는 방법, 그리고 TS의 RL과 습관을 평가한 연구 결과를 설명할 수 있는 계산적 설명을 공식화했다. 또한 이러한 추정을 통해 이전에는 밝혀지지 않았던 TS 치료에서 항정신병 약물의 작용 시간 경과에 관한 상세한 관찰 결과를 설명할 수 있었다(Maia and Conceição 2017). 셋째, TS에서 해부학적 영상, 휴지기 상태 기능 영상, 틱 관련 기능 영상을 사용한 연구를 검토함으로써 이러한 데이터와 틱의 발생 및 전조 충동 그리고 중증도 사이의 관계에 초점을 두고(Conceição et al. 2017), 해당 정보를 사용해 틱 학습 및 실행에서 이러한 충동의 계산적 역할을 설명하기 위해 우리가 공식화한 이론을 확장했다(Maia and Conceição 2017). 다음에서 이러한 세 단계를 각각 검토한다(10.3.1~10.3.3 참고).

10.3.1 신경화학 및 약물학 데이터에 대한 간결한 설명으로서 도파민 과신경 지배

도파민 체계의 PET/SPECT 연구에 따르면 TS 환자는 도파민 수송체dopamine transporter[DAT] 결합, 암페타민에 의한 도파민 방출, 소포성 모노아민 수송체2vesicular monoamine transporter 2[VMAT2] 결합 및 F-DOPA 누적이 증가한다(Maia and Conceição 2018). 도파민 과신경 지배는 이러한 모든 결과를 초래할 것으로 예상된다([그림 10.2] 참고; Maia and Conceição 2018). TS의 도파민 체계에 대한 PET/SPECT 연구 결과의 전체 앙상블은 중요한 해석 문제를 제시하며, 앞에서 언급한 장애를 뒷받침하는 긍정적인 결과가 있는 연구만큼 무효 결과null finding[79]가 있는 연구도 많다. 그러나 무효 결과가 나타난 연구들을 주의 깊게 살펴보면 대부분 연구에서 지극히 작은 표본을 사용했다는 점, 몇몇 연구에서 연령과 성별과 약물과 관련해 혼동이 있었다는 점 등 광범위하고 명백한 부족함을 알 수 있다(Maia and Conceição 2018). 현재로서는 도파민 과신경 지배 가설이 현존하는 모든 PET/SPECT 결과를 성공적으로 조정하는 것으로

79) 가설을 지지하지 않는 결과를 말한다(역자 주).

보인다(Maia and Conceição 2018). 이 가설은 최근 TS에서 선조체 DAT 결합 증가를 확인한 메타 분석을 통해 추가적인 지지를 받고 있다(Hienert et al. 2018). 또한 도파민 과신경 지배 가설은 TS에 대한 효능이 입증된 모든 약물이 왜 효과적인지 설명한다. 여기에는 항정신병 약물, 페르고라이드pergolide(시냅스전 D2 수용체에 대부분 작용), 에코피팜ecopipam(선택적 D1 길항제), VMAT2 억제제와 같은 저용량 특정 도파민 장용제 등이 해당한다. 심지어 α_2 / α_{2A} 작용제는 도파민 전달을 감소시킨다(Maia and Conceição 2018). 또한 실제로 TS가 도파민 과신경 지배를 포함한다면, 강직성 증가와 위상성 도파민 증가를 수반할 것으로 예상할 수 있다. 이러한 증가는 TS의 광범위한 임상 및 실험 결과를 설명한다.

10.3.2 위상성 및 강직성 도파민의 역할

행동 학습과 선택([상자 10.1] 및 [그림 10.1] 참고)에서 위상성 및 강직성 도파민([상자 10.2] 참고)이 관여한다는 광범위한 증거가 있으며, 이러한 효과는 반대 행동자 학습 모델opponent actor learning model[OpAL]에서 계산적으로 잘 포착되었다(Collins and Frank 2014; Maia and Frank 2017). 우리는 이러한 아이디어를 이전 OpAL 공식화와 약간 다른 수학적 예시화에 사용했지만, 도파민 과신경 지배로 인한 TS의 위상성 및 강직성 도파민 증가가 틱 학습과 표현을 촉진할 수 있다고 제안했다([그림 10.2] 참고; Maia and Conceicao 2018).

a) CBGTC에서 고취된 강화학습 모델 OpAL(Collins and Frank 2014)은 행동자 비평가 모델의 행동자 구성요소를 확장해(Barto 1995; Sutton and Barto 1998) 직접(Go) 및 간접(NoGo) CBGTC 경로의 존재를 명시적으로 설명한다([상자 10.1] 및 [그림 10.1] 참고). 이는 상태 행동 선호도인 $p(s,a)$(s와 a는 각각 상태와 행동을 나타냄)를 두 개의 '하위 선호'인 $G(s,a)$와 $N(s,a)$로 세분화해 각각 선호도의 긍정(양)과 부정(음) 부분을 나타내고, 각각

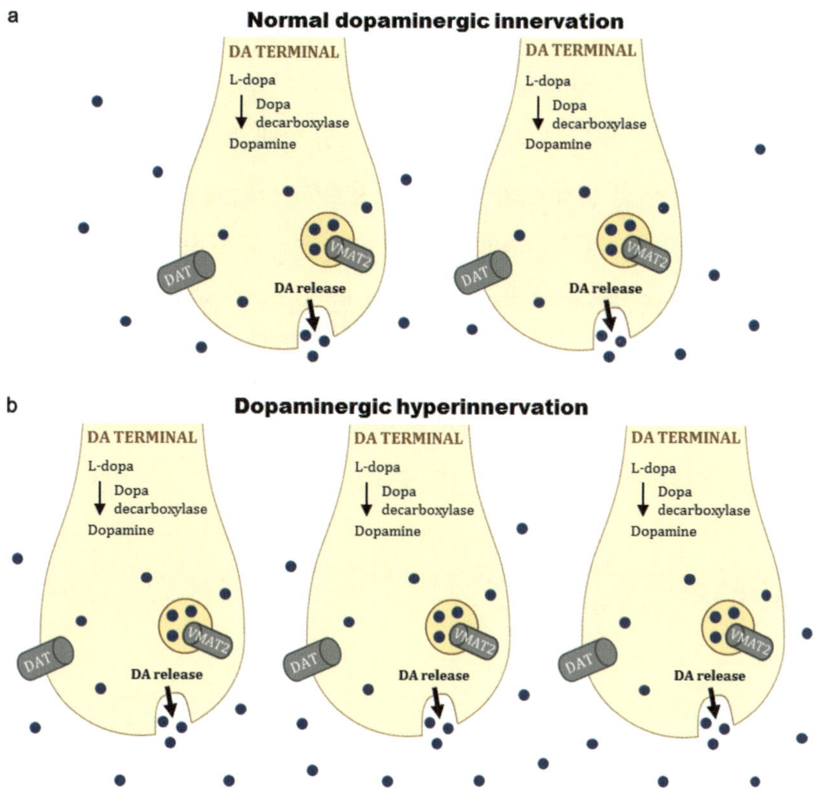

[그림 10.2] 뚜렛증후군(TS)의 도파민 과신경 지배 가설

(a) 정상 도파민 신경 분포. **생체 내** 분자 이미지를 사용해 도파민 말단의 다중 특성, 즉 도파민 수송체[DAT], 소포성 모노아민 수송체 2[VMAT2], 도파민 탈탄산효소의 활성(F-dopa 흡수 측정), 암페타민 유발 도파민[DA] 방출 등을 조사할 수 있다. (b) TS가 도파민 과신경 지배를 포함한다는 가설, 즉 DA 단자의 수가 증가한다는 가설은 이 모든 표지자(DAT 및 VMAT2 결합, F-dopa 흡수, 암페타민 유발 도파민 방출)가 TS에서 증가하는 이유를 설명한다(10.3.1 참고; Maia and Conceição 2018).

Go 경로와 NoGo 경로로 코딩하는 방식으로 이루어진다(Collins and Frank 2014). 좀 더 간단하게 설명하면, 선호도는 두 하위 선호도 간의 차이인 $p(s,a)=G(s,a)-N(s,a)$와 같게 된다. 그러나 이러한 하위 선호는 도파민에 의해 차등적으로 조절된다.

Go 및 NoGo 선조체 중간 가시뉴런medium spiny neurons[MSNs]은 각각 흥분성 및 억제성 도파민 수용체인 D1 수용체와 D2 수용체를 주로 발현한다(Soares-Cunha et al. 2016). 이러한 이유로 도파민은 Go 및 NoGo 선조체 MSNs의 흥분성(또는 이득)을 반대 방향으로 조절한다. 선조체 도파민 수치가 높으면 Go 및 NoGo MSNs의 흥분성이 각각 증가 및 감소하고, 도파민 수치가 낮으면 반대 효과가 나타난다([그림 10.1] 참고). 따라서 긍정(양) 및 부정(음)의 행동 하위 선호도(각각 G와 N)는 도파민에 의해 다르게 조절된다. OpAL에서 이런 차등 조절은 양의 행동과 음의 행동 하위 선호에 대해 서로 다른 이득을 사용해 포착된다. β_G와 β_N은 각각 Go 경로와 NoGo 경로의 이득을 나타내며, 도파민에 의해 반대 방향으로 조절된다(Collins and Frank 2014; Maia and Frank 2017). OpAL에서 이러한 반대 조절은 β_G와 β_N이 서로 다른 부호를 가진 도파민 수준 ω에 의존하게 함으로써 간단한 공식으로 성립된다.

$$\beta_G = \beta(1 + \omega) \qquad \text{〈수식 10.10〉}$$

그리고

$$\beta_N = \beta(1 - \omega) \qquad \text{〈수식 10.11〉}$$

여기서 β는 상수이며, 도파민 조절 선호도는 $p(s,a) = \beta_G G(s,a) - \beta_N N(s,a)$가 된다. 그러면 다른 RL 모델([상자 10.1] 참고)에서와 같이 소프트맥스로 이러한 도파민 조절 선호를 사용해 행동을 선택할 수 있다.

우리는 이전에 도파민 뉴런의 위상성 발화가 특정 상황에서만 일어나고 그에 상응하는 일시적 현상이 짧게 지속된다는 가정에 따라 강직성 도파민을 행동 선택과 연관시켰다(Maia and Conceição 2017; Venton et al. 2003). 선조체에서 D1 및 D2 수용체가 각각 저친화성 및 고친화성 상태에 주로 존재하는 것으로 보이는 만큼 나노몰 범위 nanomolar range[80]의 강직성 도파민 수준은(Sulzer, Cragg, and Rice 2016) 주로 NoGo 경로

80) 10억분의 1 농도다(역자 주).

에 작용할 가능성이 크다(Dreyer et al. 2010; Sulzer, Cragg, and Rice 2016). 따라서 대부분의 경우 이득 파라미터gain parameter를 다음과 같이 단순화할 수 있다고 제안했다.

$$\begin{aligned}\beta_{\mathrm{G}} &= \beta,\\ \beta_{\mathrm{N}} &= \beta(1-\tau),\end{aligned} \qquad \text{〈수식 10.12〉}$$

여기서 τ는 β_{G}에 제한적인 영향을 미치는 강직성 도파민을 나타낸다. 반면에, 위상성 도파민 발화 직후에 행동 선택이 발생하면 해당 도파민 과도기에 의해 조절될 것이라고 제안한 바 있다(Maia and Frank 2017). 다시 말해 $\omega = \tau + \rho$, 여기서 ρ는 위상성 도파민을 나타내며(Maia and Frank 2017) 이는 β_{G}에 영향을 줄 수 있다고 제안했다. 최근의 증거(da Silva et al. 2018)는 다른 증거(Howe and Dombeck 2016; Syed et al. 2016)에 더해 위상성 반응이 일반적으로 자가 개시 행동self-initiated action 이전에 발생해 후속 움직임의 확률을 높이고 활성화할 수 있음을 시사한다. 따라서 우리는 행동 선택이 일반적으로 강직성 및 위상성 도파민 모두에 의해 조절되는 공식을 선호하며, 이는 β_{N}과 위상성 도파민 구성요소가 있는 경우 β_{G}에 모두 영향을 줄 수 있다.

도파민은 행동 선택에 미치는 영향 외에도 가소성, 즉 학습에 차별적인 영향을 미치는데(Lerner and Kreitzer 2011; Shen et al. 2008), 이는 Go 및 NoGo 경로에서도 마찬가지다(Maia and Conceição 2017). 구체적으로 도파민 **증가**는 Go 경로로 가는 피질선조체 투사에서 장기 강화long-term potentiation[LTP]를 일으키고, NoGo 경로로 가는 피질선조체 투사에서 장기 저하long-term depression[LTD]를 일으킨다. 도파민 **감소**는 반대 효과를 가져와 Go 경로로 가는 피질선조체 투사에서 LTP를 일으키고, NoGo 경로로 가는 피질선조체 투사에서 LTD를 일으킨다(Lerner and Kreitzer 2011; Shen et al. 2008). 따라서 OpAL 모델을 공식화할 때 예측 오차는 Go 및 NoGo 경로의 학습에 반대 방향으로 영향을 미친다.

$$G_{t+1}(s_t,a_t) = \begin{cases} G_t(s_t,a_t) + \alpha_{\mathrm{G,LTP}}\delta_t, & \text{if } \delta_t \geq 0 \\ G_t(s_t,a_t) + \alpha_{\mathrm{G,LTD}}\delta_t, & \text{if } \delta_t < 0 \end{cases} \qquad \text{〈수식 10.13〉}$$

그리고

$$N_{t+1}(s_t, a_t) = \begin{cases} N_t(s_t, a_t) - \alpha_{N,LTD}\delta_t, & \text{if } \delta_t \geq 0 \\ N_t(s_t, a_t) - \alpha_{N,LTP}\delta_t, & \text{if } \delta_t < 0 \end{cases} \quad \text{〈수식 10.14〉}$$

여기서 파라미터 $\alpha_{G,LTP}$, $\alpha_{G,LTD}$, $\alpha_{N,LTP}$, $\alpha_{N,LTD}$는 0에서 1 사이의 학습률이며, 하위 선호 $G(s_t, a_t)$와 $N(s_t, a_t)$는 현재 상태 s_t 및 선택된 행동 a_t와 관련된 Go 및 NoGo 경로의 MSNs로 가는 피질선조체 시냅스의 강도를 나타낸다(Maia and Conceição 2017). 이러한 하위 선호는 시냅스 가중치를 나타내기 위한 것이므로 0보다 크거나 같아야 한다는 제약이 있다(Collins and Frank 2014).

CBGTC 루프는 이러한 계산을 구현하는 데 적합한 구조를 가지고 있다([그림 10.1] 참고; Maia and Conceição 2017; Maia and Frank 2017).

b) 강화학습에 대한 행위적 발견의 기계적 설명 앞에서 검토한 다섯 가지 RL 연구(10.2.1 참고)에서 두 가지는 특히 TS의 도파민 과신경 지배 가설과 일치하는 것으로 보인다(Palmineri et al. 2009; 2011). 단서가 잠재적으로 제시되는 RL 과제를 적용한 이 연구 중 하나에서 약물치료를 받지 않는 TS 환자는 보상을 통해 학습했지만 처벌을 통해서는 학습하지 못했다(Palminteri et al. 2009). 보상으로부터의 학습 증가는 양의 예측 오차로부터의 학습에서 위상성 도파민의 증가 역할을 고려할 때 위상성 도파민 증가와 일치하며([상자 10.2] 참고), 처벌로부터의 학습 감소는 도파민의 위상적 감소에 의한 음의 예측 오차 신호를 무디게 할 수 있는 강직성 도파민 증가와 일치한다. 또한 같은 연구에서 처벌은 학습하지만 보상은 학습하지 않는 파킨슨병Parkinson's disease[PD] 비치료 환자에게서도 정반대의 패턴이 발견되었다(Palmineri et al. 2009). 약물 치료를 받지 않는 TS 및 PD 환자에서 반대 패턴이 발견되는 것은 PD가 도파민 과소신경 지배를 특징으로 하고, TS는 도파민 과신경 지배를 특징으로 한다는 가설을 세웠기 때문에 특히 관련이 있다. 따라서 두 질환은 서로 반대되는 도파민성 장애를 가지고 있다고 가정한다. 도파민 과신경 지배 가설에 대한 추가 증거는 레보도파

및 도파민 작용제를 복용하는 PD 환자가 약을 복용하지 않는 TS 환자처럼 보상에서는 학습하지만 처벌에서는 학습하지 않는다는 사실을 발견한 데서 나온다.

도파민 과신경 지배 가설을 뒷받침하는 또 다른 연구에서 약물치료를 받지 않는 TS 환자는 건강한 대조군에 비해 순간적 보상에 대한 내부 강화인 R^{+}([상자 10.1] 참고)가 더 높았다(Palminteri et al. 2011). 도파민은 강화의 쾌락적 가치와 관련이 없는 것으로 보이며(Berridge 2007), 이는 언뜻 R^{+}와 더 밀접한 관련이 있어 보인다. 그러나 과제를 신중하게 설계하고 적절한 파라미터 복구 시뮬레이션을 수행하지 않는 한(Maia and Conceição 2017 참고) RL 파라미터에 대한 생물학적 해석은 복잡하고 오해의 소지가 있다. 특히 여기서 논의하는 맥락에서 R^{+}는 잠재적으로 양의 예측 오차 신호와 관련이 있을 수 있고, 따라서 쾌락적 가치보다는 위상성 도파민과 관련이 있을 수 있다.

무시할 수 없는 유일한 강화가 양의 보상 r인 과제에서 예측 오차 δ는 $\delta_t = R^{+} - V(s_t)$로 설명할 수 있으며, 여기서 R^{+}는 r의 내부 가치다([상자 10.1] 참고).[2] 우리는 도파민 과신경 지배가 TS에서 위상성 도파민 방출의 증가로 이어질 것으로 예상했다. 이러한 증가가 추가적이라고 가정한다. 다시 말해, TS에서 위상성 도파민 방출의 증가가 δ_t를 $\delta_t^{TS} = \delta_t + a$로 확장하는 추가적 파라미터 a에 의해 잘 포착된다고 가정한다. 즉, 위상성 도파민 방출의 변화는 R^{+}에서 $R^{+} + a$로의 변화로 잘 포착될 것이다(즉, 위상성 도파민 방출의 변화는 R^{+} 파라미터의 변화로 포착됨). 물론 도파민 방출의 증가가 부가적인 것인지는 알 수 없다. 사실, 도파민 과신경 지배 가설에 따르면 동일한 신호에 대해 더 많은 신경섬유가 도파민을 방출할 수 있기 때문에 증가가 증배적이라 할 수 있다. 그러나 변화가 증배적이라 해도 여전히 R^{+}의 변화로 이어질 수 있다.[3]

RL 파라미터의 의미를 자세히 고려하고, 주어진 과제에서 파라미터를 식별하고 의도한 의미를 포착할 수 있도록 적절한 검사를 수행하는 것의 중요성은 아무리 강조해도 지나치지 않다(Maia and Conceição 2017). 예를 들어, 한 연구에서는 약을 복용하지 않는 TS 환자에게서 R^{+}가 증가한 것으로 나타난 반면, 다른 연구에는 R^{+}에 변화가 없는 것으로 나타났다(Worbe et al. 2011). 그러나 시뮬레이션을 통해 후자의 연구에서는 파라미터를 식별할 수 없음을 확인할 수 있었다(Maia and Conceição 2017). 또한 해당 연구의 모델 적합 절차에 따라 음의 예측 오차로 인해 둔화된 학습, 즉 감소된 학습이 R^{+}의 감소된 가치에서 잘못 반영될 수 있음이 확인되었다(Maia and Conceição 2017). 이제 TS의 도파민 과신경 지배는 R^{+}의 증가로 포착될 수 있는 양의 예측 오차로 인한 학습 증가와 R^{+}의 감소로 포착될 수 있는 음의 예측 오차로 인한 학습 감소를 모두 일으킬 수 있다는 점에 유의해야 한다. 따라서 이 두 가지 상반된 효과는 서로 상쇄되어 TS 환자의 경우 대조군과 비교해 R^{+}에 변화가 없는 것으로 관찰된다(Worbe et al. 2011).

이러한 계산적 논증 외에도 R^{+}가 도파민 작용을 포착했을 수 있다는 경험적 증거가 있다. 실제로 도파민을 차단하는 항정신병 약물을 복용하는 TS 환자는 두 연구에서 모두 R^{+} 수치가 증가하지 않고 감소했다(Palminteri et al. 2011; Worbe et al. 2011). 앞서 언급한 잠재의식 과제에서 약물을 복용한 TS 환자가 약물을 복용하지 않은 TS 환자와 달리 보상을 통한 학습에 실패했다는 결과(Palminteri et al. 2009)와 같이 R^{+} 가치의 감소는 항정신병 약물을 만성적으로 투여할 경우 도파민 뉴런의 발화를 감소시키고 위상성 및 강직성 도파민을 감소시킨다는 점에서 부분적으로 설명될 수 있다(Maia and Conceição 2017). 항정신병 약물은 Go 학습을 둔화시키는 이유를 설명하는 다른 복잡한 효과도 있다(Maia and Conceição 2017).

이와 관련해 약물을 복용한 TS 환자가 약물을 복용하지 않은 TS 환자와 달리 처음 논의한 잠재의식 과제에서 처벌을 통해 학습했다는 결과는(Palmineri et al. 2009) 항정신병 약물 투여의 다른 효과를 고려함으로써 설명할 수 있다. 아리피프라졸을 제외한 항정신병 약물은 시냅스 후 D2 수용체를 차단해 TS에서 유익한 효과를 발휘하는 것으로 보인다(10.1.3 참고). 계산적으로 볼 때 NoGo MSNs에서 D2 수용체를 차단하면 NoGo 경로의 흥분성(또는 이득, β_N)이 증가하고, 해당 시냅스의 LTP와 LTD는 각각 D2 수용체의 자극과 부족에 의존한다는 점을 고려할 때 NoGo MSNs에 대한 피질선조체 시냅스가 강화되는 경향으로 해석된다([그림 10.1] 참고; Maia and Conceição 2017). 따라서 이러한 효과는 항정신병 약물을 복용하는 TS 환자가 약물을 복용하지 않은 TS 환자보다 처벌을 통해 더 잘 학습하는 이유를 설명한다.[4]

c) 습관에서 행위 발견의 기계적 설명 10.2.2에서 검토한 바와 같이, 약물을 복용하지 않은 TS 환자는 목표 지향적 행위 제어에 비해 습관성 행위 제어에 과도하게 의존하는 것으로 보인다. 도파민은 습관 학습과 실행을 매개하고([10.1.2] 참고), 위상성 도파민 증가는 과도한 Go 학습을 촉진하며, 강직성 도파민 증가 또는 행동 선택 전 위상성 도파민 방출 증가는(da Silva et al. 2018) 가장 뿌리 깊은 운동 행동의 과도한 실행을 촉진한다([그림 10.1] 참고). 따라서 도파민 과신경 지배는 약물을 복용하지 않은 TS 환자가 습관에 과도하게 의존하는 경향을 자연스럽게 설명한다. 또한 틱 자체가 '과장되고 부적응적이며 지속적인 운동 습관'이라는 가설은(Maia and Conceição 2017, 401) 습관에 대한 과도한 의존과 틱의 심각성 사이에 관찰된 양의 상관관계를 설명한다(Delorme et al. 2016).

10.2.2에서 언급했듯이, 두 개의 이전 연구를 통해 TS에서 습관 학습 장애가 발견되었지만, 이 연구는 양의 예측 오차와 음의 예측 오차로 인한 학습 장애를 분리하지 않았다(Kéri et al. 2002; Marsh et al. 2004). 도파민 과신경 지배 가설에 따르면 위상성 도파민 감소가 둔해지기 때문에 음의 예측 오차로 인한 학습 장애가 예상된다. 따라서 이러한 연구 결과가 주로 음의 예측 오차로 인한 학습 장애에 의한 것이라면, 이는 도파민 과신경 지배 가설과 일치한다. 더 최근의 연구는(Shephard, Groom, and Jackson 2019) 이 가설에 더욱더 신빙성을 부여한다. 이 연구에 따르면 약물을 복용하지 않은 TS 환자는 시퀀스 학습 과제에서 학습 장애를 보이지 않았다. 그러나 시퀀스 블록에서 비시퀀스 블록으로 전환하는 데는 장애를 보였는데, 이는 아마도 음의 예측 오차에 가장 많이 의존하는 과정이었을 것이다. 흥미롭게도 이 연구에서 TS 환자들은 시퀀스 블록과 비시퀀스 블록에서 모두 정확도 저하 없이 전반적으로 더 빨랐는데, 이는 강직성 도파민의 증가 때문으로 보인다. 실제로 도파민이 증가하면 NoGo 경로에 비해 Go 경로의 이득이 증가해 전반적으로 반응이 빨라질 수 있다(Collins and Frank 2014).

d) 틱 학습 및 표현의 기계적 설명 10.1.2에서 언급한 바와 같이, 틱이 학습되고 TS로 발현되는 경향이 증가하는 이유를 도파민 과신경 지배를 통해 설명할 수 있는 것으로 보인다([그림 10.3]의 a 참고). 실제로 틱 학습은 부적응적이고 비정상적인 시기의 위상성 도파민 방출 또는 틱 실행에 의한 전조 충동이 중단된 후 방출되는 위상성 도파민에 의해 주도된다(Maia and Conceição 2017). 따라서 틱 학습은 도파민 과신경 지배를 통해 발생할 것으로 예측되는 높은 선조체 위상성 도파민 방출에 의해 촉진될 가능성이 크다.[5]

또한 틱 실행은 잘 학습된 다른 운동 행동의 실행과 마찬가지로, 틱의 Go 가치가 상당하다는 전제하에 위상성 도파민과 강직성 도파민을 모두 포함한 높은 선조체 도파민 수치에 의해 촉진될 가능성이 크다([그림 10.1] 참고). 틱 장애에서 습관의 과잉학습에 대한 증거와(Delorme et al. 2016; Shepherd, Groom, and Jackson 2019) 틱과 습관의 연관성을 고려할 때 상당한 Go 가치를 가진 틱의 존재는 일반적으로 TS에 해당할 가능성이 크다.

그러나 틱은 반드시 선조체 도파민 수치가 높아야만 발생하는 것은 아니며, 오히려 NoGo 운동 경로에 비해 Go 운동 경로가 과도하게 활성화되어 있을 때 발생한다([그림 10.1] 참고). 이러한 생각과 일관되게 D2/D3 작용제로 NoGo 경로를 억제하는 퀸피롤quinpirole을 장기간 투여하면 TS의 어린 쥐 모델에서 틱이 일어난다(Nespoli et al. 2018). 그러나 이 쥐 모델에서는 등쪽 선조체에 대한 도파민 투사 이전에 병변이 있었으며 이는 그 자체로 도파민 작용성 과신경 지배와는 정반대이므로, 이러한 결과는 주의해서 해석해야 한다. 그럼에도 불구하고 도파민 체계의 사전 병변이 없는 만성적인 퀸피롤 투여는 쥐에게서 강박적 확인을 유도하는데(Szechtman, Sulis, and Eilam 1998), 이는 TS 환자의 강박증 동반율이 매우 높다는 점을 고려할 때 흥미롭다.

e) 약물 치료 효과에 대한 기계적 설명 틱에서 도파민 과신경 지배의 역할에 대한 기계적인 설명을 제공할 뿐 아니라, 제안된 CBGTC에서 영감을 받은 RL 모델은 TS에서 항성신병 약물의 빠른 치료 효과와([그림 10.3]의 b 참고) 누적된 치료 효과([그림

10.3]의 c 참고), 그리고 항정신병 약물의 중단 후 틱 발현의 증가([그림 10.3]의 d 참고)를 모두 설명하는 것으로 보인다(Maia and Conceição 2017). 또한 제안된 모델은 모든 약물이 위상성 및 강직성 도파민 신경전달을 감소시키기 때문에 TS에서 효능이 확증된 다른 모든 약물의 치료 효과를 설명하는 것으로 보인다(Maia and Conceição 2018).

TS에 효능이 입증된 약물 중 D1 길항제인 에코피팜ecopipam은 D1 수용체의 친화도가 낮아서 대부분 위상성 도파민을 길항한다는 점에서 과학적으로 흥미롭다(Maia and Conceição 2018). 우리는 위상성 도파민을 틱 학습과 연관시켰지만, 반드시 틱 실행과 연관시켜야 하는 것은 아니다(Maia and Conceição 2017). 그러나 행동 실행에 위상성 도파민이 관여한다는 새롭고 강력한 증거의(da Silva et al. 2018) 존재는 에코피팜이 틱 학습뿐 아니라 틱 실행을 표적으로 삼아야 함을 나타내며, 이는 TS에 대한 효능을 설명하는 데 도움이 된다(Gilbert et al. 2018).

TS 치료제의 기전은 약물치료와 행동치료의 조합에 대한 근거를 개발하는 데도 도움이 된다. HRT에서 틱 경쟁 반응의 성공적인 실행과 ExRP에서 성공적인 틱 억제는(10.1.3 참고) 모두 틱 실행의 확률이 1에 가까워지지 않는 것을 조건으로 한다. 따라서 적어도 가장 심각하게 영향을 받는 환자의 경우(Ganos, Martino, and Pringsheim 2017) 약리학적으로 Go 활성화에 비해 NoGo를 증가시키면 틱을 충분히 억제해 행동치료가 효과를 발휘할 수 있다. 틱에 음의 가치를 할당해 작동하는 유관성 관리 및 다량의 음의 실행massed negative practice[81]과 같은 다른 치료법의 경우, 보조 약물이 음의 가치에 대한 학습과 표현을 증가시킴으로써 좀 더 직접적인 치료 효과를 낸다(Maia and Frank 2011). 예를 들어, 만성 항정신병 약물을 투여하면 LTD에 비해 피질선조체 시냅스의 가소성이 NoGo MSNs에 대한 LTP로 이동하고(Maia and Conceição 2017), NoGo MSN의 증가로 이어질 뿐 아니라 틱 증상을 완화할 수 있다. 따라서 만성 항정신병 약물 투여는 틱의 NoGo 학습과 표현을 촉진함으로써([그림 10.3] 참고), 유관성 관리 또는 다량의 음의 실행 성공을 촉진할 수 있다. 이러한 치료법은 단독 요법으로

81) 피로가 조건화될 때까지 틱을 계속 실행한다(역자 주).

투여했을 때 설득력 있는 결과를 제시하지 못했지만(Fründt, Woods, and Ganos 2017), 이를 약물 요법과 결합하려는 체계적인 시도는 아직 알려지지 않았다.

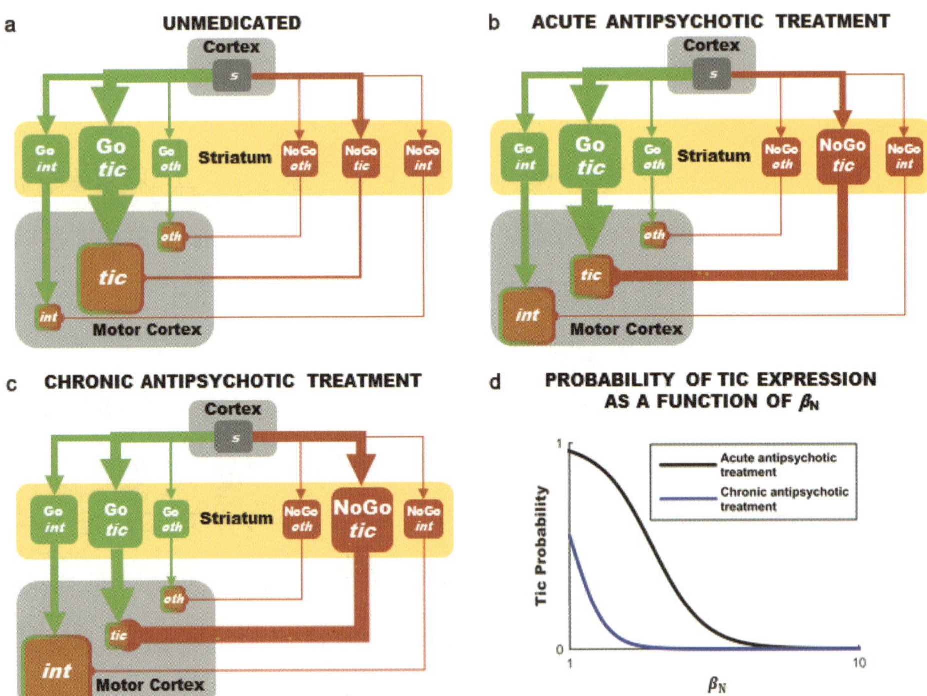

[그림 10.3] 선조체 도파민 수치와 항정신병 치료가 뚜렛증후군에 미치는 영향

(a)~(c)는 의도된 행동(intended action)(int), 틱(tic), 기타 약하게 지원되는 행동(other weakly supported action)(oth) 등 세 가지 행동에 대한 Go 경로(녹색)와 NoGo 경로(빨간색)를 나타낸다. 이 경로는 창백구와 시상을 생략하고 운동 피질에 미치는 궁극적인 영향을 도식적으로 표현했다. 따라서 운동 피질의 활성화는 궁극적으로 Go 경로와 NoGo 경로의 출력 빼기를 반영하기 때문에 Go 및 NoGo MSNs(medium size spiny neurons)는 각각 운동 피질을 직접적으로 자극(더 정확하게는 탈억제)하고 억제하는 것으로 표시된다(10.3.2 및 [그림 10.1] 참고). 이때 그림에서 화살촉은 흥분 또는 탈억제를 나타내고 원은 억제를 나타낸다. 각 사각형의 크기와 거기에서 출발하는 화살표의 넓이는 신경세포 활동의 수준을 나타낸다. (a)~(c)는 환자의 약물 복용 상태에 따라 다르다. (a) 약물을 복용하지 않은 TS 환자의 경우, 틱은 피질선조체 시냅스에 저장된 Go MSNs(피질에서 선조체의 'Go tic'으로 가는 두꺼운 녹색 화살표 참고)에 강력한 학습된 Go 가치를 가질 수 있으며, 이러한 Go 가치는 부적절하고 과장된 도파민 반

응이나 선행하는 전조 충동의 일시적 완화로 인한 부정적 강화를 통해 학습될 수 있다(10.3.3 참고). 틱은 또한 피질선조체 시냅스에 저장된 NoGo MSNs에 상대적으로 강한 NoGo 가치를 가질 수 있으며(피질에서 선조체에 있는 'NoGo tic'으로 가는 상대적으로 두꺼운 빨간색 화살표 참고), 이러한 NoGo 가치는 틱에 대한 부정적인 삶의 경험(틱으로 인해 당황한 경험, 틱으로 인해 아픈 느낌 등)을 통해 학습될 수 있다. 그러나 약물치료를 하지 않는 환자의 경우, 이러한 NoGo 가치의 발현은 도파민 과신경 지배 아래에서 발생하는 것으로 예측되는 높은 선조체 도파민에 의해 억제될 수 있다(10.3.1 참고; Hienert et al. 2018; Maia and Conceição 2018). 따라서 약물치료를 받지 않는 TS 환자의 경우, 틱에 대한 Go 활동이 NoGo 활동을 압도해 틱이 발현될 가능성이 크다. (b) 환자가 항정신병 약물치료를 시작하거나 항정신병 약물이 충분히 높은 용량에 도달하면 곧바로 약물이 NoGo 경로의 D2 수용체를 차단해 해당 경로를 탈억제하고, 그러면 Go 경로의 활동이 더 강해지고 더 잘 상쇄해 틱이 발현될 가능성이 낮아진다. 항정신병 약물의 이러한 초기 효과는 주로 흥분성에 대한 효과를 통해 작용하며, Go와 NoGo 가치를 나타내는 피질선조체 시냅스는 아직 변경되지 않았을 수 있다. (c) 흥분성에 대한 효과 외에도 장기간 항정신병 약물치료는 NoGo 가치를 증가시키거나(NoGo MSNs에 있는 피질선조체 시냅스의 가중치를 증가시킴으로써), Go 가치를 감소시키거나(Go MSNs에 있는 피질선조체 시냅스의 가중치를 감소시킴으로써), 또는 둘 다 감소시킨다(10.3.2 참고; Maia and Conceição 2017). 따라서 급성 항정신병 치료와 동일한 수준의 D2 점유로 틱이 발현될 가능성이 훨씬 낮아진다[패널 (b)와 (c) 비교. 패널 (c)는 NoGo 가치가 증가한 경우와 Go 가치가 감소한 경우를 모두 보여 주지만 둘 중 하나만 변경해도 동일한 효과를 얻을 수 있음]. (d) 장기간 항정신병 치료만이 NoGo 및 Go 가치에 강하게 영향을 미칠 수 있기에(즉, 흥분성보다는 시냅스 가중치를 변경할 수 있기에), 급성 및 장기적 항정신병 치료는 각 사례에서 틱이 실행될 확률로 정량화된 것처럼 다양한 수준의 증상 조절을 제공할 수 있다. 그림의 x축은 항정신병 약물이 흥분성에 미치는 영향에 대한 대용물(proxy)로서 β_N을 나타내며, β_N의 가치가 클수록 항정신병 약물의 용량이 커진다. 검은색과 파란색 선은 각각 급성 및 장기간 치료 후 틱이 실행될 확률을 나타낸다. 주어진 항정신병 약물의 용량(주어진 β_N의 가치)에 대한 틱 실행 확률은 장기간 투여 후 실행될 확률이 급성 투여 후 실행될 확률보다 낮다. 이는 항정신병 약물에서 점진적인 누적 효과가 나타나는 이유와 장기간 약물치료 중 약효의 손실 없이 점진적으로 용량을 줄일 수 있는 이유를 설명한다(Maia and Conceição 2017). 하지만 용량을 너무 급격하게 줄이거나 약물치료를 완전히 중단하면 완전히 사라졌던 틱이 다시 나타날 수 있다. 이는 그림에서 파란색 선을 따라 왼쪽으로 이동하는 것에 해당하며, 확률이 거의 0에 가까운 지점에서 확률이 더 커지는 지점으로 이동하는 것에 해당한다. 그래도 틱은 치료를 시작하기 전보다 덜 심해질 수 있다(적어도 일시적으로, 재학습이 발생하기 전까지). 실제로 항정신병 약물을 급성 투여한 후보다 장기간 치료를 중단한 직후의 틱 증상이 덜 심할 수 있다[파란색과 검은색 선의 중간값(intercept) 비교].

* 출처: Biological Psychiarty, 82(6), Maia, T. V., and Conceição, V. A., The roles of phasic and tonic dompamine in tic learning and expression, pp. 332–344, 2017.

10.3.3 전조 충동과 틱: 계산 기전 및 신경 상관관계

전조 충동은 혐오스럽고 고통스러운 감각으로, 흔히 틱이 발생하기 전에 나타나고 틱에 의해 중단된다(Brandt et al. 2016; Leckman, Walker, and Cohen 1993). 위상성 도파민은 혐오적인 자극의 회피 및 중단에 의해 유발되는 오차를 포함해 양의 예측 오차(Schultz 2016; Maia 2009)에 따라 방출된다(Maia 2010; Navratilova and Porreca 2014; Seymour et al. 2005). 따라서 틱 실행을 통한 전조 충동 중단은 위상성 도파민 방출을 유발할 수 있다. 이러한 위상성 도파민 방출은 부정적 강화(Capriotti et al. 2014), 즉 혐오 자극으로부터의 도피 또는 회피로 인한 강화를 통해 틱 학습의(Conceição et al. 2017) 핵심 동인이 될 수 있다. 그러나 앞서 언급한 바와 같이 비정상적이고 부적적절 위상성 도파민 방출도 틱을 강화한다.

a) 전조 충동이 주도하는 틱 학습 및 실행의 계산 기전 전조 충동 중단 이후 양의 예측 오차가 어떻게 발생할 수 있는지 설명하기 위해 두 가지 RL 접근 방식을 사용할 수 있다(Conceição et al. 2017). 바로 평균 보상 RL 접근법(Mahadevan 1996)과 표준 RL 접근법(행동자 비평가 모델 또는 OpAL 모델과 같은 상태 가치 학습 모델에 기반하지만, 탈출 또는 회피 학습 행동을 포착하기에 적절하지 않은 Q 학습 모델은 사용하지 않음)이다. 평균 보상 RL에서는 획득한 강화를 평가하는 데 사용되는 최근 가중치 평균 강화($\bar{r}_{t-1}$)를 지속적으로 계산한다(Mahadevan 1996). 특히, 평균 보상 RL에서는 긍정적 강화가 반드시 '보상을 주는 것'이 아니며, 부정적인 강화가 반드시 '처벌을 주는 것'도 아니다. 여기에는 평균 강화의 온라인 추정보다 더 높거나 낮은 조건이 있어야 한다. 따라서 평균 보상 RL은 행동 실행 시 평균 강화보다 높은 강화를 산출하는 상태와 행동 간의 연관성을 강화하고 평균 강화보다 낮은 강화를 산출하는 상태와 행동을 약화시킴으로써 행동 정책을 최적화하려고 시도한다. 이러한 접근 방식에서는 모든 강화가 평균 강화 가치에 따라 평가되기 때문에 시점 할인율temporal discount factor 를 사용할 수학적 이유가 없으므로(Mahadevan 1996) 다음과 같은 예측 오차 계산 방정식이 도출된다.

$$\delta_t = r(s_t) + \bar{r}_{t-1} + V_t(s_t) - V_t(s_{t-1}) \quad \langle \text{수식 } 10.15\rangle$$

여기서 $r(s_t)$는 획득된 강화가 상태에 따라 달라질 수 있다는 사실을 나타낸다. 이 방정식은 인간의 고통 종료가 주도하는 RL을 포착하는 것으로 나타났는데(Seymour et al. 2005), 앞서 우리는 TS 환자의 전조 충동 종료 때문에 틱 학습을 병행한다는 가설을 세웠다(Conceição et al. 2017).

전조 충동 U는 본질적으로 시간이 지남에 따라 누적되는 혐오감[$r(U)<0$]이므로(Brandt et al. 2016), 전조 충동 종료 직전의 $\bar{r}_{t-1}$은 일반적으로 보다 훨씬 낮아야 한다($\bar{r}_{t-1} \ll 0$). 따라서 틱 실행을 통한 전조 충동 종료에 매우 부정적인 강화[$r(s_t) \ll 0$]가 동반되지 않는다면, 항목 $r(s_t)-\bar{r}_{t-1}$은 전조 충동 종료 후 상태 가치 $V_t(s_t)-V_t(s_{t-1})$의 차이에 관계없이 $\delta_t > 0$이 되도록 충분히 양수여야 하며, 이에 따라 틱이 강화된다. 그러므로 평균 보상 RL에서 상태 가치는 분명히 어떤 역할을 할 수 있지만, 틱 학습을 설명하는 데는 필요하지 않을 수 있다(Conceição et al. 2017).

표준 RL(상태 가치 학습 모델 기반)에서는 평균 강화가 계산되지 않는다. 대신 예측 오차는 다음과 같이 계산된다.

$$\delta_t = r(s_t) + \gamma V_t(s_t) - V_t(s_{t-1}) \quad \langle \text{수식 } 10.16\rangle$$

여기서 γ는 앞서 언급한 시점 할인율이다([상자 10.1] 참고). 혐오적 전조 충동의 종료는 그 자체로 보상되지는 않는다. 다른 말로 $r(s_t)$는 일반적으로 양수가 되지 않는다. 따라서 표준 RL에서 틱 학습의 기저를 이루는 양의 예측 오차 도출은 상태 가치의 차이로 설명된다(Conceição et al. 2017). 구체적으로, 전조 충동의 혐오적 특성과 그 자체의 지속을 예측한다는 사실의 조합은 전조 충동이 있는 상태가 음의 가치 [$V(U)<0$]를 갖는다는 사실을 의미한다. 틱이 전조 충동을 종료한다고 가정할 때, 틱은 음의 가치 상태에서 중립 가치를 가진 상태로 전환을 유도해 틱을 강화하는 양의 예측 오차를 생성한다(Conceição et al. 2017). 다시 말해 ① $V_t(s_t)$에 고유한 속성이 없고(s_t는 전조 충

동의 존재로 특징지어지지 않기 때문에) ② 전조 충동 종료에는 귀무, 즉 일차 강화 $r(s_t)$가 동반된다고 가정하면, 예측 오차 방정식은 $\delta_t = 0 - V_t(U) \Rightarrow \delta_t > 0$로 단순화된다. 그러나 놀랍게도 전조 충동 종료가 음의 $r(s_t)$(사회적 당혹스러움 등) 및 음의 $V_t(s_t)$를 동반하는 경우에도 δ_t는 여전히 양수가 될 수 있다. $r(s_t)+\gamma V_t(s_t)$가 $V_t(U)$보다 음이 적다고 가정하면, 이는 전조 충동이 매우 혐오적이어서 틱 자체보다 더욱 고통스럽고 삶을 손상시키는 것으로 간주되는 경우가 많다는 점을 고려할 때 합리적인 추정으로 보인다(Leckman, Walker, and Cohen 1993).

전조 충동 종료에 의해 유발된 양의 예측 오차는 전조 충동이 있는 이전 상태와 틱 사이의 연관성을 강화하는 경향이 있다. 따라서 전조 충동이 있는 상태가 틱을 유발하므로, 전조 충동 자체가 틱 실행을 유발한다.

b) 전조 충동이 주도하는 틱 학습 및 집행의 신경 상관관계 뇌섬엽 및 체성감각피질은 전조 충동과 밀접한 관련이 있다([그림 10.4] 및 10.5 참고; Cavanna et al. 2017; Conceição et al. 2017; Cox et al. 2018). 사실 뇌섬엽은 자연적 충동과(Jackson et al. 2011b) 중독 충동에도(Naqvi and Bechara 2010) 강력하게 관여한다. 또한 체성감각피질이 관여하는 외부감각수용기 처리exteroceptive processing와의 상호 작용이 전조 충동의 근간을 이루는 것으로 보이는 내부감각수용기 처리interoceptive processing에도(Quadt, Critchley, and Garfinkel 2018) 강하게 관여한다([그림 10.5] 참고; Cox et al. 2018). 특히 비정상적인 내부감각수용기 민감도는 TS에서 전조 충동 및 틱의 심각성과 상관관계가 있다(Rae et al. 2019). 또한 TS에서 뇌섬엽과 체성감각피질은 틱 학습 및 실행에 관여하는 운동 CBGTC 루프([그림 10.5] 참고; Conceição et al. 2017; Cox et al. 2018; Rae et al. 2018; Sigurdsson et al. 2018; Wen et al. 2018) 영역과 구조 및 기능적으로 비정상적으로 결합되어 있다(Conceição et al. 2017; Maia and Conceição 2017). 비정상적인 상호수용성 감수성과 마찬가지로, 뇌섬엽의 연결성 또한 틱 및 전조 충동의 중증도와 상관관계가 있는 것으로 나타났다(Conceicao et al. 2017; Rae et al. 2018; Sigurdsson et al. 2018). 따라서 뇌섬엽과 체성감각피질 및 운동 CBGTC 루프와의 연결과 관련된

이상은 전조 충동 및 전조 충동에 의한 틱 실행의 기질을 제공할 가능성이 크다([그림 10.4] 참고; Conceição et al. 2017).

뇌섬엽은 배쪽 선조체[VS]와 함께 RL과도 밀접하게 연관되어 있으며, 특히 뇌섬엽의 경우에 혐오스러운 결과와 연관되어 있다(Garrison, Erdeniz, and Done 2013; Palminteri and Pessiglione 2017; Palminteri et al. 2012; Seymour et al. 2004; Seymour et al. 2005). 실제로 뇌섬엽은 혐오 상태 가치[$V(s) < 0$](Palminteri et al. 2012; Seymour et al. 2004), 혐오 예측 오차($\delta < 0$)의 코딩에 관련되어 있다(Garrison, Erdeniz, and Done 2013; Seymour et al. 2004, Seymour et al. 2005). 그리고 혐오적인 결과($r < 0$), 심지어 그러한 결과가 충분히 예측되어 예측 오차를 유발하지 않는 경우에도 마찬가지다(Conceição et al. 2017; Nitschke et al. 2006). 따라서 뇌섬엽은 이전 하위 섹션에서 언급한 틱 학습 관련 변수 중 세 가지를 대표하는 주요 후보다. 전조 충동의 고유한 음의 일차 가치[$r(U) < 0$], 관련된 음의 상태 가치[$V(U) < 0$], 그리고 음의 예측 오차($\delta < 0$)는 전조 충동의 시작과 시간 경과에 따른 추정과 연관되어 있다. 여기서 틱이 실행될 때 전조 충동의 상쇄에 의해 유발된 양의 예측 오차와 혼동하지 않아야 한다([그림 10.4] 참고; Conceição et al. 2017).

좀 더 추측하자면, VS의 일부인 측좌핵의 껍질the shell of the nucleus accumbens은 시간 경과에 따른 평균 강화 $\bar{r}$을 나타내는 좋은 후보가 될 수 있다([그림 10.4] 참고; Conceição et al. 2017; Niv et al. 2007 참고). 실제로 껍질의 도파민은 원칙적으로 $\bar{r}$의 온라인 계산을 허용해야 하는 일련의 고유한 특성을 가지고 있다. $\bar{r}$을 계산하려면 신호된 일차 강화물 $\bar{r}$을 나타내는 입력과 시간이 지남에 따라 이러한 입력이 통합되는 기전이 필요하다. 껍질 속의 도파민은 다음의 두 가지 요구 사항을 충족할 수 있다. 첫째, 욕구appetitive와 혐오 자극은 각각 껍질 내 도파민의 위상성 증가와 감소를 일으키는 것으로 나타났는데, 이러한 자극이 얼마나 예측 가능한지 또는 예측 불가능한지에 의존하지 않는 것으로 보인다(McCutcheon et al. 2012; Sackett, Saddoris, and Carelli 2017; Roitman et al. 2008 참고). 따라서 껍질의 도파민은 일차 강화물의 신호 가치를 나타낼 수 있다. 둘째, VS에서 DAT 발현이 비교적 낮기 때문에(Haber 2011) 껍질의 도파민 입력 시간에 따라 느리게 통합될 수 있으며, 이는 껍질의 DAT 양이 도파민 재흡수를 통해 위상성 도파민 변화가 빠르게 무효화되는 정도라면 불가능할 것이다(Conceição et al. 2017).

껍질과 뇌섬엽에서 배쪽 피개 영역ventral tegmental area[VTA]으로 가는 직간접적인 투사가 존재한다는 것은 VTA가 틱 학습과 관련된 상태 가치의 학습뿐 아니라 틱 학습과 연관된 예측 오차를 계산하는 데 필요한 모든 변수에 어떻게 접근할 수 있는지 설명한다([그림 10.4] 참고; Conceição et al. 2017). 마지막으로, 선조체-흑질-선조체 나선striato-nigro-striatal spirals은(Haber 2011) 틱 학습과 관련된 예측 오차를 배쪽 선조체에서 등쪽 선조체로 전파해 피질선조체 시냅스에 저장된 행동의 Go 및 NoGo 가치(이 경우 틱의 Go 및 NoGo 가치)를 각각 D1 및 D2 MSNs에 업데이트하는 데 사용할 수 있다([그림 10.4] 참고; Conceição et al. 2017).

c) 전조 충동과 틱: 임상적 시사점 틱 학습 및 실행에서 전조 충동의 인과적 역할을 고려할 때, TS에 대한 최적의 치료 전략은 틱의 상류, 곧 전조 충동과 관련된 과정에서 뇌섬엽 또는 체성감각피질을 표적으로 삼아야 한다고 제안한 바 있다(Conceição et al. 2017). 이러한 예측에 따라 최근 시상 고주파 심층 뇌 자극을 통한 성공적인 틱 감소는 뇌섬엽 및 체성감각피질 영역의 활동 변화와 상관관계가 있는 것으로 나타났다(Jo et al. 2018). 이러한 예측은 TS의 경두개 반복 자기 자극repetitive transcranial magnetic stimulation[rTMS] 치료에도 잠재적인 영향을 미칠 수 있다(Conceição et al. 2017). 실제로 운동 피질에 대한 rTMS는 TS에서 가짜 자극보다 더 나은 것으로 아직 입증되지 않았는데(Hsu, Wang, and Lin 2018), 아마도 너무 아래쪽에서 작동하기 때문일 것이다. 따라서 더 상류에 작용할 때 효과가 좋은지 확인하기 위해 뇌섬엽이나 체성감각피질에 대한 rTMS를 시도해 볼 가치가 있다.

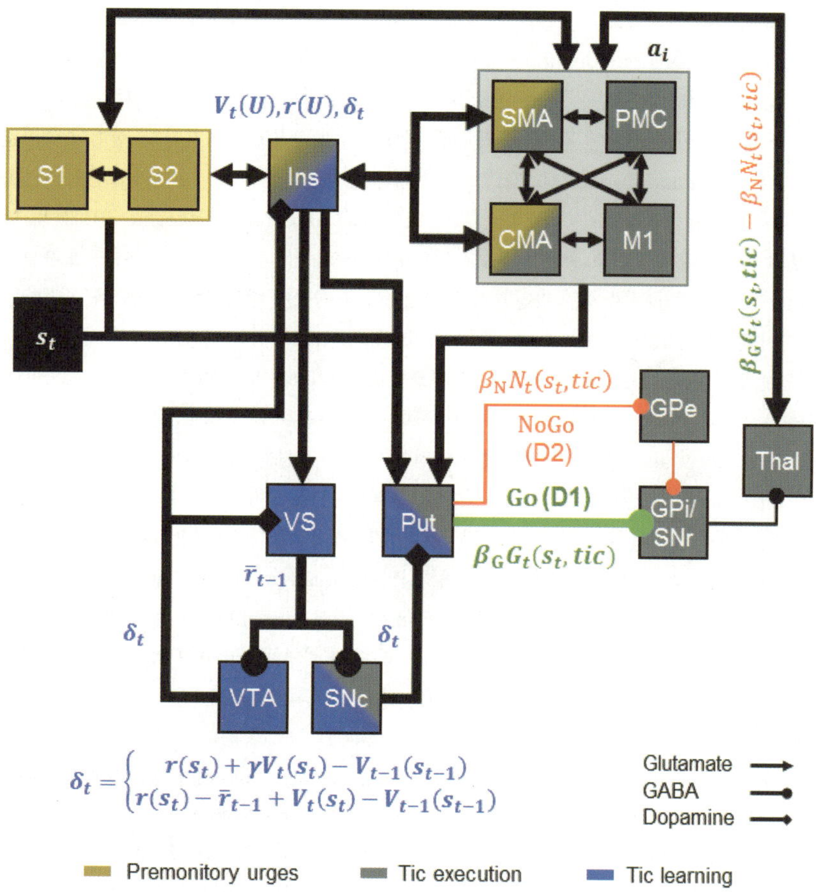

[그림 10.4] 뚜렛증후군(TS)의 전조 충동, 틱 실행, 틱 학습에 관여하는 영역 및 계산

그림은 전조 충동(금색), 틱 실행(회색), 틱 학습(파란색)에 관여하는 주요 영역과 이들 간의 중요한 연결을 보여 준다(10.3.3 참고; Conceição et al. 2017). 이 틀은 운동 루프가 중재하는 틱 학습 및 실행에서 도파민의 계산적 역할과(10.3.2 참고; Maia and Conceição 2017) 틱 학습 및 집행에서 전조 충동의 신경 기질 및 기계적 역할을 모두 다룬다(Conceição et al. 2017). **틱 실행**: 피질 운동 영역은 게이팅을 위해 고려되는 틱을 포함한 후보 행동(a_i)을 나타낸다. 다른 피질 및 일부 피질하 영역은 현재 상태 또는 상황을 나타낸다(s_t, 여기서 t는 시간). 조가비핵에는 Go(직접 경로, 녹색) 및 NoGo(간접 경로, 빨간색) 중간크기 가시뉴런(medium spiny neurons)[MSNs]([그림 10.1] 참고)이 포함된다. TS의 도파민 과신경 지배로 인한 선조체 도파민 과다 활성은(10.3.1 참고; Hienert et al. 2018; Maia and Conceição 2018) NoGo 경로에 비해 Go 경로의 활성화를 증가시킨다(β_N에 비해 β_G의 가치를 증가시킴; [그림 10.3] 참고). 이러한 증가는 Go(G) 가치가 큰 행동에 대해 불균형적으로 더 크게 나타나는데, 이는 β_G가 증배적 이득 파라미터이기 때문이다. 결과적으로 틱이 강하게 학습된 행동이 되면(아래 및 10.3.2~10.3.3 참고) 선조체 도파민 과다 활성은 $\beta_G G_t(s_t, tic) \gg \beta_N N_t(s_t, tic)$을 만든다(조가비핵에서 나오는 녹색 및 빨간색 화살표의 폭 비교). 결과적으로 기저핵 출력 핵(basal ganglia output nuclei), 창백구 내부 분절(globus pallidus internal segment)[GPi] 및 흑색질 그물부(substantia nigra pars reticulata)[SNr]에서의 틱 표현은 직접 경로[$\beta_G G_t(s_t, tic)$]에 의해 강하게 억제되고, NoGo 경로[$\beta_N N_t(s_t, tic)$]에 의해 약하게 억제된다. $\beta_G G_t(s_t, tic) \gg \beta_N N_t(s_t, tic)$의 조건이 주어지면 틱 실행이 촉진된다([그림 10.3] 참고; Maia and Conceição 2017). 틱 실행은 체성감각 영역과 뇌섬엽에서 운동 피질로의 피질-피질 투사에 의해 직접적으로 주도된다([그림 10.3] 참고; Maia and Conceição 2017). **틱 학습**: 틱 실행은 일반적으로 이전의 전조 충동을 종료시킴으로써 틱 학습을 촉진하는 양의 예측 오차 δ_t를 생성한다(Conceição et al. 2017). δ_t와 마찬가지로 $r(U)$는 전조 충동이 주도하는 틱 학습을 설명하는 데 사용한 두 가지 강화학습(reinforcement learning)[RL]인 표준 RL과 평균 보상 RL에서 틱 학습을 설명하는 데 적합한 변수다(Conceição et al. 2017). 대조적으로 $V_t(U)$는 표준 RL을 사용하는 설명에서 필수이고, 평균 보상 RL을 사용하는 설명에서는 선택 사항이며, $\bar{r}_{t-1}$은 평균 보상 RL을 사용하는 설명에만 필요하다(Conceição et al. 2017). 이 그림에서 이러한 변수는 가설을 세운 영역 및 연결 근처에 표시되어 있다(Conceição et al. 2017). 그러나 뇌섬엽에 나타나는 예측 오차는 대부분 혐오적일 수 있다. **추가 정보**: 단순화를 위해 일부 해부학적 투사는 생략했다. 명확성을 위해 체성감각피질 영역(일차[S1] 및 이차[S2] 체성감각피질)과 운동 피질 영역[대상 운동 영역(cingulate motor area)[CMA]], 보조 운동 영역(supplementary motor area)[SMA], 전운동 피질(premotor cortex)[PMC], 일차 운동 피질(primary motor cortex)[M1]이 모두 집단화되어 있다. 제안된 각 계산 설명에 따라 δ_t를 계산하는 다른 방법은 중괄호로 표시된다. $\delta_t = r(s_t) + \gamma V_t(s_t) - V_{t-1}(s_{t-1})$(표준 RL) 및 $\delta_t = r(s_t) + \bar{r}_{t-1} + V_t(s_t) - V_{t-1}(s_{t-1})$(평균 보상 RL; 섹션 10.3.3).

* Ins: insula(뇌섬엽), Put: putamen(조가비핵), SNc: substantia nigra pars compacta(흑색질 치밀부), Thal: thalamus(시상), VS: ventral striatum(배쪽 선조체 영역), VTA: ventral tegmental area(배쪽 피개 영역).

** 출처: Current Opinion in Neurobiology, 46, Conceição, V. A., Dias, A., Farinha, A.C., and Maia, T.V., Premonitory urges and tics in Tourette syndrome: computational mechanisms and neural correlates, pp. 187–199, 2017.

10.4 토론

10.4.1 이론 주도 설명의 강점: 뚜렛증후군의 광범위한 발견에 대한 통합된 설명

TS가 도파민 과신경 지배를 포함한다는 가설은 현존하는 신경화학적 및 약리학적 데이터에 대한 유사하고 통합적인 설명을 제공한다(Maia and Conceição 2018). 또한 이러한 가설은 최근의 메타분석에서 대조군에 비해 TS 환자에게서 선조체 DAT 결합

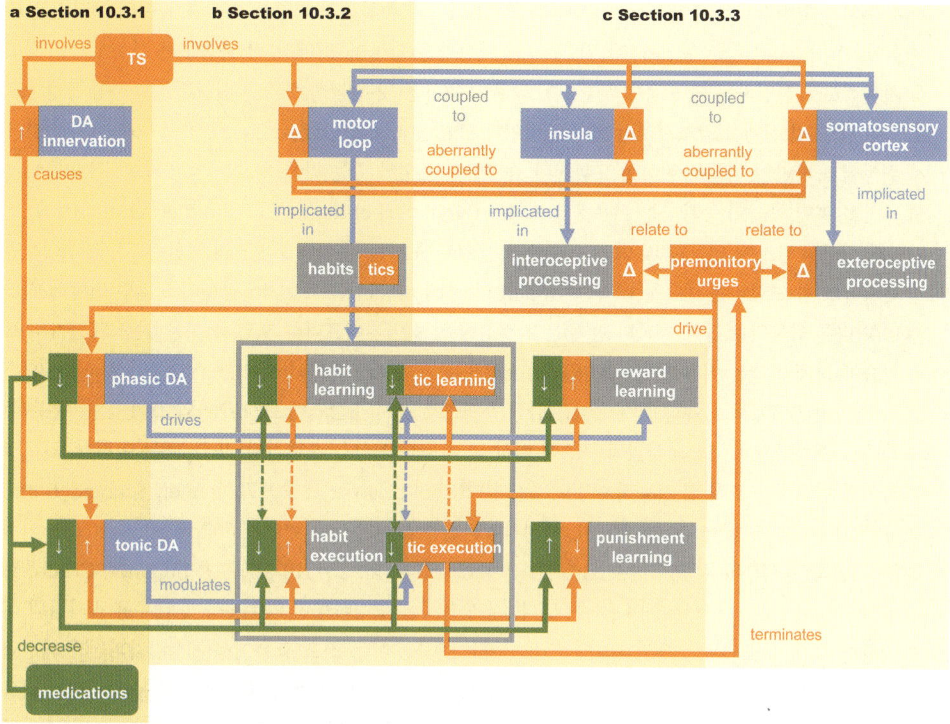

[그림 10.5] 이 장의 주요 이론적 아이디어를 요약한 개념도

이 그림에서 주요 뇌 영역은 파란색, 주요 인지 과정은 회색, 뚜렛증후군(TS)의 주요 변화는 주황색, 주요 약물 효과는 녹색으로 표시된다. 위쪽과 아래쪽을 가리키는 화살표는 각각 증가 및 감소를 나타내며(주황색 또는 녹색 상자에 있는 경우, 각각은 TS 또는 약물로 인한 것임), 삼각형은 변화를 나타낸다. 다른 색상으로 음영 처리된 각 영역은 특정한 장에 해당한다. (a) 10.3.1에서 논의되고 금색으로 음영 처리된 영역에 묘사된 바와 같이, TS 환자는 도파민 과신경 지배로 고통받고 있을 가능성이 크며, 이는 위상성 도파민과 강직성 도파민을 모두 증가시킨다(Hienert et al. 2018; Maia and Conceição 2018). 이러한 도파민 증가는 TS에 대한 효능이 입증된 모든 약물이 위상성 및 강직성 도파민 신경전달을 감소시키는 이유를 설명하는 데 도움이 된다(Maia and Conceição 2018). (b) 10.3.2에서 논의되고 중간 정도의 밝은 금색으로 음영 처리된 영역에 묘사된 바와 같이, TS는 운동 루프의 구조적 및 기능적 장애를 포함하며(Maia and Conceição 2017; Worbe et al. 2015a; Worbe et al. 2015b), 이는 습관 학습과 실행에 모두 연관되어 있다(Delorme et al. 2016; Horga et al. 2015; Yin and Knowlton 2006). 습관 학습과 습관 실행은 각각 위상성 도파민과 강직성 도파민에 의해 강력하게 매개되며(Collins and Frank 2014; Maia and Conceição 2017), 습관 실행에 위상성 도파민이 관여한다는 몇 가지 새로운 증거도 있다(파란색 화살표; da Silva et al. 2018). 틱은 병리학적인 운동 습관으로 보이며(파란색 '습관' 사각형 안의 주황색 사각형으로 표시), 이는 TS에서 위상성 및 강직성 도파민 수치가 틱 학습 및 실행에서 병리학적인 역할을 할 수 있는 이유를 설명한다. 그리고 이것은 습관 학습 및 실행에서 정상적인 위상성 및 강직성 도파민 수치가 일반적으로 수행하는 역할과 유사하다(각각의 주황색과 파란색 화살표 사이의 유사점을 주목할 것; Maia and Conceição 2017). 후자의 연관성은 약물이 TS에서 틱 중증도를 감소시키는 방법을 기계적으로 설명하는 데 도움이 된다. 즉, 약물이 위상성 및 강직성 도파민 신경전달을 하향 조절함으로써 틱 학습 및 실행을 감소시켜야 한다는 것이다(Maia and Conceição 2017). 양의 예측 오차 신호에서 위상성 도파민의 역할은 위상성 도파민이 증가할 가능성이 있는 약물 치료를 받지 않는 TS 환자에게서 보상을 통한 학습이 증가하는 이유를 설명한다(Palminteri et al. 2009; Palminteri et al. 2011). 도파민의 위상성 감소에 의한 음의 예측 오차 신호를 무디게 하는 강직성 도파민의 역할은 TS가 처벌로 인한 학습 감소를 포함하는 이유를 설명한다(Palminteri et al. 2009). 또한 TS 약물이 도파민 전달에 미치는 영향(다른 약물의 복잡한 효과와 함께)은 항정신병 약물(아리피프라졸 제외)을 복용하는 TS 환자의 보상 학습에 장애가 있는 이유를 설명한다(Palminteri et al. 2009; Palminteri et al. 2011; Worbe et al. 2011). (c) 10.3.3에서 논의되고 가장 밝은 금색 음영으로 표시된 영역에 묘사된 바와 같이, TS는 운동 루프 외에도 체성감각피질과 뇌섬엽의 구조적 이상 및 기능적 이상을 포함한다. 또한 TS는 이러한 모든 영역 사이의 연결에 구조적 및 기능적 이상이 수반된다(Conceição et al. 2017; Neuner, Schneider, and Shah 2013; Sigurdsson et al. 2018). 체성감각피질은 외수용성에 관여하고(Cox et al. 2018), 뇌섬엽은 (자연적) 충동(Naqvi and Bechara 2010; Jackson et al. 2011b)과 내수용성(Quadt, Critchley, and Garfinkelx 2018) 모두에 연관되어 있다. 전조 충동은 병리학적인 외수용성 및 내수용성 과정의 상호 작용에 의해 주도되는 것으로 보이며(Cox et al. 2018), 이는 전조 충동에서 체성감각피질과 뇌섬엽의 의미를 설명한다([그림 10.4] 참고; Conceição et al. 2017). 틱 집행을 통한 전조 충동의 종료는 틱을 강화하는 위상성 도파민에 의해 신호를 받는 양의 예측 오차를 유발할 수 있기 때문에 전조 충동은 틱 학습에서 핵심적인 역할을 할 가능성이 크다(Conceição et al. 2017). 전조 충동은 체성감각 영역과 뇌섬엽에서 운동 피질로 연결을 통해 틱 실행을 직접적으로 유도할 수도 있다(Conceição et al. 2017).

이 유의미하게 증가한다는 사실을 발견한 연구를 통해서도 지지를 받는다(Hienert et al. 2018). 하지만 이러한 메타분석 결과는 연령을 통제했을 때 유의미하지 않았고(Hienert et al. 2018), TS의 도파민 체계에 대한 대부분 연구가 표본이 매우 적고 다양한 다른 영향을 받았다는 점에서 추가 연구가 필요하다(Maia and Conceição 2018).

행동 학습과 선택에 위상성 도파민과 강직성 도파민이 각각 관여한다는 광범위한 증거가 있으며(Collins and Frank 2014; Maia and Frank 2011, 2017), 최근에는 행동 선택에 위상성 도파민이 관여한다는 증거도 있다(da Silva et al. 2018). 도파민 과신경지배는 위상성 도파민과 강직성 도파민을 모두 증가시켜 틱 학습과 표현을 모두 증가시키는 것으로 예상된다(Maia and Conceição 2017). 또한 도파민 과다 활성은 보상으로부터의 학습을 증가시키고 습관 학습을 증가시키는데, 이는 각각 TS의 RL 및 습관 학습 연구에서 밝혀진 주요 결과다(Maia and Conceição 2017).

마지막으로, TS의 보편적인 임상적 특징은 틱에 의해 일시적으로 완화되는 전조 충동이 존재한다는 점이다(Brandt et al. 2016; Leckman, Walker, and Cohen 1993). 우리는 전조 충동의 종결이 틱을 강화하는 양의 예측 오차를 유발한다고 주장했다(Conceição et al. 2017). 이러한 양의 예측 오차는 도파민 뉴런의 위상성 발화를 일으킬 가능성이 크며, 이는 다시 TS의 도파민 과다 활성과 연결된다. 전조 충동의 신경 기질과 운동 체계의 상호 작용에 대한 자세한 고려는 전조 충동이 틱 학습뿐 아니라 틱 실행에서 어떻게 역할을 하는지 설명한다(Conceição et al. 2017). 요컨대 10.3에서 검토한 이론적 설명은 TS의 광범위한 발견에 대해 엄격하고 포괄적인 설명을 제공한다([그림 10.5] 참고).

10.4.2 제한 사항 및 확장

a) 다른 영역과 신경화학적 장애 우리는 틱에서 운동 CBGTC 루프의 역할과 전조 충동에서 체성감각피질 및 뇌섬엽의 역할에 초점을 맞추었다([그림 10.4] 및 10.5 참고). 그러나 다른 여러 영역, 예를 들어 소뇌(디시냅스disynaptic[82]연결을 통해 기저핵과 양방향으로 연결됨; Bostan, Dum, and Strick 2010)와 아래전두이랑inferior frontal gyrus 등도 TS와 밀접하게 연관되어 있다(Caligiore et al. 2017; Jo et al. 2018; Neuner, Schneider, and Shah 2013; Wen et al. 2017a; Wen et al. 2018; Wen et al. 2017b). 비록 운동 틱과 음성 틱의 기저에 있는 기전과 신경적 상호관계 사이의 가능한 차이점은 다루지 않았지만, 일부 증거가 음성 틱이 변연계 영역과 특별히 관련이 있을 수 있음을 시사한다(Foltynie 2016; Jo et al. 2018).

82) 인터뉴런을 통한 두 뉴런의 연결을 말한다(역자 주).

또한 TS에서 도파민 체계, 특히 도파민 과신경 지배의 관여에 초점을 맞췄다. TS에는 다중 신경화학적 이상이 관여하는 것으로 알려져 있으며(Cox, Seri, and Cavanna 2016; Kataoka et al. 2010; Lennington et al. 2016; Robertson et al. 2017), 일부 증거에 따르면 도파민 이외의 신경 조절제를 표적으로 삼는 것도 TS 환자에게 도움이 될 수 있다(Augustine and Singer 2019; Thenganatt and Jankovic 2016). 따라서 도파민에 초점을 맞춘다고 해서 도파민이 TS의 유일한 장애이거나 혹은 주된 장애임을 의미하는 것은 아니라는 점을 강조해야 한다. 다른 장애도 도파민 과신경 지배와 마찬가지로 같은 회로 수준의 영향을 미치는 경우, NoGo 운동 경로보다 Go 운동 경로의 가소성과 흥분성이 증가해 TS로 이어질 수 있다(Conceição et al. 2017; Maia and Conceição 2017).

b) 뚜렛증후군의 억제 제어 틱이 억제 제어의 손상으로 인해 발생할 수 있다는 가설 때문에 TS 억제에 대한 관심이 상당히 높아졌다(Morand-Beaulieu et al. 2017). TS에서 억제 제어의 변화는 TS 환자와 대조군을 구분하는 분류에서 아래전두이랑이 갖는 의미와 일치한다(10.2.1 참고). 아래전두이랑이 억제 제어와 강하게 연관되어 있기 때문이다(Aron, Robbins, and Poldrack 2014). 실제로 최근 메타분석 증거에 따르면 TS 환자는 억제 제어에 손상이 있는 것으로 나타났다(Morand-Beaulieu et al. 2017). 그러나 동일한 메타분석에서는 대조군과 매우 유사한 TS를 앓지 않는 환자보다 ADHD를 동반한 TS 환자와 약물치료 중인 TS 환자에게서 억제 제어가 더 많이 손상되었다고 보고했다. 따라서 TS 환자의 억제 제어 장애는 동반된 ADHD(실제로 ADHD에서 억제 제어가 상당히 손상됨) 또는 약물 치료의 결과일 수 있다(Brocki et al. 2007; Willcutt et al. 2005). 일부 연구자는 TS가 강화된 억제 제어를 포함해 강화된 인지 제어를 포함할 수 있다고 제안하기도 했다(Baym et al. 2008; Jackson et al. 2011a; Jung et al. 2013).

c) 전조 충동 전 틱의 출현 우리는 전조 충동 종료에 따른 부정적 강화를 통한 틱 학습을 강조했지만, 아동들의 경우 종종 전조 충동을 보고하기 전에 틱이 발생한다

(Cavanna et al. 2017; Sambrani, Jakubovski, and Müller-Vahl 2016). 전조 충동 종료가 없는 틱 학습에 대한 한 가지 가능한 설명은 지나친 '무작위' 위상성 도파민 과도 현상으로 인해 틱이 학습될 수 있다는 것이다. 발달 과정의 모순처럼 보이는 이러한 현상에 대한 또 다른 설명은 아동이 전조 충동을 보고하지 않는다고 해서 그러한 전조 충동이 존재하지 않는 것이 아니라, 단순이 아동이 전조 충동 증상을 보고하는 데 장애가 있다는 의미일 수 있다는 설명이다(Conceição et al. 2017; Martino, Ganos, and Worbe 2018). 이러한 설명에 따라 TS 장애 아동은 틱을 보고하는 데에도 장애가 있으며(Conceição et al. 2017), 전조 충동의 강도는 연령대가 다른 아동과 청소년에서 유사한 것으로 보인다(Raines et al. 2018; Steinberg et al. 2010; Woods et al. 2005). 또한 부정적 강화를 통한 틱 학습과 일치하는 최근의 사례 보고 두 건에 따르면 틱이 시작되기 전, 빠르면 5세부터 전조 충동이 시작된다(Li et al. 2019). 또한 TS에서는 보상에 의한 잠재학습이 증가하는데(Palminteri et al. 2009), 이는 부정적 강화로 인한 오류를 포함함으로써 일반적으로 양의 예측 오차로 인한 잠재학습이 증가할 수 있음을 암시한다. 따라서 전조 충동이 보고되지 않은 경우에도 부정적 강화가 역할을 할 가능성이 있다(Conceição et al. 2017).

이와 관련해 고려해야 할 사항은 충동은 개인이 해당 행동을 억제하려고 시도할 때만 특히 악명 높아질 수 있다는 점이다. 이는 자연스러운 충동(소변을 보고 싶은 충동 등)과 유사하게 생각할 수 있다. 발달 초기의 아동은 충동을 느끼지만, 그 충동이 너무 순식간이라 알아차리지 못한다. 충동에 이어 그에 해당하는 행동(예를 들면, 소변을 보고 싶은 충동이 즉각적으로 배뇨로 이어짐)이 곧바로 따라오기 때문이다. 아동이 행동을 억제하는 방법을 배우면서 충동이 더 악명 높아져서 충동과 행동 사이의 연관성이 더 분명해질 수 있지만, 그전에는 충동과 행동이 하나의 경험 단위로 연결되어 충동을 개별적인 실체로 알아차리기 더 어려울 수 있다. 틱도 마찬가지다. 아동이 틱을 억제하는 방법을 배우면서 전조 충동이 더 두드러질 수 있다. 따라서 틱을 억제하는 동안 전조 충동의 강도는 실제로 더 높다(Brandt et al. 2016).

d) 기저핵의 피드백 연결 및 진동 우리는 주로 CBGTC 루프의 피드포워드 기능을 포착하는 방정식 집합으로 구성된 RL 모델에 집중했다(10.3.2, [상자 10.1], [그림 10.1] 참고). 그러나 CBGTC 루프 안에서 뉴런 진동과 같은 몇 가지 현상은(Brittain and Brown 2014) 기본 회로의 지나친 단순화로 인해 포착할 수 없다(Augustine and Singer 2019 참고). 여기서 이러한 진동 행위를 다루는 이유는 병적인 저주파 진동이 TS를 포함한 여러 운동 장애의(Hashemiyoon, Kuhn, and Visser-Vandewalle 2017; Neumann et al. 2018) 과잉 운동 증상과 관련이 있기 때문이다(Ellens and Leventhal 2013; Neumann et al. 2018). 실제로 TS에서 증상의 심각성은 저주파 진동, 즉 세타 및 베타 대역의 창백구 및 시상 진동 증가와 상관관계가 있는 것으로 나타났으며(Neumann et al. 2018), 일부 저자는 현재 장기간의 세타 파열이 비자발적 운동에 구체적으로 관련될 수 있다고 생각한다(Neumann et al. 2018). 또한 TS에서 뇌심부 자극에 의해 유발된 틱 증상의 감소는 고주파수 감마 대역의 진동이 상대적으로 증가하는 것과 상관관계가 있는 것으로 나타났다(Hashemiyoon, Kuhn, and Visser-Vandewalle 2017).

시상하핵subthalamic nucleus[STN]과 창백구 외부 분절globus pallidus external segment [GPe]은 CBGTC 루프 내의 진동 행위에 중추적으로 관여하는 것으로 보인다(Frank 2006; Gatev, Darbin, and Wichmann 2006). STN과 GPe는 음성 피드백 루프로 연결되어 있으며, STN은 GPe를 자극하고 STN를 억제한다. 다른 입력에 의해 구동되는 이 음성 피드백 루프는 다른 CBGTC 루프 내 진동의 근간이 될 수 있다(Frank 2006; Gatev, Darbin, and Wichmann 2006). STN과 GPe에서 기저핵의 출력핵인 창백질 내부 분절/흑색질 그물부로의 투사는 앞서 언급한 진동 전파를 CBGTC 루프를 통해 가능하게 한다(Frank 2006). OpAL 모델과(10.3.2 참고; Collins and Frank 2014; Maia and Conceição 2017; Maia and Frank 2017) 같이 단순화된 CBGTC에서 영감을 받은 RL 모델은 STN-GPe 양방향 연결을 명시적으로 설명하지 않으므로([그림 10.1] 참고), 이러한 모델을 CBGTC 루프 내 진동 행위를 설명하는 데 사용할 수 없는 이유를 설명한다. 또한 이러한 모델은 진동 행위에 유사하게 기여할 수 있는 다른 현상도 포착하지 못한다(Llinás et al. 2005 참고).

우리가 강조한 모델 자체가 진동 행위를 보이지는 않지만, TS가 도파민 과신경 지배를 포함한다는 우리의 주요 가설은 TS에서 관찰된 저주파 진동의 증가와 일치한다(Neumann et al. 2018). 실제로 이러한 진동은 TS뿐 아니라 PD의 레보도파로 유도된 운동이상증dyskinesia에서도 나타나며(Alonso-Frech et al. 2006), 이는 도파민과 명확한 연관성을 보여 준다. 또한 이러한 진동은 근육긴장이상증dystonia에도 나타나는데(Ellens and Leventhal 2013; Neumann et al. 2017), Neumann et al.(2018)에서 가정한 바와 같이 근육긴장이상증은 도파민 과다 활성과 마찬가지로 Go 경로 활성화를 증가시켜야 하는 D1 수용체 가용성 증가를 포함하기 때문에 도파민과 관련이 있을 수 있다(Simonyan et al. 2017). 따라서 TS의 도파민 과신경 지배와 그에 따른 도파민 과다 활성이 관찰된 저주파 진동의 원인일 수 있다.

10.5 요약

틱을 특징으로 하는 틱 장애는 도파민 과신경 지배와 연관이 있는 것으로 보이며, 이는 위상성 도파민과 강직성 도파민의 증가를 유발할 가능성이 크다(10.3.1 및 [그림 10.5]의 a 참고). 습관 학습과 실행에서 위상성 도파민과 강직성 도파민의 역할을 고려할 때, 이러한 증가는 과도한 습관 체계로 이어지며([그림 10.5]의 b 참고), 틱은 지속적이고 부적응적인 운동 습관일 가능성이 크다. 틱과 습관 사이의 이러한 관계는 운동 루프가 두 가지 모두에 중심적으로 관여하는 이유를 설명한다([그림 10.5]의 b 참고). TS에서 습관 체계의 과잉 활동과 그에 따른 도파민 과다 활성의 중심적인 역할은 TS에 대한 효능이 입증된 모든 약물이 도파민 신경전달을 감소시키는 이유를 설명한다(10.3.2 및 [그림 10.5]의 a~b 참고).

틱은 일반적으로 체성감각피질과 뇌섬엽이 강하게 관여하는 것으로 보이는 전조 충동에 의해 선행되고 종료된다([그림 10.5]의 c 참고). 전조 충동 종료는 양의 예측 오차를 유발할 수 있으며, 이는 위상성 도파민에 의해 신호가 전달되어 틱을 강화한다(10.3.3 및 [그림 10.5]의 c 참고). 도파민 과신경 지배 상태에서는 이러한 신호가 과할 수 있으며, 이는 다시 틱 학습에 기여할 수 있다.

이 책의 맥락에서 이 장의 이론적 제안을 뒷받침하는 전반적인 전략을 간략히 설명할 필요가 있다. 우리는 TS와 무관한 증거가 많은 CBGTC 회로의 기능과 도파민의 역할에 대해 잘 동기화된 계산 모델로 시작했다. 기능 장애를 계산적으로 이해하려면 먼저 기능을 이해하고, 그러한 기능이 어떻게 중단될 수 있는지 이해해야 한다. 그런 다음 이 모델을 사용해 TS에서 도파민 과신경 지배의 근본적인 장애에 대한 단순하고 근시안적인 가설의 여러 의미를 연구했다. 이 간단한 가설을 모델에 비추어 고려했을 때, TS의 강화 및 습관 학습에 대한 실험적 결과부터 TS 치료에 사용되는 약물에 대한 임상적 결과에 이르기까지 매우 광범위한 실험 및 임상적 결과를 설명할 수 있다는 것을 발견했다. 따라서 이 연구는 이론 기반 계산 정신의학의 주요 용도 중 하나인 서로 이질적으로 보이는 다양한 연구 결과를 설명하고 통합할 수 있는 엄격하고 통합된 기계론적 이해의 개발을 보여 준다.

10.6 향후 연구

Maia and Frank(2011)는 이 장에서 설명한 모델과 밀접한 관련이 있는 기저핵의 RL에 대한 생물학적으로 상세한 모델이 여러 신경정신과적 장애(TS, PD, 주의력결핍 과잉행동장애, 중독, 조현병)를 어떻게 밝혀내는지 보여 준다. TS에 대한 이 글의 제안은 이 장에서 소개한 여러 아이디어의 선구자라 할 수 있다. 또한 이 글은 단일 모델이 TS뿐 아니라 도파민 체계와 기저핵의 교란과 유사한 여러 다른 장애를 이해하는 데 어떻게 도움이 되는지 보여 준다.

Maia and Frank(2017)는 도파민 체계에 대한 연구와 조현병 환자의 행동 및 기능적 신경 영상 데이터 증거를 TS에 적용한 것과 유사한 모델 및 아이디어를 사용해 조화롭게 조정한다. TS와 조현병의 이러한 상호 관련 치료는 매우 뚜렷한 임상 양상에도 불구하고 둘 다 도파민 과다 장애라는 점에서 매우 적절하다. 예를 들어, Maia and Frank(2017)에서 처음 개발된 항정신병 약물의 효과에 대한 통찰력 일부는 TS에서 항정신병 약물의 효과에 대한 우리의 설명과 유사하다.

Maia(2010)는 행동자 비평가 틀을 사용해 혐오적인 결과를 회피하는 학습이 양의 예측 오차에 어떻게 의존하는지 보여 준다. 위상성 도파민 반응에 의해 신호가 전달되는 부정적 강화와 양의 예측 오차 사이의 이러한 연결은 TS의 도파민 과다 활성 맥락에서 전조 충동 종결과 틱 강화를 연결하는 우리의 제안에 많은 동기를 부여했다.

Seymour et al.(2005)은 평균 보상학습이 고통스러운 자극이 종료될 때 발생하는 이완 신호를 어떻게 설명할 수 있는지 보여 준다. 이 설명은 전조 충동의 종결이 어떻게 틱을 강화하는지를 설명하는 하나의 기초를 형성했다. 이 장에서 검토한 두 가지 설명은 모두 전조 충동의 종료가 틱을 강화하는 양의 예측 오차를 유도한다는 점에서 밀접하게 관련되어 있다.

Hienert et al.(2018)은 우리가 아는 한 TS의 도파민 체계에 대한 분자 영상 연구, 특히 선조체의 도파민 수송체와 D2 수용체에 대한 PET 및 SPECT 연구에 대한 최초이자 현재까지 유일한 메타분석을 보고한다. TS가 도파민 과신경 지배와 관련이 있다는 생각과 일치하는 메타분석 결과, TS에서 도파민 수송체 결합이 유의미하게 증가한다는 것을 발견했다(물론 연령을 통제한 후에는 결과가 유의미하지 않았기에 결정적인 것은 아니었음).

10.7 감사의 말

Fundação para a Ciência e a Tecnologia, Portugal(Ph.D. Fellowship PD/BD/105852/2014 to VAC)과 Tourette Association of America[TVM]의 자금 지원에 감사를 표한다. 또한 관련 논문 검색과 European Union Horizon 2020 프로그램(프로젝트 번호 692340)의 자매 결연 프로젝트(SynaNet) 참여에 도움을 준 João Antunes에게 감사한다.

11장

계산 정신의학에 대한 관점 및 향후 연구

11장 계산 정신의학에 대한 관점 및 향후 연구

Peggy Seriès
University of Edinburgh

11.1 이 책에서 다루지 않은 과정 및 장애

이 책은 현재 계산 정신의학 연구의 최전선에 있는 방법과 질문의 예를 설명하며, 여러 정신장애의 기저에 있는 기전에 대한 새로운 통찰을 제공했다. 생물물리학적으로 상세한 수준(3장)과 신경망 수준(4장)부터 강화학습 및 베이지안 방법을 도구로 사용하는 알고리즘 및 규범 모델(5~10장)에 이르기까지 다양한 수준의 분석 사례를 설명한다.

그러나 이 책에서 다루지 않은 중요한 주제도 많다.

연구 도메인 진단 편람[RDoC](1장 참고)의 관점에서 3장과 4장은 각각 인지 과정과 강화 과정을 다루고, 10장은 운동 과정을 다룬다. 그러나 사회적 과정(소속감과 애착, 사회적 의사소통, 자신과 타인에 대한 지각과 이해)은 최근 몇 년 동안 연구가 크게 성장한 영역으로(Hackel and Amodio 2018 참고) 훨씬 더 나은 대우를 받을 자격이 있다. 이 책에서 다루지 않은 각성 및 조절 체계(일주기 리듬, 수면, 불면) 영역은 계산 정신의학의 맥락에서 연구가 거의 이루어지고 있지 않다.

장애 측면에서도 마찬가지로, 이 책은 일부 장애만 다루고 있다. 양극성 장애, 특히 조증, 자폐스펙트럼장애autism spectrum disorders[ASD], 강박장애obsessive compulsive disorders[OCD], 주의력결핍 과잉행동장애attention deficit hyperactive disorder[ADHD], 섭식장애, 성격장애(경계선, 편집증, 반사회적 성격장애 등), 외상후스트레스장애post-traumatic stress disorder[PTSD]도 빠져 있다.

이 장에서는 관심 있는 독자를 위해 해당 영역에 존재하는 연구에 관한 몇 가지 지침을 제공한다. 물론 이 목록은 완전한 것이 아니다. 이러한 주제 중 일부는 계산적 관점에서 많은 관심을 끌기 시작했지만, 다른 주제는 현재까지 소수의 연구에서만 다루어지고 있다. 우리가 전달하고자 하는 아이디어는 이러한 문제에 대한 이해가 여전히 부족하다는 것이다. 계산 정신의학은 아직 유아기 단계에 있으며, 이 분야는 학제간 연구 진전을 위해 활짝 열려 있다.

11.1.1 자폐스펙트럼장애

자폐스펙트럼장애[ASD]에 관한 계산적 문헌이 점점 많아지고 있다.

지배적인 이론은 ASD를 예측 또는 베이지안 추론의 장애로 간주할 수 있다는 것이다(Sinha et al. 2014; Palmer, Lawson, and Hohwy 2017). 일반적인 가설은 '정밀도'라고도 하는 가중치가(2.4.6 참고) ASD에서는 불균형한 까닭에 감각적 증거가 지각에 불균형적으로 강한 영향을 미치게 된다는 것이다. 상대적으로 감각 정보의 강한 영향은 ASD에서 관찰되는 감각 자극에 대한 과민 반응과 세부 사항에 대한 과도한 감각화를 설명할 수 있다. 또한 사전 기대의 영향력이 약할수록 감각 경험의 가변성이 더 커질 수 있다. 따라서 동일성에 대한 욕구와 경직된 행동은 환경에 더 많은 예측 가능성을 도입하려는 시도로 이해할 수 있다(Pellicano and Burr 2012). 더불어 이는 너무 구체적이어서 여러 상황에 일반화할 수 없는 사전 기대로 이어질 수 있다(Van de Cruys et al. 2014).

모든 이론이 ADS에서 사전 기대의 상대적 영향력이 약하다는 데 동의하지만, 이러한 불균형의 주요 원인이 감각의 정밀도 증가(더 예리한 가능도 등)에서 비롯된 것인지 아니면 사전 기대의 정밀도 감소에서 오는 것인지를 두고 논의가 진행되어 왔다. 초기 저자들은 감소된 사전 기대를 주장했지만(Pellicano and Burr 2012), 현재는 감각 정밀도가 증가했다는 가설이 더 많은 주목을 받고 있다(Lawson, Rees, and Friston 2014; Palmer, Lawson, and Hohwy 2017; Karvelis et al. 2018).

최근에는 참여자가 환경이 동역학적으로 변화하는지 또는 상대적으로 안정적인지를 예측할 수 있는 정도에 따라 ASD에 차이점이 있을 수 있다는 의견도 제시되었다(Lawson et al. 2017). ASD가 있는 참가자는 환경의 변동성을 과대 추정해 관련 사전 정보를 활용하지 못한다는 것이다(Lieder et al. 2019 참고).

이러한 이론은 많은 인기를 얻었지만, 결정적인 실험적 증거는 여전히 부족하다.

관심 있는 독자는 베이지안 접근 방식의 최근 검토를 위해 Palmer, Lawson, and Hohwy(2017)와 Haker, Schneebeli, and Stephan(2016)을 참고할 수 있다.

생물학적 수준에서는 예측과 추론의 결함이 신경회로의 흥분과 억제 사이의 불균형과 관련이 있을 수 있다고 제안되었다(Rosenberg, Patterson, and Angelaki 2015). 피질에서 신경회로가 수행하는 핵심 계산은 작은 영역 집단의 활동을 측정해 순수한 흥분성 주도를 뉴런으로 나누는 '분할적 정규화divisive normalization'[83]로 보인다. 흥분/억제 불균형으로 인한 분할 정규화의 변화는 자폐증 증상을 유발할 수 있다(Rosenberg, Patterson, and Angelaki 2015). 분할적 정규화는 베이지안 추론에 필요한 주변화 계산marginalization computation[84]을 구현할 수 있는 '규범적 계산canonical computation'[85]으로(Carandini and Heeger 2011) 생각되기 때문에 흥미롭다(Beck, Latham, and Pouget 2011). 그러나 현재까지 이러한 수준의 설명은 자폐증의 맥락에서

83) 뇌의 감각 영역과 비감각 영역에 걸쳐 신경을 조작해 신경에 대한 흥분성 구동(drive)과 정상 신호 사이의 비율로 신경 반응을 기술한다(역자 주).

84) 모든 가능한 주변 확률에 대한 경우의 수를 더해 구한다(역자 주).

85) 컴퓨터 과학에서 canonical은 표준 상태 또는 기여 행위를 의미한다(역자 주).

조정되지 않았으며, 이 모델을 확증하려면 더 많은 실험적 지원이 필요하다.

11.1.2 양극성 장애

최근의 계산 이론에 따르면 양극성 장애는 보상에 대한 지각과 기분과의 상호 작용과 관련이 있을 수 있다(Eldar et al. 2016; Mason, Eldar, and Rutledge 2017). 이에 따르면 기분은 보상 결과와 기대 사이의 차이가 누적된 영향을 반영한다(Eldar et al. 2016). 또한 기분이 좋을 때는 보상을 실제보다 더 좋은 것으로 인식하며, 반대로 기분이 나쁠 때는 보상을 실제보다 더 나쁜 것으로 인식한다. 기분에 따라 보상에 대한 인식이 지나치게 편향되는 사람은 같은 일련의 좋은 일이나 나쁜 일에 대한 반응으로 더 큰 기분 변화를 경험할 가능성이 크며, 극단적인 행동을 할 가능성이 있다. Eldar et al.(2016)과 Mason, Eldar, and Rutledge(2017)는 이러한 간단한 아이디어를 기반으로 한 계산 모델이 양극성 장애 특유의 기분 변화 및 기타 증상을 설명할 수 있음을 보여 준다.

양극성 장애가 널리 퍼져 있음에도 불구하고, 양극성 장애를 계산적 관점에서 바라보는 연구는 소수에 불과하며(Mason, Eldar, and Rutledge 2017; Goldbeter 2011; Chang and Chou 2018; Steinacher and Wright 2013), 이 장애에 대한 이해는 여전히 부족한 상황이다(Geddes and Miklowitz 2013). 따라서 이 분야의 발전 잠재력은 매우 크다.

11.1.3 강박장애

이 책의 다른 부분에서 설명한 것처럼(2.3.3 및 5장 참고), 의사결정은 목표 지향적인 체계와 습관적인 체계라는 별개의 두 가지 병렬적인 도구적 제어 체계에서 발생할 수 있다. 목표 지향적 제어에서는 환경 모델에 의해 예측된 정서적 결과에 따라 선택이 이루어진다. 반대로 습관적 제어에서는 이전에 보상받았던 행동을 재생산하는 것을 목표로 선택한다. 강박행동장애는 목표 지향적 체계 대신 모델 없는 습관 획득을 향한 편향과 관련이 있다(Voon et al. 2015).

강박장애[OCD]에 대한 추가 통찰력은 믿음과 행동이 어떻게 연결되는지를 고려함으로써 얻을 수 있다. 예를 들어, OCD가 있는 사람은 자기 손이 깨끗하다는 것을 알면서도 손 씻는 것을 멈출 수 없다. 일반적으로 서로 연결되어 있는 두 가지 요소, 즉 자신감과 행동이 분리된 것이다. 계산 방식을 사용한 간단한 결정 과제에서 행동과 자신감이 분리되는 정도가 OCD의 심각도와 상관관계가 있다는 사실이 밝혀졌다(Vaghi et al. 2017). 최근에는 OCD가 상태 전이에 대한 과도한 불확실성(전이 불확실성), 즉 베이지안 추론의 계산적 장애로 인해 과거를 사용하여 현재와 미래를 예측하는 능력이 저하되고 피드백에 과민하게 반응하는 것(예측 오차)과 관련이 있을 수 있다는 새로운 모델이 제안되었다(Fradkin et al. 2020).

11.1.4 주의력결핍 과잉행동장애

행위적으로 ADHD는 여러 인지 영역과 시간 척도에 걸쳐 가변성이 증가하는 것이 가장 큰 특징이다.

Ziegler et al.(2016)은 의사결정 및 강화학습 모델의(2.3 참고) 표동 확산 모델[DDM]이(2.2 참고) ADHD의 개인차를 이해하는 데 어떻게 적용되는지 자세한 검토를 제공한다. 이들은 경험적 연구가 낮은 DDM 표동 비율과 감소된 강화학습 선택 민감도('잡음이 많은noisier' 소프트맥스 파라미터)에 대한 이론의 예측과 일치한다고 결론지었다.

신경생물학적 수준에서 Hauser et al.(2016)은 이러한 선택 민감도 감소가 신경 이득, 즉 신경 신호가 증폭되거나 억제되는 정도, 카테콜아민성 신경전달물질 체계(도파민 및 노르아드레날린)와 일반적으로 관련된 계산의 손상으로 설명할 수 있다고 제안한다. 또한 이득 조절 손상이 행동에서 신경 활동에 이르는 ADHD 이상, 특히 가변성 증가를 설명할 수 있다고 제안한다.

11.1.5 외상후스트레스장애

계산 정신의학은 외상후스트레스장애[PTSD]를 이해하는 데 유망한 도구다(Seriès 2019). 실제로 PTSD는 충격적인 사건을 겪는 도중과 그 이후의 학습 이상에서 비롯되는 것으로 알려져 있다. 두려움 조건화는 외상 사건과 관련된 중립적인 자극(사람, 장소, 소리 등)이 외상 후에도 오랫동안 불안을 유발하고 유지하는 능력을 갖는 이유를 설명할 수 있다. 이러한 연관성이 시간이 지나도 약화되지 않는 이유는 애초에 비정상적으로 강했기 때문이거나 또는 소멸 과정의 결함일 가능성이 크다. 즉 외상 사건으로 이어지지 않고 동일한 단서를 다시 접했을 때 연관성이 약화되지 않기 때문이다. 이는 환자가 사용하는 회피 전략의 결과일 수 있다. PTSD 환자는 그러한 신호를 다시 접하는 것을 피하므로 안전함을 결코 경험하지 못할 수 있다. 반대로 다른 이론에서는 PTSD가 특정 단서와 외상 사건 사이의 연관성을 획득하는 데 기본적인 결함과 관계가 있다고 가정한다. 이로 인해 외상을 환경 전체와 연관시켜 맥락적 불안이 심해지거나 초기 신호와 유사한 모든 신호에 대한 두려움이 과도하게 일반화된다는 것이다.

앞에서 언급한 이론의 인기에도 불구하고, PTSD에서의 비정상적 학습의 구체적인 구성요소는 여전히 명확하지 않다. 그러나 최근 행위 회피학습 과제, 계산 모델링, fMRI 관련 연구들이 PTSD에서 학습 기전이 어떻게 다를 수 있는지 분석하기 시작했다. Homan et al.(2019)과 Brown et al.(2018)은 전투에 노출된 재향 군인이 PTSD를 앓을 때 예상치 못한 혐오스러운 결과에 더 많은 주의를 기울인다는 사실을 발견했다. 연구진은 이러한 차이에 관여하는 신경 구조도 확인했다. 지각된 위협에 대한 더 큰 주의는 결과적으로 과잉 각성 반응을 설명한다.

11.1.6 성격장애

성격 및 인격 장애 분야의 계산적 관점은 매우 제한적이었다. 경계성 성격장애에 대한 계산 정신의학 방법의 사용에 대한 최근 검토는 Fineberg, Stahl, and Corlett(2017)에서 찾아볼 수 있다. Lee(2017)는 편집성 성격장애에 관한 데이터와 이론에 대한 검토를 제공한다. Patzelt, Hartley, and Gershman(2018)은 성격, 발달, 정신과적 질환의 개인차를 정확하게 설명하는 수학적으로 도출된 파라미터의 집합인 계산 표현형의 개념과 가능성에 대한 흥미로운 논의를 제공한다.

11.1.7 섭식장애

계산적 접근 방식은 아직 섭식장애에 대한 자세한 이론과 모델을 제공하지 못했다. 그러나 거식증 환자에게 가치 기반 학습과 의사결정에 장애가 있다는 증거가 점점 더 많아지고 있다(Verharen et al. 2019). 마찬가지로 폭식증은 목표 지향적 의사결정의 장애(Voon et al. 2015) 및 탐험적 행위에 대한 편향(Morris et al. 2016)과 관련이 있는 것으로 밝혀졌다.

11.2 데이터 주도 접근

이 책은 1장에서 기술한 대로 여러 수준의 분석에서 명시적인 가설을 세우기 위해 기계론적 모델을 사용하는 이론 주도 접근 방식에 중점을 둔다. 반면, 데이터 주도 접근 방식은 기계학습을 사용해 고차원 데이터에서 예측을 수행함으로써 일반적으로 기본 기전에 구애받지 않는다. 대규모 신경물리학적 연구, 온라인 행동 연구, 스마트폰과 같은 모바일 기기 사용으로 대규모 다차원 데이터 세트의 가용성이 증가함에 따라 데이터 주도 접근 방식이 현재 많은 주목을 받고 있다. 이는 진단, 임상 결과 및 치료 반응에 대한 개별 예측을 제공하는 매우 유망한 방법으로 인식되고 있다.

정신의학에서 빅데이터와 기계학습 접근법의 발전과 도전에 대해 알고 싶은 독자는 Rutledge, Chekroud, and Huys(2019)의 최근 리뷰를 참고할 수 있다. 또한 신경과학 데이터에 적용된 기계학습 접근 방식이 임상 진료에 어떤 영향을 미칠 수 있는지 논의한 Steele and Paulus(2019)도 있다. 두 리뷰 모두 최근 연구를 바탕으로 진단, 질병 중증도, 재발, 심리치료 또는 약물치료 결과와 관련해 개별 환자에 대해 객관적이고 임상적으로 유용한 예측을 하는 방법을 설명한다. 또한 기계학습 기술이 잘못 적용될 수 있으므로 사용과 해석에 주의가 필요하다는 사실을 강조한다.

데이터 주도 접근 방식과 이론 주도 접근 방식은 양립할 수 없는 것이 아니다. 이론 주도 모델은 복잡한 데이터를 효율적으로 요약하는 설명을 제공할 수 있으며, 이러한 요약은 기계학습 알고리즘에 대한 입력을 제공할 수 있다. 두 가지 방법을 결합하면 데이터 주도 접근법만 단독으로 사용하는 것보다 더 나은 결과를 얻을 수 있다(Huys et al. 2016b).

11.3 계산 정신의학의 잠재력 실현

계산 정신의학은 이미 여러 정신장애의 근간이 되는 신경 행위 기전에 대한 많은 통찰을 이끌어 냈다.

여러 도구가 임상적 잠재력을 보여 주었다(Paulus et al. 2016). 예를 들어, 모델 없는 학습 및 모델 기반 학습과 관련된 이론과 과제의 개발로 약물 남용과 강박장애를 포함한 다양한 장애에 대한 풍부한 계산적 분석과 새로운 통찰력을 얻을 수 있었다. 마찬가지로 이 책의 많은 장에서 설명한 것처럼 강화학습에서 도파민의 역할에 대한 이론은 광범위한 장애에 적용되어 궁극적으로 약물 요법에 정보를 제공하는 과제와 모델의 개발로 이어졌다. 베이지안 접근 방식에 기반한 분석과 같은 컴퓨터 분석이 진단 검사에 도움이 된다고 생각하는 경우가 많다(Haker, Schneebeli, and Stephan 2016). 계산 정신의학은 심리치료에도 도움이 될 수 있다. 그리고 심리치료는 학습 과정이므로 학습 과정에 대한 풍부한 계산적 이해의 이점을 누릴 수 있다(Moutoussis et al. 2018).

그러나 실제 현장에 계산 정신의학을 도입하기 위한 체계화된 이니셔티브가 여전히 부족한 실정이다.

이 분야가 성숙해 감에 따라 임상적 유용성을 가속화하기 위해 계산 정신의학 연구의 실습 및 인프라에 필요한 주요 개발에 대한 성찰이 증가하고 있다(Paulus et al. 2016; Browning et al. 2019; Teufel and Fletcher 2016).

이러한 연구는 계산 정신의학에서 측정의 문제를 언급한다. 측정에는 일반적으로 강화학습 모델과 같은 알고리즘을 사용해 모델링할 행동 과제를 선택하는 것이 포함되며, fMRI에서도 잠재적으로 사용될 수 있다. 이러한 컴퓨터 분석의 신뢰성과 타당성을 평가하고 반복적으로 최적화하는 것이 중요하다. 2.5에서 언급한 바와 같이 파라미터 식별 가능성은 파라미터 복구, 모델 복구 및 모델 비교 분석을 통해 평가해야 한다. 측정의 신뢰성 또한 평가해야 하는데, 예를 들어 측정값이 시간에 걸쳐 일관성이 있는지는 검사-재검사 신뢰도로 평가할 수 있다. 그 외 중요한 평가 척도에는 임상적 유용성(측정이 증상 점수, 치료 반응, 질병 경과 등 임상적으로 중요한 결과와 관련이 있는가?) 및 수렴/발산 타당도(측정이 동일한 구성의 다른 측정과 상관관계가 있는가?)가 있다. 임상 목적으로 의미 있는 측정값은 하나의 모델 파라미터가 아니라 과제 내 또는 과제 간에 존재하는 여러 파라미터 사이의 관계로 구성될 가능성이 크다. 이러한 관계는 단일 참가자 집단 내에서 다양한 관련 분석으로부터 데이터를 수집하고 군집화와 같은 데이터 주도 기술을 사용해 얻을 수 있다.

그런 다음 측정된 잠재 구조를 통해 임상적으로 의미 있는 질문을 해결하는 것이 중요하다. 이는 분석의 예측 능력(치료에 대한 반응을 예측할 수 있는가?) 및 분석으로 측정된 과정과 증상 등 임상적으로 중요한 결과 사이의 인과적 관계를 조사함으로써 평가할 수 있다. 측정값과 결과 사이에 인과관계가 입증될 경우, 분석법으로 평가된 과정이 치료 목표가 될 수 있다.

이와 관련해 중요한 문제는 참가자 모집이다. 지금까지는 현실적인 이유로 인해 중증 질환을 앓고 있는 환자나 중등도 중증의 재발성 질환을 앓고 있는 환자보다 경증 및 일시적 질환을 앓고 있는 참가자를 모집하는 데 중점을 두었다. 이러한 데이터 수집의 편향성은 계산 정신의학의 발전이 더딘 이유를 부분적으로 설명한다.

이러한 과정은 정신과 의사 또는 심리학자와 이론 및 계산 신경과학자 간의 긴밀한 협력을 포함하는 개별 연구소가 포함된 여러 장소에서 수행되는 것이 가장 이상적이다. 따라서 대규모의 학제 간 컨소시엄을 장려하는 연구 환경이 조성되어야 한다.

11.4 요약

계산 정신의학은 아직 유아 단계에 있다. 이 분야의 잠재력은 분명하지만, 계산 정신의학이 실험실에서 임상으로 발전하기 위해서는 아직 해야 할 일이 많다. 이 분야가 성숙해짐에 따라 개선되고 통합된 방법론은 물론이고, 대규모의 협력적인 학제 간 컨소시엄이 필요할 것이다.

이 책이 변화를 일으킬 새로운 세대에게 영감을 줄 수 있기를 바란다.

미주

1장

소개: 정신의학에 대한 계산적 접근을 향하여

1. 효과 크기(*d*)는 두 변수 간의 관계 강도를 숫자 척도로 측정하는 통계적 개념이다. 효과 크기는 두 평균 간의 표준화된 차이로 가장 일반적으로 계산된다. 효과 크기의 값은 표준 편차 단위로 표시된다. 작은 효과 크기(d≤0.2)는 차이가 다소 사소하고 그다지 중요하지 않음을 나타낸다. 그러나 중간 효과 크기(0.4≤d≤0.6)와 큰 효과 크기(d≥0.8)는 중요할 수 있다.

2장

계산 정신의학 방법: 간단한 조사

1. XOR 또는 'exclusive or'은 실제 입력 숫자가 홀수일 때 참(1) 출력을 제공하는 디지털 논리 게이트다. XOR 게이트는 배타적 or을 구현한다. 즉, 게이트에 대한 입력 중 하나만 참일 경우 참 결과를 출력한다. 두 입력이 모두 거짓(0)이거나 둘 다 참이면 잘못된 출력 결과가 나온다.
2. 이 하위 섹션은 White et al.(2010b)의 연구를 기반으로 한다.
3. 이 섹션은 부분적으로 Gershman and Daw(2017)에서 영감을 얻었다.
4. 베이지안 모델에 대한 섹션은 Seriès and Sprevak(2014)를 기반으로 한다.
5. 이는 켤레 사전 분포(conjugate prior)가 있는 가능도 분포의 모든 지수 계열에 대한 베이지안 업데이트로 일반화된다.
6. 가우시안 무작위 걸음(Gaussian random walk)은 정규 분포에 따라 스텝(step) 크기가 달라지는

무작위 걸음이다.

7. 이 섹션은 Leptourgos, Denève, and Jardri(2017)를 기반으로 한다.

3장

작업기억과 의사결정 및 정신의학적 결함에 대한 생물물리학적 기반 신경회로 모델링

1. 파라브알부민은 칼슘 신호 전달에 관여하는 칼슘 결합 단백질이다. 파라브알부민을 발현하는 뉴런의 기능 변화는 알츠하이머병, 연령 관련 인지 결함, 일부 형태의 암과 같은 영역의 임상적 관심사 등 다양한 영역에 연관되어 있다.
2. 여기에서 '피드백', '측면', '순환'이라는 단어는 같은 의미로 사용된다.

5장

거의 모든 것의 가치: 긍정 및 부정적 감정가 체계 모델과 정신의학과의 관련성

1. 고전 경제학의 많은 부분에서 유틸리티의 중심적 역할에 대한 눈에 띄는 예외를 발견할 수 있다. 여기에는 행동 사이의 선호도가 일차적인 것으로 간주된다(에이전트가 필요한 관련 유틸리티 없이 보상 A를 보상 B보다 선호하는 것 등). 그럼에도 불구하고 전이성(에이전트가 왼쪽에서 오른쪽으로, 오른쪽에서 위로 이동하는 것을 선호한다면 왼쪽에서 위로 이동하는 것도 선호할 것임)과 같은 특정 규칙성 조건에서는 선호도와 일치하는 스칼라 유틸리티의 고유하지 않은 집합을 도출하는 것이 가능하다고 알려져 있다(Houthakker 1950; Samuelson 1938, 1948). 물론 인간 및 동물의 선택은 확률적으로 이러한 조건을 충족하는 경우가 드물기 때문에 이 연결고리는 풍부한 연구의 대상이 되고 있다. 선호도의 우선성은 정책 기울기와 같은 정책 기반 RL 알고리즘에서도 발생한다(Baxter and Bartlett 2001).

7장

계산적 관점에서 본 우울장애

1. 이러한 심리치료가 실제 임상 환경에서 어떻게 성공적으로 적용될 수 있는지는 여전히 논의 중이다.
2. 여기서 소프트맥스 함수에 (역)온도[(inverse) temperature] 파라미터가 포함되어 있지 않다는 사실에 의문을 가질 수 있다. 그러나 이러한 파라미터는 이러한 모델에서 ρ와 동등하다(Huys et al. 2013).

9장
계산적 관점에서 본 중독

1. 도파민 신호는 종종 '보상 예측 오차' 신호로 설명되지만, 예상치 못한 값이 나타날 때도 버스트(burst)가 발생하므로 이는 잘못된 이름이다. 따라서 '가치 예측 오차' 신호라고 칭하는 것이 더 적절하다.
2. 많은 연구에서 도파민의 위상성 폭발(bursting)은 양의 가치 예측 오차를, 발화의 일시 중지는 음의 가치 예측 오차를 나타낸다는 가설을 지지했지만, 최근 실험에 따르면 이는 이전에 생각했던 것보다 더 복잡한 이야기일 수 있다. 이러한 실험으로 인해 모든 비용이 이 계산에 안정적으로 포함되는 것은 아님이 밝혀졌다(Gan et al. 2010; Wanat, Kuhnen, and Phillips 2010). 그리고 강직성 수준을 조사한 최근의 실험에서는 도파민이 실제로 신호 가치를 전달하므로 도파민의 하이패스 주파수(high pass frequency)에서만 가치 예측 오차가 일어난다고 제안했다(Hamid et al. 2016).
3. 이 방정식은 지수형 할인을 사용해 관찰된 지연에 따른 가치 감소를 반영한다는 점에 유의해야 한다. 비지수형 할인을 반영하는 행동을 표현하는 일관된 TDRL 방정식을 구성할 수도 있지만, 그러려면 이 장에서 설명하는 것 이상의 복잡성이 필요하다(Kurth-Nelson and Redish 2009, 2010).

10장
계산적 관점에서 본 뚜렛증후군

1. 두 연구 모두 통계적 검증 결과에서 집단 간 성별 분포에 통계적으로 유의미한 차이가 나타나지 않았지만, 귀무가설을 기각하지 못했다고 해서 차이가 없다는 증거로 해석할 수는 없다.
2. 단순화하기 위해 일반성을 잃지 않고 밴디트 과제(bandit tasks)에서 비평가가 계산한 예측 오차에 초점을 맞추어 설명한다.
3. 이를 확인하기 위해 TS에서 위상성 도파민 방출의 증가가 δ_t를 $\delta_t^{TS} = m\delta_t$로 확장하는 승법적 파라미터 에 잘 포착된다고 가정한다. RL 방정식([상자 10.1] 참고)에서 δ_t는 학습률(α)을 곱하므로, 이 승법적 변환은 원칙적으로 $\alpha^{TS} = m\alpha$이 되도록 α를 변화시킴으로써 더 잘 포착된다. 그러나 현재 고려 중인 연구(Palminteri et al. 2011)에서와 같이 양의 예측 오차와 음의 예측 오차 모두에 대해 단일 학습률(α)을 사용하는 모델에서는 이 학습률이 양의 예측 오차에 대한 학습만 증가하도록 조정할 수 없다. 실제로 α가 증가하면 양의 예측 오차와 음의 예측 오차 모두에 대한 학습이 증가하며, TS에서 음의 예측 오차에 대한 학습은 증가하기보다 오히려 둔화될 수 있다. 따라서 양의 예측 오차로부터의 학습이 적어도 R^+의 증가에 의해 포착되는 것은 그리 놀라운 일이 아니다.

4. 다른 두 연구에서는 RL 과제에서 약물을 복용하지 않았거나(Salvador et al. 2017) 거의 약물을 복용하지 않은(Shephard, Jackson, and Groom 2016) TS 환자와 대조군 사이의 차이를 발견하지 못했지만, 이 연구들은 이미 논의된 혼란을 겪었다(10.2.1 참고).
5. 전조 충동의 중단에 따른 틱 학습의 기저에 있는 기전은 10.3.3과 Conceição et al.(2017)에 광범위하게 설명되어 있다.

참고문헌

Abbott, L. F. 2008. Theoretical Neuroscience Rising. Neuron 60 (3): 489–495.

Abboud, R., J. P. Roiser, H. Khalifeh, S. Ali, I. Harrison, H. T. Killaspy, and E. M. Joyce. 2016. Are Persistent Delusions in Schizophrenia Associated with Aberrant Salience? *Schizophrenia Research: Cognition* 4 (June): 32–38.

Abramson, L. Y., M. E. Seligman, and J. D. Teasdale. 1978. Learned Helplessness in Humans: Critique and Reformulation. *Journal of Abnormal Psychology* 87 (1): 49–74.

Adams, C., and A. Dickinson. 1981. Actions and Habits: Variations in Associative Representations during Instrumental Learning. In *Information Processing in Animals: Memory Mechanisms,* edited by N. E. Spear and R. R. Miller, 143–165. Hillsdale, NJ: Lawrence Erlbaum Associates Inc.

Adams, R. A., Q. J. M. Huys, and J. P. Roiser. 2015. Computational Psychiatry: Towards a Mathematically Informed Understanding of Mental Illness. *Journal of Neurology, Neurosurgery & Psychiatry* 87 (1): 53–63.

Adams, R. A., G. Napier, J. P. Roiser, C. Mathys, and J. Gilleen. 2018. Attractor-like Dynamics in Belief Updating in Schizophrenia. *The Journal of Neuroscience* 38 (44): 9471–9485.

Adams, R. A., K. E. Stephan, H. R. Brown, C. D. Frith, and K. J. Friston. 2013. The Computational Anatomy of Psychosis. *Frontiers in Psychiatry* 4: 47.

Ahmed, S. H. 2010. Validation Crisis in Animal Models of Drug Addiction: Beyond Non-Disordered Drug Use toward Drug Addiction. *Neuroscience & Biobehavioral Reviews* 35 (2): 172–184.

Ainslie, G. 1992. Picoeconomics: *The Strategic Interaction of Successive Motivational States within the Person.* Cambridge, England: Cambridge University Press.

———. 2001. *Breakdown of Will.* Cambridge, England: Cambridge University Press.

Aitchison, L., and M. Lengyel. 2017. With or Without You: Predictive Coding and Bayesian Inference in the Brain. *Current Opinion in Neurobiology* 46 (October): 219–227.

Akbarian-Tefaghi, L., L. Zrinzo, and T. Foltynie. 2016. The Use of Deep Brain Stimulation in Tourette Syndrome. *Brain Sciences* 6 (3): 35.

Alexander, W. H., and J. W. Brown. 2011. Medial Prefrontal Cortex as an Action-Outcome Predictor. *Nature Neuroscience* 14 (10): 1338–1344.

Alexander, W. H., and J. W. Brown. 2014. A General Role for Medial Prefrontal Cortex in Event Prediction. *Frontiers in Computational Neuroscience* 8 (69): 1–11.

———. 2015. Hierarchical Error Representation: A Computational Model of Anterior Cingulate and Dorsolateral Prefrontal Cortex. *Neural Computation* 27 (11): 2354–2410.

Alonso, J., M. C. Angermeyer, S. Bernert, R. Bruffaerts, T. S. Brugha, H. Bryson, G. Girolamo, et al. 2004. Prevalence of Mental Disorders in Europe: Results from the European Study of the Epidemiology of Mental Disorders (ESEMeD) Project. *Acta Psychiatrica Scandinavica* 109 (s420): 21–27.

Alonso, J., J.-P. Lépine, and ESEMeD/MHEDEA 2000 Scientific Committee. 2007. Overview of Key Data from the European Study of the Epidemiology of Mental Disorders (ESEMeD). *The Journal of Clinical Psychiatry* 68 (Suppl. 2): 3–9.

Alonso-Frech, F., I. Zamarbide, M. Alegre, M.C. Rodríguez-Oroz, J. Guridi, M. Manrique, and J. A. Obeso. 2006. Slow Oscillatory Activity and Levodopa-Induced Dyskinesias in Parkinson's Disease. *Brain* 129 (7): 1748–1757.

Alpaydin, E. 2009. *Introduction to Machine Learning.* 2nd ed. Cambridge, MA: The MIT Press.

American Psychiatric Association. 1980. *Diagnostic and Statistical Manual of Mental Disorders.* 3rd edition. Washington, DC: American Psychiatric Association.

———. 2013. *Diagnostic and Statistical Manual of Mental Disorders: DSM-5.* 5th ed. Arlington, V. A.: American Psychiatric Association.

Amit, D., and N. Brunel. 1997. Model of Global Spontaneous Activity and Local Structured Activity during Delay Periods in the Cerebral Cortex. *Cerebral Cortex* 7 (3): 237–252.

Amit, D. J. 1995. The Hebbian Paradigm Reintegrated: Local Reverberations as Internal Representations. *Behavioral and Brain Sciences* 18 (4): 617–626.

Amit, D. J., H. Gutfreund, and H. Sompolinsky. 1985. Spin-Glass Models of Neural Networks. *Physical Review A: General Physics* 32 (2): 1007–1018.

Anderson, J. R. 1996. A.C.T.: A Simple Theory of Complex Cognition. *American Psychologist* 51 (4): 355–365.

Anderson, J. R., J. M. Fincham, Y. Qin, and A. Stocco. 2008. A Central Circuit of the Mind. *Trends in Cognitive Sciences* 12 (4): 136–143.

Anthony, J. C., L. A. Warner, and R. C. Kessler. 1994. Comparative Epidemiology of Dependence on Tobacco, Alcohol, Controlled Substances, and Inhalants: Basic Findings from the National Comorbidity Survey. *Experimental and Clinical Psychopharmacology* 2 (3): 244–268.

Anticevic, A., M. W. Cole, G. Repovs, J. D. Murray, M. S. Brumbaugh, A. M. Winkler, A. Savic, J. H. Krystal, G. D. Pearlson, and D. C. Glahn. 2014. Characterizing Thalamo-Cortical Disturbances in Schizophrenia and Bipolar Illness. *Cerebral Cortex* 24 (12): 3116–3130.

Anticevic, A., M. Gancsos, J. D. Murray, G. Repovs, N. R. Driesen, D. J. Ennis, M. J. Niciu, et al. 2012. NMDA Receptor Function in Large-scale Anticorrelated Neural Systems with Implications for Cognition and Schizophrenia. *Proceedings of the National Academy of Sciences* 109 (41): 16720–16725.

Anticevic, Alan, and J. D. Murray. 2017. *Computational Psychiatry: Mathematical Modeling of Mental Illness.* London: Academic Press.

Aragona, B. J., J. J. Day, M. F. Roitman, N. A. Cleaveland, R. Mark Wightman, and R. M. Carelli. 2009. Regional Specificity in the Real-Time Development of Phasic Dopamine Transmission Patterns during Acquisition of a Cue-Cocaine Association in Rats. *European Journal of Neuroscience* 30 (10): 1889–1899.

Aron, A. R., T. W. Robbins, and R. A. Poldrack. 2014. Inhibition and the Right Inferior Frontal Cortex: One Decade On. *Trends in Cognitive Sciences* 18 (4): 177–185.

Arrondo, G., N. Segarra, A. Metastasio, H. Ziauddeen, J. Spencer, N. R. Reinders, R. B. Dudas, T. W. Robbins, P. C. Fletcher, and G. K. Murray. 2015. Reduction in Ventral Striatal Activity When Anticipating a Reward in Depression and Schizophrenia: A Replicated Cross-Diagnostic Finding. *Frontiers in Psychology* 6 (August): 1280.

Aston-Jones, G., and J. D. Cohen. 2005. An Integrative Theory of Locus Coeruleus-Norepinephrine Function: Adaptive Gain and Optimal Performance. *Annual Review of Neuroscience* 28 (1): 403–450.

Atance, C. M., and D. K. O'Neill. 2001. Episodic Future Thinking. *Trends in Cognitive Sciences* 5 (12): 533–539.

Augustine, F., and H. S. Singer. 2019. Merging the Pathophysiology and Pharmacotherapy of Tics. *Tremor and Other Hyperkinetic Movements* 8: 595–619.

Averbeck, B. B., S. Evans, V. Chouhan, E. Bristow, and S. S. Shergill. 2011. Probabilistic Learning and Inference in Schizophrenia. *Schizophrenia Research* 127 (1–3): 115–122.

Aylward, J., C. Hales, E. Robinson, and O. J. Robinson. 2017. Back-Translating a Rodent Measure of Negative Bias into Humans: The Impact of Induced Anxiety and Unmedicated Mood and Anxiety Disorders. *BioRxiv, May,* 143453.

Aylward, J., V. Valton, W.-Y. Ahn, R. L. Bond, P. Dayan, J. P. Roiser, and O. J. Robinson. 2019. Altered Learning under Uncertainty in Unmedicated Mood and Anxiety Disorders. *Nature Human Behaviour,* June, 1–8.

Ayuso-Mateos, J. L., J. L. Vázquez-Barquero, C. Dowrick, V. Lehtinen, O. S. Dalgard, P. Casey, C. Wilkinson, et al. 2001. Depressive Disorders in Europe: Prevalence Figures from the ODIN Study. *British Journal of Psychiatry* 179 (4): 308–316.

Bach, D. R., and P. Dayan. 2017. Algorithms for Survival: A Comparative Perspective on Emotions. *Nature Reviews Neuroscience* 18 (5): 311–319.

Badcock, J. C., D. R. Badcock, C. Read, and A. Jablensky. 2008. Examining Encoding Imprecision in Spatial Working Memory in Schizophrenia. *Schizophrenia Research* 100 (1–3): 144–152.

Baddeley, A. 1986. *Working Memory.* Oxford, England: Oxford University Press.

Badre, D. 2008. Cognitive Control, Hierarchy, and the Rostro-Caudal Organization of the Frontal Lobes. *Trends in Cognitive Sciences* 12 (5): 193–200.

Badre, D., and M. D'Esposito. 2007. Functional Magnetic Resonance Imaging Evidence for a Hierarchical Organization of the Prefrontal Cortex. *Journal of Cognitive Neuroscience* 19 (12): 2082–2099.

———. 2009. Is the Rostro-Caudal Axis of the Frontal Lobe Hierarchical? *Nature Reviews Neuroscience* 10 (9): 659–669.

Baker, S. C., A. B. Konova, N. D. Daw, and G. Horga. 2019. A Distinct Inferential Mechanism for Delusions in Schizophrenia. *Brain* 142 (6): 1797–1812.

Baldermann, J. C., T. Schüller, D. Huys, I. Becker, L. Timmermann, F. Jessen, V. Visser-Vandewalle, and J. Kuhn. 2016. Deep Brain Stimulation for Tourette-Syndrome: A Systematic Review and Meta-Analysis. *Brain Stimulation* 9 (2): 296–304.

Balleine, B. W. 2005. Neural Bases of Food-Seeking: Affect, Arousal and Reward in Corticostriatolimbic Circuits. *Physiology & Behavior* 86 (5): 717–730.

Bansal, R., L. H. Staib, A. F. Laine, X. Hao, D. Xu, J. Liu, M. Weissman, and B. S. Peterson. 2012. Anatomical Brain Images Alone Can Accurately Diagnose Chronic Neuropsychiatric Illnesses. Edited by W. Zhan. *PLoS ONE* 7 (12): e50698.

Barch, D. M., C. S. Carter, T. S. Braver, F. W. Sabb, A. MacDonald, D. C. Noll, and J. D. Cohen. 2001. Selective Deficits in Prefrontal Cortex Function in Medication-Naive Patients With Schizophrenia. *Archives of General Psychiatry* 58 (3): 280.

Barch, D. M., and A. Ceaser. 2012. Cognition in Schizophrenia: Core Psychological and Neural Mechanisms. *Trends in Cognitive Sciences* 16 (1): 27–34.

Barch, D. M., A. Culbreth, and J. Sheffield. 2018. Systems Level Modeling of Cognitive Control in Psychiatric Disorders: A Focus on Schizophrenia. In *Computational Psychiatry: Mathematical Modeling of Mental Illness,* edited by Alan Anticevic and J. D. Murray, 145–173. Cambridge, MA: Academic Press.

Barlow, D. H. 2004. *Anxiety and Its Disorders: The Nature and Treatment of Anxiety and Panic.* Guilford Press.

Barlow, H. 1985. Cerebral Cortex as Model Builder. In *Models of Visual Cortex,* by David E. Rose and Vernon G. Dobson, 37–46. Chichester, England: Wiley.

Barto, A., M. Mirolli, and G. Baldassarre. 2013. Novelty or Surprise? *Frontiers in Psychology* 4.

Barto, A. G. 1995. Adaptive Critics and the Basal Ganglia. In *Computational Neuroscience: Models of Information Processing in the Basal Ganglia,* edited by J. C. Houk, J. L. Davis, and D. G. Beiser. Vol. 215–232. Cambridge, MA: The MIT Press.

Barto, A. G., R. S. Sutton, and C. W. Anderson. 1983. Neuronlike Adaptive Elements That Can Solve Difficult Learning Control Problems. *IEEE Transactions on Systems, Man, and Cybernetics* S. M. C.-13 (5): 834–846.

Bartos, D. C., E. Grandi, and C. M. Ripplinger. 2015. Ion Channels in the Heart. *Comprehensive Physiology* 5 (3): 1423–1464.

Bastos, A. M., W. M. Usrey, R. A. Adams, G. R. Mangun, P. Fries, and K. J. Friston. 2012. Canonical Microcircuits for Predictive Coding. *Neuron* 76 (4): 695–711.

Baxter, J. and P. L. Bartlett. 2001. Infinite-horizon policy-gradient estimation, *Journal of Artificial Intelligence Research,* 15, 319—350.

Baym, C. L., B. A. Corbett, S. B. Wright, and S. A. Bunge. 2008. Neural Correlates of Tic Severity and Cognitive Control in Children with Tourette Syndrome. *Brain* 131 (1): 165–179.

Bechtel, W. 1994. Levels of Description and Explanation in Cognitive Science. *Minds and Machines* 4 (1): 1–25.

Beck, A. T. 1991. Cognitive Therapy: A 30-Year Retrospective. *American Psychologist* 46 (4): 368–375.

———. 2008. The Evolution of the Cognitive Model of Depression and Its Neurobiological Correlates. *American Journal of Psychiatry* 165 (8): 969–977.

Beck, J.M., P.E. Latham, and A. Pouget. 2011. Marginalization in Neural Circuits with Divisive Normalization. *The Journal of Neuroscience* 31 (43): 15310–19.

Beck, A. T., C. H. Ward, M. Mendelson, and J. Erbaugh. 1961. An Inventory for Measuring Depression. *Archives of General Psychiatry* 4 (6): 561–571.

Becker, G. S., and K. M. Murphy. 1988. A Theory of Rational Addiction. *Journal of Political Economy* 96 (4): 675–700.

Beevers, C. G., D. A. Worthy, M. A. Gorlick, B. Nix, T. Chotibut, and W. Todd Maddox. 2013. Influence of Depression Symptoms on History-Independent Reward and Punishment Processing. *Psychiatry Research* 207 (1–2): 53–60.

Behrens, T. E. J., L. T. Hunt, M. W. Woolrich, and M. F. S. Rushworth. 2008. Associative Learning of Social Value. *Nature* 456 (7219): 245–249.

Behrens, T. E. J., M. W. Woolrich, M. E. Walton, and M. F. S. Rushworth. 2007. Learning the Value of Information in an Uncertain World. *Nature Neuroscience* 10 (9): 1214–1221.

Beierholm, U., M. Guitart-Masip, M. Economides, R. Chowdhury, E. Düzel, R. Dolan, and P. Dayan. 2013. Dopamine Modulates Reward-Related Vigor. *Neuropsychopharmacology* 38 (8): 1495–1503.

Bell, D. E. 1982. Regret in Decision Making under Uncertainty. *Operations Research* 30 (5): 961–981.

Belleville, S., H. Chertkow, and S. Gauthier. 2007. Working Memory and Control of Attention in Persons with Alzheimers Disease and Mild Cognitive Impairment. *Neuropsychology* 21 (4): 458–469.

Bellman, R. 1952. On the Theory of Dynamic Programming. *Proceedings of the National Academy of Sciences* 38 (8): 716–719.

Bernheim, B. D., and A. Rangel. 2004. Addiction and Cue-Triggered Decision Processes. *American Economic Review* 94 (5): 1558–1590.

Berridge, K. C. 1996. Food Reward: Brain Substrates of Wanting and Liking. *Neuroscience & Biobehavioral Reviews* 20 (1): 1–25.

———. 2007. The Debate over Dopamines Role in Reward: The Case for Incentive Salience. *Psychopharmacology* 191 (3): 391–431.

Berridge, K. C., and T. E. Robinson. 1998. What Is the Role of Dopamine in Reward: Hedonic Impact, Reward Learning, or Incentive Salience? *Brain Research Reviews* 28 (3): 309–369.

Berridge, K. C., and T. E. Robinson. 2003. Parsing Reward. *Trends in Neurosciences* 26 (9): 507–513.

Bickel, W. K., R. J. DeGrandpre, and S. T. Higgins. 1993. Behavioral Economics: A Novel Experimental Approach to the Study of Drug Dependence. *Drug and Alcohol Dependence* 33 (2): 173–192.

Bickel, W. K., R. D. Landes, Z. Kurth-Nelson, and A. D. Redish. 2014. A Quantitative Signature of Self-Control

Repair: Rate-Dependent Effects Of Successful Addiction Treatment. *Clinical Psychological Science* 2 (6): 685–695.

Bickel, W. K., and L. A. Marsch. 2001. Toward a Behavioral Economic Understanding of Drug Dependence: Delay Discounting Processes. *Addiction* 96 (1): 73–86.

Bishop, S. J., and C. Gagne. 2018. Anxiety, Depression, and Decision Making: A Computational Perspective. *Annual Review of Neuroscience* 41 (1): 371–388.

Bitzer, S., H. Park, F. Blankenburg, and S. J. Kiebel. 2014. Perceptual Decision Making: Drift-Diffusion Model Is Equivalent to a Bayesian Model. *Frontiers in Human Neuroscience* 8: 102.

Blagys, M. D., and M. J. Hilsenroth. 2002. Distinctive Activities of Cognitive-Behavioral Therapy: A Review of the Comparative Psychotherapy Process Literature. *Clinical Psychology Review* 22 (5): 671–706.

Blanchard, D. C., and R. J. Blanchard. 1988. Ethoexperimental Approaches to the Biology of Emotion. *Annual Review of Psychology* 39 (1): 43–68.

Bogacz, R. 2017. A Tutorial on the Free-Energy Framework for Modeling Perception and Learning. *Journal of Mathematical Psychology* 76 (February): 198–211.

Bogacz, R., E. Brown, J. Moehlis, P. Holmes, and J. D. Cohen. 2006. The Physics of Optimal Decision Making: A Formal Analysis of Models of Performance in Two-Alternative Forced-Choice Tasks. *Psychological Review* 113 (4): 700–765.

Bogdan, R., and D. A. Pizzagalli. 2006. Acute Stress Reduces Reward Responsiveness: Implications for Depression. *Biological Psychiatry* 60 (10): 1147–1154.

Bolles, R. C. 1970. Species-Specific Defense Reactions and Avoidance Learning. *Psychological Review* 77 (1): 32–48.

Borsboom, D., and A. O. J. Cramer. 2013. Network Analysis: An Integrative Approach to the Structure of Psychopathology. *Annual Review of Clinical Psychology* 9 (1): 91–121.

Bostan, A. C., R. P. Dum, and P. L. Strick. 2010. The Basal Ganglia Communicate with the Cerebellum. *Proceedings of the National Academy of Sciences* 107 (18): 8452–8456.

Botvinick, M. M. 2008. Hierarchical Models of Behavior and Prefrontal Function. *Trends in Cognitive Sciences* 12 (5): 201–208.

Botvinick, M. M., T. S. Braver, D. M. Barch, C. S. Carter, and J. D. Cohen. 2001. Conflict Monitoring and Cognitive Control. *Psychological Review* 108 (3): 624–652.

Botvinick, M. M., and J. D. Cohen. 2014. The Computational and Neural Basis of Cognitive Control: Charted Territory and New Frontiers. *Cognitive Science* 38 (6): 1249–1285.

Botvinick, M. M., J. D. Cohen, and C. S. Carter. 2004. Conflict Monitoring and Anterior Cingulate Cortex: An Update. Trends in *Cognitive Sciences* 8 (12): 539–546.

Botvinick, M. M., Y. Niv, and A. C. Barto. 2009. Hierarchically Organized Behavior and Its Neural Foundations: A Reinforcement Learning Perspective. *Cognition* 113 (3): 262–280.

Boureau, Y.-L., and P. Dayan. 2010. Opponency Revisited: Competition and Cooperation Between Dopamine and Serotonin. *Neuropsychopharmacology* 36 (1): 74–97.

Brandt, V. C., C. Beck, V. Sajin, M. K. Baaske, T. Bäumer, C. Beste, S. Anders, and A. Münchau. 2016. Temporal Relationship between Premonitory Urges and Tics in Gilles de La Tourette Syndrome. *Cortex* 77 (April): 24–37.

Braver, T. S. 2012. The Variable Nature of Cognitive Control: A Dual Mechanisms Framework. *Trends in Cognitive Sciences* 16 (2): 106–113.

Braver, T. S, D. M. Barch, and J. D. Cohen. 1999. Cognition and Control in Schizophrenia: A Computational Model of Dopamine and Prefrontal Function. *Biological Psychiatry* 46 (3): 312–328.

Braver, T. S., and S. R. Bongiolatti. 2002. The Role of Frontopolar Cortex in Subgoal Processing during Working Memory. *NeuroImage* 15 (3): 523–536.

Braver, T.S., and J. D. Cohen. 1999. Dopamine, Cognitive Control, and Schizophrenia: The Gating Model. *Progress in Brain Research* 121 (2): 327–349.

———. 2000. On the Control of Control: The Role of Dopamine in Regulating Prefrontal Function and Working Memory. In *Control of Cognitive Processes: Attention and Performance XVIII,* edited by S. Monsell and J. Driver, 18:713–737. Cambridge, MA: The MIT Press.

Braver, T. S., J. D. Cohen, and D. M. Barch. 2002. The Role of Prefrontal Cortex in Normal and Disordered Cognitive Control: A Cognitive Neuroscience Perspective. In *Principles of Frontal Lobe Function,* edited by D. T. Stuss and R. T. Knight, 428–447. Oxford, England: Oxford University Press.

Braver, T. S, J. R. Reynolds, and D. I. Donaldson. 2003. Neural Mechanisms of Transient and Sustained Cognitive Control during Task Switching. *Neuron* 39 (4): 713–726.

Braver, T. S., and H. Ruge. 2006. Functional Neuroimaging of Executive Functions. In Handbook of *Functional Neuroimaging of Cognition,* edited by R. Cabeza and A. Kingstone, 307–348. Cambridge, MA: The MIT Press.

Breiter, H. C., I. Aharon, D. Kahneman, A. Dale, and P. Shizgal. 2001. Functional Imaging of Neural Responses to Expectancy and Experience of Monetary Gains and Losses. *Neuron* 30 (2): 619–639.

Breland, K., and M. Breland. 1961. The Misbehavior of Organisms. *American Psychologist* 16 (11): 681–684.

Brischoux, F., Chakraborty, S., Brierley, D. I., and Ungless, M. A. 2009. Phasic excitation of dopamine neurons in ventral VTA by noxious stimuli. Proc Natl Acad Sci U S A, 106(12):4894–4899.

Brittain, J.-S., and P. Brown. 2014. Oscillations and the Basal Ganglia: Motor Control and Beyond. *NeuroImage* 85 (January): 637–647.

Brocki, K. C., L. Nyberg, L. B. Thorell, and G. Bohlin. 2007. Early Concurrent and Longitudinal Symptoms of ADHD and O. D. D.: Relations to Different Types of Inhibitory Control and Working Memory. *Journal of Child Psychology and Psychiatry* 48 (10): 1033–1041.

Bromberg-Martin, E. S., and O. Hikosaka. 2009. Midbrain Dopamine Neurons Signal Preference for Advance Information about Upcoming Rewards. *Neuron* 63 (1): 119–126.

Brown, J. W., and T. S. Braver. 2005. Learned Predictions of Error Likelihood in the Anterior Cingulate Cortex. *Science* 307 (5712): 1110–21.

Brown, R. G., and C. D. Marsden. 1990. Cognitive Function in Parkinson's Disease: From Description to Theory. *Trends in Neurosciences* 13 (1): 21–29.

Brown, V. M., L. Zhu, J. M. Wang, B. C. Frueh, B. King-Casas, and P. H. Chiu. 2018. Associability-Modulated Loss Learning Is Increased in Posttraumatic Stress Disorder. Edited by M. J. Frank. *ELife* 7 (January): e30150.

Browning, M., T. E. Behrens, G. Jocham, J. X. O'Reilly, and S. J. Bishop. 2015. Anxious Individuals Have Difficulty Learning the Causal Statistics of Aversive Environments. *Nature Neuroscience* 18 (4): 590–596.

Browning, M., C. Carter, C. H. Chatham, H. den Ouden, C. Gillan, J. T. Baker, A. Chekroud, et al. 2019. Realizing the Clinical Potential of Computational Psychiatry: Report from the Banbury Center Meeting, February 2019. *PsyArXiv*, August.

Browning, M., E. A. Holmes, M. Charles, P. J. Cowen, and C. J. Harmer. 2012. Using Attentional Bias Modification as a Cognitive Vaccine against Depression. *Biological Psychiatry* 72 (7): 572–579.

Brunel, N., and X.-J. Wang. 2001. Effects of Neuromodulation in a Cortical Network Model of Object Working Memory Dominated by Recurrent Inhibition. *Journal of Computational Neuroscience* 11 (1): 63–85.

Bruner, N. R., and M. W. Johnson. 2014. Demand Curves for Hypothetical Cocaine in Cocaine-Dependent Individuals. *Psychopharmacology* 231(5): 889–897.

Buck, R. 2014. *Emotion: A Biosocial Synthesis.* Cambridge: Cambridge University Press.

Buse, J., K. Schoenefeld, A. Münchau, and V. Roessner. 2013. Neuromodulation in Tourette Syndrome: Dopamine and Beyond. *Neuroscience & Biobehavioral Reviews* 37 (6): 1069–1084.

Butler, P. D., S. M. Silverstein, and S. C. Dakin. 2008. Visual Perception and Its Impairment in Schizophrenia. *Biological Psychiatry* 64 (1): 40–47.

Buzsáki, G., and X.-J. Wang. 2012. Mechanisms of Gamma Oscillations. *Annual Review of Neuroscience* 35 (1): 203–225.

Caligiore, D., F. Mannella, M. A. Arbib, and G. Baldassarre. 2017. Dysfunctions of the Basal Ganglia-Cerebellar-Thalamo- Cortical System Produce Motor Tics in Tourette Syndrome. Edited by A. M. Haith. *PLOS Computational Biology* 13 (3): e1005395.

Camerer, C. F., T.-H. Ho, and J.-K. Chong. 2004. A Cognitive Hierarchy Model of Games. *The Quarterly Journal of Economics* 119 (3): 861–898.

Camerer, C., and T. Hua Ho. 1999. Experience-Weighted Attraction Learning in Normal Form Games. *Econometrica* 67 (4): 827–874.

Camerer, Colin F. 2003. *Behavioral Game Theory: Experiments in Strategic Interaction.* Princeton NJ: Princeton University Press.

Camille, N., G. Coricelli, J. Sallet, P. Pradat-Diehl, J.-R. Duhamel, and A. Sirigu. 2004. The Involvement of the Orbitofrontal Cortex in the Experience of Regret. *Science (New York, N. Y.)* 304 (5674): 1167.

Capriotti, M. R., B. C. Brandt, J. E. Turkel, H.-J. Lee, and D. W. Woods. 2014. Negative Reinforcement and Premonitory Urges in Youth With Tourette Syndrome: An Experimental Evaluation. *Behavior Modification* 38 (2): 276–296.

Carandini, M., and D.J. Heeger. 2011. Normalization as a Canonical Neural Computation. *Nature Reviews Neuroscience* 13 (1): 51–62.

Carter, C. S., T. S. Braver, D. M. Barch, M. M. Botvinick, D. C. Noll, and J. D. Cohen. 1998. Anterior Cingulate Cortex, Error Detection, and the Online Monitoring of Performance. *Science* 280 (5364): 747–749.

Cartoni, E., B. Balleine, and G. Baldassarre. 2016. Appetitive Pavlovian-Instrumental Transfer: A Review. *Neuroscience & Biobehavioral Reviews* 71 (December): 829–848.

Casey, A. B., and C. E. Canal. 2017. Classics in Chemical Neuroscience: Aripiprazole. *ACS Chemical Neuroscience* 8 (6): 1135–1146.

Cassidy, C. M., P. D. Balsam, J. J. Weinstein, R. J. Rosengard, M. Slifstein, N. D. Daw, A. Abi-Dargham, and G. Horga. 2018. A Perceptual Inference Mechanism for Hallucinations Linked to Striatal Dopamine. *Current Biology* 28 (4): 503–514. e4.

Castellanos, F. X., E. J. S. Sonuga-Barke, M. P. Milham, and R. Tannock. 2006. Characterizing Cognition in ADHD: Beyond Executive Dysfunction. *Trends in Cognitive Sciences* 10 (3): 117–123.

Cavanna, A. E., K. J. Black, M. Hallett, and V. Voon. 2017. Neurobiology of the Premonitory Urge in Tourette's Syndrome: Pathophysiology and Treatment Implications. *The Journal of Neuropsychiatry and Clinical Neurosciences* 29 (2): 95–104.

Chalk, M., A. Seitz, and P. Seriès. 2010. Rapidly Learned Expectations Alter Perception of Motion. *Journal of Vision* 10 (7): 237–237.

Chambon, V., N. Franck, E. Koechlin, E. Fakra, G. Ciuperca, J.-M. Azorin, and C. Farrer. 2008. The Architecture of Cognitive Control in Schizophrenia. *Brain* 131 (4): 962–970.

Chang, S.-S., and T. Chou. 2018. A Dynamical Bifurcation Model of Bipolar Disorder Based on Learned Expectation and Asymmetry in Mood Sensitivity. *Computational Psychiatry* 2: 205–22.

Changeux, J.-P., and S. Dehaene. 1989. Neuronal Models of Cognitive Functions. *Cognition* 33 (1–2): 63–109.

Charpentier, C. J., J. Aylward, J. P. Roiser, and O. J. Robinson. 2017. Enhanced Risk Aversion, But Not Loss Aversion, in Unmedicated Pathological Anxiety. *Biological Psychiatry* 81 (12): 1014–1022.

Chase, H. W., M. J. Frank, A. Michael, E. T. Bullmore, B. J. Sahakian, and T. W. Robbins. 2010. Approach and Avoidance Learning in Patients with Major Depression and Healthy Controls: Relation to Anhedonia. *Psychological Medicine* 40 (3): 433–440.

Chase, H. W., P. Kumar, S. B. Eickhoff, and A. Y. Dombrovski. 2015. Reinforcement Learning Models and Their Neural Correlates: An Activation Likelihood Estimation Meta-Analysis. *Cognitive, Affective, & Behavioral Neuroscience* 15 (2): 435–459.

Chaudhuri, R., K. Knoblauch, M.-A. Gariel, H. Kennedy, and X.-J. Wang. 2015. A Large-Scale Circuit Mechanism for Hierarchical Dynamical Processing in the Primate Cortex. *Neuron* 88 (2): 419–431.

Chekroud, A. M., R. J. Zotti, Z. Shehzad, R. Gueorguieva, M. K. Johnson, M. H. Trivedi, T. D. Cannon, J. H. Krystal, and P. R. Corlett. 2016. Cross-Trial Prediction of Treatment Outcome in Depression: A Machine Learning Approach. *The Lancet Psychiatry* 3 (3): 243–250.

Chen, Y., L. C. Bidwell, and P. S. Holzman. 2005. Visual Motion Integration in Schizophrenia Patients, Their First-Degree Relatives, and Patients with Bipolar Disorder. *Schizophrenia Research* 74 (2–3): 271–281.

Chen, Y., D. L. Levy, S. Sheremata, and P. S. Holzman. 2004. Compromised Late-Stage Motion Processing in

Schizophrenia. *Biological Psychiatry* 55 (8): 834–841.

Chen, Y., K. Nakayama, D. Levy, S. Matthysse, and P. Holzman. 2003. Processing of Global, but Not Local, Motion Direction Is Deficient in Schizophrenia. *Schizophrenia Research* 61 (2–3): 215–227.

Chen, C., T. Takahashi, S. Nakagawa, T. Inoue, and I. Kusumi. 2015. Reinforcement Learning in Depression: A Review of Computational Research. *Neuroscience & Biobehavioral Reviews* 55 (August): 247–267.

Choi, E. Y., B. T. T. Yeo, and R. L. Buckner. 2012. The Organization of the Human Striatum Estimated by Intrinsic Functional Connectivity. *Journal of Neurophysiology* 108 (8): 2242–2263.

Christophel, T. B., P. C. Klink, B. Spitzer, P. R. Roelfsema, and J.-D. Haynes. 2017. The Distributed Nature of Working Memory. *Trends in Cognitive Sciences* 21 (2): 111–124.

Churchland, P. S., and T. J. Sejnowski. 1994. *The Computational Brain*. Cambridge, MA: The MIT Press.

Cléry-Melin, M.-L., F. Jollant, and P. Gorwood. 2018. Reward Systems and Cognitions in Major Depressive Disorder. *CNS Spectrums* 24 (1): 64–77.

Cléry-Melin, M.-L., L. Schmidt, G. Lafargue, N. Baup, P. Fossati, and M. Pessiglione. 2011. Why Don't You Try Harder? An Investigation of Effort Production in Major Depression. *PLoS ONE* 6 (8): e23178.

Cohen, J. D., T. S. Braver, and J. W. Brown. 2002. Computational Perspectives on Dopamine Function in Prefrontal Cortex. *Current Opinion in Neurobiology* 12 (2): 223–229.

Cohen, J. D., T. S. Braver, and R. C. O'Reilly. 1996. A Computational Approach to Prefrontal Cortex, Cognitive Control and Schizophrenia: Recent Developments and Current Challenges. *Philosophical Transactions of the Royal Society of London. Series B: Biological Sciences* 351 (1346): 1515–1527.

Cohen, J. D., N. Daw, B. Engelhardt, U. Hasson, K. Li, Y. Niv, K. A. Norman, et al. 2017. Computational Approaches to FMRI Analysis. *Nature Neuroscience* 20 (3): 304–313.

Cohen, J. D., K. Dunbar, and J. L. McClelland. 1990. On the Control of Automatic Processes: A Parallel Distributed Processing Account of the Stroop Effect. *Psychological Review* 97 (3): 332–361.

Cohen, J. D., and D. Servan-Schreiber. 1992. Context, Cortex, and Dopamine: A Connectionist Approach to Behavior and Biology in Schizophrenia. *Psychological Review* 99 (1): 45–77.

Cohen, J. Y., S. Haesler, L. Vong, B. B. Lowell, and N. Uchida. 2012. Neuron-Type- Specific Signals for Reward and Punishment in the Ventral Tegmental Area. *Nature* 482 (7383): 85–88.

Collins, A. G. E. 2017. The Cost of Structure Learning. *Journal of Cognitive Neuroscience* 29 (10): 1646–1655.

Collins, A. G. E., J. K. Brown, J. M. Gold, J. A. Waltz, and M. J. Frank. 2014. Working Memory Contributions to Reinforcement Learning Impairments in Schizophrenia. *The Journal of Neuroscience* 34 (41): 13747–13756.

Collins, A. G. E., and M. J. Frank. 2013. Cognitive Control over Learning: Creating, Clustering, and Generalizing Task-Set Structure. *Psychological Review* 120 (1): 190–229.

———. 2014. Opponent Actor Learning (OpAL): Modeling Interactive Effects of Striatal Dopamine on Reinforcement Learning and Choice Incentive. *Psychological Review* 121 (3): 337–366.

Compte, A., N. Brunel, P. S. Goldman-Rakic, and X.-J. Wang. 2000. Synaptic Mechanisms and Network Dynamics

Underlying Spatial Working Memory in a Cortical Network Model. *Cerebral Cortex* 10 (9): 910–923.

Conceição, V. A., Â. Dias, A. C. Farinha, and T. V. Maia. 2017. Premonitory Urges and Tics in Tourette Syndrome: Computational Mechanisms and Neural Correlates. *Current Opinion in Neurobiology* 46 (October): 187–199.

Cooper, R. P., and T. Shallice. 2006. Hierarchical Schemas and Goals in the Control of Sequential Behavior. *Psychological Review* 113 (4): 887–916.

Corbit, L. H., and B. W. Balleine. 2011. The General and Outcome-Specific Forms of Pavlovian-Instrumental Transfer Are Differentially Mediated by the Nucleus Accumbens Core and Shell. *Journal of Neuroscience* 31 (33): 11786–11794.

Corbit, L. H., S. C. Fischbach, and P. H. Janak. 2016. Nucleus Accumbens Core and Shell Are Differentially Involved in General and Outcome-Specific Forms of Pavlovian-Instrumental Transfer with Alcohol and Sucrose Rewards. *European Journal of Neuroscience* 43 (9): 1229–1236.

Coricelli, G., R. J. Dolan, and A. Sirigu. 2007. Brain, Emotion and Decision Making: The Paradigmatic Example of Regret. *Trends in Cognitive Sciences* 11 (6): 258–265.

Corlett, P. R., G. K. Murray, G. D. Honey, M. R. F. Aitken, D. R. Shanks, T. W. Robbins, E. T. Bullmore, A. Dickinson, and P. C. Fletcher. 2007. Disrupted Prediction-Error Signal in Psychosis: Evidence for an Associative Account of Delusions. *Brain* 130 (9): 2387–2400.

Costa-Gomes, M., V. P. Crawford, and B. Broseta. 2001. Cognition and Behavior in Normal-Form Games: An Experimental Study. *Econometrica* 69 (5): 1193–1235.

Cox, A. 1986. Sid and Nancy. Film. Palace Pictures, London.

Cox, J. H., S. Seri, and A. E. Cavanna. 2016. Histaminergic Modulation in Tourette Syndrome. *Expert Opinion on Orphan Drugs* 4 (2): 205–213.

———. 2018. Sensory Aspects of Tourette Syndrome. *Neuroscience & Biobehavioral Reviews* 88 (May): 170–176.

Cox, J. R., R. G. Martinez, and M. A. Southam-Gerow. 2019. Treatment Integrity in Psychotherapy Research and Implications for the Delivery of Quality Mental Health Services. *Journal of Consulting and Clinical Psychology* 87 (3): 221–233.

Craske, M. G., M. B. Stein, T. C. Eley, M. R. Milad, A. Holmes, R. M. Rapee, and H.-U. Wittchen. 2017. Anxiety Disorders. *Nature Reviews Disease Primers* 3 (1): 17024.

Crockett, M. J., J. Z. Siegel, Z. Kurth-Nelson, P. Dayan, and R. J. Dolan. 2017. Moral Transgressions Corrupt Neural Representations of Value. *Nature Neuroscience* 20 (6): 879–885.

Cross-Disorder Group of the Psychiatric Genomics Consortium. 2013. Identification of Risk Loci with Shared Effects on Five Major Psychiatric Disorders: A Genome-Wide Analysis. *The Lancet* 381 (9875): 1371–1379.

Crossley, N. A., M. Constante, P. McGuire, and P. Power. 2010. Efficacy of Atypical v. Typical Antipsychotics in the Treatment of Early Psychosis: Meta-Analysis. *British Journal of Psychiatry* 196 (6): 434–439.

Custer, R. L. 1984. Profile of the Pathological Gambler. *The Journal of Clinical Psychiatry* 45 (1): 35–38.

Cytowic, R. E. 1998. *The Man Who Tasted Shapes*. Cambridge, MA: The MIT Press.

Da Silva, J. A., F. Tecuapetla, V. Paixão, and R. M. Costa. 2018. Dopamine Neuron Activity before Action Initiation Gates and Invigorates Future Movements. *Nature* 554 (7691): 244–248.

Damasio, A. R. 2010. *Self Comes to Mind: Constructing the Conscious Brain.* London, England: W. Heinemann.

D'Ardenne, K., N. Eshel, J. Luka, A. Lenartowicz, L. E. Nystrom, and J. D. Cohen. 2012. Role of Prefrontal Cortex and the Midbrain Dopamine System in Working Memory Updating. *Proceedings of the National Academy of Sciences* 109 (49): 19900–19909.

Davey, G. C. L., J. H. Phillips, and S. Witty. 1989. Signal-Directed Behavior in the Rat: Interactions between the Nature of the CS and the Nature of the UCS. *Animal Learning & Behavior* 17 (4): 447–456.

Daw, N. D. 2011. Trial-by- Trial Data Analysis Using Computational Models. In *Decision Making, Affect, and Learning XXIII,* 3–38. Decision Making, Affect, and Learning 23. Oxford, England: Oxford University Press.

Daw, N. D., and P. Dayan. 2014. The Algorithmic Anatomy of Model-Based Evaluation. *Philosophical Transactions of the Royal Society B: Biological Sciences* 369 (1655): 20130478.

Daw, N. D., S. J. Gershman, B. Seymour, P. Dayan, and R. J. Dolan. 2011. Model-Based Influences on Humans Choices and Striatal Prediction Errors. *Neuron* 69 (6): 1204–1215.

Daw, N. D., S. Kakade, and P. Dayan. 2002. Opponent Interactions between Serotonin and Dopamine. *Neural Networks* 15 (4–6): 603–616.

Daw, N. D., Y. Niv, and P. Dayan. 2005. Uncertainty-Based Competition between Prefrontal and Dorsolateral Striatal Systems for Behavioral Control. *Nature Neuroscience* 8 (12): 1704–1711.

Daw, N. D., Y. Niv, and P. Dayan. 2006. Actions, Policies, Values and the Basal Ganglia. *Recent Breakthroughs in Basal Ganglia Research* 10 (9): 1214–1221.

Daw, N. D. and P. Tobler. 2013. Value learning through reinforcement: The basics of dopamine and reinforcement learning, in Glimcher, P. and Fehr, E., eds, Neuroeconomics: Decision making and the brain, 2nd edition, Elsevier.

Daw, N. D., and D. S. Touretzky. 2000. Behavioral Considerations Suggest an Average Reward TD Model of the Dopamine System. *Neurocomputing* 32–33 (June): 679–684.

Dayan, P. 2006. Levels of Analysis in Neural Modeling. In *Encyclopedia of Cognitive Science,* edited by L. Nadel. London, England: MacMillan Press.

———. 2012a. Instrumental Vigour in Punishment and Reward. *European Journal of Neuroscience* 35 (7): 1152–1168.

———. 2012b. Exploration from Generalization Mediated by Multiple Controllers. In *Intrinsically Motivated Learning in Natural and Artificial Systems,* edited by G. Baldassarre and M. Mirolli, 73–91. Berlin: Springer.

———. 2012c. How to Set the Switches on This Thing. *Current Opinion in Neurobiology* 22 (6): 1068–1074.

Dayan, P., and L. F. Abbott. 2000. *Theoretical Neuroscience: Computational and Mathematical Modeling of Neural Systems.* Cambridge, MA: MIT Press.

Dayan, P., and K. C. Berridge. 2014. Model-Based and Model-Free Pavlovian Reward Learning: Revaluation, Revision, and Revelation. *Cognitive, Affective, & Behavioral Neuroscience* 14 (2): 473–492.

Dayan, P., and Q. J. M. Huys. 2009. Serotonin in Affective Control. *Annual Review of Neuroscience* 32 (1): 95–126.

Dayan, P., Y. Niv, B. Seymour, and N. D. Daw. 2006. The Misbehavior of Value and the Discipline of the Will. *Neural Networks* 19 (8): 1153–1160.

De Wit, S., P. Watson, H. A. Harsay, M. X. Cohen, I. van de Vijver, and K. R. Ridderinkhof. 2012. Corticostriatal Connectivity Underlies Individual Differences in the Balance between Habitual and Goal-Directed Action Control. *Journal of Neuroscience* 32 (35): 12066–12075.

Deakin, J. 2013. The Origins of "5-HT and Mechanisms of Defence" by Deakin and Graeff: A Personal Perspective. *Journal of Psychopharmacology* 27 (12): 1084–1089.

Deakin, J. F. W. 1983. Roles of Brain Serotonergic Neurons in Escape, Avoidance and Other Behaviors. *Journal of Psychopharmacology* 43: 563–577.

Deakin, J. F. William, and F. G. Graeff. 1991. 5-HT and Mechanisms of Defence. *Journal of Psychopharmacology* 5 (4): 305–315.

De Jong, J.W, S. A. Afjei, I. Pollak Dorocic, J. R. Peck, C. Liu, C. K. Kim, L. Tian, K. Deisseroth, S. Lammel. 2019. A Neural Circuit Mechanism for Encoding Aversive Stimuli in the Mesolimbic Dopamine System. *Neuron* 101(1): 133–151.

Deco, G., and E. T. Rolls. 2003. Attention and Working Memory: A Dynamical Model of Neuronal Activity in the Prefrontal Cortex. *European Journal of Neuroscience* 18 (8): 2374–2390. Delorme, C., A. Salvador, R. Valabrègue, E. Roze, S. Palminteri, M. Vidailhet, S. de Wit, T. Robbins, A. Hartmann, and Y. Worbe. 2016. Enhanced Habit Formation in Gilles de La Tourette Syndrome. *Brain* 139 (2): 605–615.

Demjaha, A., A. Egerton, R. M. Murray, S. Kapur, O. D. Howes, J. M. Stone, and P. K. McGuire. 2014. Antipsychotic Treatment Resistance in Schizophrenia Associated with Elevated Glutamate Levels but Normal Dopamine Function. *Biological Psychiatry* 75 (5): e11–13.

Deroche-Gamonet, V. 2004. Evidence for Addiction-like Behavior in the Rat. *Science* 305 (5686): 1014–1017.

Deserno, L., R. Boehme, A. Heinz, and F. Schlagenhauf. 2013. Reinforcement Learning and Dopamine in Schizophrenia: Dimensions of Symptoms or Specific Features of a Disease Group? *Frontiers in Psychiatry* 4: 172.

Devauges, V., and S. J. Sara. 1990. Activation of the Noradrenergic System Facilitates an Attentional Shift in the Rat. *Behavioural Brain Research* 39 (1): 19–28.

Dezfouli, A., P. Piray, M. M. Keramati, H. Ekhtiari, C. Lucas, and A. Mokri. 2009. A Neurocomputational Model for Cocaine Addiction. *Neural Computation* 21 (10): 2869–2893.

Di Chiara, G. 1999. Drug Addiction as Dopamine-Dependent Associative Learning Disorder. *European Journal of Pharmacology* 375 (1–3): 13–30.

Diamond, J. 2006. *The Third Chimpanzee*. New York, NY: HarperCollins.

Dickinson, A. 1985. Actions and Habits: The Development of Behavioural Autonomy. *Philosophical Transactions of the Royal Society B: Biological Sciences* 308 (1135): 67–78.

Dickinson, Anthony, and B. Balleine. 2002. The Role of Learning in the Operation of Motivational Systems. In *Stevens Handbook of Experimental Psychology*, edited by H. E. Pashler, 497–533. New York, NY: John Wiley & Sons, Inc.

Dillon, D. G., and D. A. Pizzagalli. 2018. Mechanisms of Memory Disruption in Depression. *Trends in Neurosciences* 41 (3): 137–149.

Dillon, D. G., T. Wiecki, P. Pechtel, C. Webb, F. Goer, L. Murray, M. Trivedi, et al. 2015. A Computational Analysis of Flanker Interference in Depression. *Psychological Medicine* 45 (11): 2333–2344.

Dinsmoor, J. A. 1983. Observing and Conditioned Reinforcement. *Behavioral and Brain Sciences* 6 (04): 693–728.

Dixon, M. L., and K. Christoff. 2012. The Decision to Engage Cognitive Control Is Driven by Expected Reward-Value: Neural and Behavioral Evidence. *PLoS ONE* 7 (12): e51637.

Dolan, R. J., and P. Dayan. 2013. Goals and Habits in the Brain. *Neuron* 80 (2): 312–325.

Dombrovski, A. Y., L. Clark, G. J. Siegle, M. A. Butters, N. Ichikawa, B. J. Sahakian, and K. Szanto. 2010. Reward/Punishment Reversal Learning in Older Suicide Attempters. *American Journal of Psychiatry* 167 (6): 699–707.

Doya, K. 1999. What Are the Computations of the Cerebellum, the Basal Ganglia and the Cerebral Cortex? *Neural Networks* 12 (7–8): 961–974.

Dreyer, J. K., K. F. Herrik, R. W. Berg, and J. D. Hounsgaard. 2010. Influence of Phasic and Tonic Dopamine Release on Receptor Activation. *Journal of Neuroscience* 30 (42): 14273–14283.

Dudley, R., P. Taylor, S. Wickham, and P. Hutton. 2016. Psychosis, Delusions and the "Jumping to Conclusions" Reasoning Bias: A Systematic Review and Meta-Analysis. *Schizophrenia Bulletin* 42 (3): 652–665.

Duits, P., D. C. Cath, S. Lissek, J. J. Hox, A. O. Hamm, I. M. Engelhard, M. A. van den Hout, and J. M. P. Baas. 2015. Updated Meta-Analysis of Classical Fear Conditioning in the Anxiety Disorders. *Depression and Anxiety* 32 (4): 239–253.

Duncan, J. 2010. The Multiple-Demand (MD) System of the Primate Brain: Mental Programs for Intelligent Behaviour. *Trends in Cognitive Sciences* 14 (4): 172–179.

Duncan, J., and A. M. Owen. 2000. Common Regions of the Human Frontal Lobe Recruited by Diverse Cognitive Demands. *Trends in Neurosciences* 23 (10): 475–483.

Dunlop, B. W., and C. B. Nemeroff. 2007. The Role of Dopamine in the Pathophysiology of Depression. *Archives of General Psychiatry* 64 (3): 327–337.

Durstewitz, D., Q. J. Huys, and G. Koppe. 2018. Psychiatric Illnesses as Disorders of Network Dynamics. *ArXiv Preprint ArXiv:1809.06303.*

Durstewitz, D., and J. K. Seamans. 2008. The Dual-State Theory of Prefrontal Cortex Dopamine Function with Relevance to Catechol-O- Methyltransferase Genotypes and Schizophrenia. *Biological Psychiatry* 64 (9): 739–749.

Durstewitz, D., J. K. Seamans, and T. J. Sejnowski. 2000. Neurocomputational Models of Working Memory. *Nature Neuroscience* 3 (S11): 1184–1191.

Duvarci, S., and D. Paré. 2014. Amygdala Microcircuits Controlling Learned Fear. *Neuron* 82 (5): 966–980.

Duverne, S., and E. Koechlin. 2017. Rewards and Cognitive Control in the Human Prefrontal Cortex. *Cerebral Cortex* 27 (10): 5024–5039.

Dymond, S., J. E. Dunsmoor, B. Vervliet, B. Roche, and D. Hermans. 2015. Fear Generalization in Humans:

Systematic Review and Implications for Anxiety Disorder Research. *Behavior Therapy* 46 (5): 561–582.

Egner, T. 2009. Prefrontal Cortex and Cognitive Control: Motivating Functional Hierarchies. *Nature Neuroscience* 12 (7): 821–822.

Eldar, E., R. B. Rutledge, R. J. Dolan, and Y. Niv. 2016. Mood as Representation of Momentum. *Trends in Cognitive Sciences* 20 (1): 15–24.

Eliasmith, C., T. C. Stewart, X. Choo, T. Bekolay, T. DeWolf, Y. Tang, and D. Rasmussen. 2012. A Large-Scale Model of the Functioning Brain. *Science* 338 (6111): 1202–1205.

Ellens, D. J., and D. K. Leventhal. 2013. Electrophysiology of Basal Ganglia and Cortex in Models of Parkinson Disease. *Journal of Parkinson's Disease* 3 (3): 241–254.

Ellis, A. 1957. Rational Psychotherapy and Individual Psychology. *Journal of Individual Psychology* 13 (1): 38–44.

Ellsberg, D. 1961. Risk, Ambiguity, and the Savage Axioms. *The Quarterly Journal of Economics* 75 (4): 643.

Engle, R. W., and M. J. Kane. 2004. Executive Attention, Working Memory Capacity, and a Two-Factor Theory of Cognitive Control. *The Psychology of Learning and Motivation: Advances in Research and Theory* 44: 145–199.

Ermakova, A. O., N. Gileadi, F. Knolle, A. Justicia, R. Anderson, P. C. Fletcher, M. Moutoussis, and G. K. Murray. 2019. Cost Evaluation during Decision-Making in Patients at Early Stages of Psychosis. *Computational Psychiatry* 3 (February): 18–39.

Eshel, N., and J. P. Roiser. 2010. Reward and Punishment Processing in Depression. *Biological Psychiatry* 68 (2): 118–124.

Eshel, N., J. Tian, and N. Uchida. 2013. Opening the Black Box: Dopamine, Predictions, and Learning. *Trends in Cognitive Sciences* 17 (9): 430–431.

Estes, W. K. 1943. Discriminative Conditioning. I. A Discriminative Property of Conditioned Anticipation. *Journal of Experimental Psychology* 32 (2): 150–155.

Evans, K. L., and E. Hampson. 2015. Sex-Dependent Effects on Tasks Assessing Reinforcement Learning and Interference Inhibition. *Frontiers in Psychology* 6 (July).

Evenden, J. L. 1999. Varieties of Impulsivity. *Psychopharmacology* 146 (4): 348–361.

Everitt, B. J., and T. W. Robbins. 2005. Neural Systems of Reinforcement for Drug Addiction: From Actions to Habits to Compulsion. *Nature Neuroscience* 8 (11): 1481–1489.

Fales, C. L., D. M. Barch, M. M. Rundle, M. A. Mintun, A. Z. Snyder, J. D. Cohen, J. Mathews, and Y. I. Sheline. 2008. Altered Emotional Interference Processing in Affective and Cognitive-Control Brain Circuitry in Major Depression. *Biological Psychiatry* 63 (4): 377–384.

Farah, M. J., and S. J. Gillihan. 2012. The Puzzle of Neuroimaging and Psychiatric Diagnosis: Technology and Nosology in an Evolving Discipline. *AJOB Neuroscience* 3 (4): 31–41.

Faulkner, P., and J. F. W. Deakin. 2014. The Role of Serotonin in Reward, Punishment and Behavioural Inhibition in Humans: Insights from Studies with Acute Tryptophan Depletion. *Neuroscience & Biobehavioral Reviews* 46 (3): 365–378.

Faure, A., S. M. Reynolds, J. M. Richard, and K. C. Berridge. 2008. Mesolimbic Dopamine in Desire and Dread: Enabling Motivation to Be Generated by Localized Glutamate Disruptions in Nucleus Accumbens. *Journal of Neuroscience* 28 (28): 7184–7192.

Fear, C. F., and D. Healy. 1997. Probabilistic Reasoning in Obsessive-Compulsive and Delusional Disorders. *Psychological Medicine* 27 (1): 199–208.

Fehr, E., and K. M. Schmidt. 1999. A Theory of Fairness, Competition, and Cooperation. *The Quarterly Journal of Economics* 114 (3): 817–868.

Fernando, A. B. P., G. P. Urcelay, A. C. Mar, A. Dickinson, and T. W. Robbins. 2014. Safety Signals as Instrumental Reinforcers during Free-Operant Avoidance. *Learning & Memory* 21 (9): 488–497.

Ferrante, M., C. F. Shay, Y. Tsuno, G. William Chapman, and M. E. Hasselmo. 2016. Post-Inhibitory Rebound Spikes in Rat Medial Entorhinal Layer II/III Principal Cells: In Vivo, In Vitro, and Computational Modeling Characterization. *Cerebral Cortex,* March, bhw058.

Fibiger, H. C. 2012. Psychiatry, the Pharmaceutical Industry, and the Road to Better Therapeutics. *Schizophrenia Bulletin* 38 (4): 649–650.

Fineberg, N. A., A. M. Apergis-Schoute, M. M. Vaghi, P. Banca, C. M. Gillan, V. Voon, S. R. Chamberlain, et al. 2018. Mapping Compulsivity in the DSM-5 Obsessive Compulsive and Related Disorders: Cognitive Domains, Neural Circuitry, and Treatment. *International Journal of Neuropsychopharmacology* 21 (1): 42–58.

Fineberg, S. K., D. Stahl, and P. Corlett. 2017. Computational Psychiatry in Borderline Personality Disorder. *Current Behavioral Neuroscience Reports* 4 (1): 31–40.

Fiorillo, C. D. 2013. Two Dimensions of Value: Dopamine Neurons Represent Reward But Not Aversiveness. *Science* 341 (6145): 546–549.

Fischer, B. A. 2012. A Review of American Psychiatry through Its Diagnoses. *The Journal of Nervous and Mental Disease* 200 (12): 1022–1030.

Fischer, B. J., and J. L. Peña. 2011. Owl's Behavior and Neural Representation Predicted by Bayesian Inference. *Nature Neuroscience* 14 (8): 1061–1066.

Foa, E. B. 2011. Prolonged Exposure Therapy: Past, Present, and Future. *Depression and Anxiety* 28 (12): 1043–1047.

Foa, E. B., and M. J. Kozak. 1986. Emotional Processing of Fear: Exposure to Corrective Information. *Psychological Bulletin* 99 (1): 20–35.

Foltynie, T. 2016. Vocal Tics in Tourette's Syndrome. *The Lancet Neurology* 15 (3): e1.

Fox, C. R., and A. Tversky. 1995. Ambiguity Aversion and Comparative Ignorance. *The Quarterly Journal of Economics* 110 (3): 585–603.

Fradkin, I., C. Ludwig, E. Eldar, and J. D. Huppert. 2020. Doubting What You Already Know: Uncertainty Regarding State Transitions Is Associated with Obsessive Compulsive Symptoms. *PLoS Computational Biology* 16 (2): e1007634.

Frank, M. J. 2006. Hold Your Horses: A Dynamic Computational Role for the Subthalamic Nucleus in Decision Making. *Neural Networks* 19 (8): 1120–1136.

Frank, M. J., and D. Badre. 2012. Mechanisms of Hierarchical Reinforcement Learning in Corticostriatal Circuits 1: Computational Analysis. *Cerebral Cortex* 22 (3): 509–526.

Frank, M. J., and E. D. Claus. 2006. Anatomy of a Decision: Striato-Orbitofrontal Interactions in Reinforcement Learning, Decision Making, and Reversal. *Psychological Review* 113 (2): 300–326.

Frank, M. J., B. Loughry, and R. C. O'Reilly. 2001. Interactions between Frontal Cortex and Basal Ganglia in Working Memory: A Computational Model. *Cognitive, Affective, & Behavioral Neuroscience* 1 (2): 137–160.

Frank, M. J., A. A. Moustafa, H. M. Haughey, T. Curran, and K. E. Hutchison. 2007. Genetic Triple Dissociation Reveals Multiple Roles for Dopamine in Reinforcement Learning. *Proceedings of the National Academy of Sciences* 104 (41): 16311–16316.

Frank, M. J., Seeberger, L. C., and R. C. O'Reilly. 2004. By carrot or by stick: cognitive reinforcement learning in Parkinsonism. *Science,* 306(5703): 1940–1943.

Freud, S. 1966. *The Complete Introductory Lectures on Psychoanalysis.* Edited by J. Strachey. New York, NY: Norton.

Fried, E. I., R. M. Nesse, K. Zivin, C. Guille, and S. Sen. 2014. Depression Is More than the Sum Score of Its Parts: Individual DSM Symptoms Have Different Risk Factors. *Psychological Medicine* 44 (10): 2067–2076.

Fried, E. I., and R. M. Nesse. 2015. Depression Is Not a Consistent Syndrome: An Investigation of Unique Symptom Patterns in the STAR*D Study. *Journal of Affective Disorders* 172 (February): 96–102.

Friedrich, J., and M. Lengyel. 2016. Goal-Directed Decision Making with Spiking Neurons. *The Journal of Neuroscience* 36 (5): 1529–1546.

Friston, K. J., K. E. Stephan, R. Montague, and R. J. Dolan. 2014. Computational Psychiatry: The Brain as a Phantastic Organ. *The Lancet Psychiatry* 1 (2): 148–158.

Fründt, O., D. Woods, and C. Ganos. 2017. Behavioral Therapy for Tourette Syndrome and Chronic Tic Disorders. Neurology: *Clinical Practice* 7 (2): 148–156.

Funahashi, S., C. J. Bruce, and P. S. Goldman-Rakic. 1989. Mnemonic Coding of Visual Space in the Monkey's Dorsolateral Prefrontal Cortex. *Journal of Neurophysiology* 61 (2): 331–349.

Furman, M., and X.-J. Wang. 2008. Similarity Effect and Optimal Control of Multiple-Choice Decision Making. *Neuron* 60 (6): 1153–1168.

Fuster, J. M. 2001. The Prefrontal Cortex—An Update: Time Is of the Essence. *Neuron* 30 (2): 319–333.

Gabbard, G. 2011. Psychotherapies. In *Kaplan and Sadock's Synopsis of Psychiatry: Behavioral Sciences/ Clinical Psychiatry,* edited by B. J. Sadock, V. A. Sadock, and H. I. Kaplan. Philadelphia, PA: Wolter Kluwer/Lippincott Williams & Wilkins.

Gan, J. O., M. E. Walton, and P. E. M. Phillips. 2010. Dissociable Cost and Benefit Encoding of Future Rewards by Mesolimbic Dopamine. *Nature Neuroscience* 13 (1): 25–27.

Ganos, C., D. Martino, and T. Pringsheim. 2017. Tics in the Pediatric Population: Pragmatic Management. *Movement Disorders Clinical Practice* 4 (2): 160–172.

Garety, P. A., D. R. Hemsley, and S. Wessely. 1991. Reasoning in Deluded Schizophrenic and Paranoid Patients. *The*

Journal of Nervous and Mental Disease 179 (4): 194–201.

Garrison, J., B. Erdeniz, and J. Done. 2013. Prediction Error in Reinforcement Learning: A Meta-Analysis of Neuroimaging Studies. *Neuroscience & Biobehavioral Reviews* 37 (7): 1297–1310.

Gasnier, L. J. 1936. *Reefer Madness.* Film. Motion Picture Ventures, Los Angeles, CA.

Gatev, P., O. Darbin, and T. Wichmann. 2006. Oscillations in the Basal Ganglia under Normal Conditions and in Movement Disorders. *Movement Disorders* 21 (10): 1566–1577.

Geddes, J., N. Freemantle, P. Harrison, and P. Bebbington. 2000. Atypical Antipsychotics in the Treatment of Schizophrenia: Systematic Overview and Meta-Regression Analysis. *B. M. J.: British Medical Journal* 321 (7273): 1371–1376.

Gehring, W. J., B. Goss, M. G. H. Coles, D. E. Meyer, and E. Donchin. 1993. A Neural System for Error Detection and Compensation. *Psychological Science* 4 (6): 385–390.

Geddes, J.R., and D.J. Miklowitz. 2013. Treatment of Bipolar Disorder. *Lancet* 381 (9878): 1672–82.

Gershman, S. J., D. M. Blei, and Y. Niv. 2010. Context, Learning, and Extinction. *Psychological Review* 117 (1): 197–209.

Gershman, S., J. Cohen, and Y. Niv. 2010. Learning to Selectively Attend. In *Proceedings of the Annual Meeting of the Cognitive Science Society,* 32:1270–1275. Cognitive Science Society.

Gershman, S. J., and N. D. Daw. 2017. Reinforcement Learning and Episodic Memory in Humans and Animals: An Integrative Framework. *Annual Review of Psychology* 68 (1): 101–128.

Gilbert, D. L., T. K. Murphy, J. Jankovic, C. L. Budman, K. J. Black, R. M. Kurlan, K. A. Coffman, et al. 2018. Ecopipam, a D1 Receptor Antagonist, for Treatment of Tourette Syndrome in Children: A Randomized, Placebo-Controlled Crossover Study: Selective D1 Receptor Antagonism: Novel TS Treatment. *Movement Disorders* 33 (8): 1272–1280.

Gillan, C. M., M. Kosinski, R. Whelan, E. A. Phelps, and N. D. Daw. 2016. Characterizing a Psychiatric Symptom Dimension Related to Deficits in Goal-Directed Control. *ELife* 5 (March).

Gittins, J. C. 1979. Bandit Processes and Dynamic Allocation Indices. *Journal of the Royal Statistical Society: Series B (Methodological)* 41 (2): 148–164.

Gläscher, J., N. Daw, P. Dayan, and J. P. O'Doherty. 2010. States versus Rewards: Dissociable Neural Prediction Error Signals Underlying Model-Based and Model-Free Reinforcement Learning. *Neuron* 66 (4): 585–595.

Gmytrasiewicz, P. J., and P. Doshi. 2005. A Framework for Sequential Planning in Multi-Agent Settings. *Journal of Artificial Intelligence Research* 24 (July): 49–79.

Gold, J. I., and M. N. Shadlen. 2007. The Neural Basis of Decision Making. Annual *Review of Neuroscience* 30 (1): 535–574.

Gold, J. M., B. Hahn, W. W. Zhang, B. M. Robinson, E. S. Kappenman, V. M. Beck, and S. J. Luck. 2010. Reduced Capacity but Spared Precision and Maintenance of Working Memory Representations in Schizophrenia. *Archives of General Psychiatry* 67 (6): 570.

Gold, J. M., G. P. Strauss, J. A. Waltz, B. M. Robinson, J. K. Brown, and M. J. Frank. 2013. Negative Symptoms of

Schizophrenia Are Associated with Abnormal Effort-Cost Computations. *Biological Psychiatry* 74 (2): 130–136.

Gold, J. M., J. A. Waltz, T. Matveeva, Z. Kasanova, G. P. Strauss, E. S. Herbener, A. G. E. Collins, and M. J. Frank. 2012. Negative Symptoms and the Failure to Represent the Expected Reward Value of Actions. *Archives of General Psychiatry* 69 (2): 129–138.

Goldbeter, A. 2011. A Model for the Dynamics of Bipolar Disorders. Progress in Biophysics and Molecular Biology, BrainModes: The role of neuronal oscillations in health and disease, 105 (1): 119–27.

Goldman-Rakic, P. S. 1995. Cellular Basis of Working Memory. *Neuron* 14 (3): 477–485.

Goldstein, A. 2001. *Addiction: From Biology to Drug Policy.* Oxford, England: Oxford University Press.

Gomez, J. F., K. Cardona, and B. Trenor. 2015. Lessons Learned from Multi-Scale Modeling of the Failing Heart. *Journal of Molecular and Cellular Cardiology* 89 (December): 146–159.

Gonzalez-Burgos, G., and D. A. Lewis. 2008. GABA Neurons and the Mechanisms of Network Oscillations: Implications for Understanding Cortical Dysfunction in Schizophrenia. *Schizophrenia Bulletin* 34 (5): 944–961.

———. 2012. NMDA Receptor Hypofunction, Parvalbumin-Positive Neurons, and Cortical Gamma Oscillations in Schizophrenia. *Schizophrenia Bulletin* 38 (5): 950–957.

Gotlib, I. H., and J. Joormann. 2010. Cognition and Depression: Current Status and Future Directions. *Annual Review of Clinical Psychology* 6 (1): 285–312.

Gottlieb, J., and P. Balan. 2010. Attention as a Decision in Information Space. *Trends in Cognitive Sciences* 14 (6): 240–248.

Grabli, D. McCairn, K. Hirsch, E. C. Agid, Y. Féger, J. François, C. and L. Tremblay. 2004. Behavioural Disorders Induced by External Globus Pallidus Dysfunction in Primates: I. Behavioural *Study. Brain* 127 (9): 2039–2054.

Grace, A., and B. Bunney. 1984a. The Control of Firing Pattern in Nigral Dopamine Neurons: Burst Firing. *The Journal of Neuroscience* 4 (11): 2877–2890.

———. 1984b. The Control of Firing Pattern in Nigral Dopamine Neurons: Single Spike Firing. *The Journal of Neuroscience* 4 (11): 2866–2876.

Gradin, V. B., P. Kumar, G. Waiter, T. Ahearn, C. Stickle, M. Milders, I. Reid, J. Hall, and J. D. Steele. 2011. Expected Value and Prediction Error Abnormalities in Depression and Schizophrenia. *Brain* 134 (6): 1751–1764.

Greene, D. J., J. A. Church, N. U. F. Dosenbach, A. N. Nielsen, B. Adeyemo, B. Nardos, S. E. Petersen, K. J. Black, and B. L. Schlaggar. 2016. Multivariate Pattern Classification of Pediatric Tourette Syndrome Using Functional Connectivity MRI. *Developmental Science* 19 (4): 581–598.

Greene, R. 2001. Circuit Analysis of NMDAR Hypofunction in the Hippocampus, in Vitro, and Psychosis of Schizophrenia. *Hippocampus* 11 (5): 569–577.

Greisberg, S., and D. McKay. 2003. Neuropsychology of Obsessive-Compulsive Disorder: A Review and Treatment Implications. *Clinical Psychology Review* 23 (1): 95–117.

Griffiths, M. D. 1994. The Role of Cognitive Bias and Skill in Fruit Machine Gambling. *British Journal of Psychology* 85 (3): 351–369.

Grossman, M., and F. J. Chaloupka. 1998. The Demand for Cocaine by Young Adults: A Rational Addiction Approach. *Journal of Health Economics* 17 (4): 427–474.

Grupe, D. W. 2017. Decision-Making in Anxiety and Its Disorders. In *Decision Neuroscience: An Integrative Perspective,* edited by J.-C. Dreher and L. Tremblay, 327–338. Amsterdam, Netherlands: Elsevier Science.

Guitart-Masip, M., E. Duzel, R. Dolan, and P. Dayan. 2014. Action versus Valence in Decision Making. *Trends in Cognitive Sciences* 18 (4): 194–202.

Guitart-Masip, M., Q. J. M. Huys, L. Fuentemilla, P. Dayan, E. Duzel, and R. J. Dolan. 2012. Go and No-Go Learning in Reward and Punishment: Interactions between Affect and Effect. *Neuro- Image* 62 (1): 154–166.

Gutenkunst, R. N., J. Waterfall, F. Casey, K. Brown, C. R. Myers, and J. P. Sethna. 2007. Universally Sloppy Parameter Sensitivities in Systems Biology Models. *PLoS Computational Biology* preprint: e189.

Gutkin, B. S., S. Dehaene, and J.-P. Changeux. 2006. A Neurocomputational Hypothesis for Nicotine Addiction. *Proceedings of the National Academy of Sciences* 103 (4): 1106–1111.

Haber, S. 2011. Neuroanatomy of Reward: A View from the Ventral Striatum. In Neurobiology of *Sensation and Reward,* edited by J. A. Gottfried, 235–261. Boca Raton, FL: Taylor & Francis.

Haber, S. N., J. L. Fudge, and N. R. McFarland. 2000. Striatonigrostriatal Pathways in Primates Form an Ascending Spiral from the Shell to the Dorsolateral Striatum. *The Journal of Neuroscience* 20 (6): 2369–2382.

Hackel, L. M., and D. M. Amodio. 2018. Computational Neuroscience Approaches to Social Cognition. Current Opinion in Psychology 24: 92–97.

Haker, H., M. Schneebeli, and K. E. Stephan. 2016. Can Bayesian Theories of Autism Spectrum Disorder Help Improve Clinical Practice? *Frontiers in Psychiatry* 7 (June).

Halari, R., M. Simic, C. M. Pariante, A. Papadopoulos, A. Cleare, M. Brammer, E. Fombonne, and K. Rubia. 2009. Reduced Activation in Lateral Prefrontal Cortex and Anterior Cingulate during Attention and Cognitive Control Functions in Medication-Naïve Adolescents with Depression Compared to Controls. *Journal of Child Psychology and Psychiatry* 50 (3): 307–316.

Hamid, A. A., J. R. Pettibone, O. S. Mabrouk, V. L. Hetrick, R. Schmidt, C. M. Vander Weele, R. T. Kennedy, B. J. Aragona, and J. D. Berke. 2016. Mesolimbic Dopamine Signals the Value of Work. *Nature Neuroscience* 19 (1): 117–126.

Hanson, K., S. Allen, S. Jensen, and D. Hatsukami. 2003. Treatment of Adolescent Smokers with the Nicotine Patch. *Nicotine & Tobacco Research* 5 (4): 515–526.

Hare, T. A., C. F. Camerer, D. T. Knoepfle, J. P. O'Doherty, and A. Rangel. 2010. Value Computations in Ventral Medial Prefrontal Cortex during Charitable Decision Making Incorporate Input from Regions Involved in Social Cognition. *Journal of Neuroscience* 30 (2): 583–590.

Hare, T. A., C. F. Camerer, and A. Rangel. 2009. Self-Control in Decision-Making Involves Modulation of the VmP. F. C. Valuation System. *Science* 324 (5927): 646–648.

Hare, T. A., J. Malmaud, and A. Rangel. 2011. Focusing Attention on the Health Aspects of Foods Changes Value Signals in vmPFC and Improves Dietary Choice. *Journal of Neuroscience* 31 (30): 11077–11087.

Hare, T. A., J. O'Doherty, C. F. Camerer, W. Schultz, and A. Rangel. 2008. Dissociating the Role of the Orbitofrontal

Cortex and the Striatum in the Computation of Goal Values and Prediction Errors. *Journal of Neuroscience* 28 (22): 5623–5630.

Harmer, C. J., G. M. Goodwin, and P. J. Cowen. 2009. Why Do Antidepressants Take So Long to Work? A Cognitive Neuropsychological Model of Antidepressant Drug Action. *British Journal of Psychiatry* 195 (2): 102–108.

Harrison, P. J., A. Cipriani, C. J. Harmer, A. C. Nobre, K. Saunders, G. M. Goodwin, and J. R. Geddes. 2016. Innovative Approaches to Bipolar Disorder and Its Treatment. *Annals of the New York Academy of Sciences* 1366 (1): 76–89.

Harsanyi, J. C. 1967. Games with Incomplete Information Played by "Bayesian" Players, I–III Part I. The Basic Model. *Management Science* 14 (3): 159–182.

Hart, A. S., R. B. Rutledge, P. W. Glimcher, and P. E. M. Phillips. 2014. Phasic Dopamine Release in the Rat Nucleus Accumbens Symmetrically Encodes a Reward Prediction Error Term. *The Journal of Neuroscience* 34 (3): 698–704.

Hart, C. 2013. *High Price: Drugs, Neuroscience, and Discovering Myself.* New York, NY: Harper-Collins.

Haruno, M., and M. Kawato. 2006. Heterarchical Reinforcement-Learning Model for Integration of Multiple Cortico-Striatal Loops: FMRI Examination in Stimulus-Action- Reward Association Learning. *Neural Networks* 19 (8): 1242–1254.

Hashemiyoon, R., J. Kuhn, and V. Visser-Vandewalle. 2017. Putting the Pieces Together in Gilles de La Tourette Syndrome: Exploring the Link Between Clinical Observations and the Biological Basis of Dysfunction. *Brain Topography* 30 (1): 3–29.

Hauser, T. U., R. Iannaccone, J. Ball, C. Mathys, D. Brandeis, S. Walitza, and S. Brem. 2014. Role of the Medial Prefrontal Cortex in Impaired Decision Making in Juvenile Attention-Deficit/ Hyperactivity Disorder. *JAMA Psychiatry* 71 (10): 1165–1173.

Hauser, T. U., V. G. Fiore, M. Moutoussis, and R. J. Dolan. 2016. Computational Psychiatry of ADHD: Neural Gain Impairments across Marrian Levels of Analysis. *Trends in Neurosciences* 39 (2): 63–73.

Hazy, T. E., M. J. Frank, and R. C. O'Reilly. 2007. Towards an Executive without a Homunculus: Computational Models of the Prefrontal Cortex/Basal Ganglia System. *Philosophical Transactions of the Royal Society B: Biological Sciences* 362 (1485): 1601–1613.

Heath, R. G. 1963. Electrical Self-Stimulation of the Brain in Man. *American Journal of Psychiatry* 120 (6): 571–577.

Hebb, D. O. 1949. *The Organization of Behavior: A Neuropsychological Theory.* Hoboken, NJ: Wiley.

Heinz, A. 2017. A *New Understanding of Mental Disorders: Computational Models for Dimensional Psychiatry.* Cambridge, MA: The MIT Press.

Hertz, J., A. Krogh, and R. G. Palmer. 1991. *Introduction to the Theory of Neural Computation.* Reading, MA: Addison-Wesley.

Herwig, A., M. Beisert, and W. X. Schneider. 2010. On the Spatial Interaction of Visual Working Memory and Attention: Evidence for a Global Effect from Memory-Guided Saccades. *Journal of Vision* 10 (5): 8–8.

Heyman, G. M. 2009. *Addiction: A Disorder of Choice.* Cambridge, MA: Harvard University Press.

Hienert, M., G. Gryglewski, M. Stamenkovic, S. Kasper, and R. Lanzenberger. 2018. Striatal Dopaminergic

Alterations in Tourette's Syndrome: A Meta-Analysis Based on 16 PET and SPECT Neuroimaging Studies. *Translational Psychiatry* 8 (1): 143.

Higgins, S. T., S. M. Alessi, and R. L. Dantona. 2002. Voucher-Based Incentives. *Addictive Behaviors* 27 (6): 887–910.

Hikosaka, O., H. Nakahara, M. K. Rand, K. Sakai, X. Lu, K. Nakamura, S. Miyachi, and K. Doya. 1999. Parallel Neural Networks for Learning Sequential Procedures. *Trends in Neurosciences* 22 (10): 464–471.

Hinton, G. E. 1984. Distributed Representations. Technical Report CMU-C S.-84– 157. Computer Science Technical Reports. Pittsburgh, PA: Department of Computer Science, Carnegie-Mellon University.

Hitchcock, P., Y. Niv, A. Radulescu, and C. R. Sims. 2017. Translating a Reinforcement Learning Task into a Computational Psychiatry Assay: Challenges and Strategies. In *Proceedings of the 39th Annual Conference of the Cognitive Science Society,* 2217–2222. Austin, TX: Cognitive Science Society.

Hodgkin, A. L., and A. F. Huxley. 1952. A Quantitative Description of Membrane Current and Its Application to Conduction and Excitation in Nerve. *The Journal of Physiology* 117 (4): 500–544.

Hodos, W. 1961. Progressive Ratio as a Measure of Reward Strength. *Science* 134 (3483): 943–944.

Hoffman, R. E., and T. H. McGlashan. 2001. Book Review: Neural Network Models of Schizophrenia. *The Neuroscientist* 7 (5): 441–454.

Hoffman, R. E., and T. H. McGlashan. 2006. Using a Speech Perception Neural Network Computer Simulation to Contrast Neuroanatomic versus Neuromodulatory Models of Auditory Hallucinations. *Pharmacopsychiatry* 39 (February): 54–64.

Hoffman, R. E., U. Grasemann, R. Gueorguieva, D. Quinlan, D. Lane, and R. Miikkulainen. 2011. Using Computational Patients to Evaluate Illness Mechanisms in Schizophrenia. *Biological Psychiatry* 69 (10): 997–1005.

Hofstadter, D. 2007. *I Am a Strange Loop.* New York, NY: Basic Books.

Hofstadter, D. 2008. *Metamagical Themas: Questing for the Essence of Mind and Pattern.* New York, NY: Basic books.

Hollon, N. G., M. M. Arnold, J. O. Gan, M. E. Walton, and P. E. M. Phillips. 2014. Dopamine-Associated Cached Values Are Not Sufficient as the Basis for Action Selection. *Proceedings of the National Academy of Sciences* 111 (51): 18357–18362.

Holroyd, C. B., and M. G. H. Coles. 2002. The Neural Basis of Human Error Processing: Reinforcement Learning, Dopamine, and the Error-Related Negativity. *Psychological Review* 109 (4): 679–709.

Holroyd, C. B., and S. M. McClure. 2015. Hierarchical Control over Effortful Behavior by Rodent Medial Frontal Cortex: A Computational Model. *Psychological Review* 122 (1): 54–83.

Holroyd, C. B., S. Nieuwenhuis, N. Yeung, L. Nystrom, R. B. Mars, M. G. H. Coles, and J. D. Cohen. 2004. Dorsal Anterior Cingulate Cortex Shows fMRI Response to Internal and External Error Signals. *Nature Neuroscience* 7 (5): 497–498.

Holroyd, C. B., and N. Yeung. 2011. An Integrative Theory of Anterior Cingulate Cortex Function: Option Selection in Hierarchical Reinforcement Learning. In *Neural Basis of Motivational and Cognitive Control,* edited by R. B. Mars, 332–349. Cambridge, MA: The MIT Press.

Holroyd, C. B., N. Yeung, M. G. H. Coles, and J. D. Cohen. 2005. A Mechanism for Error Detection in Speeded

Response Time Tasks. *Journal of Experimental Psychology: General* 134 (2): 163–191.

Homan, P., I. Levy, E. Feltham, C. Gordon, J. Hu, J. Li, R. H. Pietrzak, et al. 2019. Neural Computations of Threat in the Aftermath of Combat Trauma. *Nature Neuroscience* 22 (3): 470–476.

Homayoun, H., and B. Moghaddam. 2007. NMDA Receptor Hypofunction Produces Opposite Effects on Prefrontal Cortex Interneurons and Pyramidal Neurons. *Journal of Neuroscience* 27 (43): 11496–114500.

Hopfield, J. J. 1982. Neural Networks and Physical Systems with Emergent Collective Computational Abilities. *Proceedings of the National Academy of Sciences* 79 (8): 2554–2558.

Horga, G., T. V. Maia, R. Marsh, X. Hao, D. Xu, Y. Duan, G. Z. Tau, et al. 2015. Changes in Corticostriatal Connectivity during Reinforcement Learning in Humans. *Human Brain Mapping* 36 (2): 793–803.

Houthakker, H. S. 1950. Revealed Preference and the Utility Function. *Economica* 17 (66): 159.

Howe, M. W., and D. A. Dombeck. 2016. Rapid Signalling in Distinct Dopaminergic Axons during Locomotion and Reward. *Nature* 535 (7613): 505–510.

Howes, O. D., and S. Kapur. 2009. The Dopamine Hypothesis of Schizophrenia: Version III—The Final Common Pathway. *Schizophrenia Bulletin* 35 (3): 549–562.

Hsu, C.-W., L.-J. Wang, and P.-Y. Lin. 2018. Efficacy of Repetitive Transcranial Magnetic Stimulation for Tourette Syndrome: A Systematic Review and Meta-Analysis. *Brain Stimulation* 11 (5): 1110–1118.

Huk, A. C., and M. N. Shadlen. 2005. Neural Activity in Macaque Parietal Cortex Reflects Temporal Integration of Visual Motion Signals during Perceptual Decision Making. *Journal of Neuroscience* 25 (45): 10420–10436.

Hula, A., P. R. Montague, and P. Dayan. 2015. Monte Carlo Planning Method Estimates Planning Horizons during Interactive Social Exchange. *PLOS Computational Biology* 11 (6): e1004254.

Hursh, S. R. 2005. The Economics of Drug Abuse: A Quantitative Assessment of Drug Demand. *Molecular Interventions* 5 (1): 20–28.

Husain, M., and J. P. Roiser. 2018. Neuroscience of Apathy and Anhedonia: A Transdiagnostic Approach. *Nature Reviews Neuroscience* 19 (8): 470–484.

Huys, Q. J. M. 2018. Bayesian Approaches to Learning and Decision-Making. *Computational Psychiatry*, 247–271.

Huys, Q. J. M., N. D. Daw, and P. Dayan. 2015a. Depression: A Decision-Theoretic Analysis. *Annual Review of Neuroscience* 38 (1): 1–23.

Huys, Q. J. M., and P. Dayan. 2009. A Bayesian Formulation of Behavioral Control. *Cognition* 113 (3): 314–328.

Huys, Q. J. M., N. Eshel, E. O'Nions, L. Sheridan, P. Dayan, and J. P. Roiser. 2012. Bonsai Trees in Your Head: How the Pavlovian System Sculpts Goal-Directed Choices by Pruning Decision Trees. *PLoS Computational Biology* 8 (3): e1002410.

Huys, Q. J. M., M. Gölzer, E. Friedel, A. Heinz, R. Cools, P. Dayan, and R. J. Dolan. 2016a. The Specificity of Pavlovian Regulation Is Associated with Recovery from Depression. *Psychological Medicine* 46 (5): 1027–1035.

Huys, Q. J. M., M. Guitart-Masip, R. J. Dolan, and P. Dayan. 2015b. Decision-Theoretic Psychiatry. *Clinical Psychological Science* 3 (3): 400–421.

Huys, Q. J. M., T. V. Maia, and M. J. Frank. 2016b. Computational Psychiatry as a Bridge from Neuroscience to Clinical Applications. *Nature Neuroscience* 19 (3): 404–413.

Huys, Q. J. M., D. A. Pizzagalli, R. Bogdan, and P. Dayan. 2013. Mapping Anhedonia onto Reinforcement Learning: A Behavioural Meta-Analysis. *Biology of Mood & Anxiety Disorders* 3 (1): 12.

Huys, Q. J., J. Vogelstein, and P. Dayan. 2009. Psychiatry: Insights into Depression through Normative Decision-Making Models. In *Advances in Neural Information Processing Systems 17,* edited by L. K. Saul, Y. Weiss, and L. Bottou, 729–736. Defense Technical Information Center.

Hyman, S. E. 2010. The Diagnosis of Mental Disorders: The Problem of Reification. *Annual Review of Clinical Psychology* 6 (1): 155–179.

Hyman, S. E. 2012. Revolution Stalled. *Science Translational Medicine* 4 (155): 155cm11–155cm11.

Iglesias, S., S. Tomiello, M. Schneebeli, and K. E. Stephan. 2017. Models of Neuromodulation for Computational Psychiatry. *Wiley Interdisciplinary Reviews: Cognitive Science* 8 (3): e1420.

Iigaya, K., G. W. Story, Z. Kurth-Nelson, R. J. Dolan, and P. Dayan. 2016. The Modulation of Savouring by Prediction Error and Its Effects on Choice. *ELife* 5 (April).

Indovina, I., T. W. Robbins, A. O. Núñez-Elizalde, B. D. Dunn, and S. J. Bishop. 2011. Fear-Conditioning Mechanisms Associated with Trait Vulnerability to Anxiety in Humans. *Neuron* 69 (3): 563–571.

Insel, T., B. Cuthbert, M. Garvey, R. Heinssen, D. S. Pine, K. Quinn, C. Sanislow, and P. Wang. 2010. Research Domain Criteria (RDoC): Toward a New Classification Framework for Research on Mental Disorders. *American Journal of Psychiatry* 167 (7): 748–751.

Insel, T. R. 2012. Next-Generation Treatments for Mental Disorders. *Science Translational Medicine* 4 (155): 155ps19–155ps19.

Insel, T. R. 2015. The NIMH Experimental Medicine Initiative. *World Psychiatry* 14 (2): 151–153.

Insel, T. R., and B. N. Cuthbert. 2009. Endophenotypes: Bridging Genomic Complexity and Disorder Heterogeneity. *Biological Psychiatry* 66 (11): 988–989.

———. 2015. Brain Disorders? Precisely. *Science* 348 (6234): 499–500.

Itoi, K., and N. Sugimoto. 2010. The Brainstem Noradrenergic Systems in Stress, Anxiety and Depression. *Journal of Neuroendocrinology* 22 (5): 355–361.

Jackson, S. R., A. Parkinson, J. Jung, S. E. Ryan, P. S. Morgan, C. Hollis, and G. M. Jackson. 2011a. Compensatory Neural Reorganization in Tourette Syndrome. *Current Biology* 21 (7): 580–585.

Jackson, S. R., A. Parkinson, S. Y. Kim, M. Schüermann, and S. B. Eickhoff. 2011b. On the Functional Anatomy of the Urge-for- Action. *Cognitive Neuroscience* 2 (3–4): 227–243.

Jaffe, A., J. A. Z. Pham, I. Tarash, S. S. Getty, M. S. Fanselow, and J. D. Jentsch. 2014. The Absence of Blocking in Nicotine High-Responders as a Possible Factor in the Development of Nicotine Dependence? *The Open Addiction Journal* 7 (1): 8–16.

Jankovic, J. 2001. Tourette's Syndrome. *New England Journal of Medicine* 345 (16): 1184–1192.

Jardri, R., and S. Denève. 2013. Circular Inferences in Schizophrenia. *Brain: A Journal of Neurology* 136 (11): 3227–3241.

Jardri, R., S. Duverne, A. S. Litvinova, and S. Denève. 2017. Experimental Evidence for Circular Inference in Schizophrenia. *Nature Communications* 8 (1).

Jenkins, H. M., and B. R. Moore. 1973. The Form of the Auto-Shaped Response with Food or Water Reinforcers. *Journal of the Experimental Analysis of Behavior* 20 (2): 163–181.

Jepma, M., P. R. Murphy, M. R. Nassar, M. Rangel-Gomez, M. Meeter, and S. Nieuwenhuis. 2016. Catecholaminergic Regulation of Learning Rate in a Dynamic Environment. *PLOS Computational Biology* 12 (10): e1005171.

Jo, H. J., K. W. McCairn, W. S. Gibson, P. Testini, C. Z. Zhao, K. R. Gorny, J. P. Felmlee, et al. 2018. Global Network Modulation during Thalamic Stimulation for Tourette Syndrome. *NeuroImage: Clinical* 18: 502–509.

Joel, D., and I. Weiner. 2000. The Connections of the Dopaminergic System with the Striatum in Rats and Primates: An Analysis with Respect to the Functional and Compartmental Organization of the Striatum. *Neuroscience* 96 (3): 451–474.

Johansen, J. P., C. K. Cain, L. E. Ostroff, and J. E. LeDoux. 2011. Molecular Mechanisms of Fear Learning and Memory. *Cell* 147 (3): 509–524.

Johnson, J. D., W. Li, J. Li, and A. H. Klopf. 2001. A Computational Model of Learned Avoidance Behavior in a One-Way Avoidance Experiment. *Adaptive Behavior* 9 (2): 91–104.

Joshi, S., Y. Li, R. M. Kalwani, and J. I. Gold. 2016. Relationships between Pupil Diameter and Neuronal Activity in the Locus Coeruleus, Colliculi, and Cingulate Cortex. *Neuron* 89 (1): 221–234.

Juckel, G., F. Schlagenhauf, M. Koslowski, T. Wüstenberg, A. Villringer, B. Knutson, J. Wrase, and A. Heinz. 2006. Dysfunction of Ventral Striatal Reward Prediction in Schizophrenia. *NeuroImage* 29 (2): 409–416.

Jung, J., S. R. Jackson, A. Parkinson, and G. M. Jackson. 2013. Cognitive Control over Motor Output in Tourette Syndrome. *Neuroscience & Biobehavioral Reviews* 37 (6): 1016–1025.

Kable, J. W., and P. W. Glimcher. 2010. An "As Soon As Possible" Effect in Human Intertemporal Decision Making: Behavioral Evidence and Neural Mechanisms. *Journal of Neurophysiology* 103 (5): 2513–2531.

Kacelnik, A. 1997. Normative and Descriptive Models of Decision Making: Time Discounting and Risk Sensitivity. In *Ciba Foundation Symposium 208—Characterizing Human Psychological Adaptations,* edited by G. R. Bock and G. Cardew, 51–70. Chichester, England: Wiley.

Kahneman, D. 2011. *Thinking, Fast and Slow.* New York, NY: Farrar, Strauss, Giroux.

Kahneman, D., and A. Tversky. 1979. Prospect Theory: An Analysis of Decision under Risk. *Econometrica* 47 (2): 263–291.

Kalaska, J. F., and G. Rizzolatti. 2013. Voluntary Movement: The Primary Motor Cortex. In *Principles of Neural Science,* edited by E. R. Kandel, T. Schwartz, T. Jessell, S. Siegelbaum, and A. J. Hudspeth, 5th ed. Vol. 835–864. New York, NY: McGraw-Hill Professional.

Kamin, L. J. 1969. Predictability, Surprise, Attention, and Conditioning. In *Punishment and Aversive Behavior,* edited by B. A. Campbell and R. M. Church, 279–296. New York, NY: Appleton-Century- Crofts.

Kaplan, B. J., D. M. Dewey, S. G. Crawford, and B. N. Wilson. 2001. The Term Comorbidity Is of Questionable Value in Reference to Developmental Disorders. *Journal of Learning Disabilities* 34 (6): 555–565.

Kapur, S. 2003. Psychosis as a State of Aberrant Salience: A Framework Linking Biology, Phenomenology, and Pharmacology in Schizophrenia. *American Journal of Psychiatry* 160 (1): 13–23.

Karvelis, P., A. R. Seitz, S. M. Lawrie, and P. Seriès. 2018. Autistic Traits, but Not Schizotypy, Predict Increased Weighting of Sensory Information in Bayesian Visual Integration. ELife. May 14, 2018.

Kataoka, Y., P. S. A. Kalanithi, H. Grantz, M. L. Schwartz, C. Saper, J. F. Leckman, and F. M. Vaccarino. 2010. Decreased Number of Parvalbumin and Cholinergic Interneurons in the Striatum of Individuals with Tourette Syndrome. *The Journal of Comparative Neurology* 518 (3): 277–291.

Katthagen, T., C. Mathys, L. Deserno, H. Walter, N. Kathmann, A. Heinz, and F. Schlagenhauf. 2018. Modeling Subjective Relevance in Schizophrenia and Its Relation to Aberrant Salience. *PLOS Computational Biology* 14 (8): e1006319.

Keay, K. A., and R. Bandler. 2001. Parallel Circuits Mediating Distinct Emotional Coping Reactions to Different Types of Stress. *Neuroscience & Biobehavioral Reviews* 25 (7–8): 669–678.

Kelley, A. E., B. A. Baldo, and W. E. Pratt. 2005. A Proposed Hypothalamic-Thalamic- Striatal Axis for the Integration of Energy Balance, Arousal, and Food Reward. *The Journal of Comparative Neurology* 493 (1): 72–85.

Kendler, K. S., and A. Jablensky. 2011. Kraepelin's Concept of Psychiatric Illness. *Psychological Medicine* 41 (6): 1119–1126.

Keramati, M., A. Dezfouli, and P. Piray. 2011. Speed/Accuracy Trade-Off between the Habitual and the Goal-Directed Processes. *PLoS Computational Biology* 7 (5): e1002055.

Keramati, M., A. Durand, P. Girardeau, B. Gutkin, and S. H. Ahmed. 2017. Cocaine Addiction as a Homeostatic Reinforcement Learning Disorder. *Psychological Review* 124 (2): 130–153.

Keramati, M., and B. Gutkin. 2014. Homeostatic Reinforcement Learning for Integrating Reward Collection and Physiological Stability. *ELife* 3 (December).

Keramati, M., P. Smittenaar, R. J. Dolan, and P. Dayan. 2016. Adaptive Integration of Habits into Depth-Limited Planning Defines a Habitual-Goal– Directed Spectrum. *Proceedings of the National Academy of Sciences* 113 (45): 12868–12873.

Kéri, S., C. Szlobodnyik, G. Benedek, Z. Janka, and J. Gádoros. 2002. Probabilistic Classification Learning in Tourette Syndrome. *Neuropsychologia* 40 (8): 1356–1362.

Kerns, J. G. 2004. Anterior Cingulate Conflict Monitoring and Adjustments in Control. *Science* 303 (5660): 1023–1026.

Kessler, R. C., P. Berglund, O. Demler, R. Jin, D. Koretz, K. R. Merikangas, A. J. Rush, E. E. Walters, and P. S. Wang. 2003. The Epidemiology of Major Depressive Disorder: Results from the National Comorbidity Survey Replication. *JAMA* 289 (23): 3095–3105.

Khin, N. A., Y.-F. Chen, Y. Yang, P. Yang, and T. P. Laughren. 2011. Exploratory Analyses of Efficacy Data from Major Depressive Disorder Trials Submitted to the U.S. Food and Drug Administration in Support of New Drug Applications. *The Journal of Clinical Psychiatry* 72 (04): 464–472.

Khlestova, E., J. W. Johnson, J. H. Krystal, and J. Lisman. 2016. The Role of GluN2C-Containing NMDA Receptors in Ketamine's Psychotogenic Action and in Schizophrenia Models. *The Journal of Neuroscience* 36 (44): 11151–11157.

Kieras, D. E., and D. E. Meyer. 1997. An Overview of the E. P. I.C Architecture for Cognition and Performance With Application to Human-Computer Interaction. *Human–Computer Interaction* 12 (4): 391–438.

Killcross, S., and E. Coutureau. 2003. Coordination of Actions and Habits in the Medial Prefrontal Cortex of Rats. *Cerebral Cortex* 13 (4): 400–408.

Kious, B. M., J. Jimenez-Shahed, and D. R. Shprecher. 2016. Treatment-Refractory Tourette Syndrome. *Progress in Neuro-Psychopharmacology and Biological Psychiatry* 70 (October): 227–236.

Kishida, K. T., I. Saez, T. Lohrenz, M. R. Witcher, A. W. Laxton, S. B. Tatter, J. P. White, T. L. Ellis, P. E. M. Phillips, and P. R. Montague. 2016. Subsecond Dopamine Fluctuations in Human Striatum Encode Superposed Error Signals about Actual and Counterfactual Reward. *Proceedings of the National Academy of Sciences* 113 (1): 200–205.

Knowlton, B. J., L. R. Squire, and M. A. Gluck. 1994. Probabilistic Classification Learning in Amnesia. *Learning & Memory* 1 (2): 106–120.

Kocsis, L., and C. Szepesvári. 2006. Bandit Based Monte-Carlo Planning. In *Machine Learning: ECML 2006*, edited by J. Fürnkranz, T. Scheffer, and M. Spiliopoulou, 17: 282–293. Berlin, Germany: Springer.

Koechlin, E., C. Ody, and F. Kouneiher. 2003. The Architecture of Cognitive Control in the Human Prefrontal Cortex. *Science* 302 (5648): 1181–1185.

Koechlin, E., and C. Summerfield. 2007. An Information Theoretical Approach to Prefrontal Executive Function. *Trends in Cognitive Sciences* 11 (6): 229–235.

Koldewyn, K., D. Whitney, and S. M. Rivera. 2010. The Psychophysics of Visual Motion and Global Form Processing in Autism. *Brain* 133 (2): 599–610.

Koob, G. F. 2013. Addiction Is a Reward Deficit and Stress Surfeit Disorder. *Frontiers in Psychiatry* 4: 72.

Koob, G. F., and M. L. Moal. 2006. *Neurobiology of Addiction.* Cambridge, MA: Academic Press.

Kool, W., and M. Botvinick. 2014. A Labor/Leisure Tradeoff in Cognitive Control. *Journal of Experimental Psychology: General* 143 (1): 131–141.

Kotermanski, S. E., and J. W. Johnson. 2009. Mg2+ Imparts NMDA Receptor Subtype Selectivity to the Alzheimers Drug Memantine. *Journal of Neuroscience* 29 (9): 2774–2779.

Kourrich, S., P. E. Rothwell, J. R. Klug, and M. J. Thomas. 2007. Cocaine Experience Controls Bidirectional Synaptic Plasticity in the Nucleus Accumbens. *Journal of Neuroscience* 27 (30): 7921–7928.

Kozak, M. J., and B. N. Cuthbert. 2016. The NIMH Research Domain Criteria Initiative: Background, Issues, and Pragmatics. *Psychophysiology* 53 (3): 286–297.

Kreps, D. M., and E. L. Porteus. 1978. Temporal Resolution of Uncertainty and Dynamic Choice Theory. *Econometrica* 46 (1): 185.

Kristan, W. B., and P. Katz. 2006. Form and Function in Systems Neuroscience. *Current Biology* 16 (19): R828–31.

Krystal, J. H., D. C. D'Souza, D. Mathalon, E. Perry, A. Belger, and R. Hoffman. 2003. NMDA Receptor Antagonist Effects, Cortical Glutamatergic Function, and Schizophrenia: Toward a Paradigm Shift in Medication Development. *Psychopharmacology* 169 (3–4): 215–233.

Kumar, P., G. Waiter, T. Ahearn, M. Milders, I. Reid, and J. D. Steele. 2008. Abnormal Temporal Difference Reward-Learning Signals in Major Depression. *Brain* 131 (8): 2084–2093.

Kurth-Nelson, Z., W. Bickel, and A. D. Redish. 2012. A Theoretical Account of Cognitive Effects in Delay Discounting. *European Journal of Neuroscience* 35 (7): 1052–1064.

Kurth-Nelson, Z., and A. D. Redish. 2009. Temporal-Difference Reinforcement Learning with Distributed Representations. *PLoS ONE* 4 (10): e7362.

———. 2010. A Reinforcement Learning Model of Precommitment in Decision Making. *Frontiers in Behavioral Neuroscience* 4: 184.

———. 2012. Modeling Decision-Making Systems in Addiction. In *Computational Neuroscience of Drug Addiction*, edited by B. Gutkin and S. H. Ahmed, 163–187. New York, NY: Springer.

Kurzban, R. 2010. *Why Everyone (Else) Is a Hypocrite*. Princeton, NJ: Princeton University Press.

Laakso, A., H. Vilkman, J. Bergman, M. Haaparanta, O. Solin, E. Syvälahti, R. K. R. Salokangas, and J. Hietala. 2002. Sex Differences in Striatal Presynaptic Dopamine Synthesis Capacity in Healthy Subjects. *Biological Psychiatry* 52 (7): 759–763.

Lam, N. H., T. Borduqui, J. Hallak, A. C. Roque, A. Anticevic, J. H. Krystal, X.-J. Wang, and J. D. Murray. 2017. Effects of Altered Excitation–Inhibition Balance on Decision Making in a Cortical Circuit Model. *BioRxiv*, January, 100347.

Lammel, S., B. K. Lim, and R. C. Malenka. 2014. Reward and Aversion in a Heterogeneous Midbrain Dopamine System. *Neuropharmacology* 76 (Pt B): 351–359.

Lammel, S., B. K. Lim, C. Ran, K. W. Huang, M. J. Betley, K. M. Tye, K. Deisseroth, and R. C. Malenka. 2012. Input-Specific Control of Reward and Aversion in the Ventral Tegmental Area. Nature 491 (7423): 212–217.

Langdon, R., P. B. Ward, and M. Coltheart. 2008. Reasoning Anomalies Associated with Delusions in Schizophrenia. *Schizophrenia Bulletin* 36 (2): 321–330.

Langer, E. J. 1975. The Illusion of Control. *Journal of Personality and Social Psychology* 32 (2): 311–328.

Lapicque, L. É. 1907. Recherches Quantitatives Sur l'Excitation Des Nerfs Traitée Comme Une Polarisation. *Journal De Physiologie-Paris* 9: 620–635.

———. 1926. *L'Excitabilité en Fonction du Temps: La Chronaxie, Sa Signification et Sa Mesure*. Les Presses Universitaires de France.

Lawson, R. P., C. Mathys, and G. Rees. 2017. Adults with Autism Overestimate the Volatility of the Sensory Environment. *Nature Neuroscience* 20 (9): 1293–1299.

Lawson, R. P., G. Rees, and K. J. Friston. 2014. An Aberrant Precision Account of Autism. *Frontiers in Human Neuroscience* 8: 302.

Leckman, J. F., D. E. Walkter, and D. J. Cohen. 1993. Premonitory Urges in Tourette's Syndrome. *American Journal of Psychiatry* 150 (1): 98–102.

LeDoux, J. E., and D. S. Pine. 2016. Using Neuroscience to Help Understand Fear and Anxiety: A Two-System Framework. *American Journal of Psychiatry* 173 (11): 1083–1093.

Lee, D. 2013. Decision Making: From Neuroscience to Psychiatry. *Neuron* 78 (2): 233–248.

Lee, J., and S. Park. 2005. Working Memory Impairments in Schizophrenia: A Meta-Analysis. *Journal of Abnormal Psychology* 114 (4): 599–611.

Lee, R. 2017. Mistrustful and Misunderstood: A Review of Paranoid Personality Disorder. *Current Behavioral Neuroscience Reports* 4 (2): 151–165.

Lee, S. W., S. Shimojo, and J. P. O'Doherty. 2014. Neural Computations Underlying Arbitration between Model-Based and Model-Free Learning. *Neuron* 81 (3): 687–699.

Leptourgos, P., S. Denève, and R. Jardri. 2017. Can circular inference relate the neuropathological and behavioral aspects of schizophrenia? *Current Opinion in Neurobiology* 46, 154–161

Lener, M. S., M. J. Niciu, E. D. Ballard, M. Park, L. T. Park, A. C. Nugent, and C. A. Zarate. 2017. Glutamate and Gamma-Aminobutyric Acid Systems in the Pathophysiology of Major Depression and Antidepressant Response to Ketamine. *Biological Psychiatry* 81 (10): 886–897.

Lennington, J. B., G. Coppola, Y. Kataoka-Sasaki, T. V. Fernandez, D. Palejev, Y. Li, A. Huttner, et al. 2016. Transcriptome Analysis of the Human Striatum in Tourette Syndrome. *Biological Psychiatry* 79 (5): 372–382.

Lenoir, M., F. Serre, L. Cantin, and S. H. Ahmed. 2007. Intense Sweetness Surpasses Cocaine Reward. *PLoS ONE* 2 (8): e698.

Lerner, T. N., and A. C. Kreitzer. 2011. Neuromodulatory Control of Striatal Plasticity and Behavior. *Current Opinion in Neurobiology* 21 (2): 322–327.

Lesh, T. A., T. A. Niendam, M. J. Minzenberg, and C. S. Carter. 2011. Cognitive Control Deficits in Schizophrenia: Mechanisms and Meaning. *Neuropsychopharmacology* 36 (1): 316–338.

Parks, D. S. Levine, R. W., and D. L. Long. 1998. *Fundamentals of Neural Network Modeling: Neuropsychology and Cognitive Neuroscience.* Cambridge, MA: MIT Press.

Li, J., and N. D. Daw. 2011. Signals in Human Striatum Are Appropriate for Policy Update Rather than Value Prediction. *Journal of Neuroscience* 31 (14): 5504–5511.

Li, Jian, D. Schiller, G. Schoenbaum, E. A. Phelps, and N. D. Daw. 2011. Differential Roles of Human Striatum and Amygdala in Associative Learning. *Nature Neuroscience* 14 (10): 1250–1252.

Li, Y., J.-S. Zhang, F. Wen, X.-Y. Lu, C.-M. Yan, F. Wang, and Y.-H. Cui. 2019. Premonitory Urges Located in the Tongue for Tic Disorder: Two Case Reports and Review of Literature. *World Journal of Clinical Cases* 7 (12): 1508–1514.

Liao, W., Y. Yu, H.-H. Miao, Y.-X. Feng, G.-J. Ji, and J.-H. Feng. 2017. Inter-Hemispheric Intrinsic Connectivity as a Neuromarker for the Diagnosis of Boys with Tourette Syndrome. *Molecular Neurobiology* 54 (4): 2781–2789.

Lieder, I., V. Adam, O. Frenkel, S. Jaffe-Dax, M. Sahani, and M. Ahissar. 2019. Perceptual Bias Reveals Slow-Updating in Autism and Fast-Forgetting in Dyslexia. *Nature Neuroscience* 22 (2): 256–64.

Lilienfeld, S. O., I. D. Waldman, and A. C. Israel. 1994. A Critical Examination of the Use of the Term and Concept of Comorbidity in Psychopathology Research. *Clinical Psychology: Science and Practice* 1 (1): 71–83.

Lindquist, K. A., and L. F. Barrett. 2012. A Functional Architecture of the Human Brain: Emerging Insights from the Science of Emotion. *Trends in Cognitive Sciences* 16 (11): 533–540.

Linscott, R. J., and J. van Os. 2010. Systematic Reviews of Categorical Versus Continuum Models in Psychosis: Evidence for Discontinuous Subpopulations Underlying a Psychometric Continuum. Implications for DSM-V, DSM-VI, and DSM-VII. *Annual Review of Clinical Psychology* 6 (1): 391–419.

Lissek, S., D. S. Pine, and C. Grillon. 2006. The Strong Situation: A Potential Impediment to Studying the Psychobiology and Pharmacology of Anxiety Disorders. *Biological Psychology* 72 (3): 265–270.

Lissek, S., A. S. Powers, E. B. McClure, E. A. Phelps, G. Woldehawariat, C. Grillon, and D. S. Pine. 2005. Classical Fear Conditioning in the Anxiety Disorders: A Meta-Analysis. *Behaviour Research and Therapy* 43 (11): 1391–1424.

Lissek, S., S. Rabin, R. E. Heller, D. Lukenbaugh, M. Geraci, D. S. Pine, and C. Grillon. 2010. Overgeneralization of Conditioned Fear as a Pathogenic Marker of Panic Disorder. *American Journal of Psychiatry* 167 (1): 47–55.

Liu, J.-L., J.-T. Liu, J. K. Hammitt, and S.-Y. Chou. 1999. The Price Elasticity of Opium in Taiwan, 1914–1942. *Journal of Health Economics* 18 (6): 795–810.

Ljungberg, T., P. Apicella, and W. Schultz. 1992. Responses of Monkey Dopamine Neurons during Learning of Behavioral Reactions. *Journal of Neurophysiology* 67 (1): 145–163.

Llinás, R., F. J. Urbano, E. Leznik, R. R. Ramírez, and H. J. F. van Marle. 2005. Rhythmic and Dysrhythmic Thalamocortical Dynamics: GABA Systems and the Edge Effect. *Trends in Neurosciences* 28 (6): 325–333.

Lloyd, K., and P. Dayan. 2016. Safety out of Control: Dopamine and Defence. *Behavioral and Brain Functions* 12 (May): 15.

Lodge, D. J., and A. A. Grace. 2011. Hippocampal Dysregulation of Dopamine System Function and the Pathophysiology of Schizophrenia. *Trends in Pharmacological Sciences* 32 (9): 507–513.

Loewenstein, G. 1987. Anticipation and the Valuation of Delayed Consumption. *The Economic Journal* 97 (387): 666–684.

———. 2000. Emotions in Economic Theory and Economic Behavior. *American Economic Review* 90 (2): 426–432.

Lohrenz, T., K. McCabe, C. F. Camerer, and P. R. Montague. 2007. Neural Signature of Fictive Learning Signals in a Sequential Investment Task. *Proceedings of the National Academy of Sciences* 104 (22): 9493–9498.

Loomes, G., and R. Sugden. 1982. Regret Theory: An Alternative Theory of Rational Choice Under Uncertainty. *The Economic Journal* 92 (368): 805–824.

Maatz, A., P. Hoff, and J. Angst. 2015. Eugen Bleulers Schizophrenia—a Modern Perspective. *Dialogues in Clinical Neuroscience* 17 (1): 43.

MacCorquodale, K., and P. E. Meehl. 1948. On a Distinction between Hypothetical Constructs and Intervening Variables. *Psychological Review* 55 (2): 95–107.

Mackintosh, NJ. 1983. *Conditioning and Associative Learning.* Oxford, England: Clarendon Press.

MacLeod, C., E. Rutherford, L. Campbell, G. Ebsworthy, and L. Holker. 2002. Selective Attention and Emotional Vulnerability: Assessing the Causal Basis of Their Association through the Experimental Manipulation of Attentional Bias. *Journal of Abnormal Psychology* 111 (1): 107–123.

Madden, G. J., and W. K. Bickel. 2010. *Impulsivity: The Behavioral and Neurological Science of Discounting.* Washington, D.C.: APA Books.

Mahadevan, S. 1996. Average Reward Reinforcement Learning: Foundations, Algorithms, and Empirical Results. *Machine Learning* 22 (1–3): 159–195.

Maia, T. V. 2009. Reinforcement Learning, Conditioning, and the Brain: Successes and Challenges. *Cognitive, Affective, & Behavioral Neuroscience* 9 (4): 343–364.

Maia, T. V. 2010. Two-Factor Theory, the Actor–Critic Model, and Conditioned Avoidance. *Learning & Behavior* 38 (1): 50–67.

———. 2015. Introduction to the Series on Computational Psychiatry. *Clinical Psychological Science* 3 (3): 374–377.

Maia, T. V., and V. A. Conceição. 2017. The Roles of Phasic and Tonic Dopamine in Tic Learning and Expression. *Biological Psychiatry* 82 (6): 401–412.

———. 2018. Dopaminergic Disturbances in Tourette Syndrome: An Integrative Account. *Biological Psychiatry* 84 (5): 332–344.

Maia, T. V., R. E. Cooney, and B. S. Peterson. 2008. The Neural Bases of Obsessive-Compulsive Disorder in Children and Adults. *Development and Psychopathology* 20 (4): 1251–1283.

Maia, T. V., and M. J. Frank. 2011. From Reinforcement Learning Models to Psychiatric and Neurological Disorders. *Nature Neuroscience* 14 (2): 154–162.

———. 2017. An Integrative Perspective on the Role of Dopamine in Schizophrenia. *Biological Psychiatry* 81 (1): 52–66.

Maier, S. F., and M. E. Seligman. 1976. Learned Helplessness: Theory and Evidence. *Journal of Experimental Psychology: General* 105 (1): 3–46.

Mailman, R., and V. Murthy. 2010. Third Generation Antipsychotic Drugs: Partial Agonism or Receptor Functional Selectivity? *Current Pharmaceutical Design* 16 (5): 488–501.

Maj, M. 2005. "Psychiatric Comorbidity": An Artefact of Current Diagnostic Systems? *British Journal of Psychiatry* 186 (3): 182–184.

Makris, N., J. Biederman, M. C. Monuteaux, and L. J. Seidman. 2009. Towards Conceptualizing a Neural Systems-Based Anatomy of Attention-Deficit/ Hyperactivity Disorder. *Developmental Neuroscience* 31 (1–2): 36–49.

Marks, K. R., D. N. Kearns, C. J. Christensen, A. Silberberg, and S. J. Weiss. 2010. Learning That a Cocaine Reward Is Smaller than Expected: A Test of Redish's Computational Model of Addiction. *Behavioural Brain Research* 212 (2): 204–207.

Marr, D. 1982. *Vision: A Computational Investigation into the Human Representation and Processing of Visual Information.* Cambridge, MA: The MIT Press.

Marsh, R., G. M. Alexander, M. G. Packard, H. Zhu, J. C. Wingard, G. Quackenbush, and B. S. Peterson. 2004.

Habit Learning in Tourette Syndrome: A Translational Neuroscience Approach to a Developmental Psychopathology. *Archives of General Psychiatry* 61 (12): 1259.

Martino, D., C. Ganos, and Y. Worbe. 2018. Neuroimaging Applications in Tourettes Syndrome. In *International Review of Neurobiology,* 143:65–108. Elsevier.

Mason, L., E. Eldar, and R. B. Rutledge. 2017. Mood Instability and Reward Dysregulation-A Neurocomputational Model of Bipolar Disorder. *JAMA Psychiatry* 74 (12): 1275–1276.

Mathews, A., and C. MacLeod. 2005. Cognitive Vulnerability to Emotional Disorders. *Annual Review of Clinical Psychology* 1 (1): 167–195.

Mathys, C., J. Daunizeau, K. Friston, and K. Stephan. 2011. A Bayesian Foundation for Individual Learning under Uncertainty. *Frontiers in Human Neuroscience* 5: 39.

Mathys, C. D., E. I. Lomakina, J. Daunizeau, S. Iglesias, K. H. Brodersen, K. J. Friston, and K. E. Stephan. 2014. Uncertainty in Perception and the Hierarchical Gaussian Filter. *Frontiers in Human Neuroscience* 8: 825.

Matsumoto, M., and O. Hikosaka. 2007. Lateral Habenula as a Source of Negative Reward Signals in Dopamine Neurons. *Nature* 447 (7148): 1111–1115.

———. 2009. Two Types of Dopamine Neuron Distinctly Convey Positive and Negative Motivational Signals. *Nature* 459 (7248): 837–841.

Mattar, M. G., and N. D. Daw. 2018. Prioritized memory access explains planning and hippocampal replay. *Nature Neuroscience* 21(11): 1609.

Mayberg, H. S. 2014. Neuroimaging and Psychiatry: The Long Road from Bench to Bedside. *Hastings Center Report* 44 (s2): S31–36.

Mayer, J. S., and S. Park. 2012. Working Memory Encoding and False Memory in Schizophrenia and Bipolar Disorder in a Spatial Delayed Response Task. *Journal of Abnormal Psychology* 121 (3): 784–794.

Mazzoni, P., A. Hristova, and J. W. Krakauer. 2007. Why Don't We Move Faster? Parkinson's Disease, Movement Vigor, and Implicit Motivation. *Journal of Neuroscience* 27 (27): 7105–7116.

McClure, S. M., and W. K. Bickel. 2014. A Dual-Systems Perspective on Addiction: Contributions from Neuroimaging and Cognitive Training. *Annals of the New York Academy of Sciences* 1327 (1): 62–78.

McCulloch, W. S., and W. Pitts. 1943. A Logical Calculus of the Ideas Immanent in Nervous Activity. *The Bulletin of Mathematical Biophysics* 5 (4): 115–133.

McCutcheon, James E., S. R. Ebner, A. L. Loriaux, and M. F. Roitman. 2012. Encoding of Aversion by Dopamine and the Nucleus Accumbens. *Frontiers in Neuroscience* 6.

McCutcheon, James Edgar. 2015. The Role of Dopamine in the Pursuit of Nutritional Value. *Physiology & Behavior* 152 (December): 408–415.

McGuire, J. F., J. Piacentini, E. A. Brennan, A. B. Lewin, T. K. Murphy, B. J. Small, and E. A. Storch. 2014. A Meta-Analysis of Behavior Therapy for Tourette Syndrome. *Journal of Psychiatric Research* 50 (March): 106–112.

McNaughton, N., and P. J. Corr. 2004. A Two-Dimensional Neuropsychology of Defense: Fear/ Anxiety and Defensive Distance. *Neuroscience & Biobehavioral Reviews* 28 (3): 285–305.

Meier, M. H., A. Caspi, A. Reichenberg, R. S. E. Keefe, H. L. Fisher, H. Harrington, R. Houts, R. Poulton, and T. E. Moffitt. 2014. Neuropsychological Decline in Schizophrenia From the Premorbid to the Postonset Period: Evidence From a Population-Representative Longitudinal Study. *American Journal of Psychiatry* 171 (1): 91–101.

Mejias, J. F., J. D. Murray, H. Kennedy, and X.-J. Wang. 2016. Feedforward and Feedback Frequency-Dependent Interactions in a Large-Scale Laminar Network of the Primate Cortex. *Science Advances* 2 (11): e1601335.

Meltzer, H. Y., and S. M. Stahl. 1976. The Dopamine Hypothesis of Schizophrenia: A Review. *Schizophrenia Bulletin* 2 (1): 19–76.

Meyer, R. E., and S. M. Mirin. 1979. *The Heroin Stimulus.* New York, NY: Plenum Publishing.

Milne, E., J. Swettenham, P. Hansen, R. Campbell, H. Jeffries, and K. Plaisted. 2002. High Motion Coherence Thresholds in Children with Autism. *Journal of Child Psychology and Psychiatry* 43 (2): 255–263.

Minsky, M., and S. A. Papert. 1969. Perceptrons: *An Introduction to Computational Geometry.* Cambridge, MA: The MIT Press.

Mirenowicz, J., and W. Schultz. 1996. Preferential Activation of Midbrain Dopamine Neurons by Appetitive Rather than Aversive Stimuli. *Nature* 379 (6564): 449–451.

Mkrtchian, A., J. Aylward, P. Dayan, J. P. Roiser, and O. J. Robinson. 2017. Modeling Avoidance in Mood and Anxiety Disorders Using Reinforcement Learning. *Biological Psychiatry* 82 (7): 532–539.

Mobbs, D., P. Petrovic, J. L. Marchant, D. Hassabis, N. Weiskopf, B. Seymour, R. J. Dolan, and C. D. Frith. 2007. When Fear Is Near: Threat Imminence Elicits Prefrontal-Periaqueductal Gray Shifts in Humans. *Science* 317 (5841): 1079–1083.

Mogwitz, S., J. Buse, N. Wolff, and V. Roessner. 2018. Update on the Pharmacological Treatment of Tics with Dopamine-Modulating Agents. *ACS Chemical Neuroscience* 9 (4): 651–672.

Montague, P. R. 2007. Neuroeconomics: A View from Neuroscience. *Functional Neurology* 22 (4): 219.

Montague, P., P. Dayan, and T. Sejnowski. 1996. A Framework for Mesencephalic Dopamine Systems Based on Predictive Hebbian Learning. *The Journal of Neuroscience* 16 (5): 1936–1947.

Montague, P. R., R. J. Dolan, K. J. Friston, and P. Dayan. 2012. Computational Psychiatry. *Trends in Cognitive Sciences* 16 (1): 72–80.

Moran, R., M. Keramati, P. Dayan and R. J. Dolan. 2019. Retrospective model-based inference guides model-free credit assignment, *Nature Communications,* 10(1): 750.

Morand-Beaulieu, S., S. Grot, J. Lavoie, J. B. Leclerc, D. Luck, and M. E. Lavoie. 2017. The Puzzling Question of Inhibitory Control in Tourette Syndrome: A Meta-Analysis. *Neuroscience & Biobehavioral Reviews* 80 (September): 240–262.

Morris, L. S., K. Baek, P. Kundu, N. A. Harrison, M. J. Frank, and V. Voon. 2016. Biases in the Explore-Exploit Tradeoff in Addictions: The Role of Avoidance of Uncertainty. *Neuropsychopharmacology: Official Publication of the American College of Neuropsychopharmacology* 41 (4): 940–948.

Morris, S. E., and B. N. Cuthbert. 2012. Research Domain Criteria: Cognitive Systems, Neural Circuits, and Dimensions of Behavior. *Dialogues in Clinical Neuroscience* 14 (1): 29–37.

Moutoussis, M., R. P. Bentall, W. El-Deredy, and P. Dayan. 2011. Bayesian Modelling of Jumping-to- Conclusions Bias in Delusional Patients. *Cognitive Neuropsychiatry* 16 (5): 422–447.

Moutoussis, M., R. P. Bentall, J. Williams, and P. Dayan. 2008. A Temporal Difference Account of Avoidance Learning. Network: *Computation in Neural Systems* 19 (2): 137–160.

Moutoussis, M., N. Shahar, T. U. Hauser, and R. J. Dolan. 2018. Computation in Psychotherapy, or How Computational Psychiatry Can Aid Learning-Based Psychological Therapies. *Computational Psychiatry* 2 (February): 50–73.

Mowrer, O. 1947. On the Dual Nature of Learning—a Re-interpretation of "Conditioning" and "Problem-Solving." *Harvard Educational Review* 17 (2): 102–150.

Mrazek, D. A., J. C. Hornberger, C. A. Altar, and I. Degtiar. 2014. A Review of the Clinical, Economic, and Societal Burden of Treatment-Resistant Depression: 1996–2013. *Psychiatric Services* 65 (8): 977–987.

Murray, J. D., A. Anticevic, M. Gancsos, M. Ichinose, P. R. Corlett, J. H. Krystal, and X.-J. Wang. 2014. Linking Microcircuit Dysfunction to Cognitive Impairment: Effects of Disinhibition Associated with Schizophrenia in a Cortical Working Memory Model. *Cerebral Cortex* 24 (4): 859–872.

Murray, John D., J. Jaramillo, and X.-J. Wang. 2017. Working Memory and Decision-Making in a Frontoparietal Circuit Model. *The Journal of Neuroscience* 37 (50): 12167–12186.

Murschall, A., and W. Hauber. 2006. Inactivation of the Ventral Tegmental Area Abolished the General Excitatory Influence of Pavlovian Cues on Instrumental Performance. *Learning & Memory* 13 (2): 123–126.

Myerson, J., and L. Green. 1995. Discounting of Delayed Rewards: Models of Individual Choice. *Journal of the Experimental Analysis of Behavior* 64 (3): 263–276.

Nagel, R. 1995. Unraveling in Guessing Games: An Experimental Study. *The American Economic Review* 85 (5): 1313–1326.

Nakamura, K., and T. Ono. 1986. Lateral Hypothalamus Neuron Involvement in Integration of Natural and Artificial Rewards and Cue Signals. *Journal of Neurophysiology* 55 (1): 163–181.

Naqvi, N. H., and A. Bechara. 2010. The Insula and Drug Addiction: An Interoceptive View of Pleasure, Urges, and Decision-Making. *Brain Structure and Function* 214 (5–6): 435–450.

Nassar, M. R., K. M. Rumsey, R. C. Wilson, K. Parikh, B. Heasly, and J. I. Gold. 2012. Rational Regulation of Learning Dynamics by Pupil-Linked Arousal Systems. *Nature Neuroscience* 15 (7): 1040–1046.

Navratilova, E., and F. Porreca. 2014. Reward and Motivation in Pain and Pain Relief. *Nature Neuroscience* 17 (10): 1304–1312.

Nee, D. E., and J. W. Brown. 2013. Dissociable Frontal–Striatal and Frontal–Parietal Networks Involved in Updating Hierarchical Contexts in Working Memory. *Cerebral Cortex* 23 (9): 2146–2158.

Nee, D. E., and M. D'Esposito. 2016. The Hierarchical Organization of the Lateral Prefrontal Cortex. *ELife* 5 (March).

Nespoli, E., F. Rizzo, T. Boeckers, U. Schulze, and B. Hengerer. 2018. Altered Dopaminergic Regulation of the Dorsal Striatum Is Able to Induce Tic-like Movements in Juvenile Rats. Edited by Joohyung Lee. *PLOS ONE* 13 (4): e0196515.

Neumann, W., A. Horn, S. Ewert, J. Huebl, C. Brücke, C. Slentz, G. Schneider, and A. A. Kühn. 2017. A Localized Pallidal Physiomarker in Cervical Dystonia. *Annals of Neurology* 82 (6): 912–924.

Neumann, W.-J., J. Huebl, C. Brücke, R. Lofredi, A. Horn, A. Saryyeva, K. Müller-Vahl, J. K. Krauss, and A. A. Kühn. 2018. Pallidal and Thalamic Neural Oscillatory Patterns in Tourettes Syndrome: Pallido-Thalamic Activity in Tourettes Syndrome. *Annals of Neurology* 84 (4): 505–514.

Neuner, I., F. Schneider, and N. J. Shah. 2013. Functional Neuroanatomy of Tics. In *International Review of Neurobiology,* 112:35–71. Elsevier.

Newell, A., and H. A. Simon. 1961. Computer Simulation of Human Thinking: A Theory of Problem Solving Expressed as a Computer Program Permits Simulation of Thinking Processes. *Science* 134 (3495): 2011–2017.

Newell, Allen, and H. A. Simon. 1972. *Human Problem Solving.* Englewood Cliffs, NJ: Prentice-Hall.

Ng, A. Y., D. Harada, and S. Russell. 1999. Policy Invariance under Reward Transformations: Theory and Application to Reward Shaping. In *Proceedings of the Sixteenth International Conference on Machine Learning,* edited by I. Bratko and S. Dzeroski, 99:278–287. San Francisco, CA: Morgan Kaufmann.

Nitschke, J. B., I. Sarinopoulos, K. L. Mackiewicz, H. S. Schaefer, and R. J. Davidson. 2006. Functional Neuroanatomy of Aversion and Its Anticipation. *NeuroImage* 29 (1): 106–116.

Niv, Y., N. D. Daw, D. Joel, and P. Dayan. 2007. Tonic Dopamine: Opportunity Costs and the Control of Response Vigor. *Psychopharmacology* 191 (3): 507–520.

Niv, Y., M. O. Duff, and P. Dayan. 2005. Dopamine, Uncertainty and T. D. Learning. *Behavioral and Brain Functions* 1 (1): 6.

Niv, Y., D. Joel, and P. Dayan. 2006. A Normative Perspective on Motivation. *Trends in Cognitive Sciences* 10 (8): 375–381.

Niyogi, R. K., Y.-A. Breton, R. B. Solomon, K. Conover, P. Shizgal, and P. Dayan. 2014. Optimal Indolence: A Normative Microscopic Approach to Work and Leisure. *Journal of The Royal Society, Interface* 11 (91): 20130969.

Niyogi, R. K., P. Shizgal, and P. Dayan. 2014. Some Work and Some Play: Microscopic and Macroscopic Approaches to Labor and Leisure. *PLoS Computational Biology* 10 (12): e1003894.

Norman, D. A., and T. Shallice. 1986. Attention to Action: Willed and Automatic Control of Behavior. In *Consciousness and Self-Regulation: Advances in Research and Theory,* edited by R. J. Davidson, G. E. Schwartz, and D. Shapiro, 1–18. New York, NY: Plenum Publishing.

Norman, L. J., C. Carlisi, S. Lukito, H. Hart, D. Mataix-Cols, J. Radua, and K. Rubia. 2016. Structural and Functional Brain Abnormalities in Attention-Deficit/ Hyperactivity Disorder and Obsessive-Compulsive Disorder: A Comparative Meta-Analysis. *JAMA Psychiatry* 73 (8): 815.

Nour, M. M., T. Dahoun, P. Schwartenbeck, R. A. Adams, T. H. B. FitzGerald, C. Coello, M. B. Wall, R. J. Dolan, and O. D. Howes. 2018. Dopaminergic Basis for Signaling Belief Updates, but Not Surprise, and the Link to Paranoia. *Proceedings of the National Academy of Sciences* 115 (43): E10167–E10176.

O'Connell, R. G., M. N. Shadlen, K. Wong-Lin, and S. P. Kelly. 2018. Bridging Neural and Computational Viewpoints on Perceptual Decision-Making. *Trends in Neurosciences* 41 (11): 838–852.

O'Doherty, J., P. Dayan, J. Schultz, R. Deichman, K. J. Friston, and R. J. Dolan. 2004. Dissociable Roles of Ventral and Dorsal Striatum in Instrumental Conditioning. *Science* 304 (5669): 452–454.

O'Donnell, P. 2012. Cortical Disinhibition in the Neonatal Ventral Hippocampal Lesion Model of Schizophrenia: New Vistas on Possible Therapeutic Approaches. *Pharmacology & Therapeutics* 133 (1): 19–25.

O'Keefe, J., and L. Nadel. 1978. *The Hippocampus as a Cognitive Map.* Oxford, England: Clarendon Press.

Olds, J., and P. Milner. 1954. Positive Reinforcement Produced by Electrical Stimulation of Septal Area and Other Regions of Rat Brain. *Journal of Comparative and Physiological Psychology* 47 (6): 419–427.

Olshausen, B. A., and D. J. Field. 1997. Sparse Coding with an Overcomplete Basis Set: A Strategy Employed by V1? *Vision Research* 37 (23): 3311–3325.

O'Neill, E. 1956. *Long Day's Journey into Night.* London, England: Jonathan Cape.

O'Reilly, R. C. 2006. Biologically Based Computational Models of High-Level Cognition. *Science* 314 (5796): 91–94.

O'Reilly, R. C., T. S. Braver, and J. D. Cohen. 1999. A Biologically Based Computational Model of Working Memory. In *Models of Working Memory: Mechanisms of Active Maintenance and Executive Control,* edited by A. Miyake and P. Shah, 375–411. Cambridge, England: Cambridge University Press.

O'Reilly, R. C., and M. J. Frank. 2006. Making Working Memory Work: A Computational Model of Learning in the Prefrontal Cortex and Basal Ganglia. *Neural Computation* 18 (2): 283–328.

O'Reilly, R. C., M. J. Frank, T. E. Hazy, and B. Watz. 2007. PVLV: The Primary Value and Learned Value Pavlovian Learning Algorithm. *Behavioral Neuroscience* 121 (1): 31–49.

O'Reilly, R. C., S. A. Herd, and W. M. Pauli. 2010. Computational Models of Cognitive Control. *Current Opinion in Neurobiology* 20 (2): 257–261.

O'Reilly, R. C., and Y. Munakata. 2000. *Computational Explorations in Cognitive Neuroscience.* Cambridge, MA: The MIT Press.

Oudeyer, P.-Y., F. Kaplan, and V. V. Hafner. 2007. Intrinsic Motivation Systems for Autonomous Mental Development. *IEEE Transactions on Evolutionary Computation* 11 (2): 265–286.

Palmer, C. J., R. P. Lawson, and J. Hohwy. 2017. Bayesian Approaches to Autism: Towards Volatility, Action, and Behavior. *Psychological Bulletin* 143 (5): 521–542.

Palminteri, S., and M. Pessiglione. 2017. Opponent Brain Systems for Reward and Punishment Learning. In *Decision Neuroscience,* 291–303. Elsevier.

Palminteri, S., D. Justo, C. Jauffret, B. Pavlicek, A. Dauta, C. Delmaire, V. Czernecki, et al. 2012. Critical Roles for Anterior Insula and Dorsal Striatum in Punishment-Based Avoidance Learning. *Neuron* 76 (5): 998–1009.

Palminteri, S., M. Lebreton, Y. Worbe, D. Grabli, A. Hartmann, and M. Pessiglione. 2009. Pharmacological Modulation of Subliminal Learning in Parkinson's and Tourette's Syndromes. *Proceedings of the National Academy of Sciences* 106 (45): 19179–19184.

Palminteri, S., M. Lebreton, Y. Worbe, A. Hartmann, S. Lehéricy, M. Vidailhet, D. Grabli, and M. Pessiglione. 2011. Dopamine-Dependent Reinforcement of Motor Skill Learning: Evidence from Gilles de La Tourette Syndrome. *Brain* 134 (8): 2287–2301.

Panlilio, L. V., E. B. Thorndike, and C. W. Schindler. 2007. Blocking of Conditioning to a Cocaine-Paired Stimulus: Testing the Hypothesis That Cocaine Perpetually Produces a Signal of Larger-than- Expected Reward. *Pharmacology, Biochemistry, and Behavior* 86 (4): 774–777.

Parke, J., and M. Griffiths. 2004. Gambling Addiction and the Evolution of the "Near Miss." *Addiction Research and Theory* 12 (5): 407–411.

Patzelt, E. H., C. A. Hartley, and S. J. Gershman. 2018. Computational Phenotyping: Using Models to Understand Individual Differences in Personality, Development, and Mental Illness. *Personality Neuroscience* 1.

Paulus, M. P., Q. J. M. Huys, and T. V. Maia. 2016. A Roadmap for the Development of Applied Computational Psychiatry. Biological Psychiatry: *Cognitive Neuroscience and Neuroimaging* 1 (5): 386–392.

Pe, M. L., J. Vandekerckhove, and P. Kuppens. 2013. A Diffusion Model Account of the Relationship between the Emotional Flanker Task and Rumination and Depression. *Emotion* 13 (4): 739–747.

Pearce, J. M., and G. Hall. 1980. A Model for Pavlovian Learning: Variations in the Effectiveness of Conditioned but Not of Unconditioned Stimuli. *Psychological Review* 87 (6): 532–552.

Pechtel, P., S. J. Dutra, E. L. Goetz, and D. A. Pizzagalli. 2013. Blunted Reward Responsiveness in Remitted Depression. *Journal of Psychiatric Research* 47 (12): 1864–1869.

Pedersen, M. L., M. J. Frank, and G. Biele. 2017. The Drift Diffusion Model as the Choice Rule in Reinforcement Learning. *Psychonomic Bulletin & Review* 24 (4): 1234–1251.

Pellicano, E., and D. Burr. 2012. When the World Becomes Too Real: A Bayesian Explanation of Autistic Perception. *Trends in Cognitive Sciences* 16 (10): 504–510.

Perepletchikova, F., T. A. Treat, and A. E. Kazdin. 2007. Treatment Integrity in Psychotherapy Research: Analysis of the Studies and Examination of the Associated Factors. *Journal of Consulting and Clinical Psychology* 75 (6): 829–841.

Perry, A. N., C. Westenbroek, and J. B. Becker. 2013. The Development of a Preference for Cocaine over Food Identifies Individual Rats with Addiction-Like Behaviors. *PLoS ONE* 8 (11): e79465.

Peters, E., and P. Garety. 2006. Cognitive Functioning in Delusions: A Longitudinal Analysis. *Behaviour Research and Therapy* 44 (4): 481–514.

Peters, J., and C. Büchel. 2010. Episodic Future Thinking Reduces Reward Delay Discounting through an Enhancement of Prefrontal-Mediotemporal Interactions. *Neuron* 66 (1): 138–148.

Petrides, M. 2005. Lateral Prefrontal Cortex: Architectonic and Functional Organization. *Philosophical Transactions of the Royal Society B: Biological Sciences* 360 (1456): 781–795.

Petry, N. M. 2012. *Contingency Management for Substance Abuse Treatment.* New York, NY: Routledge.

Pezzulo, G., F. Rigoli, and F. Chersi. 2013. The Mixed Instrumental Controller: Using Value of Information to Combine Habitual Choice and Mental Simulation. *Frontiers in Psychology* 4: 92.

Piray, P., M. M. Keramati, A. Dezfouli, C. Lucas, and A. Mokri. 2010. Individual Differences in Nucleus Accumbens Dopamine Receptors Predict Development of Addiction-Like Behavior: A Computational Approach. *Neural Computation* 22 (9): 2334–2368.

Pizzagalli, D. A. 2014. Depression, Stress, and Anhedonia: Toward a Synthesis and Integrated Model. *Annual Review of Clinical Psychology* 10 (1): 393–423.

Pizzagalli, D. A., A. E. Evins, E. C. Schetter, M. J. Frank, P. E. Pajtas, D. L. Santesso, and M. Culhane. 2008a. Single Dose of a Dopamine Agonist Impairs Reinforcement Learning in Humans: Behavioral Evidence from a Laboratory-Based Measure of Reward Responsiveness. *Psychopharmacology* 196 (2): 221–232.

Pizzagalli, D. A., E. Goetz, M. Ostacher, D. V. Iosifescu, and R. H. Perlis. 2008b. Euthymic Patients with Bipolar Disorder Show Decreased Reward Learning in a Probabilistic Reward Task. *Biological Psychiatry* 64 (2): 162–168.

Pizzagalli, D. A., D. Iosifescu, L. A. Hallett, K. G. Ratner, and M. Fava. 2008c. Reduced Hedonic Capacity in Major Depressive Disorder: Evidence from a Probabilistic Reward Task. *Journal of Psychiatric Research* 43 (1): 76–87.

Pizzagalli, D. A., A. L. Jahn, and J. P. O'Shea. 2005. Toward an Objective Characterization of an Anhedonic Phenotype: A Signal-Detection Approach. *Biological Psychiatry* 57 (4): 319–327.

Pogorelov, V., M. Xu, H. R. Smith, G. F. Buchanan, and C. Pittenger. 2015. Corticostriatal Interactions in the Generation of Tic-like Behaviors after Local Striatal Disinhibition. *Experimental Neurology* 265 (March): 122–128.

Poldrack, R. A. 2007. Region of Interest Analysis for FMRI. *Social Cognitive and Affective Neuroscience* 2 (1): 67–70.

Polyn, S. M., K. A. Norman, and M. J. Kahana. 2009. A Context Maintenance and Retrieval Model of Organizational Processes in Free Recall. *Psychological* Review 116 (1): 129–156.

Posner, M. I., and C. R. Snyder. 1975. Attention and Cognitive Control. In *Information Processing and Cognition:* The Loyola Symposium, edited by R. L. Solso, 55–85. Hillsdale, NJ: Lawrence Erlbaum Associates Inc.

Postuma, R. B., and A. Dagher. 2006. Basal Ganglia Functional Connectivity Based on a Meta-Analysis of 126 Positron Emission Tomography and Functional Magnetic Resonance Imaging Publications. Cerebral *Cortex* 16 (10): 1508–1521.

Powers, A. R., C. Mathys, and P. R. Corlett. 2017. Pavlovian Conditioning–Induced Hallucinations Result from Overweighting of Perceptual Priors. *Science* 357 (6351): 596–600.

Powers, M. B., J. M. Halpern, M. P. Ferenschak, S. J. Gillihan, and E. B. Foa. 2010. A Meta-Analytic Review of Prolonged Exposure for Posttraumatic Stress Disorder. *Clinical Psychology Review* 30 (6): 635–641.

Preskorn, S. H. 2010a. CNS Drug Development: Part II: Advances from the 1960s to the 1990s. *Journal of Psychiatric Practice®* 16 (6): 413–415.

———. 2010b. CNS Drug Development: Part I: The Early Period of CNS Drugs. *Journal of Psychiatric Practice* 16 (5): 334–339.

Price, A. L. 2009. Distinguishing the Contributions of Implicit and Explicit Processes to Performance of the Weather Prediction Task. *Memory & Cognition* 37 (2): 210–222.

Pulcu, E., and M. Browning. 2017. Correction: Affective Bias as a Rational Response to the Statistics of Rewards and Punishments. *ELife* 6 (October): e27879.

———. 2019. The Misestimation of Uncertainty in Affective Disorders. *Trends in Cognitive Sciences* 23 (10): 865–875.

Puterman, M. L. 2005. *Markov Decision Processes: Discrete Stochastic Dynamic Programming.* Hoboken, NJ: John

Wiley & Sons, Inc.

Qi, Z., G. Miller, and E. Voit. 2010. Computational Modeling of Synaptic Neurotransmission as a Tool for Assessing Dopamine Hypotheses of Schizophrenia. *Pharmacopsychiatry* 43 (S 01): S50–60.

Quadt, L., H. D. Critchley, and S. N. Garfinkel. 2018. The Neurobiology of Interoception in Health and Disease: Neuroscience of Interoception. *Annals of the New York Academy of Sciences* 1428 (1): 112–128.

Rabin, M., and R. H. Thaler. 2001. Anomalies: Risk Aversion. *Journal of Economic Perspectives* 15 (1): 219–232.

Raby, C. R., D. M. Alexis, A. Dickinson, and N. S. Clayton. 2007. Planning for the Future by Western Scrub-Jays. *Nature* 445 (7130): 919–921.

Radua, J., A. Schmidt, S. Borgwardt, A. Heinz, F. Schlagenhauf, P. McGuire, and P. Fusar-Poli. 2015. Ventral Striatal Activation During Reward Processing in Psychosis. *JAMA Psychiatry* 72 (12): 1243.

Rae, C. L., D. E. O. Larsson, S. N. Garfinkel, and H. D. Critchley. 2019. Dimensions of Interoception Predict Premonitory Urges and Tic Severity in Tourette Syndrome. *PsyArXiv*, June.

Rae, C. L., L. Polyanska, C. D. Gould van Praag, J. Parkinson, S. Bouyagoub, Y. Nagai, A. K. Seth, N. A. Harrison, S. N. Garfinkel, and H. D. Critchley. 2018. Face Perception Enhances Insula and Motor Network Reactivity in Tourette Syndrome. *Brain* 141 (11): 3249–3261.

Raines, J. M., K. R. Edwards, M. F. Sherman, C. I. Higginson, J. B. Winnick, K. Navin, J. M. Gettings, F. Conteh, S. M. Bennett, and M. W. Specht. 2018. Premonitory Urge for Tics Scale (PUTS): Replication and Extension of Psychometric Properties in Youth with Chronic Tic Disorders (CTDs). *Journal of Neural Transmission* 125 (4): 727–734.

Rall, W., J. M. Brookhart, V. B. Mountcastle, E. R. Kandel, S. R. Geiger, and American Physiological Society. 1977. Core Conductor Theory and Cable Properties of Neurons. In *The Nervous System, Vol. 1, Cellular Biology of Neurons*, 39–97. Bethesda, MD: American Physiological Society.

Rangel, A., C. Camerer, and P. R. Montague. 2008. A Framework for Studying the Neurobiology of Value-Based Decision Making. *Nature Reviews Neuroscience* 9 (7): 545–556.

Rao, R. P. N., and D. H. Ballard. 1999. Predictive Coding in the Visual Cortex: A Functional Interpretation of Some Extra-Classical Receptive-Field Effects. *Nature Neuroscience* 2 (1): 79–87.

Rao, S. G., G. V. Williams, and P. S. Goldman-Rakic. 2000. Destruction and Creation of Spatial Tuning by Disinhibition: GABA(A) Blockade of Prefrontal Cortical Neurons Engaged by Working Memory. *The Journal of Neuroscience* 20 (1): 485–494.

Ratcliff, R. 1978. A Theory of Memory Retrieval. *Psychological Review* 85 (2): 59–108.

Ratcliff, R., P. L. Smith, S. D. Brown, and G. McKoon. 2016. Diffusion Decision Model: Current Issues and History. *Trends in Cognitive Sciences* 20 (4): 260–281.

Ratcliff, R., and F. Tuerlinckx. 2002. Estimating Parameters of the Diffusion Model: Approaches to Dealing with Contaminant Reaction Times and Parameter Variability. *Psychonomic Bulletin & Review* 9 (3): 438–481.

Rawson, P. 2005. *A Handbook of Short-Term Psychodynamic Psychotherapy.* London, England: Karnac Books.

Raymond, J. G., J. D. Steele, and P. Seriès. 2017. Modeling Trait Anxiety: From Computational Processes to Personality. *Frontiers in Psychiatry* 8 (1).

Redish, A. D. 2004. Addiction as a Computational Process Gone Awry. *Science* 306 (5703): 1944–1947.

Redish, A. D. 2013. *The Mind within the Brain: How We Make Decisions and How Those Decisions Go Wrong.* Oxford, England: Oxford University Press.

———. 2016. Vicarious Trial and Error. *Nature Reviews Neuroscience* 17 (3): 147–159.

Redish, A. D., and J. A. Gordon. 2016. *Computational Psychiatry: New Perspectives on Mental Illness.* Cambridge, MA: The MIT Press.

Redish, A. D., S. Jensen, and A. Johnson. 2008. A Unified Framework for Addiction: Vulnerabilities in the Decision Process: And Discussion. *Behavioral and Brain Sciences* 31 (4): 415–487.

Redish, A. D., S. Jensen, A. Johnson, and Z. Kurth-Nelson. 2007. Reconciling Reinforcement Learning Models with Behavioral Extinction and Renewal: Implications for Addiction, Relapse, and Problem Gambling. *Psychological Review* 114 (3): 784–805.

Redish, A. D., and A. Johnson. 2007. A Computational Model of Craving and Obsession. *Annals of the New York Academy of Sciences* 1104 (1): 324–339.

Regier, P. S., and A. D. Redish. 2015. Contingency Management and Deliberative Decision-Making Processes. *Frontiers in Psychiatry* 6 (June): 0076.

Rescorla, R. A., and R. L. Solomon. 1967. Two-Process Learning Theory: Relationships between Pavlovian Conditioning and Instrumental Learning. *Psychological Review* 74 (3): 151–182.

Rescorla, R. A., and A. R. Wagner. 1972. A Theory of Pavlovian Conditioning: Variations in the Effectiveness of Reinforcement and Nonreinforcement. In *Classical Conditioning II: Current Research and Theory,* edited by A. H. Black and W. F. Prokasy, 2:64–99. New York, NY: Appleton-Century- Crofts.

Reynolds, J. R., and R. C. O'Reilly. 2009. Developing PFC Representations Using Reinforcement Learning. *Cognition* 113 (3): 281–292.

Reynolds, J. R., R. C. O'Reilly, J. D. Cohen, and T. S. Braver. 2012. The Function and Organization of Lateral Prefrontal Cortex: A Test of Competing Hypotheses. *PLoS ONE* 7 (2): e30284.

Reynolds, S. M., and K. C. Berridge. 2001. Fear and Feeding in the Nucleus Accumbens Shell: Rostrocaudal Segregation of GABA-Elicited Defensive Behavior versus Eating Behavior. *The Journal of Neuroscience* 21 (9): 3261–3270.

———. 2002. Positive and Negative Motivation in Nucleus Accumbens Shell: Bivalent Rostrocaudal Gradients for GABA-Elicited Eating, Taste "Liking"/"Disliking" Reactions, Place Preference/ Avoidance, and Fear. *The Journal of Neuroscience* 22 (16): 7308–7320.

———. 2008. Emotional Environments Retune the Valence of Appetitive versus Fearful Functions in Nucleus Accumbens. *Nature Neuroscience* 11 (4): 423–425.

Rick, S., and G. Loewenstein. 2008. Intangibility in Intertemporal Choice. *Philosophical Transactions of the Royal Society B: Biological Sciences* 363 (1511): 3813–3824.

Ridderinkhof, K. R., M. Ullsperger, E. A. Crone, and S. Nieuwenhuis. 2004. The Role of the Medial Frontal Cortex in Cognitive Control. *Science* 306 (5695): 443–447.

Rizzo, R., A. Pellico, P. R. Silvestri, F. Chiarotti, and F. Cardona. 2018. A Randomized Controlled Trial Comparing Behavioral, Educational, and Pharmacological Treatments in Youths With Chronic Tic Disorder or Tourette Syndrome. *Frontiers in Psychiatry* 9 (March): 100.

Rizzolatti, G., and J. F. Kalaska. 2013. Voluntary Movement: The Parietal and Premotor Cortex. In *Principles of Neural Science,* edited by E. R. Kandel, T. Schwartz, T. Jessell, S. Siegelbaum, and A. J. Hudspeth, 5th ed. Vol. 865–893. New York, NY: McGraw-Hill Professional.

Rizzolatti, G., and P. L. Strick. 2013. Cognitive Functions of the Premotor Systems. In *Principles of Neural Science,* edited by E. R. Kandel, T. Schwartz, T. Jessell, S. Siegelbaum, and A. J. Hudspeth, 5th ed. Vol. 412–425. New York, NY: McGraw-Hill Professional.

Robertson, M. M., V. Eapen, H. S. Singer, D. Martino, J. M. Scharf, P. Paschou, V. Roessner, et al. 2017. Gilles de La Tourette Syndrome. *Nature Reviews Disease Primers* 3 (1): 16097.

Robins, E., and S. B. Guze. 1970. Establishment of Diagnostic Validity in Psychiatric Illness: Its Application to Schizophrenia. *American Journal of Psychiatry* 126 (7): 983–987.

Robinson, M. J. F., and K. C. Berridge. 2013. Instant Transformation of Learned Repulsion into Motivational "Wanting." *Current Biology* 23 (4): 282–289.

Robinson, T. E., and K. C. Berridge. 2003. Addiction. *Annual Review of Psychology* 54 (1): 25–53.

Robinson, T. E., and S. B. Flagel. 2009. Dissociating the Predictive and Incentive Motivational Properties of Reward-Related Cues through the Study of Individual Differences. *Biological Psychiatry* 65 (10): 869–873.

Rock, P. L., J. P. Roiser, W. J. Riedel, and A. D. Blackwell. 2014. Cognitive Impairment in Depression: A Systematic Review and Meta-Analysis. *Psychological Medicine* 44 (10): 2029–2040.

Roe, R. M., J. R. Busemeyer, and J. T. Townsend. 2001. Multialternative Decision Field Theory: A Dynamic Connectionist Model of Decision Making. *Psychological Review* 108 (2): 370–392.

Roesch, M. R., D. J. Calu, and G. Schoenbaum. 2007. Dopamine Neurons Encode the Better Option in Rats Deciding between Differently Delayed or Sized Rewards. *Nature Neuroscience* 10 (12): 1615–1624.

Rogers, T. T., and J. L. McClelland. 2004. *Semantic Cognition: A Parallel Distributed Processing Approach.* Cambridge, MA: The MIT Press.

Roiser, J. P, R. Elliott, and B. J. Sahakian. 2012. Cognitive Mechanisms of Treatment in Depression. *Neuropsychopharmacology* 37 (1): 117–136.

Roiser, J. P., O. D. Howes, C. A. Chaddock, E. M. Joyce, and P. McGuire. 2013. Neural and Behavioral Correlates of Aberrant Salience in Individuals at Risk for Psychosis. *Schizophrenia Bulletin* 39 (6): 1328–1336.

Roiser, J. P., K. E. Stephan, H. E. M. den Ouden, T. R. E. Barnes, K. J. Friston, and E. M. Joyce. 2009. Do Patients with Schizophrenia Exhibit Aberrant Salience? *Psychological Medicine* 39 (2): 199–209.

Roitman, J. D., and M. N. Shadlen. 2002. Response of Neurons in the Lateral Intraparietal Area during a Combined Visual Discrimination Reaction Time Task. *The Journal of Neuroscience* 22 (21): 9475–9489.

Roitman, M. F., R. A. Wheeler, R. M. Wightman, and R. M. Carelli. 2008. Real-Time Chemical Responses in the Nucleus Accumbens Differentiate Rewarding and Aversive Stimuli. *Nature Neuroscience* 11 (12): 1376–1377.

Rolls, E. T., and G. Deco. 2011. A Computational Neuroscience Approach to Schizophrenia and Its Onset. *Neuroscience & Biobehavioral Reviews* 35 (8): 1644–1653.

Rolls, E. T., and F. Grabenhorst. 2008. The Orbitofrontal Cortex and Beyond: From Affect to Decision-Making. *Progress in Neurobiology* 86 (3): 216–244.

Rolls, E. T., M. Loh, G. Deco, and G. Winterer. 2008. Computational Models of Schizophrenia and Dopamine Modulation in the Prefrontal Cortex. *Nature Reviews Neuroscience* 9 (9): 696–709.

Rosenberg, A., J. S. Patterson, and D. E. Angelaki. 2015. A Computational Perspective on Autism. *Proceedings of the National Academy of Sciences of the United States of America* 112 (30): 9158–9165.

Rosenblatt, F. 1958. The Perceptron: A Probabilistic Model for Information Storage and Organization in the Brain. *Psychological Review* 65 (6): 386–408.

Rotaru, D. C., H. Yoshino, D. A. Lewis, G. B. Ermentrout, and G. Gonzalez-Burgos. 2011. Glutamate Receptor Subtypes Mediating Synaptic Activation of Prefrontal Cortex Neurons: Relevance for Schizophrenia. *Journal of Neuroscience* 31 (1): 142–156.

Roth, A. E. 2002. The Economist as Engineer: Game Theory, Experimentation, and Computation as Tools for Design Economics. *Econometrica* 70 (4): 1341–1378.

Rothenhoefer, K. M., V. D. Costa, R. Bartolo, R. Vicario-Feliciano, E. A. Murray, and B. B. Averbeck. 2017. Effects of Ventral Striatum Lesions on Stimulus-Based versus Action-Based Reinforcement Learning. *The Journal of Neuroscience* 37 (29): 6902–6914.

Rothwell, P. E., J. C. Gewirtz, and M. J. Thomas. 2010. Episodic Withdrawal Promotes Psychomotor Sensitization to Morphine. *Neuropsychopharmacology* 35 (13): 2579–2589.

Rubinov, M., and E. Bullmore. 2013. Fledgling Pathoconnectomics of Psychiatric Disorders. *Trends in Cognitive Sciences* 17 (12): 641–647.

Rumelhart, D. E., G. E. Hinton, and R. J. Williams. 1986. Learning Representations by Back-Propagating Errors. *Nature* 323 (6088): 533–536.

Rumelhart, D. E., J. L. McClelland, and PDP Group. 1987. *Parallel Distributed Processing: Explorations in the Microstructure of Cognition, Volume 1, Foundations.* Cambridge, MA: The MIT Press.

Rumelhart, D. E., P. Smolensky, J. L. McClelland, and G. E. Hinton. 1986. Schemata and Sequential Thought Processes in PDP Models. In *Parallel Distributed Processing: Explorations in the Microstructure, Vol. 2: Psychological and Biological Models,* edited by D. E. Rumelhart and J. L. McClelland. Cambridge, MA: The MIT Press.

Rupprechter, S., A. Stankevicius, Q. J. M. Huys, J. D. Steele, and P. Seriès. 2018. Major Depression Impairs the Use of Reward Values for Decision-Making. *Scientific Reports* 8 (1): 1–8.

Russell, J. A., and L. F. Barrett. 1999. Core Affect, Prototypical Emotional Episodes, and Other Things Called Emotion: Dissecting the Elephant. *Journal of Personality and Social Psychology* 76 (5): 805–819.

Rutledge, R. B., A. M. Chekroud, and Q. J. Huys. 2019. Machine Learning and Big Data in Psychiatry: Toward Clinical Applications. *Current Opinion in Neurobiology* 55 (April): 152–159.

Sackett, D. A., M. P. Saddoris, and R. M. Carelli. 2017. Nucleus Accumbens Shell Dopamine Preferentially Tracks Information Related to Outcome Value of Reward. *Eneuro* 4 (3): eNEURO.0058-17.2017.

Salamone, J. D., M. Pardo, S. E. Yohn, L. López-Cruz, N. San Miguel, and M. Correa. 2016. Mesolimbic Dopamine and the Regulation of Motivated Behavior. In *Behavioral Neuroscience of Motivation,* edited by E. H. Simpson and P. D. Balsam, 231–257. Current Topics in Behavioral Neurosciences 27. Berlin, Germany: Springer.

Salvador, A., Y. Worbe, C. Delorme, G. Coricelli, R. Gaillard, T. W. Robbins, A. Hartmann, and S. Palminteri. 2017. Specific Effect of a Dopamine Partial Agonist on Counterfactual Learning: Evidence from Gilles de La Tourette Syndrome. *Scientific Reports* 7 (1): 6292.

Sambrani, T., E. Jakubovski, and K. R. Müller-Vahl. 2016. New Insights into Clinical Characteristics of Gilles de La Tourette Syndrome: Findings in 1032 Patients from a Single German Center. *Frontiers in Neuroscience* 10 (September).

Samejima, K. 2005. Representation of Action-Specific Reward Values in the Striatum. *Science* 310 (5752): 1337–1340.

Samuel, A. L. 1959. Some Studies in Machine Learning Using the Game of Checkers. IBM *Journal of Research and Development* 3 (3): 210–229.

Samuelson, P. A. 1938. A Note on the Pure Theory of Consumers Behaviour. *Economica* 5 (17): 61–71.

Samuelson, Paul A. 1937. Some Aspects of the Pure Theory of Capital. *The Quarterly Journal of Economics* 51 (3): 469–496.

———. 1948. Consumption Theory in Terms of Revealed Preference. *Economica* 15 (60): 243–253.

Sanislow, C. A., M. Ferrante, J. Pacheco, M. V. Rudorfer, and S. E. Morris. 2019. Advancing Translational Research Using NIMH Research Domain Criteria and Computational Methods. *Neuron* 101 (5): 779–782.

Sanislow, C. A., D. S. Pine, K. J. Quinn, M. J. Kozak, M. A. Garvey, R. K. Heinssen, P. S.-E. Wang, and B. N. Cuthbert. 2010. Developing Constructs for Psychopathology Research: Research Domain Criteria. *Journal of Abnormal Psychology* 119 (4): 631–639.

Schacter, D. L., D. R. Addis, D. Hassabis, V. C. Martin, R. N. Spreng, and K. K. Szpunar. 2012. The Future of Memory: Remembering, Imagining, and the Brain. *Neuron* 76 (4): 677–694.

Schall, J. D. 2004. On Building a Bridge between Brain and Behavior. *Annual Review of Psychology* 55 (1): 23–50.

Schlagenhauf, F., Q. J. M. Huys, L. Deserno, M. A. Rapp, A. Beck, H.-J. Heinze, R. Dolan, and A. Heinz. 2014. Striatal Dysfunction during Reversal Learning in Unmedicated Schizophrenia Patients. *NeuroImage* 89 (April): 171–180.

Schmaal, L., D. P. Hibar, P. G. Sämann, G. B. Hall, B. T. Baune, N. Jahanshad, J. W. Cheung, et al. 2017. Cortical Abnormalities in Adults and Adolescents with Major Depression Based on Brain Scans from 20 Cohorts Worldwide in the ENIGMA Major Depressive Disorder Working Group. *Molecular Psychiatry* 22 (6): 900–909.

Schmack, K., A. Gomez-Carrillo de Castro, M. Rothkirch, M. Sekutowicz, H. Rossler, J.-D. Haynes, A. Heinz, P. Petrovic, and P. Sterzer. 2013. Delusions and the Role of Beliefs in Perceptual Inference. *Journal of Neuroscience* 33 (34): 13701–13712.

Schmidhuber, J. 2010. Formal Theory of Creativity, Fun, and Intrinsic Motivation (1990–2010). *IEEE Transactions on Autonomous Mental Development* 2 (3): 230–247.

Schneider, W., and J. M. Chein. 2003. Controlled and Automatic Processing: Behavior, Theory, and Biological Mechanisms. *Cognitive Science* 27 (3): 525–559.

Schoenbaum, G., M. R. Roesch, and T. A. Stalnaker. 2006. Orbitofrontal Cortex, Decision-Making and Drug Addiction. *Trends in Neurosciences* 29 (2): 116–124.

Schultz, W., P. Dayan, and P. R. Montague. 1997. A Neural Substrate of Prediction and Reward. *Science* 275 (5306): 1593–1599.

Schultz, Wolfram. 1998. Predictive Reward Signal of Dopamine Neurons. *Journal of Neurophysiology* 80 (1): 1–27.

———. 2002. Getting Formal with Dopamine and Reward. *Neuron* 36 (2): 241–263.

———. 2016. Dopamine Reward Prediction Error Coding. *Dialogues in Clinical Neuroscience* 18 (1): 23.

Schwartenbeck, P., T. H. B. FitzGerald, and R. Dolan. 2016. Neural Signals Encoding Shifts in Beliefs. *NeuroImage* 125 (January): 578–586.

Seeman, P. 1987. Dopamine Receptors and the Dopamine Hypothesis of Schizophrenia. *Synapse* 1 (2): 133–152.

Seligman, M. E. P. 1972. Learned Helplessness. *Annual Review of Medicine* 23 (1): 407–412.

Seriès, P. 2019. Post-Traumatic Stress Disorder as a Disorder of Prediction. *Nature Neuroscience* 22 (3): 334–336.

Seriès, P., and A. R. Seitz. 2013. Learning What to Expect (in Visual Perception). *Frontiers in Human Neuroscience* 7: 668.

Seriès, P., and M. Sprevak. 2014. Intelligent Machines and the Human Brain. In *Philosophy and the Sciences for Everyone,* edited by M. Massimi, 86–102. New York, NY: Routledge.

Seymour, B., J. P. O'Doherty, P. Dayan, M. Koltzenburg, A. K. Jones, R. J. Dolan, K. J. Friston, and R. S. Frackowiak. 2004. Temporal Difference Models Describe Higher-Order Learning in Humans. *Nature* 429 (6992): 664–667.

Seymour, B., J. P. O'Doherty, M. Koltzenburg, K. Wiech, R. Frackowiak, K. Friston, and R. Dolan. 2005. Opponent Appetitive-Aversive Neural Processes Underlie Predictive Learning of Pain Relief. *Nature Neuroscience* 8 (9): 1234–1240.

Shadlen, M. N., and W. T. Newsome. 2001. Neural Basis of a Perceptual Decision in the Parietal Cortex (Area LIP) of the Rhesus Monkey. *Journal of Neurophysiology* 86 (4): 1916–1936.

Shadmehr, R., J. J. Orban de Xivry, M. Xu-Wilson, and T.-Y. Shih. 2010. Temporal Discounting of Reward and the Cost of Time in Motor Control. *Journal of Neuroscience* 30 (31): 10507–10516.

Shannon, C. E. 1948. A Mathematical Theory of Communication. *Bell System Technical Journal* 27 (3): 379–423.

Sharp, P. B., and E. Eldar. 2019. Computational Models of Anxiety: Nascent Efforts and Future Directions. *Current Directions in Psychological Science* 28 (2): 170–176. https://doi.org/10.1177/ 0963721418818441.

Sharpe, M. J., C. Y. Chang, M. A. Liu, H. M. Batchelor, L. E. Mueller, J. L. Jones, Y. Niv, and G. Schoenbaum. 2017. Dopamine Transients Are Sufficient and Necessary for Acquisition of Model-Based Associations. *Nature Neuroscience* 20 (5): 735–742.

Shay, C. F., M. Ferrante, G. W. Chapman, and M. E. Hasselmo. 2016. Rebound Spiking in Layer II Medial Entorhinal Cortex Stellate Cells: Possible Mechanism of Grid Cell Function. *Neurobiology of Learning and Memory* 129 (March): 83–98.

Shedler, J. 2010. The Efficacy of Psychodynamic Psychotherapy. *American Psychologist* 65 (2): 98–109.

Sheffer, C. E., D. R. Christensen, R. Landes, L. P. Carter, L. Jackson, and W. K. Bickel. 2014. Delay Discounting Rates: A Strong Prognostic Indicator of Smoking Relapse. *Addictive Behaviors* 39 (11): 1682–1689.

Shen, W., M. Flajolet, P. Greengard, and D. J. Surmeier. 2008. Dichotomous Dopaminergic Control of Striatal Synaptic Plasticity. *Science* 321 (5890): 848–851.

Shenhav, A., M. M. Botvinick, and J. D. Cohen. 2013. The Expected Value of Control: An Integrative Theory of Anterior Cingulate Cortex Function. *Neuron* 79 (2): 217–240.

Shenhav, A., S. Musslick, F. Lieder, W. Kool, T. L. Griffiths, J. D. Cohen, and M. M. Botvinick. 2017. Toward a Rational and Mechanistic Account of Mental Effort. *Annual Review of Neuroscience* 40 (1): 99–124.

Shephard, E., M. J. Groom, and G. M. Jackson. 2019. Implicit Sequence Learning in Young People with Tourette Syndrome with and without Co-occurring Attention-Deficit/ Hyperactivity Disorder. *Journal of Neuropsychology* 13 (3): 529–549.

Shephard, E., G. M. Jackson, and M. J. Groom. 2016. Electrophysiological Correlates of Reinforcement Learning in Young People with Tourette Syndrome with and without Co-Occurring ADHD Symptoms. *International Journal of Developmental Neuroscience* 51 (June): 17–27.

Shiffrin, R. M., and W. Schneider. 1977. Controlled and Automatic Human Information Processing: II. Perceptual Learning, Automatic Attending and a General Theory. *Psychological Review* 84 (2): 127–190.

Shima, K., M. Isoda, H. Mushiake, and J. Tanji. 2007. Categorization of Behavioural Sequences in the Prefrontal Cortex. *Nature* 445 (7125): 315–318.

Siegle, G. J., and M. E. Hasselmo. 2002. Using Connectionist Models to Guide Assessment of Psychological Disorder. *Psychological Assessment* 14 (3): 263–278.

Siegle, G. J., S. R. Steinhauer, and M. E. Thase. 2004. Pupillary Assessment and Computational Modeling of the Stroop Task in Depression. *International Journal of Psychophysiology* 52 (1): 63–76.

Sigurdsson, H. P., S. E. Pépés, G. M. Jackson, A. Draper, P. S. Morgan, and S. R. Jackson. 2018. Alterations in the Microstructure of White Matter in Children and Adolescents with Tourette Syndrome Measured Using Tract-Based Spatial Statistics and Probabilistic Tractography. *Cortex* 104 (July): 75–89.

Simmons, J. M., and K. J. Quinn. 2014. The NIMH Research Domain Criteria (RDoC) Project: Implications for Genetics Research. *Mammalian Genome* 25 (1–2): 23–31.

Simon, H. 1962. The Architecture of Complexity. *Proceedings of the American Philosophical Society* 106 (6): 467.

Simonyan, K., H. Cho, A. Hamzehei Sichani, E. Rubien-Thomas, and M. Hallett. 2017. The Direct Basal Ganglia Pathway Is Hyperfunctional in Focal Dystonia. *Brain* 140 (12): 3179–3190.

Singh, S., A. G. Barto, and N. Chentanez. 2005. Intrinsically Motivated Reinforcement Learning. In *Advances in Neural Information Processing Systems 17,* edited by L. K. Saul, Y. Weiss, and L. Bottou, 1281–1288. Defense Technical Information Center.

Sinha, P., M. M. Kjelgaard, T. K. Gandhi, K. Tsourides, A. L. Cardinaux, D. Pantazis, S. P. Diamond, and R. M. Held. 2014. Autism as a Disorder of Prediction. *Proceedings of the National Academy of Sciences of the United States of America* 111 (42): 15220–15225.

Skinner, B. F. 1938. *The Behavior of Organisms.* New York, NY: Appleton-Century- Crofts.

Slifstein, M., E. van de Giessen, J. Van Snellenberg, J. L. Thompson, R. Narendran, R. Gil, E. Hackett, et al. 2015. Deficits in Prefrontal Cortical and Extrastriatal Dopamine Release in Schizophrenia. *JAMA Psychiatry* 72 (4): 316–324.

Smieskova, R., J. P. Roiser, C. A. Chaddock, A. Schmidt, F. Harrisberger, K. Bendfeldt, A. Simon, et al. 2015. Modulation of Motivational Salience Processing during the Early Stages of Psychosis. *Schizophrenia Research* 166 (1–3): 17–23.

Smith, P. L., and R. Ratcliff. 2004. Psychology and Neurobiology of Simple Decisions. *Trends in Neurosciences* 27 (3): 161–168.

Snider, S. E., H. U. Deshpande, J. M. Lisinski, M. N. Koffarnus, S. M. LaConte, and W. K. Bickel. 2018. Working Memory Training Improves Alcohol Users Episodic Future Thinking: A Rate-Dependent Analysis. Biological Psychiatry: *Cognitive Neuroscience and Neuroimaging* 3 (2): 160–167.

Snitz, B. E., A. MacDonald, and C. S. Carter. 2006. Cognitive Deficits in Unaffected First-Degree Relatives of Schizophrenia Patients: A Meta-Analytic Review of Putative Endophenotypes. *Schizophrenia Bulletin* 32 (1): 179–194.

Snyder, H. R. 2013. Major Depressive Disorder Is Associated with Broad Impairments on Neuropsychological Measures of Executive Function: A Meta-Analysis and Review. *Psychological Bulletin* 139 (1): 81–132.

Snyder, H. R., A. Miyake, and B. L. Hankin. 2015. Advancing Understanding of Executive Function Impairments and Psychopathology: Bridging the Gap between Clinical and Cognitive Approaches. *Frontiers in Psychology* 6 (March).

Snyder, S. H. 1976. The Dopamine Hypothesis of Schizophrenia: Focus on the Dopamine Receptor. *The American Journal of Psychiatry* 133 (2): 197–202.

Soares-Cunha, C., B. Coimbra, N. Sousa, and A. J. Rodrigues. 2016. Reappraising Striatal D1-and D2-Neurons in Reward and Aversion. *Neuroscience & Biobehavioral Reviews* 68 (September): 370–386.

Solomon, R. L., and J. D. Corbit. 1974. An Opponent-Process Theory of Motivation: I. Temporal Dynamics of Affect. *Psychological Review* 81 (2): 119–145.

Soltani, A., and X.-J. Wang. 2009. Synaptic Computation Underlying Probabilistic Inference. *Nature Neuroscience* 13 (1): 112–119.

Solway, A., and M. M. Botvinick. 2012. Goal-Directed Decision Making as Probabilistic Inference: A Computational Framework and Potential Neural Correlates. *Psychological Review* 119 (1): 120–154.

Solway, A., C. Diuk, N. Córdova, D. Yee, A. G. Barto, Y. Niv, and M. M. Botvinick. 2014. Optimal Behavioral Hierarchy. *PLoS Computational Biology* 10 (8): e1003779.

Sowell, E. R., E. Kan, J. Yoshii, P. M. Thompson, R. Bansal, D. Xu, A. W. Toga, and B. S. Peterson. 2008. Thinning of Sensorimotor Cortices in Children with Tourette Syndrome. *Nature Neuroscience* 11 (6): 637–639.

Spencer, K. 2009. The Functional Consequences of Cortical Circuit Abnormalities on Gamma Oscillations in Schizophrenia: Insights from Computational Modeling. *Frontiers in Human Neuroscience* 3.

Spitzer, R. L., J. B. Williams, and A. E. Skodol. 1980. DSM-III: The Major Achievements and an Overview. *The American Journal of Psychiatry* 137 (2): 151–164.

Stankevicius, A., Q. J. M. Huys, A. Kalra, and P. Seriès. 2014. Optimism as a Prior Belief about the Probability of Future Reward. *PLoS Computational Biology* 10 (5): e1003605.

Starc, M., J. D. Murray, N. Santamauro, A. Savic, C. Diehl, Y. T. Cho, V. Srihari, et al. 2017. Schizophrenia Is Associated with a Pattern of Spatial Working Memory Deficits Consistent with Cortical Disinhibition. *Schizophrenia Research* 181 (March): 107–116.

Steele, J. D., and M. P. Paulus. 2019. Pragmatic Neuroscience for Clinical Psychiatry. *The British Journal of Psychiatry* 215 (1): 404–408.

Stein, J. S., A. N. Tegge, J. K. Turner, and W. K. Bickel. 2018. Episodic Future Thinking Reduces Delay Discounting and Cigarette Demand: An Investigation of the Good-Subject Effect. *Journal of Behavioral Medicine* 41 (2): 269–276.

Steinacher, A., and K. A. Wright. 2013. Relating the Bipolar Spectrum to Dysregulation of Behavioural Activation: A Perspective from Dynamical Modelling. *PLoS ONE* 8 (5): e63345.

Steinberg, T., S. Shmuel Baruch, A. Harush, R. Dar, D. Woods, J. Piacentini, and A. Apter. 2010. Tic Disorders and the Premonitory Urge. *Journal of Neural Transmission* 117 (2): 277–284.

Stephan, K. E., T. Baldeweg, and K. J. Friston. 2006. Synaptic Plasticity and Dysconnection in Schizophrenia. *Biological Psychiatry* 59 (10): 929–939.

Stephan, K. E., K. J. Friston, and C. D. Frith. 2009. Dysconnection in Schizophrenia: From Abnormal Synaptic Plasticity to Failures of Self-Monitoring. *Schizophrenia Bulletin* 35 (3): 509–527.

Stephan, K. E., and C. Mathys. 2014. Computational Approaches to Psychiatry. *Current Opinion in Neurobiology* 25 (April): 85–92.

Stephan, K. E., W. D. Penny, J. Daunizeau, R. J. Moran, and K. J. Friston. 2009. Bayesian Model Selection for Group Studies. *NeuroImage* 46 (4): 1004–1017.

Stephens, D. W., and J. R. Krebs. 1986. *Foraging Theory.* Princeton, NJ: Princeton University Press.

Sterzer, P., R. A. Adams, P. Fletcher, C. Frith, S. M. Lawrie, L. Muckli, P. Petrovic, P. Uhlhaas, M. Voss, and P. R. Corlett. 2018. The Predictive Coding Account of Psychosis. *Biological Psychiatry* 84 (9): 634–643.

Stocker, A. A., and E. P. Simoncelli. 2006. Noise Characteristics and Prior Expectations in Human Visual Speed Perception. *Nature Neuroscience* 9 (4): 578–585.

Strauss, G. P., and J. M. Gold. 2012. A New Perspective on Anhedonia in Schizophrenia. *American Journal of Psychiatry* 169 (4): 364–373.

Strauss, G. P., B. M. Robinson, J. A. Waltz, M. J. Frank, Z. Kasanova, E. S. Herbener, and J. M. Gold. 2010. Patients with Schizophrenia Demonstrate Inconsistent Preference Judgments for Affective and Nonaffective Stimuli. *Schizophrenia Bulletin* 37 (6): 1295–1304.

Strauss, G. P., J. A. Waltz, and J. M. Gold. 2014. A Review of Reward Processing and Motivational Impairment in Schizophrenia. *Schizophrenia Bulletin* 40 (Suppl. 2): S107–16.

Stuke, H., H. Stuke, V. A. Weilnhammer, and K. Schmack. 2017. Psychotic Experiences and Overhasty Inferences Are Related to Maladaptive Learning. *PLOS Computational Biology* 13 (1): e1005328.

Sulzer, D., S. J. Cragg, and M. E. Rice. 2016. Striatal Dopamine Neurotransmission: Regulation of Release and Uptake. *Basal Ganglia* 6 (3): 123–148.

Sun, R. 2008. *The Cambridge Handbook of Computational Psychology.* Cambridge, England: Cambridge

University Press.

Sutton, R. S. 1988. Learning to Predict by the Methods of Temporal Differences. *Machine Learning* 3 (1): 9–44.

———. 1990. Integrated Architectures for Learning, Planning, and Reacting Based on Approximating Dynamic Programming. In *Proceedings of the Seventh International Conference on Machine Learning*, edited by M. B. Morgan, 216–224. San Francisco, CA: Morgan Kaufmann.

Sutton, R. S., and A. G. Barto. 1998. *Reinforcement Learning: An Introduction*. Cambridge, MA: The MIT Press.

Syed, E. C. J., L. L. Grima, P. J. Magill, R. Bogacz, P. Brown, and M. E. Walton. 2016. Action Initiation Shapes Mesolimbic Dopamine Encoding of Future Rewards. *Nature Neuroscience* 19 (1): 34–36.

Szechtman, H., W. Sulis, and D. Eilam. 1998. Quinpirole Induces Compulsive Checking Behavior in Rats: A Potential Animal Model of Obsessive-Compulsive Disorder (OCD). *Behavioral Neuroscience* 112 (6): 1475–1485.

Szita, I., and A. Lőrincz. 2008. The Many Faces of Optimism. In *Proceedings of the 25th International Conference on Machine Learning*, edited by W. Cohen, A. McCallum, and S. Roweis, 1048–1055.

New York, NY: ACM Press. Teller, D. Y. 1984. Linking Propositions. *Vision Research* 24 (10): 1233–1246.

Tenenbaum, J. B., T. L. Griffiths, and C. Kemp. 2006. Theory-Based Bayesian Models of Inductive Learning and Reasoning. *Trends in Cognitive Sciences* 10 (7): 309–318.

Teufel, C., and P. C. Fletcher. 2016. The Promises and Pitfalls of Applying Computational Models to Neurological and Psychiatric Disorders. *Brain* 139 (10): 2600–2608.

Teufel, C., N. Subramaniam, V. Dobler, J. Perez, J. Finnemann, P. R. Mehta, I. M. Goodyer, and P. C. Fletcher. 2015. Shift toward Prior Knowledge Confers a Perceptual Advantage in Early Psychosis and Psychosis-Prone Healthy Individuals. *Proceedings of the National Academy of Sciences* 112 (43): 13401–13406.

The ESSTS Guidelines Group, V. Roessner, K. J. Plessen, A. Rothenberger, A. G. Ludolph, R. Rizzo, L. Skov, et al. 2011a. European Clinical Guidelines for Tourette Syndrome and Other Tic Disorders. Part II: Pharmacological Treatment. *European Child & Adolescent Psychiatry* 20 (4): 173–196.

The ESSTS Guidelines Group, C. Verdellen, J. van de Griendt, A. Hartmann, and T. Murphy. 2011b. European Clinical Guidelines for Tourette Syndrome and Other Tic Disorders. Part III: Behavioural and Psychosocial Interventions. *European Child & Adolescent Psychiatry* 20 (4): 197–207.

Thenganatt, M. A., and J. Jankovic. 2016. Recent Advances in Understanding and Managing Tourette Syndrome. *F1000Research* 5 (February): 152.

Tian, J., R. Huang, J. Y. Cohen, F. Osakada, D. Kobak, C. K. Machens, E. M. Callaway, N. Uchida, and M. Watabe-Uchida. 2016. Distributed and Mixed Information in Monosynaptic Inputs to Dopamine Neurons. *Neuron* 91 (6): 1374–1389.

Tiffany, S. T. 1999. Cognitive Concepts of Craving. *Alcohol Research and Health* 23 (3): 215–224.

Toda, M., and A. Abi-Dargham. 2007. Dopamine Hypothesis of Schizophrenia: Making Sense of It All. *Current Psychiatry Reports* 9 (4): 329–336.

Tolman, E. C. 1948. Cognitive Maps in Rats and Men. *Psychological Review* 55 (4): 189–208.

Treadway, M. T., N. A. Bossaller, R. C. Shelton, and D. H. Zald. 2012. Effort-Based Decision-Making in Major Depressive Disorder: A Translational Model of Motivational Anhedonia. *Journal of Abnormal Psychology* 121 (3): 553–558.

Treadway, M. T., and D. H. Zald. 2013. Parsing Anhedonia: Translational Models of Reward-Processing Deficits in Psychopathology. *Current Directions in Psychological Science* 22 (3): 244–249.

Tremblay, L., Y. Worbe, S. Thobois, V. Sgambato-Faure, and J. Féger. 2015. Selective Dysfunction of Basal Ganglia Subterritories: From Movement to Behavioral Disorders. *Movement Disorders* 30 (9): 1155–1170.

Trimmer, P. C., A. D. Higginson, T. W. Fawcett, J. M. McNamara, and A. I. Houston. 2015. Adaptive Learning Can Result in a Failure to Profit from Good Conditions: Implications for Understanding Depression. *Evolution, Medicine, and Public Health* 2015 (1): 123–135.

Trope, Y., and N. Liberman. 2010. Construal-Level Theory of Psychological Distance. *Psychological Review* 117 (2): 440–463.

Tsibulsky, V. L., and A. B. Norman. 1999. Satiety Threshold: A Quantitative Model of Maintained Cocaine Self-Administration. *Brain Research* 839 (1): 85–93.

Turchin, P. 2003. Historical Dynamics: *Why States Rise and Fall. Princeton,* N. J.: Princeton University Press.

Turner, B. M., B. U. Forstmann, E.-J. Wagenmakers, S. D. Brown, P. B. Sederberg, and M. Steyvers. 2013. A Bayesian Framework for Simultaneously Modeling Neural and Behavioral Data. *NeuroImage* 72 (May): 193–206.

Tversky, A., and D. Kahneman. 1992. Advances in Prospect Theory: Cumulative Representation of Uncertainty. *Journal of Risk and Uncertainty* 5 (4): 297–323.

Uhlhaas, P. J. 2013. Dysconnectivity, Large-Scale Networks and Neuronal Dynamics in Schizophrenia. *Current Opinion in Neurobiology* 23 (2): 283–290.

Uhlhaas, P. J., and W. Singer. 2010. Abnormal Neural Oscillations and Synchrony in Schizophrenia. *Nature Reviews Neuroscience* 11 (2): 100–113.

Üstün, T. B., J. L. Ayuso-Mateos, S. Chatterji, C. Mathers, and C. J. L. Murray. 2004. Global Burden of Depressive Disorders in the Year 2000. *British Journal of Psychiatry* 184 (5): 386–392.

Vaghi, M. M., F. Luyckx, A. Sule, N. A. Fineberg, T. W. Robbins, and B. De Martino. 2017. Compulsivity Reveals a Novel Dissociation between Action and Confidence. *Neuron* 96 (2): 348–354. e4.

Vaidya, C. J., S. A. Bunge, N. M. Dudukovic, C. A. Zalecki, G. R. Elliott, and J. D. E. Gabrieli. 2005. Altered Neural Substrates of Cognitive Control in Childhood ADHD: Evidence From Functional Magnetic Resonance Imaging. *American Journal of Psychiatry* 162 (9): 1605–1613.

Vallesi, A., F. Canalaz, M. Balestrieri, and P. Brambilla. 2015. Modulating Speed-Accuracy Strategies in Major Depression. *Journal of Psychiatric Research* 60 (January): 103–108.

Valton, V., P. Karvelis, K. L. Richards, A. R. Seitz, S. M. Lawrie, and P. Seriès. 2019. Acquisition of Visual Priors and Induced Hallucinations in Chronic Schizophrenia. *Brain* 142 (8): 2523–2537.

Van de Cruys, S., K. Evers, R. Van der Hallen, L. Van Eylen, B. Boets, L. de-Wit, and J. Wagemans. 2014. Precise Minds in Uncertain Worlds: Predictive Coding in Autism. *Psychological Review* 121 (4): 649–675.

Van de Griendt, J. M. T. M., C. W. J. Verdellen, M. K. van Dijk, and M. J. P. M. Verbraak. 2013. Behavioural Treatment of Tics: Habit Reversal and Exposure with Response Prevention. *Neuroscience & Biobehavioral Reviews* 37 (6): 1172–1177.

Van der Meer, M., Z. Kurth-Nelson, and A. D. Redish. 2012. Information Processing in Decision-Making Systems. *The Neuroscientist* 18 (4): 342–359.

Van Meel, C. S. D. J. Heslenfeld, J. Oosterlaan, and J. A. Sergeant. 2007. Adaptive Control Deficits in Attention-Deficit/ Hyperactivity Disorder (ADHD): The Role of Error Processing. *Psychiatry Research* 151 (3): 211–220.

Vassena, E., C. B. Holroyd, and W. H. Alexander. 2017. Computational Models of Anterior Cingulate Cortex: At the Crossroads between Prediction and Effort. *Frontiers in Neuroscience* 11 (June).

Velanova, K., L. L. Jacoby, M. E. Wheeler, M. P. McAvoy, S. E. Petersen, and R. L. Buckner. 2003. Functional-Anatomic Correlates of Sustained and Transient Processing Components Engaged during Controlled Retrieval. *The Journal of Neuroscience* 23 (24): 8460–8470.

Venton, B. J., H. Zhang, P. A. Garris, P. E. M. Phillips, D. Sulzer, and R. M. Wightman. 2003. Real-Time Decoding of Dopamine Concentration Changes in the Caudate-Putamen during Tonic and Phasic Firing: Decoding Dopamine *Neurotransmission. Journal of Neurochemistry* 87 (5): 1284–1295.

Verharen, J. P. H., U. N. Danner, S. Schröder, E. Aarts, A. A. van Elburg, and R. A. H. Adan. 2019. Insensitivity to Losses: A Core Feature in Patients with Anorexia Nervosa? Biological Psychiatry: Cognitive *Neuroscience and Neuroimaging* 0 (0).

Vierling-Claassen, D., P. Siekmeier, S. Stufflebeam, and N. Kopell. 2008. Modeling GABA Alterations in Schizophrenia: A Link between Impaired Inhibition and Altered Gamma and Beta Range Auditory Entrainment. *Journal of Neurophysiology* 99 (5): 2656–2671.

Vigo, D., G. Thornicroft, and R. Atun. 2016. Estimating the True Global Burden of Mental Illness. *The Lancet Psychiatry* 3 (2): 171–178.

Vinckier, F., R. Gaillard, S. Palminteri, L. Rigoux, A. Salvador, A. Fornito, R. Adapa, M. O. Krebs, M. Pessiglione, and P. C. Fletcher. 2016. Confidence and Psychosis: A Neuro-Computational Account of Contingency Learning Disruption by NMDA Blockade. *Molecular Psychiatry* 21 (7): 946–955.

Volman, S. F., S. Lammel, E. B. Margolis, Y. Kim, J. M. Richard, M. F. Roitman, and M. K. Lobo. 2013. New Insights into the Specificity and Plasticity of Reward and Aversion Encoding in the Mesolimbic System. *Journal of Neuroscience* 33 (45): 17569–17576.

Volman, V., M. M. Behrens, and T. J. Sejnowski. 2011. Downregulation of Parvalbumin at Cortical GABA Synapses Reduces Network Gamma Oscillatory Activity. *Journal of Neuroscience* 31 (49): 18137–18148.

Voon, V., K. Derbyshire, C. Rück, M. A. Irvine, Y. Worbe, J. Enander, L. R. N. Schreiber, et al. 2015. Disorders of Compulsivity: A Common Bias towards Learning Habits. *Molecular Psychiatry* 20 (3): 345–352.

Vos, T., A. D. Flaxman, M. Naghavi, R. Lozano, C. Michaud, M. Ezzati, K. Shibuya, J. A. Salomon, S. Abdalla, and V. Aboyans. 2012. Years Lived with Disability (YLDs) for 1160 Sequelae of 289 Diseases and Injuries 1990–2010: A Systematic Analysis for the Global Burden of Disease Study 2010. *The Lancet* 380 (9859): 2163–2196.

Wagenaar, W. A. 1988. *Paradoxes of Gambling Behaviour.* Hillsdale, N. J.: Lawrence Erlbaum Associates Inc.

Wakefield, J. C. 1992. The Concept of Mental Disorder: On the Boundary between Biological Facts and Social Values. *American Psychologist* 47 (3): 373–388.

Walker, E. R., R. E. McGee, and B. G. Druss. 2015. Mortality in Mental Disorders and Global Disease Burden Implications. *JAMA Psychiatry* 72 (4): 334–341.

Wallace, R. 2017. *Computational Psychiatry: A Systems Biology Approach to the Epigenetics of Mental Disorders.* New York, NY: Springer.

Wanat, M. J., C. M. Kuhnen, and P. E. M. Phillips. 2010. Delays Conferred by Escalating Costs Modulate Dopamine Release to Rewards But Not Their Predictors. *Journal of Neuroscience* 30 (36): 12020–12027.

Wang, H., G. G. Stradtman, X.-J. Wang, and W.-J. Gao. 2008. A Specialized NMDA Receptor Function in Layer 5 Recurrent Microcircuitry of the Adult Rat Prefrontal Cortex. *Proceedings of the National Academy of Sciences* 105 (43): 16791–16796.

Wang, M., Y. Yang, C.-J. Wang, N. J. Gamo, L. E. Jin, J. A. Mazer, J. H. Morrison, X.-J. Wang, and A. F. T. Arnsten. 2013. NMDA Receptors Subserve Persistent Neuronal Firing during Working Memory in Dorsolateral Prefrontal Cortex. *Neuron* 77 (4): 736–749.

Wang, X.-J. 1999. Synaptic Basis of Cortical Persistent Activity: The Importance of NMDA Receptors to Working Memory. *The Journal of Neuroscience* 19 (21): 9587–9603.

———. 2001. Synaptic Reverberation Underlying Mnemonic Persistent Activity. *Trends in Neurosciences* 24 (8): 455–463.

———. 2002. Probabilistic Decision Making by Slow Reverberation in Cortical Circuits. *Neuron* 36 (5): 955–968.

———. 2008. Decision Making in Recurrent Neuronal Circuits. *Neuron* 60 (2): 215–234.

———. 2010. Neurophysiological and Computational Principles of Cortical Rhythms in Cognition. *Physiological Reviews* 90 (3): 1195–1268.

———. 2013. The Prefrontal Cortex as a Quintessential "Cognitive-Type" Neural Circuit. In *Principles of Frontal Lobe Function,* edited by D. T. Stuss and R. T. Knight, 226–248. New York, NY: Oxford University Press.

Wang, X.-J., and H. Kennedy. 2016. Brain Structure and Dynamics across Scales: In Search of Rules. *Current Opinion in Neurobiology* 37 (April): 92–98.

Wang, X.-J., and J. H. Krystal. 2014. Computational Psychiatry. *Neuron* 84 (3): 638–654.

Wang, X.-J., J. Tegner, C. Constantinidis, and P. S. Goldman-Rakic. 2004. Division of Labor among Distinct Subtypes of Inhibitory Neurons in a Cortical Microcircuit of Working Memory. *Proceedings of the National Academy of Sciences* 101 (5): 1368–1373.

Warwick, Z. S., and H. P. Weingarten. 1994. Dissociation of Palatability and Calorie Effects in Learned Flavor Preferences. *Physiology & Behavior* 55 (3): 501–504.

Watkins, C. J. C. H. 1989. Learning from Delayed Rewards. PhD thesis, Cambridge, England: Cambridge University.

Watson, J. B. 1913. Psychology as the Behaviorist Views It. *Psychological Review* 20 (2): 158–177.

Wen, H., Y. Liu, I. Rekik, S. Wang, Z. Chen, J. Zhang, Y. Zhang, Y. Peng, and H. He. 2017a. Multi-Modal Multiple Kernel Learning for Accurate Identification of Tourette Syndrome Children. *Pattern Recognition* 63 (March): 601–611.

———. 2018. Combining Disrupted and Discriminative Topological Properties of Functional Connectivity Networks as Neuroimaging Biomarkers for Accurate Diagnosis of Early Tourette Syndrome Children. *Molecular Neurobiology* 55 (4): 3251–3269.

Wen, H., Y. Liu, I. Rekik, S. Wang, J. Zhang, Y. Zhang, Y. Peng, and H. He. 2017b. Disrupted Topological Organization of Structural Networks Revealed by Probabilistic Diffusion Tractography in Tourette Syndrome Children: Disrupted Structural Networks of T. S. Children. *Human Brain Mapping* 38 (8): 3988–4008.

Wenzel, J. M., N. A. Rauscher, J. F. Cheer, and E. B. Oleson. 2015. A Role for Phasic Dopamine Release within the Nucleus Accumbens in Encoding Aversion: A Review of the Neurochemical Literature. *ACS Chemical Neuroscience* 6 (1): 16–26.

Westbrook, A., and T. S. Braver. 2015. Cognitive Effort: A Neuroeconomic Approach. Cognitive, *Affective, & Behavioral Neuroscience* 15 (2): 395–415.

———. 2016. Dopamine Does Double Duty in Motivating Cognitive Effort. *Neuron* 89 (4): 695–710.

White, C. N., R. A. Curl, and J. F. Sloane. 2016. Using Decision Models to Enhance Investigations of Individual Differences in Cognitive Neuroscience. *Frontiers in Psychology* 7 (February): 81.

White, C. N., R. Ratcliff, M. W. Vasey, and G. McKoon. 2010a. Anxiety Enhances Threat Processing without Competition among Multiple Inputs: A Diffusion Model Analysis. *Emotion* 10 (5): 662–677.

———. 2010b. Using Diffusion Models to Understand Clinical Disorders. *Journal of Mathematical Psychology* 54 (1): 39–52.

White, C. N., K. Skokin, B. Carlos, and A. Weaver. 2016. Using Decision Models to Decompose Anxiety-Related Bias in Threat Classification. *Emotion* 16 (2): 196–207.

Whiteford, H. A., A. J. Ferrari, L. Degenhardt, V. Feigin, and T. Vos. 2015. The Global Burden of Mental, Neurological and Substance Use Disorders: An Analysis from the Global Burden of Disease Study 2010. *PLOS ONE* 10 (2): e0116820.

Wightman, R. M., and D. L. Robinson. 2002. Transient Changes in Mesolimbic Dopamine and Their Association with "Reward." *Journal of Neurochemistry* 82 (4): 721–735.

Wilder, B., and C. Brackett. 1945. *The Lost Weekend.* Film. Paramount Pictures, Los Angeles, CA.

Willcutt, E. G., A. E. Doyle, J. T. Nigg, S. V. Faraone, and B. F. Pennington. 2005. Validity of the Executive Function Theory of Attention-Deficit/ Hyperactivity Disorder: A Meta-Analytic Review. *Biological Psychiatry* 57 (11): 1336–1346.

Williams, D. R., and H. Williams. 1969. Auto-Maintenance in the Pigeon: Sustained Pecking despite Contingent Non-Reinforcement. *Journal of the Experimental Analysis of Behavior* 12 (4): 511–520.

Williams, J., and P. Dayan. 2005. Dopamine, Learning, and Impulsivity: A Biological Account of Attention-Deficit/ Hyperactivity Disorder. *Journal of Child and Adolescent Psychopharmacology* 15 (2): 160–179.

Willner, P. 2017. The Chronic Mild Stress (CMS) Model of Depression: History, Evaluation and Usage. *Neurobiology of Stress* 6 (February): 78–93.

Wilson, M. 1993. DSM-III and the Transformation of American Psychiatry: A History. *American Journal of Psychiatry* 150 (3): 399–410.

Wilson, R. C., and A. G. E Collins. 2019. Ten Simple Rules for the Computational Modeling of Behavioral Data. *eLife* 8:e49547.

Wong, K.-F., A. C. Huk, M. N. Shadlen, and X.-J. Wang. 2007. Neural Circuit Dynamics Underlying Accumulation of Time-Varying Evidence during Perceptual Decision Making. *Frontiers in Computational Neuroscience* 1:6.

Wong, K.-F., and X.-J. Wang. 2006. A Recurrent Network Mechanism of Time Integration in Perceptual Decisions. *Journal of Neuroscience* 26 (4): 1314–1328.

Wong, K. K., M. L. T. M. Müller, H. Kuwabara, S. A. Studenski, and N. I. Bohnen. 2012. Gender Differences in Nigrostriatal Dopaminergic Innervation Are Present at Young-to- Middle but Not at Older Age in Normal Adults. *Journal of Clinical Neuroscience* 19 (1): 183–184. Woods, D. W., J. Piacentini, M. B. Himle, and S. Chang. 2005. Premonitory Urge for Tics Scale (PUTS): Initial Psychometric Results and Examination of the Premonitory Urge Phenomenon in Youths with Tic Disorders. *Journal of Developmental & Behavioral Pediatrics* 26 (6): 397–403.

Worbe, Y., S. Palminteri, A. Hartmann, M. Vidailhet, S. Lehéricy, and M. Pessiglione. 2011. Reinforcement Learning and Gilles de La Tourette Syndrome: Dissociation of Clinical Phenotypes and Pharmacological Treatments. *Archives of General Psychiatry* 68 (12): 1257.

Worbe, Y., N. Baup, D. Grabli, M. Chaigneau, S. Mounayar, K. McCairn, J. Féger, and L. Tremblay. 2009. Behavioral and Movement Disorders Induced by Local Inhibitory Dysfunction in Primate Striatum. *Cerebral Cortex* 19 (8): 1844–1856.

Worbe, Y., E. Gerardin, A. Hartmann, R. Valabrégue, M. Chupin, L. Tremblay, M. Vidailhet, O. Colliot, and S. Lehéricy. 2010. Distinct Structural Changes Underpin Clinical Phenotypes in Patients with Gilles de La Tourette Syndrome. *Brain* 133 (12): 3649–3660.

Worbe, Y., S. Lehericy, and A. Hartmann. 2015a. Neuroimaging of Tic Genesis: Present Status and Future Perspectives. *Movement Disorders* 30 (9): 1179–1183.

Worbe, Y., C. Malherbe, A. Hartmann, M. Pélégrini-Issac, A. Messé, M. Vidailhet, S. Lehéricy, and H. Benali. 2012. Functional Immaturity of Cortico-Basal Ganglia Networks in Gilles de La Tourette Syndrome. *Brain* 135 (6): 1937–1946.

Worbe, Y., L. Marrakchi-Kacem, S. Lecomte, R. Valabregue, F. Poupon, P. Guevara, A. Tucholka, et al. 2015b. Altered Structural Connectivity of Cortico-Striato- Pallido- Thalamic Networks in Gilles de La Tourette Syndrome. *Brain* 138 (2): 472–482.

Worbe, Y., S. Palminteri, G. Savulich, N. D. Daw, E. Fernandez-Egea, T. W. Robbins, and V. Voon. 2015c. Valence-Dependent Influence of Serotonin Depletion on Model-Based Choice Strategy. *Molecular Psychiatry* 21 (5): 624–629.

World Health Organization. 1992. *The ICD-10 Classification of Mental and Behavioural Disorders: Clinical Descriptions and Diagnostic Guidelines.* Geneva: World Health Organization.

Wylie, S. A., K. R. Ridderinkhof, T. R. Bashore, and W. P. M. van den Wildenberg. 2010. The Effect of Parkinson's Disease on the Dynamics of On-Line and Proactive Cognitive Control during Action Selection. *Journal of Cognitive Neuroscience* 22 (9): 2058–2073.

Yang, G. J., J. D. Murray, G. Repovs, M. W. Cole, A. Savic, M. F. Glasser, C. Pittenger, et al. 2014. Altered Global

Brain Signal in Schizophrenia. *Proceedings of the National Academy of Sciences* 111 (20): 7438–7443.

Yang, G. J., J. D. Murray, X.-J. Wang, D. C. Glahn, G. D. Pearlson, G. Repovs, J. H. Krystal, and A. Anticevic. 2015. Functional Hierarchy Underlies Preferential Connectivity Disturbances in Schizophrenia. *Proceedings of the National Academy of Sciences* 113 (2): E219–28.

Yang, G. R., J. D. Murray, and X.-J. Wang. 2016. A Dendritic Disinhibitory Circuit Mechanism for Pathway-Specific Gating. *Nature Communications* 7 (1): E219–28.

Yin, H. H., and B. J. Knowlton. 2006. The Role of the Basal Ganglia in Habit Formation. *Nature Reviews Neuroscience* 7(6): 464–476.

Young, H. F., and R. P. Bentall. 1997. Probabilistic Reasoning in Deluded, Depressed and Normal Subjects: Effects of Task Difficulty and Meaningful versus Non-Meaningful Material. *Psychological Medicine* 27 (2): 455–465.

Yu, A. J., and P. Dayan. 2005. Uncertainty, Neuromodulation, and Attention. *Neuron* 46 (4): 681–692.

Zanos, P., Moaddel, R, Morris, P., Georgiou, P., Fischel, J, and Elmer, G. I., Alkondon M, et al 2016. NMDAR Inhibition-Independent Antidepressant Actions of Ketamine Metabolites. *Nature* 533 (7604):481–486.

Ziegler, S., M. L. Pedersen, A. M. Mowinckel, and G. Biele. 2016. Modelling ADHD: A Review of ADHD Theories through Their Predictions for Computational Models of Decision-Making and Reinforcement Learning. *Neuroscience and Biobehavioral Reviews* 71 (December): 633–656.

Zipser, D., B. Kehoe, G. Littlewort, and J. Fuster. 1993. A Spiking Network Model of Short-Term Active Memory. *The Journal of Neuroscience* 13 (8): 3406–3420.

Zorowitz, S., I. Momennejad, and N. D. Daw. 2019. Anxiety, Avoidance, and Sequential Evaluation. *BioRxiv*, August, 724492.

Zorumski, C. F., Y. Izumi, and S. Mennerick. 2016. Ketamine: NMDA Receptors and Beyond. *The Journal of Neuroscience* 36 (44): 11158–11164.

Zylberberg, J., and B. W. Strowbridge. 2017. Mechanisms of Persistent Activity in Cortical Circuits: Possible Neural Substrates for Working Memory. *Annual Review of Neuroscience* 40 (1): 603–627.

찾아보기

(ㄴ)

(ㄷ)

(ㄹ)

(ㅁ)

(ㅂ)

(ㅅ)

(ㅇ)

(ㅈ)

(인명)

(A)

(B)

(C)

지은이

페기 세리에스

에든버러 대학교 적응 및 신경 계산 연구소의 계산 신경과학 및 정신의학 수석강사

옮긴이

이성근

형주병원 원장

고려대학교 의과대학 졸업

정신건강의학과 전문의

미국 정신의학회 회원

대한명상의학회

대한명상의학회(Korean Academy of Meditation in Medicine)는 명상의 정신의학 및 심리학적 임상 적용을 위한 과학적 기반 연구와 활용을 위해 올바른 명상수행과 합리적인 이론 확립에 힘쓰고 있으며 누구나 손쉽게 배울 수 있는 임상프로그램을 개발해오고 있다.

홈페이지: https://www.kamm.kr

계산 정신의학 입문서

초판 1쇄 인쇄 2024년 6월 28일
초판 1쇄 발행 2024년 7월 5일

편저자 | 페기 세리에스
옮긴이 | 이성근, 대한명상의학회
펴낸이 | 소정영

펴낸곳 | 도서출판 하나의학사
출판신고 | 1988년 4월 1일 제2022-000082호

주소 | 서울특별시 송파구 동남로 159, 302호(한홍빌딩)
전화 | 02-730-2555, 2556 **팩스** | 02-730-2557
이메일 | hanampc1@naver.com
홈페이지 | www.hanampc.co.kr

ISBN 979-11-91658-45-3 93510